e Chemie

Chemie

nz

othek - CIP-Einheitsaufnahme

hemie für Mediziner systematisch/Horst Hennig.-
en: UNI-MED, 2002
chreihe)
5-4

y UNI-MED Verlag AG, D-28323 Bremen,
nternational Medical Publishers (London, Boston)
Internet: www.uni-med.de, e-mail: info@uni-med.de

gen erschienen im Johann Ambrosius Barth Verlag.

many



isse der Medizin unterliegen einem ständigen Wandel durch Forschung und klinische Er-
Die Autoren dieses Werkes haben große Sorgfalt darauf verwendet, daß die gemachten Anga-
rzeitigen Wissensstand entsprechen. Das entbindet den Benutzer aber nicht von der Ver-
seine Diagnostik und Therapie in eigener Verantwortung zu bestimmen.

Warennamen (Warenzeichen) werden nicht besonders kenntlich gemacht. Aus dem Fehlen
n Hinweises kann also nicht geschlossen werden, daß es sich um einen freien Warennamen

# Grundla
# Chemie
# systema

**auch für Studier**
**biologisch orien**

UNI-MED


**UNI-MED V**
**Bremen - Lon**



Prof. Dr. Horst Hennig
Universität Leipzig
Institut für Anorganisc
Johannisallee 29
04103 Leipzig

Prof. Dr. Dieter Sicker
Universität Leipzig
Institut für Organisch
Johannisallee 29
04103 Leipzig

Dr. med. Juliane Fra
Charité Berlin
Universitätsklinik
Medizinische Klinik
Schumannstr. 20/21
10117 Berlin



*Die Deutsche Bibli*

**Hennig, Horst:**
Grundlagen der C
1. Auflage - Brem
(Klinische Lehrb
ISBN 3-89599-15





Bisherige Aufl

Printed in Ge

# *UNI-MED. Die beste Medizin.*

Die Klinische Lehrbuchreihe des UNI-MED Verlags ist die Lehrbuchreihe zur neuen Approbationsordnung. Die Stoffgebiete werden fächerübergreifend und gegenstandsbezogen in ihrer gesamten medizinischen Breite dargestellt. Klare Systematik und enger Praxisbezug sind die wichtigsten Charakteristika unseres didaktischen Konzepts. Durch die komprimierte Darstellung sind alle Zusammenhänge in Kürze erfaßbar. Zahlreiche Abbildungen, Schemata und Tabellen sorgen für größtmögliche Übersichtlichkeit. Die Lehrbuchreihe besticht durch ein ebenso ansprechendes wie didaktisch ausgefeiltes Layout.

Die Lehrbücher vermitteln dem Medizinstudenten ärztliche Urteilsbildung und examensgerechte Information, denn sie sind Lehrbücher und Lernbücher zugleich. Auf der Station und in der Ambulanz geben sie dem Kliniker den notwendigen Rückhalt. Aktuelle Standards in Diagnostik und Therapie machen die Bücher für niedergelassene Ärzte zu idealen Nachschlagewerken.

Wir danken folgenden Mitgliedern unseres Ärztlichen Beirats für die engagierte Mitarbeit an diesem Buch: Cornelia Bartels, Ilka Senkpiehl, Markus Böttinger, Dr. Adrian J.O. Kleemann und Maike Stengel.

# Vorwort

Es ist unbestreitbar, daß medizinische und biologische Phänomene, darunter Krankheiten, die dem interessierten Laien nicht unter einem chemischen Begriff bekannt sind, in zunehmendem Maß als das Ergebnis von chemischen und biochemischen Reaktionen erklärbar werden, die in komplexer Weise verkettet sind. Für immer neues Wissen darüber sorgt der rasante Fortschritt der interdisziplinären Arbeiten von Medizinern, Chemikern, Biochemikern, Molekularbiologen, Biologen, Toxikologen, Pharmazeuten und anderen Wissenschaftlern, der sich in Schlagworten wie *genomics*, *proteomics* und *human genom project* bis in die Tagespresse widerspiegelt.

Diese Tatsache beweist, daß es für alle, die Chemie im Nebenfach studieren, unumgänglich ist, sich sichere Grundlagen des molekularen Weltbildes der Chemie zu erarbeiten, um in ihrem eigenen Beruf bestehen und richtig entscheiden zu können. Den Autoren dieses Lehrbuches ist aus langjähriger Erfahrung klar, daß dies für den Einzelnen oft eine schwierige Aufgabe ist, da sehr unterschiedliche schulische Vorkenntnisse und persönlichen Interessen vorliegen können. Wir haben daher bewußt auf das Schreiben eines für tieferes Verständnis wenig hilfreichen "Paukbuches" verzichtet. Um so mehr haben wir uns bemüht, grundlegendes Fachwissen der Chemie mit Hinweisen auf seine medizinische und biologische Bedeutung zu veranschaulichen. Dieser lebensnahe Blickwinkel soll dazu führen, daß Chemie nicht mehr allein als schwierig, sondern auch als interessant angesehen wird, wenn es gelingt, den Zugang zu den Grundlagen dieser Wissenschaft zu finden.

Das vorliegende Lehrbuch spannt den Bogen vom Atombau bis zum Protein und bereitet so den Brückenschlag zur Biochemie vor. Die Stoffauswahl entspringt unseren Lehrerfahrungen für Studierende der Medizin und Zahnmedizin (H. H. und D. S.) und wird durch eine Vielzahl von Beispielen aus der klinischen Praxis untermauert (J. F.). Der Inhalt ist den Anforderungen des Studiums der Medizin, wie sie im aktuellen Gegenstandskatalog zusammengefaßt sind, angepaßt. Ebenso ist dieses Buch für Studierende der Veterinärmedizin, Landwirtschaft, Biologie und anderer Disziplinen mit Chemie als Nebenfach geeignet, da es den Gesamtbereich von allgemeiner, anorganischer und organischer Chemie grundlegend und gleichrangig abdeckt.

Die schnell vergriffene 6. Auflage gab uns die Chance zu einer vollständigen Überarbeitung, bei der wir auch Fragen und kritische Hinweise unserer Leipziger Studierenden und Kollegen berücksichtigt haben. Unser besonderer Dank gilt den Herren PD Dr. H. Böhlig, Prof. Dr. F. Dietz, Prof. Dr. D. Heidrich, Dr. P. Lönnecke, Prof. Dr. U. Messow, Dr. D. Wagler und Prof. Dr. H. Wilde für hilfreiche Kommentare.

Ein umfangreiches Register ermöglicht auch in dieser nunmehr 7. Auflage das rasche Auffinden der Sachverhalte. Zahlreiche Tabellen, Übersichten, Formelschemata, Definitionen und Querverweise erleichtern das Lernen und illustrieren den Lesestoff.

Über das Studium bis zum Physikum hinaus kann dieses Kompendium chemischer Grundlagen zum Auffrischen des Wissens bei der Vorbereitung auf die Facharztprüfung und in der ärztlichen Praxis dienen.

Dem UNI-MED Verlag möchten wir für die außerordentlich entgegenkommende und kompetente Beratung herzlich danken, die schnell zu dieser 7. Auflage führte.

*Leipzig, im Juli 2002*

*H. Hennig*
*D. Sicker*
*J. Franz*

# Inhaltsverzeichnis

# 1. Grundbegriffe der Allgemeinen Chemie

Die allgemeine Chemie befaßt sich mit den grundlegenden physikalisch-chemischen Gesetzmäßigkeiten, die für das Verständnis der Eigenschaften der Stoffe und deren Veränderungen bei chemischen Reaktionen erforderlich sind. Elementare Kenntnisse über den Aufbau der Atome, das Wesen der chemischen Bindung, die Thermodynamik und Kinetik chemischer Reaktionen sowie über allgemeine chemische Zusammenhänge, die auf der Gültigkeit des Massenwirkungsgesetzes beruhen, bilden dafür die Voraussetzung.

## 1.1. Aufbau der Atome und Periodensystem der Elemente

Atome und Moleküle sind die Bausteine der Stoffe. Zwischen Atomen und Molekülen vollzieht sich die Stoffwandlung bei chemischen und biochemischen Reaktionen (Bildung, Zerfall, Umwandlung). Die heutige Definition des Atoms geht auf *Dalton* zurück und lautet:

> **Atome sind die kleinsten, mit chemischen Methoden nicht weiter teilbaren Teilchen der Stoffe.**

Die chemischen Elemente und Verbindungen bestehen aus Atomen. Dabei umfaßt ein Element alle Atome gleicher Kernladungszahl (s. S. 10). Das Symbol eines Elementes (C, H, O, N, P, S, Cl, F, I, Ca, Na, K, Mg und die in deutlich geringerer Konzentration vorkommenden Spurenelemente[1] V, Cr, Mn, Fe, Co, Ni, Cu, Zn, Mo, Se, Si gehören zu den biologisch wichtigen Elementen) charakterisiert sowohl einen chemischen Stoff als auch ein einzelnes Atom des entsprechenden Elements. Betrachtet man nicht das Einzelatom, so wird dem Elementsymbol die Bedeutung von einem Mol (s. S. 2) des entsprechenden Elements zugeordnet.

Die *Avogadro*sche Definition des Moleküls lautet:

> **Ein Molekül ist die kleinste Einheit einer chemischen Verbindung, die noch die Eigenschaften dieser Verbindung aufweist.**

Dies gilt streng genommen nur für solche Stoffe, die durch Atombindungen (s. S. 31) gebildet werden. Für Salze und Metalle, deren Aufbau vorwiegend durch ionische oder metallische Bindungen verursacht wird, ist die Verwendung des Begriffs der Formeleinheit sinnvoller:

> **Eine Formeleinheit ist die Gesamtheit der in einer chemischen Formel angegebenen Atome (z. B. NaCl, $MgCl_2$, PdHg, AuHg ... ).**

Die kleinste Formeleinheit mit normalerweise ganzzahligen Stöchiometriezahlen wird als die kleinste Einheit des entsprechenden Stoffs angesehen; sie wird z. B. entsprechenden stöchiometrischen Rechnungen zugrunde gelegt (Übersicht 1.1).

### 1.1.1. Massen von Atomen und Molekülen

Die *absolute Masse* einzelner Atome bzw. Moleküle ist außerordentlich klein. Daher erweist sich die Einführung einer *atomaren Masseneinheit* als vorteilhaft. Als Bezugsgröße der atomaren Masseneinheit dient das Verhältnis der durchschnittlichen Masse pro Atom eines Elements zu 1/12 der Masse eines $^{12}C$-Atoms (*Kohlenstoffisotop*, s. S. 11). Auf dieser Bezugsgröße basieren die *relativen Atommassen*, die den chemischen Elementen zugeordnet sind. Die relativen Mol- bzw. Formelmassen

[1] Spurenelemente unterscheiden sich von den anderen lebensnotwendigen Elementen durch ihre Konzentration; sie beträgt < 0,01% der Körpermasse bzw. < $10^{-6}$g/g Körpermasse.

chemischer Verbindungen ergeben sich als Summe der relativen Atommassen aller in einem Molekül bzw. in einer Formeleinheit vorhandenen Atome. Als weitere wichtige Bezugsgröße folgt die *relative Äquivalentmasse*, die dem Quotienten aus relativer Formelmasse und stöchiometrischer Wertigkeit entspricht.

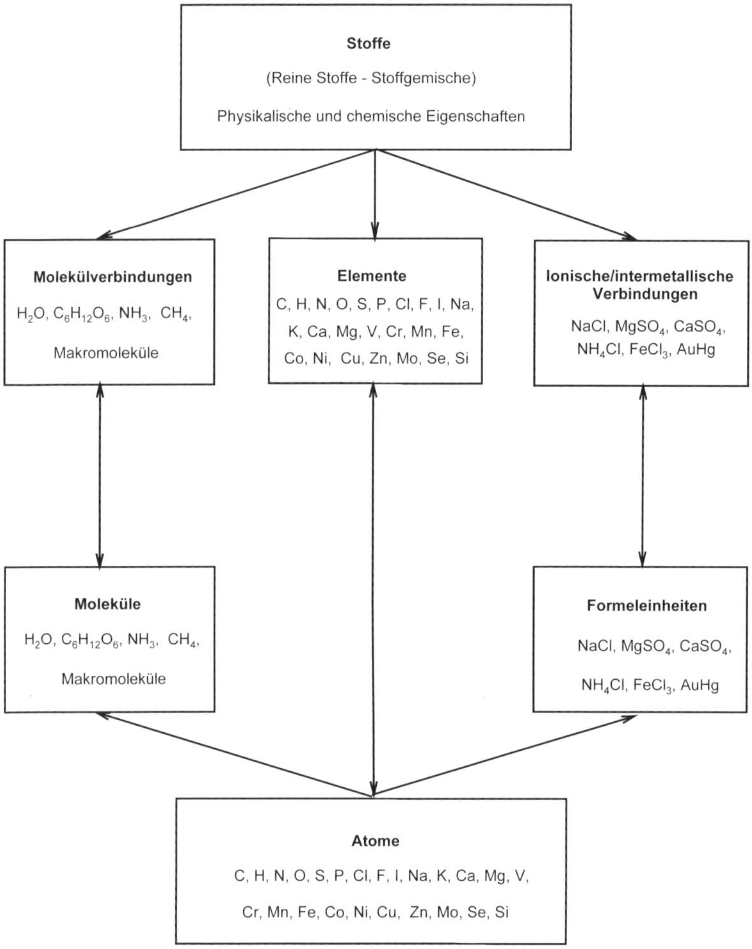


***Übersicht 1.1:*** Schematische Darstellung der Beziehungen zwischen Atomen und Stoffen (die ausgewählten Atome bzw. Elemente sind von medizinischer Relevanz).

Die früher verwendeten stöchiometrischen Bezugsgrößen Grammatom, Grammolekül (Mol) und Grammäquivalent (Val), die z. T. noch in der ursprünglichen Definition (Atom-, Molekül- bzw. Äquivalentmasse/-gewicht in g ausgedrückt) angewendet werden, sind durch die neue Definition des Molbegriffs überflüssig geworden.

Durch die Einführung des internationalen Einheitensystems SI folgt als natürliche Einheit der *Stoffmenge* (Objektmenge) das *Mol* (Einheitensymbol: mol).

**Das Mol ist die Stoffmenge n, die ebensoviel Elementarobjekte (Atome, Moleküle, Formeleinheiten, Formelumsätze) enthält, wie Atome in 12 g des Kohlenstoffisotops $^{12}C$ enthalten sind. Die Anzahl der Atome in 12 g Kohlenstoff $^{12}C$ beträgt $6{,}023 \cdot 10^{23}$. Diese Zahl bezeichnet man als *Avogadro-Zahl* $N_0$; die *Avogadro-Konstante* $N_A$ ist bestimmt durch $N_A = N_0 \cdot mol^{-1}$.**

Die *Avogadro*-Konstante ermöglicht die Berechnung von absoluten Atommassen (1). Man erkennt, daß einzelnen Atomen die außerordentlich kleine Masse von $10^{-21}$ bis $10^{-23}$ g zukommt.

$$M_a = \frac{M_r}{N_A} \qquad (1)$$

$M_a$: Absolute Atommasse
$M_r$: Molare Atommasse ($g \cdot mol^{-1}$)
$N_A$: *Avogadro*-Konstante

Die Definition des Mol als Einheit der Stoffmenge ist hinsichtlich ihrer praktischen Anwendung an die *Molmasse* (*molare Molekülmasse*) M gebunden, die nunmehr für eine beliebige Stoffmenge einer Teilchenart durch die Beziehung (2) definiert ist, in der die relativen Atom- bzw. Molmassen als molare Molekülmassen M enthalten sind.

$$\boxed{M = \frac{m}{n}} \qquad (2)$$

M: Molmasse
m: Substanzmasse
n: Stoffmenge (veraltet: Molzahl)

Das Mol als Einheit der Stoffmenge hat im Vergleich zur Moldefinition als Grammatom bzw. Grammolekül einer Elementarsubstanz bzw. einer chemischen Verbindung folgenden Vorteil: Es wird dem Umstand besser Rechnung getragen, daß bei chemischen Reaktionen zählbare Objekte (d. h. einzelne Atome, Moleküle oder Ionen) miteinander in Wechselwirkung treten. Die Masse der dabei umgesetzten Stoffe ergibt sich zwangsläufig gemäß (1) und (2). Das folgende Beispiel dient der Illustration dieses Zusammenhangs (3):

| Reaktion: | $C_6H_{12}O_6$ | + $6\ O_2$ $\longrightarrow$ | $6\ CO_2$ | + $6\ H_2O$ | |
|---|---|---|---|---|---|
| Elementarobjekte: | $\approx 6 \cdot 10^{23}$ | $\approx 6 \cdot 6 \cdot 10^{23}$ | $\approx 6 \cdot 6 \cdot 10^{23}$ | $\approx 6 \cdot 6 \cdot 10^{23}$ | |
| Stoffmenge: | 1 mol | 6 mol | 6 mol | 6 mol | (3) |
| Masse: | 180,16 g | 192 g | 264,06 g | 108,12 g | |
| Molekülmasse: | 180,16 $g \cdot mol^{-1}$ | 32,00 $g \cdot mol^{-1}$ | 44,01 $g \cdot mol^{-1}$ | 18,02 $g \cdot mol^{-1}$ | |
| relative Molmasse: | 180,16 | 32,00 | 44,01 | 18,02 | |

In der Praxis spielt die *Bestimmung von Molmassen* eine große Rolle. Je nach Art der Verbindungen gibt es dafür zahlreiche Methoden, denen unterschiedliche Meßprinzipien zugrunde liegen.

Für unzersetzt verdampfbare Stoffe ist die auf der allgemeinen Gasgleichung beruhende Methode nach *V. Meyer* vorteilhaft (s. S. 10), während für die Bestimmung von Molmassen gelöster Stoffe die Bestimmung der Gefrierpunktserniedrigung (*Kryoskopie*) bzw. der Siedepunktserhöhung (*Ebullioskopie*) herangezogen werden kann (s. S. 69). Größere Moleküle, insbesondere Naturstoffe, erfordern die Anwendung von Ultrazentrifugen, Massenspektrometern oder Dampfdruckosmometern (s. S. 71).

## 1.1.2. Massenverhältnisse bei chemischen Reaktionen

Die Massenverhältnisse der bei chemischen Reaktionen umgesetzten Elemente oder Verbindungen sind durch das *Gesetz von der Erhaltung der Masse* (*Lavoisier*, *Lomonossow*) bestimmt:

**Bei chemischen Reaktionen ist die Masse der gebildeten Produkte gleich der der verbrauchten Edukte.**

Das Gesetz von der Konstanz der Masse ist ein Grenzfall des *Gesetzes von der Erhaltung der Materie:*

**Materie kann auf keinem Weg geschaffen oder vernichtet werden.**

Der Zusammenhang zwischen Masse $m_0$ (Ruhemasse) und Energie E kann nach *Einstein* in folgender Weise erfaßt werden (4):

$$E = m_0 \cdot c^2 \qquad (4)$$

Danach ist die bei einer chemischen Reaktion freigesetzte Energie E gleich dem Produkt aus dem Quadrat der Lichtgeschwindigkeit c und der bei der Umsetzung verbrauchten Masse $m_0$.

Da die bei chemischen Umsetzungen ausgetauschte Energie in der Regel Werte von einigen hundert $kJ \cdot mol^{-1}$ nicht überschreitet, kann das Gesetz von der Erhaltung der Masse auf chemische Reaktionen ohne Einschränkungen angewandt werden, wie folgendes Beispiel zeigt (5): Bei der Reaktion von einem Mol $Cl_2$ mit einem Mol $H_2$ zu zwei Mol Chlorwasserstoff werden annähernd 188 $kJ \cdot mol^{-1}$ freigesetzt.

$$H_2 + Cl_2 \rightarrow 2\,HCl \;-\; 188\ kJ \cdot mol^{-1} \qquad (5)$$

Mit Hilfe der *Einstein*schen Gleichung errechnet sich der bei dieser Reaktion auftretende Massenverlust $\Delta m_0$ zu $2{,}1 \cdot 10^{-9}$g (6).

$$\Delta m_0 = \frac{E}{c^2} = \frac{188 \cdot 10^{10} g \cdot cm^2 \cdot s^{-2}}{9 \cdot 10^{20} cm^2 \cdot s^{-2}} = 2{,}1 \cdot 10^{-9}\ g \qquad (6)$$

Dieser *Massenverlust* ist unwägbar gering und verdeutlicht, daß der Gültigkeitsbereich des Gesetzes von der Erhaltung der Masse für chemische Reaktionen hinreichend ist. Erst bei Reaktionen, die unter Spaltung des Atomkerns ablaufen, ergibt sich die Notwendigkeit der Berücksichtigung des Materieerhaltungsgesetzes: Bei der Kernspaltung von 235 g Uran der Atommasse 235 werden etwa $1{,}9 \cdot 10^{10}$ $kJ \cdot mol^{-1}$ freigesetzt. Der Massenverlust ist wägbar und beträgt bei dieser Kernspaltungsreaktion 0,215 g.

Das Prinzip von der Konstanz der Masse bildet die Grundlage der *Stöchiometrie* und ihrer Gesetze. Unter den *stöchiometrischen Gesetzen* versteht man Regeln zur Berechnung der Zusammensetzung von Stoffen und Stoffgemischen sowie von Stoffmengen- (Mol-), Massen-, Volumen- und Ladungsveränderungen im Verlaufe chemischer Reaktionen.

Bestimmte Stoffmengen von Elementen (n Atome) oder Verbindungen (n Moleküle bzw. Formeleinheiten) können sich nur dann vollständig zu neuen Verbindungen umsetzen, wenn sie in definierten Massenverhältnissen (Stoffmengenverhältnissen) miteinander zur Reaktion gebracht werden. Diese Erfahrung wird durch das *Gesetz der konstanten Proportionen* verallgemeinert *(Proust):*

**Das Massenverhältnis sich zu einer chemischen Verbindung vereinigender Elemente ist konstant.**

So bilden z. B. Eisen und Schwefel, Chlor und Wasserstoff, Wasserstoff und Sauerstoff nur dann vollständig Eisen(II)-sulfid, Chlorwasserstoff oder Wasser, wenn die entsprechenden Elementpaare im Massenverhältnis 56 : 32, 35 : 1 bzw. 2 : 16 (Molverhältnis: 1 : 1, 0,5 : 0,5, 1 : 0,5) miteinander zur Reaktion gebracht werden. Abweichungen von diesen Relationen führen stets zu einem Restbestandteil eines Elements im Produkt. Umgekehrt werden bei der Zerlegung der genannten Verbindungen in die Elemente die angegebenen Zahlenverhältnisse stets wiedergefunden. So werden bei der elektrolytischen Zersetzung von 18 g Wasser (1 mol $H_2O$) an der Kathode 2 g Wasserstoff (1 mol $H_2$) und an der Anode 16 g Sauerstoff (0,5 mol $O_2$) abgeschieden.

Neben Elementen, die miteinander nur eine Verbindung bilden, gibt es andere, die untereinander mehrere Verbindungen eingehen können. So kann z. B. Stickstoff mit Sauerstoff folgende Verbindungen bilden (vgl. S. 122): Distickstoffmonoxid ($N_2O$; Lachgas), Stickstoffmonoxid (NO; Neurotransmitter), Distickstofftrioxid ($N_2O_3$), Stickstoffdioxid ($NO_2$; hochtoxisches nitroses Gas) und Distickstoffpentoxid ($N_2O_5$). Für deren vollständige Bildung sind Massenverhältnisse ($N_2 : O_2$) erforderlich, die sich gemäß ihrer Bruttoformeln zueinander proportional verhalten und dem *Gesetz der multiplen Proportionen* (*Dalton*) folgen:

> **Die Massenverhältnisse sich zu verschiedenen Verbindungen vereinigender Elemente stehen zueinander im Verhältnis einfacher ganzer Zahlen.**

Mit Hilfe dieser stöchiometrischen Gesetze können bei Kenntnis der Atom- bzw. Molmassen miteinander reagierender Elemente oder Verbindungen die Massen der Edukte berechnet werden, die man benötigt, um eine bestimmte Masse Produkt zu erhalten. Allerdings ist zunächst zu prüfen, ob die betrachtete chemische Reaktion *thermodynamisch erlaubt* (s. S. 40) ist und ob die gewählten *Reaktionsbedingungen* (Druck-, Temperatur-, Konzentrations- bzw. Volumenverhältnisse) eine vollständige, d. h. stöchiometrische Umsetzung zulassen. Aussagen darüber gestattet die Anwendung des Massenwirkungsgesetzes (s. S. 81).

### 1.1.3. Energieverhältnisse bei chemischen Reaktionen

Chemische Reaktionen verlaufen unter Energieaufnahme oder -abgabe. Daher müssen bei chemischen Umsetzungen nicht nur Massen-, sondern auch Energieänderungen in Betracht gezogen werden. Solche Betrachtungen ermöglichen bei Stoffwechselvorgängen die Bestimmung der mit bestimmten Stoffumsätzen verbundenen Energiebilanz.

Allgemein verläuft eine Reaktion zwischen den Edukten A und B zum Produkt C unter Energieaufnahme oder unter Energieabgabe (7).

$$A + B \rightarrow C \pm \text{Energie} \qquad (7)$$

Die Energie kann z. B. in Form von *Wärme-, Licht-* oder *elektrischer Energie* aufgenommen oder abgegeben werden. Bei Gasreaktionen kann Energie auch in Form von *Volumenarbeit* verbraucht oder erzeugt werden. Für die Kennzeichnung von Energieumsätzen bei chemischen Reaktionen gilt folgende Definition:

> **Energiebeträge auf der rechten Seite einer chemischen Gleichung werden mit *negativem* Vorzeichen versehen, wenn sie im Verlauf der Reaktion abgegeben werden, während ein *positives* Vorzeichen Energieaufnahme symbolisiert.**

Für zahlreiche chemische Reaktionen ist die Aufnahme bzw. Abgabe von *Wärmeenergie* charakteristisch. Deshalb werden freigesetzte oder verbrauchte Wärmemengen besonders gekennzeichnet:

> **Reaktionen, die unter *Wärmeabgabe* ablaufen (negatives Vorzeichen vor dem Energiebetrag auf der rechten Seite einer chemischen Gleichung), werden *exotherm* genannt, während Reaktionen, die unter *Wärmeaufnahme* verlaufen (positives Vorzeichen vor dem Energiebetrag auf der rechten Seite der Gleichung), als *endotherm* bezeichnet werden.**

Leben ist untrennbar mit der Zufuhr von Energie verbunden. Im Stoffwechsel wird Energie aus Nahrungsstoffen oder Depots zu Syntheseleistungen und zur Erzeugung von Konzentrationsgradienten für Ionen genutzt. Dabei entsteht u.a. auch Wärme, die an die Umgebung abgegeben wird. Die Energie wird in Form chemischer Verbindungen aufgenommen. Diese chemische Energie wird in *ATP (Adenosintriphosphat)* umgewandelt, das als konvertierbare Energiewährung die Energie für zelluläre Prozesse liefert. Beispiele für biologische Vorgänge, die unter Energieaufnahme oder -abgabe verlaufen sind:

1. Wärmeabgabe beim Stoffwechselumsatz von Glucose und Sauerstoff zu Kohlendioxid und Wasser; Wärmeaufnahme bei der $O_2$-Abgabe des *Hämoglobins*.

2. Aufnahme von Licht (*Sonnenenergie*) und Umwandlung in chemische Energie bei der Photosynthese der Pflanzen (Bildung von Glucose und Sauerstoff aus Kohlendioxid und Wasser); Aussendung von Licht durch enzymatische Oxidation von *Luciferin* (z. B. bei Leuchtbakterien bzw. Leuchtkäfern zu beobachten).

3. Erzeugung oder Verbrauch elektrischer Energie durch Auf- bzw. Abbau von elektrochemischen Konzentrationspotentialen (z. B. *$K^+$-/$Na^+$-Ionenpumpe*).

Zur quantitativen Erfassung der Zusammenhänge zwischen abgegebener oder aufgenommener Wärmeenergie und dem Ablauf chemischer Vorgänge sind die Gesetze der Thermodynamik ein wichtiges Hilfsmittel (s. S. 40, 42).

## 1.1.4. Volumenverhältnisse bei chemischen Reaktionen

Für die Beurteilung des Ablaufs von chemischen Reaktionen, die unter Beteiligung von Gasen ablaufen, sind die Volumenverhältnisse der verbrauchten (z. B. $O_2$-Verbrauch bei der Atmung) bzw. gebildeten Gase (z. B. $O_2$-Bildung bei der Photosynthese der Pflanzen) von Interesse.

Für die Reaktion zwischen Wasserstoff und Sauerstoff, Wasserstoff und Chlor oder Wasserstoff und Stickstoff sind für einen vollständigen (stöchiometrischen) Stoffumsatz konstante Volumenverhältnisse erforderlich. So reagieren bei konstanter Reaktionstemperatur zwei Liter Wasserstoff mit einem Liter Sauerstoff zu zwei Litern Wasser, ein Liter Chlor mit einem Liter Wasserstoff zu zwei Litern Chlorwasserstoff oder drei Liter Wasserstoff mit einem Liter Stickstoff zu zwei Litern Ammoniak.

Diese Konstanz der Volumenverhältnisse miteinander reagierender Gase wird durch folgendes Gesetz erfaßt (*Gay-Lussac*):

**Die Volumenverhältnisse miteinander reagierender bzw. bei chemischen Reaktionen entstehender Gase lassen sich durch einfache ganze Zahlen ausdrücken.**

Die genaue Betrachtung der Volumenverhältnisse bei Gasreaktionen führt zu dem Schluß, daß elementare Gase (mit Ausnahme der Edelgase) als zweiatomige Moleküle vorliegen, wie der Vergleich der Reaktionsgleichungen für die oben genannten Gasreaktionen zeigt (8):

$$\begin{aligned} 2\,H + O &\longrightarrow H_2O & \qquad 2\,H_2 + O_2 &\longrightarrow 2\,H_2O \\ H + Cl &\longrightarrow HCl & \qquad H_2 + Cl_2 &\longrightarrow 2\,HCl \\ 3\,H + N &\longrightarrow NH_3 & \qquad 3\,H_2 + N_2 &\longrightarrow 2\,NH_3 \end{aligned} \tag{8}$$

Das Gesetz über die Konstanz der Volumenverhältnisse setzt voraus, daß bei gleichen Druck- und Temperaturbedingungen eine gleiche Anzahl unterschiedlicher Gasmoleküle das gleiche Volumen einnimmt. Diese Bedingung ist für ideale Gase (s. S. 53) erfüllt:

**Ein Mol eines idealen Gases nimmt im Normzustand (Temperatur T = 273,15 K; Druck p = 101 kPa) stets ein Volumen von 22,414 l (Molvolumen, molares Volumen) ein.**

Reale Gase erfüllen diese Bedingung nicht bzw. nur annähernd. Eine nähere Betrachtung der Druck- und Temperaturabhängigkeit von Gasvolumina gestattet weitere Aussagen über den gasförmigen Zustand und gibt darüber hinaus Aufschluß über die Masse von Atomen und Molekülen.

### 1.1.4.1. Allgemeine Zustandsgleichung idealer Gase

Chemische Elemente oder Verbindungen vermögen im gasförmigen Zustand einen Behälter vollständig auszufüllen, da zwischen einzelnen Atomen bzw. Molekülen lediglich geringe Kräfte wirken. Eine Zunahme der Bindungskräfte zwischen den einzelnen Teilchen führt zum Übergang in den flüssigen Zustand, bis schließlich bei ausreichend starken Wechselwirkungen der feste Zustand erreicht wird (Wasserdampf $\rightleftharpoons$ Wasser $\rightleftharpoons$ Eis). Durch Zunahme der Bindungskräfte im flüssigen bzw. festen Zustand sind Flüssigkeiten bzw. Feststoffe dichter gepackt als Gase und vermögen daher ein vorgegebenes Volumen nicht mehr vollständig auszufüllen. Aufgrund der unterschiedlich starken Wechselwirkungskräfte zwischen einzelnen Molekülen bzw. Atomen von

Flüssigkeiten oder Festkörpern unterscheiden sich diese stark in ihren physikalischen Eigenschaften, während sich Gase in physikalischer Hinsicht sehr ähnlich verhalten.

Die Ableitung allgemeiner Gesetzmäßigkeiten über die Druck- bzw. Temperaturabhängigkeit von Gasvolumina erfordert die Definition eines *Idealzustandes.*

**Der Zustand des idealen Gases liegt dann vor, wenn sich Gasmoleküle bzw. -atome völlig regellos bewegen, wenn sie aufeinander keine Wechselwirkungen (Anziehung oder Abstoßung) ausüben, Zusammenstöße von Gasmolekülen (-atomen) völlig elastisch erfolgen und das Eigenvolumen der Gasteilchen vernachlässigbar gering ist.**

Gase, die diesen Bedingungen nicht genügen, werden als *reale Gase* bezeichnet. Im Normzustand (T = 273,15 K = 0°C, p = 101 kPa ), dem biologische Bedingungen annähernd entsprechen, verhalten sich nahezu alle Gase real. Bei hoher Temperatur (große Molekülbeweglichkeit) und/oder niedrigem Druck (nur wenige Gasmoleküle im Reaktionsraum) nähern sich alle Gase dem Idealzustand.

Für die physikalische Beschreibung des gasförmigen Zustands genügen drei Größen: der Druck p, die Temperatur t und das Volumen v. Der Druck p ist ein Maß für die Anzahl von Gasteilchen, die auf die umgebenden Wände stoßen. Die Temperatur t charakterisiert die Geschwindigkeit der Gasmoleküle (-atome) und das Volumen v den Rauminhalt des Gasbehälters. Die Änderung einer dieser Größen bewirkt eine sogenannte *thermische Zustandsänderung* des betrachteten Gases, die z. B. beim Erwärmen zu einer Ausdehnung führt, während eine Abkühlung den entgegengesetzten Effekt bewirkt.

Das Volumen $v_t$ eines idealen Gases, das sich bei einer bestimmten Temperatur t unter konstantem Druck p (*isobare Bedingungen*) einstellt, kann nach *Gay-Lussac* berechnet werden (9), wobei $v_t$ das Volumen bei der Temperatur t, $v_0$ das Volumen bei $t_0$ = 0°C bzw. bei T = 273,15 K und $\alpha$ den *Ausdehnungskoeffizienten* eines idealen Gases bei Temperaturänderung um 1 K ($\alpha$ = 1/273,15 °C) darstellen.

$$v_t = v_0(1 + \alpha t) \qquad (9)$$

Aus Gleichung (9) folgt, daß das Volumen v eines idealen Gases linear von der Temperatur t abhängt (Abb. 1.1).

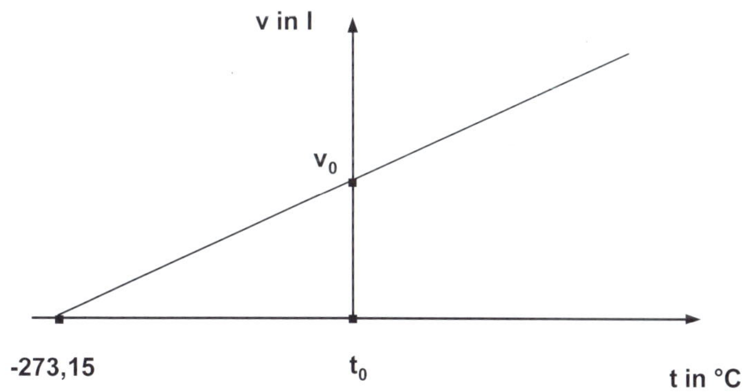


***Abb. 1.1**:* Abhängigkeit des Volumens v eines idealen Gases von der Temperatur t.

Bei einer Temperatur von - 273,15 °C würde die v/t-Kurve (Abb. 1.1) die Abszisse schneiden. Dieser Punkt entspricht dem absoluten Nullpunkt der Temperaturskala. Auf diesen Punkt wird die Temperaturskala nach *Kelvin* bezogen (- 273,15 °C = 0 K). Temperaturangaben in *Kelvin* (K) werden mit T symbolisiert, während für *Celsius*-Grade das Symbol t Anwendung findet.

Analog zu Gleichung (9) kann der Druck p eines Gases bei der Temperatur t und konstantem Volumen v (*isochore Bedingungen*) berechnet werden (10).

$p_t = p_0(1 + \alpha t)$ (10)

Werden Druck- und/oder Volumenänderungen an Gasen bei konstanter Temperatur (*isothermer Vorgang*) vorgenommen, dann stellt sich zu einem bestimmten Druck p ein definiertes Volumen v ein.

Die Beziehung zwischen p und v bei isothermen Vorgängen wird durch das *Boyle-Mariottesche Gesetz* (11) erfaßt.

$(p \cdot v)_t = \text{const.}$ (11)

In Abb. 1.2 sind die p/v-Abhängigkeiten eines idealen Gases bei verschiedenen Temperaturen nach (11) dargestellt. Die einzelnen Kurven werden als *Isothermen* bezeichnet.

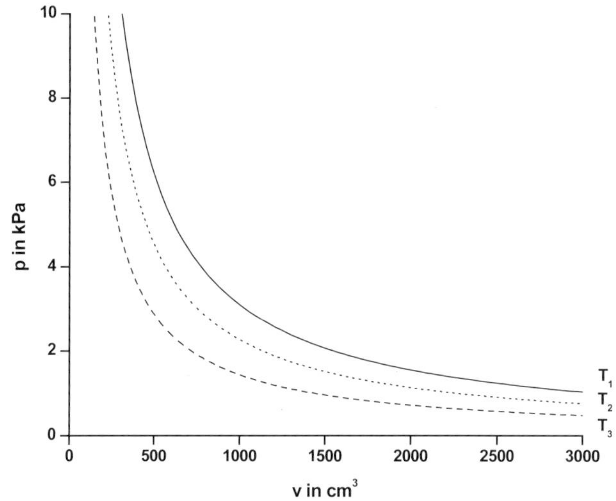


***Abb. 1.2:*** Zusammenhang von Druck p und Volumen v eines idealen Gases bei den Temperaturen $T_1$ = 173 K, $T_2$ = 273 K und $T_3$ = 373 K.

Mit Hilfe der Gesetze von *Boyle-Mariotte* und *Gay-Lussac* können Veränderungen des durch p, v und t charakterisierten Zustands idealer Gase erfaßt werden, so z. B. die Überführung von einem Mol eines idealen Gases, das sich im Normzustand ($p_0$, $v_0$, $t_0$) befindet, in einen anderen Zustand, der durch die Größen p, v und t charakterisiert ist (Abb. 1.3).

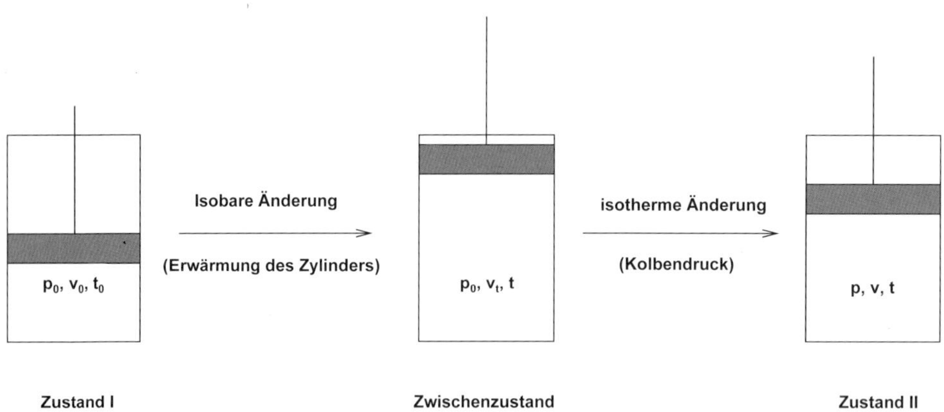


***Abb. 1.3:*** Schematische Darstellung einer thermischen Zustandsänderung vom Zustand I ($p_0$, $v_0$, $t_0$) zum Zustand II (p, v, t).

Der Übergang vom Zustand I ($p_0$, $v_0$, $t_0$) zum Zustand II (p, v, t) kann durch isobare (oder isochore) und isotherme Prozeßführung erreicht werden. Zunächst wird das Gas isobar durch Erwärmen in einen Zwischenzustand ($p_o$, $v_t$, t) überführt, der nach *Gay-Lussac* berechnet werden kann (12).

$$(p_o \cdot v)_t = p_o \cdot v_o(1 + \alpha t), \text{ da } v_t = v_o(1 + \alpha t) \quad (12)$$

Von diesem Zwischenzustand kann der gewünschte Endzustand II durch einen isothermen Vorgang - Druckanstieg durch Kompression bei konstanter Temperatur - erreicht werden, der wiederum mit Hilfe der Gasgleichungen erfaßt werden kann (13).

$$(p \cdot v)_t = p_o \cdot v_o(1 + \alpha t) \quad (13)$$

In Gleichung (12) kann α durch den numerischen Wert 1/273,15, den Ausdehnungskoeffizienten idealer Gase, substituiert werden. Daraus folgt Gleichung (14)

$$p \cdot v = p_o \cdot v_o(1 + \frac{T - 273{,}16}{273{,}16}), \quad (14)$$

da definitionsgemäß gilt (15):

$$T_o = 273{,}15 \text{ K und } t = T - 273 \quad (15)$$

Die Umstellung von (14) führt zu Gleichung (16):

$$p \cdot v = p_o \cdot v_o \frac{273{,}16 + T - 273{,}16}{273{,}16} \quad (16)$$

Weitere Vereinfachung - unter Berücksichtigung von (16) - ergibt die gesuchte Beziehung für den Endzustand II, der durch p, v und T (T = t + 273,15) charakterisiert ist (17).

$$p \cdot v = \frac{p_0 \cdot v_0}{T_0} \cdot T \quad (17)$$

Die bekannten Größen $p_0$, $v_0$, und $T_0$ können zu einer Konstante zusammengefaßt werden, die als *universelle molare Gaskonstante* R bezeichnet wird (18).

$$\frac{p_0 \cdot v_0}{T_0} = R = 8{,}314 \frac{J}{mol \cdot K} \qquad (0{,}0820 \frac{l \cdot atm}{K}) \quad (18)$$

Wird die Gaskonstante in die Gleichung (17) eingesetzt, erhält man die wichtige Beziehung (19), die *allgemeine Gasgleichung idealer Gase* ($v_m$: Molvolumen).

$$p \cdot v_m = R \cdot T \quad (19)$$

Gleichung (19) gestattet die Berechnung aller thermischen Zustandsänderungen eines Mols eines beliebigen idealen Gases und kann für beliebige Stoffmengen (n Mol) entsprechend umgewandelt werden (20).

$$\boxed{p \cdot v = n \cdot R \cdot T} \quad (20)$$

Da sich nahezu alle Gase im Normzustand real verhalten, müssen in diesem Falle Molekülwechselwirkungen berücksichtigt werden. Dafür wird die allgemeine Zustandsgleichung für ideale Gase mit Korrekturgliedern versehen, wenn genauere Berechnungen erforderlich sind. Eine solche korrigierte Gasgleichung ist z. B. die *van-der-Waals*sche Gleichung, in der Korrekturglieder den Abweichungen realer Gase vom Idealzustand Rechnung tragen.

Die allgemeine Gasgleichung ist nicht nur eine wichtige Beziehung zur Erfassung von Zustandsänderungen idealer Gase, sondern gestattet auch die experimentelle Bestimmung von Molmassen zahlreicher chemischer Verbindungen, da die Stoffmenge n mit der Molmasse M der entsprechenden Verbindung in Beziehung steht (21):

$$n = \frac{m}{M} \qquad \begin{matrix} n & \text{Stoffmenge} \\ M & \text{Molmasse} \\ m & \text{Substanzmasse} \end{matrix} \qquad p \cdot v = \frac{m}{M} \cdot R \cdot T \qquad M = \frac{m}{p \cdot v} \cdot R \cdot T \qquad (21)$$

Experimentell kann man z. B. nach *V. Meyer* (s. S. 3) das sich nach Verdampfen einer Probe einstellende Volumen bestimmen. Da für solche Bestimmungen nur kleine Substanzmengen erforderlich sind und daher die Volumenänderungen gering sind, kann die allgemeine Gasgleichung ohne Korrekturglieder angewendet werden.

Die Stoffmenge n entspricht der im betrachteten System vorhandenen Teilchenzahl N (22).

$$N = n \cdot N_A \qquad (N_A \text{ Avogadro-Konstante, s. S. 2}) \qquad (22)$$

Alle physikalisch-chemischen Eigenschaften, die nur von der Teilchenzahl $n \cdot N_A$ abhängen, werden als *kolligative Größen* bezeichnet. Dazu zählen z. B. der osmotische Druck (s. S. 70, 73) sowie die Siedepunktserhöhung und Gefrierpunktserniedrigung (s. S. 69).

## 1.1.5. Grundlagen der modernen Atomtheorie – Bausteine des Atoms

Voraussetzung für das Verständnis des Baus der Atome sind Kenntnisse über Größe und Ladungsverteilung sowie über die Bestandteile des Atoms, die *Elementarteilchen.*

Nach Untersuchungen von *Rutherford, Millikan* u. a. sind Atome keine starren, strukturlosen Kugeln. Sie bestehen vielmehr aus einem sehr kleinen Kern und einer im Vergleich dazu voluminösen Hülle. Der Radius der sich aus Kern und Hülle aufbauenden Atome beträgt 37 pm (für das Wasserstoffatom) bis 235 pm (für das Cäsiumatom). Die Kernradien sind um annähernd 4 Zehnerpotenzen kleiner als die Atomradien. Der Kern ist gleichfalls strukturiert. Zahlreiche Kernteilchen konnten bisher nachgewiesen werden. Die chemisch wichtigsten Kernbausteine sind *Protonen* und *Neutronen*. Die Protonen sind positive Ladungsträger, während sich die Neutronen elektrisch neutral verhalten. Protonen und Neutronen sind im Vergleich zu anderen Elementarteilchen sehr massereich. Das führt dazu, daß nahezu 99,8 % der Gesamtmasse eines Atoms im Kern konzentriert sind.

Die Masse des Protons ist annähernd gleich der des Neutrons ($m_{proton}$= 1,0073, $m_{neutron}$ = 1,0087, bezogen auf $^{12}C$). Die Protonenzahlen unterschiedlicher Atome (Elemente) sind verschieden, während Atome gleicher Elemente die gleiche Anzahl von Protonen aufweisen (Tab. 1.1). Daher ist die Protonenzahl eines jeden Atoms (Elements) eine charakteristische Größe. Sie wird als *Kernladungszahl* bezeichnet und ist identisch mit der *Ordnungszahl* im *Periodensystem der Elemente* (PSE). Dagegen kann die Anzahl der Neutronen in Atomen von Elementen gleicher Ordnungszahl schwanken. Daher gibt es Elemente gleicher Ordnungszahl (Kernladungszahl), die jedoch unterschiedliche Atommassen besitzen. Diese Erscheinung wird als *Isotopie* bezeichnet.

**Isotope eines Elements setzen sich aus Atomen gleicher Protonenzahl, aber unterschiedlicher Neutronenzahl zusammen; sie unterscheiden sich voneinander durch verschiedene Atommassen. *Reinelemente* bestehen aus nur einem Isotop.**

Isotope werden in *natürliche* und *künstliche,* durch Kernreaktionen entstandene, unterteilt. Außerdem muß zwischen *stabilen inaktiven* und *instabilen radioaktiven* Isotopen unterschieden werden. Für radioaktive Isotope ist auch der Ausdruck *Radionuklide* gebräuchlich. Inaktive Isotope des gleichen Elements unterscheiden sich durch ihre Masse, wodurch ihr Nachweis mittels Massenspektrometrie möglich wird. Radionuklide können durch die bei ihrem Zerfall entstehende Strahlung sowie durch ihre Halbwertszeit (s. S. 51) charakterisiert werden.

| Element | Symbol | Protonenzahl | Neutronenzahl | Ordnungszahl |
|---|---|---|---|---|
| **Wasserstoff** | $^{1}_{1}H$ | 1 | 0 | 1 |
| **(Deuterium)** | $^{2}_{1}H$ (D) | 1 | 1 | 1 |
| **(Tritium)** | $^{3}_{1}H$ (T) | 1 | 2 | 1 |
| **Kohlenstoff** | $^{12}_{6}C$ | 6 | 6 | 6 |
| | $^{13}_{6}C$ | 6 | 7 | 6 |
| | $^{14}_{6}C$ | 6 | 8 | 6 |
| **Stickstoff** | $^{14}_{7}N$ | 7 | 7 | 7 |
| | $^{15}_{7}N$ | 7 | 8 | 7 |
| **Sauerstoff** | $^{16}_{8}O$ | 8 | 8 | 8 |
| | $^{17}_{8}O$ | 8 | 9 | 8 |
| **Natrium (Reinelement)**[1] | $^{23}_{11}Na$ | 11 | 12 | 11 |
| **Phosphor (Reinelement)**[1] | $^{31}_{15}P$ | 15 | 16 | 15 |
| **Chlor** | $^{35}_{17}Cl$ | 17 | 18 | 17 |
| | $^{37}_{17}Cl$ | 17 | 20 | 17 |
| **Kalium** | $^{39}_{19}K$ | 19 | 20 | 19 |
| | $^{40}_{19}K$ | 19 | 21 | 19 |
| | $^{41}_{19}K$ | 19 | 22 | 19 |
| **Calcium** | $^{40}_{20}Ca$ | 20 | 20 | 20 |
| | $^{42}_{20}Ca$ | 20 | 22 | 20 |
| | $^{43}_{20}Ca$ | 20 | 23 | 20 |
| | $^{44}_{20}Ca$ | 20 | 24 | 20 |
| | $^{48}_{20}Ca$ | 20 | 28 | 20 |
| **Eisen** | $^{54}_{26}Fe$ | 26 | 28 | 26 |
| | $^{56}_{26}Fe$ | 26 | 30 | 26 |
| | $^{57}_{26}Fe$ | 26 | 31 | 26 |
| | $^{58}_{26}Fe$ | 26 | 32 | 26 |
| **Cobalt (Reinelement)**[1] | $^{59}_{27}Co$ | 27 | 32 | 27 |
| **Technetium**[2] **(künstliches Isotop)** | $^{99m}_{43}Tc$ | 43 | 56 | 43 |
| **Iod (Reinelement)**[1] | $^{127}_{53}I$ | 53 | 74 | 53 |
| **Uran** | $^{234}_{92}U$ | 92 | 142 | 92 |
| | $^{235}_{92}U$ | 92 | 143 | 92 |
| | $^{238}_{92}U$ | 92 | 146 | 92 |

***Tab. 1.1:*** Protonen- und Neutronenzahlen ausgewählter Elemente des PSE (Ordnungszahl = Kernladungszahl) sowie deren natürliche Isotopenverteilung.

([1] Die Bezeichnung Reinelement weist darauf hin, daß in der Natur nur ein Isotop vorkommt. Es ist aber möglich, weitere Isotope dieser Elemente künstlich herzustellen - z. B. $^{60}Co$, $^{131}I$). [2] Neben diesem medizinisch relevanten, künstlich gewonnenen metastabilen Isotop – gekennzeichnet durch $^{m}Tc$ - sind weitere Nuklide bekannt.)

Die Nachweismethoden für stabile und vor allem für radioaktive Isotope sind sehr empfindlich. Da außerdem die radioaktive Strahlung eine Vielzahl biologischer Wirkungen hat, kommt Isotopen in der

Medizin unter mehreren Aspekten große Bedeutung zu (Tab. 1.2).

| Anwendungsgebiet | Isotop | Anwendung |
|---|---|---|
| **Biochemie** | $^{2}H$ (Deuterium) | Inaktive Markierung z. B. für Stoffwechseluntersuchungen |
| **Diagnostik** | $^{15}N$, $^{3}H$ (Tritium), $^{14}C$, $^{32}P$, $^{51}Cr$ | Vielzahl von Tests in Forschung und Diagnostik (Radioassays) |
| | $^{99m}Tc$ | Häufigstes diagnostisch genutztes Radionuklid (Schilddrüsen-, Skelett-, Lungenperfusionsszintigraphie) |
| | $^{131}I$ | Isotopennephrographie |
| | $^{58}Co$ | Vitamin-$B_{12}$-Bestimmung |
| | $^{133}Xe$ | Lungenfunktionstest |
| **Therapie** | $^{60}Co$ | Radiocobalttherapie von Tumoren |
| | $^{198}Au$ | Radiogoldtherapie (Tumoren, chronische Entzündungen) |
| | $^{131}I$ | Radioiodtherapie (Schilddrüsenkarzinom) |
| | $^{222}Rn$ (Radon) | Radonquellen in Kurbädern |
| | $^{90}Y$ (Yttrium), $^{169}Er$ (Erbium) | Therapie chronischer Gelenkentzündungen |
| **Toxikologie** | $^{90}Sr$ | Entstehung bei Kernexplosionen, wird statt Ca in Knochen eingebaut und kann als schädliche Strahlenquelle im Knochen wirken |

***Tab. 1.2:*** Beispiele für medizinisch relevante stabile und instabile (radioaktive) Isotope.

Beim therapeutischen Einsatz von Radionukliden werden die biologisch-chemischen Wirkungen genutzt. So setzen nach Strahleneinwirkung zahlreiche chemische und biochemische Veränderungen ein, die als direkte und indirekte Strahlenwirkungen ablaufen. Zellen mit hoher Teilungsrate sind besonders strahlensensibel. Dies sind beispielsweise Tumorzellen, aber auch normale Zellen wie die des Darms, der Haut und der Genitalorgane, woraus sich die Nebenwirkungen der Strahlentherapie auf diese Organe erklären. Auf zellulärer Ebene entstehen Schäden der DNA (Basen-schädigungen, Einzel- und Doppelstrangbrüche).

Aus der Massenverteilung innerhalb eines Atoms folgt, daß dessen Gesamtmasse nahezu der Summe der Protonen- und Neutronenmassen entspricht. Protonen- und Neutronenmassen eines Atoms ergeben jedoch nicht exakt dessen Masse. Die Differenz zwischen der Summe von Protonen- und Neutronenmasse und der experimentell gefundenen Masse eines Atoms wird als *Massendefekt* $\Delta m$ bezeichnet (23).

$$\Delta m = \Sigma m_{proton} + \Sigma m_{neutron} - \text{Atommasse} \qquad (23)$$

Die Größe des Massendefekts ist zugleich ein Maß für die Stabilität von Atomkernen (Zusammenhang zwischen Massendefekt und radioaktivem Zerfall siehe Lehrbücher der Physik).

Die den Kern umgebende Hülle enthält als Elementarteilchen *Elektronen*, die negativ geladen sind. Die negative Ladung eines Elektrons wird durch die positive eines Protons kompensiert; daher ist in Atomen die Anzahl der Protonen gleich der Elektronenzahl. Im Unterschied zu Proton und Neutron ist die Elektronenmasse sehr klein ($m_{el} = 5.5 \cdot 10^{-4}$, bezogen auf $^{12}C$).

**Die Elektronen sind die Elementarteilchen, die für die Wertigkeit (Valenz) der Elemente, für die Bildung chemischer Bindungen, für den Ablauf chemischer Reaktionen sowie für die Lichtabsorption (Farbigkeit) von Elementen und Verbindungen maßgebend sind.**

Für die Beschreibung des Aufbaus der Atome aus Elementarteilchen (Kernbausteine und Elektronen) und für die Erklärung der Stabilität solcher Systeme - nach den Gesetzen der klassischen Mechanik sollten die negativ geladenen Elektronen eigentlich unter Energieabgabe in den Kern stürzen - gibt es verschiedene, mehr oder weniger befriedigende *Näherungslösungen*. Für die Deutung bestimmter Erscheinungen (Atomspektren, Entstehung der Röntgenstrahlen, Energieverteilung im Atom usw.) erweist sich das *Bohrsche Atommodell* als ausreichend, während das Verständnis der chemischen Bindung der Anwendung des *wellenmechanischen Atommodells* bedarf.

## 1.1.5.1. Bohrsches Atommodell

Seit 1885 ist bekannt, daß Wasserstoffatome Licht aussenden, wenn sie mittels elektrischer Funkenentladungen, Lichtbögen oder thermisch *angeregt* werden (*Balmer*). Die spektrale Zerlegung des von solchen Atomen ausgestrahlten Lichtes ergibt scharfe Linien definierter Wellenlänge (Abb. 1.4), deren gesetzmäßige Reihenfolge von *Balmer* erkannt wurde (*Balmer-Serie*). Da alle Atome bei entsprechender Anregung in der Lage sind, solche Linienspektren zu emittieren, sind die Deutung und Vorausberechnung dieser Spektren wichtige Kriterien für den Wert eines Atommodells.

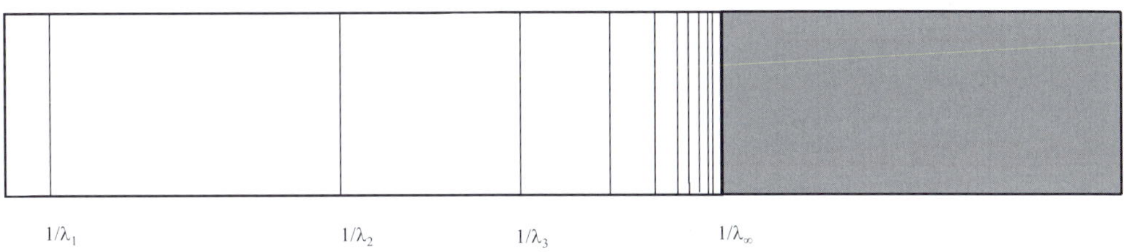


***Abb. 1.4:*** *Balmer*-Spektralserie des Wasserstoffs ($\lambda$: Wellenlänge, von $\lambda_1$ im roten bis $\lambda_\infty$ im ultravioletten Spektralbereich; $\lambda_\infty$ entspricht der Ionisierungsenergie und grenzt die Serie vom Kontinuum ab).

*Bohr* stellte 1913 ein Atommodell auf, das gegenüber vorausgegangenen wesentliche Vorzüge hatte und unter anderem zur Deutung der Atomspektren beitrug. Die Grundlage des *Bohr*schen Atommodells sind zwei wichtige physikalische Erkenntnisse:

Nach *Rutherfords* Planetenmodell erklärt sich die Stabilität von Atomen durch Elektronenbewegung auf Kreisbahnen um den Kern; die *Zentrifugalkraft* des Elektrons ist gleich der *Coulombschen Anziehungskraft* zwischen Kern und Elektron (24).

$$\frac{m \cdot v^2}{r} = \frac{e_1 \cdot e_2}{r^2} \qquad (24)$$

| | |
|---|---|
| $e_1, e_2$ | Ladung von Kern bzw. Elektron |
| $r$ | Abstand Kern - Elektron |
| $m$ | Masse des Elektrons |
| $v$ | Geschwindigkeit des Elektrons |

Nach *Einstein* und *Planck* verlaufen Energieänderungen im atomaren bzw. subatomaren Bereich nicht kontinuierlich, sondern gequantelt, d. h. durch Aufnahme bzw. Abgabe kleinster, nicht weiter teilbarer Energiepakete (*Quanten*). So kann z. B. Lichtenergie von Atomen oder Molekülen nur in Form kleinster Einheiten, sogenannter Lichtquanten (*Photonen*), aufgenommen oder abgegeben werden, deren Betrag durch das *Planck*sche Wirkungsquantum h ($h = 10^{-34}$ J · s) und die Frequenz ν des Lichts definiert ist. Die Energie E solcher Photonen kann nach *Planck* berechnet werden (25).

$$E = h \cdot \nu \tag{25}$$

Auf den *Rutherford*schen Vorstellungen aufbauend, leitete *Bohr* unter Berücksichtigung der Energiequantelung im atomaren Bereich zwei Postulate ab, die die Wechselwirkungen zwischen Atomkern, Elektron und ausgetauschter Energie betreffen.

**1. Elektronen bewegen sich auf Bahnen um den Kern. Diese Bahnen werden als *stationäre* (Energie-) *Zustände* des Elektrons bezeichnet. Wenn sich wie im Falle des Wasserstoffatoms das Elektron auf der kernnächsten Bahn aufhält, befindet sich das Atom im *Grundzustand*. Durch Aufnahme von Energie, z. B. in Form von Lichtenergie (Photonen), kann es auf kernfernere Bahnen überführt werden, die um den Betrag h · ν energiereicher als der Grundzustand sind und als *angeregte Zustände* bezeichnet werden. Der Energieunterschied zwischen angeregtem Zustand *E"* und Grundzustand E' ergibt sich aus der *Bohrschen Frequenzbedingung* (*1. Bohrsches Postulat*) (26):**

$$E'' - E' = \Delta E = h \cdot \nu \tag{26}$$

**2. Durch die Drehbewegung eines Elektrons um den Kern, d. h. durch seine Bahnbewegung, wird ein *Bahndrehimpuls* erzeugt. Für alle Größen, die die Dimension einer Wirkung (J · s) haben, muß im atomaren Bereich deren Quantelung berücksichtigt werden. Der Bahndrehimpuls m · v · r · 2π eines Elektrons ist eine solche Größe. Die Quantelung des Bahndrehimpulses läßt sich durch die *Bahnbedingung* (*2. Bohrsches Postulat*) erfassen (27):**

$$m \cdot v \cdot r \cdot 2\pi = n \cdot h \tag{27}$$

Die *Bohr*sche Bahnbedingung (27) enthält die wichtige Größe n, die sogenannte *Hauptquantenzahl*. Sie kann ganzzahlige Werte zwischen 1 und ∞ annehmen. Jede dieser Zahlen charakterisiert stationäre Zustände des betreffenden Atoms. Im Wasserstoffatom befindet sich bei n = 1 das Elektron im Grundzustand, d. h. auf der kernnächsten Bahn, während sich das Elektron bei Werten von n ≥ 2 in angeregten Zuständen aufhält. Wenn n den Wert ∞ erreicht, verläßt das Elektron den Anziehungsbereich des Kerns. Das Wasserstoffatom liegt dann im einfach positiv geladenen, ionisierten Zustand als $H^+$ vor. Die dazu erforderliche Energie wird als *Ionisierungsenergie* ($Q_i$) bezeichnet.

Aus der Bahnbedingung (27) kann der Abstand der Bahnen vom Kern berechnet werden. Nach *Rutherford* gilt die Bedingung (24), die, mit der Bahnbedingung kombiniert, Gleichung (28) ergibt.

$$\frac{n^2 \cdot h^2}{4\pi^2} = e^2 \cdot m \cdot r \tag{28}$$

Durch Umstellung und Einsetzen der bekannten Werte für e, h, m und π folgt der zu jeder Hauptquantenzahl n gehörige Abstand zwischen Kern und Elektron (29).

$$r = \frac{n^2 \cdot h^2}{4\pi^2 \cdot me^2} = n^2 \cdot 53\text{pm} \tag{29}$$

Für n = 1 ergibt sich gemäß (29) ein Abstand $r_0$ = 53 pm, der als *Bohr*scher Radius bezeichnet wird.

Aufgrund ähnlicher Überlegungen kann die Energie E" des n-ten stationären Zustandes eines Wasserstoffatoms berechnet werden (30).

$$E_n = -\frac{2\pi^2 \cdot me^4}{n^2 \cdot h^2} \tag{30}$$

Die Kenntnis der Energien von Elektronen im n-ten angeregten Zustand ermöglicht mit Hilfe der *Bohr*schen Frequenzbedingung (26) die Berechnung der bei Elektronenübergängen freiwerdenden oder verbrauchten Energie und damit der Frequenz des bei Bahnübergängen emittierten oder absorbierten Lichts. Auf diesem Weg können weitere Spektralserien des Wasserstoffs (s. unten) sowie anderer Elemente berechnet werden.

## 1.1.5.2. Anwendung des Bohrschen Atommodells auf Atomspektren

Für die Diskussion der Atomspektren erweist es sich als sinnvoll, zwischen *äußeren* und *inneren* (*Röntgen-*) Spektren zu unterscheiden.

### 1.1.5.2.1. Äußere Spektren (Atomspektren)

Atomspektren entstehen durch Anregung solcher Elektronen, die im *Bohr*schen Sinne auf der äußeren besetzten Bahn lokalisiert sind. Sie werden, da sie wegen ihrer Kernferne besonders leicht anregbar sind, als *Leuchtelektronen* oder auch, weil sie für das Zustandekommen der chemischen Bindung und Wertigkeit verantwortlich sind, als *Valenzelektronen* bezeichnet. Daher werden Atomspektren *äußere Spektren* genannt.

Die Aufklärung der Linienfolge des einfachsten Atomspektrums, des Wasserstoffspektrums im sichtbaren Spektralbereich, erfolgte durch *Balmer* (31).

$$\bar{\nu} = R\left(\frac{1}{2^2} - \frac{1}{n^2}\right) \qquad (31)$$

$\bar{\nu}$ reziproke Wellenlänge $1/\lambda$
n ganze Zahl > 2
R Rydberg - Konstante (s.S §§)

Mit Hilfe des *Bohr*schen Atommodells kann die *Balmer*-Formel (31) physikalisch interpretiert werden, und die Atomspektren von Wasserstoff und anderen Elementen finden ihre plausible Erklärung.

Die stationären Zustände des Wasserstoffatoms lassen sich in einem sogenannten *Termschema* anordnen (Abb. 1.5). Auf der Ordinate solcher Schemata sind die Hauptquantenzahlen eingetragen; die parallel zur Abszisse verlaufenden Geraden symbolisieren die Energiezustände (stationäre Zustände) des Wasserstoffatoms. Bei Anregung eines Elektrons durch Zufuhr entsprechender Energiequanten (z. B. Photonen geeigneter Energie, $h \cdot \nu$) geht es in einen dieser Energie entsprechenden angeregten n-ten ($n > 1$) Zustand über (Abb. 1.5). Hier verweilt das Elektron nur kurze Zeit (Verweilzeit $< 10^{-8}$s) und springt dann unter Aussendung von Licht der Frequenz $\nu$ und der Energie $h \cdot \nu$ in den Grundzustand ($n = 1$) zurück.

Jedem dieser Übergänge zwischen verschiedenen n-ten Zuständen entspricht eine Spektrallinie bestimmter Frequenz. Erfolgen Übergänge von angeregten Zuständen in einen n-ten Zustand, dann wird eine sogenannte Spektralserie emittiert. Alle Übergänge von angeregten Zuständen des Wasserstoffatoms zum Grundzustand ($n = 1$) bilden eine Spektralserie ultravioletter Strahlung, die nach ihrem Entdecker als *Lyman*-Serie bezeichnet wird. Die *Balmer*-Serie entsteht durch Übergänge von angeregten Zuständen nach $n = 2$, während weitere Serien auf Übergängen nach $n = 3$, 4 bzw. 5 zurückzuführen sind. Während die Spektrallinien der *Balmer*-Serie im sichtbaren Gebiet zu beobachten sind, liegen die folgenden Serien im längerwelligen (infraroten) Spektralbereich.

Die *Balmer*-Gleichung (31) findet ihre Erklärung durch Anwendung der *Bohr*schen Frequenzbedingung auf das Wasserstoffatom (32).

$$\bar{\nu} = \frac{1}{h \cdot c} \cdot (E'' - E') = -\frac{2\pi^2 \cdot m \cdot e^4}{h^3 \cdot c} \cdot \left(\frac{1}{n^2} - \frac{1}{n'^2}\right) \qquad (32)$$

c Lichtgeschwindigkeit
n HQZ des Zustandes E'
n' HQZ des angeregten Zustandes E''

Der Quotient $\frac{2\pi^2 \cdot m \cdot e^4}{h^3 \cdot c}$ setzt sich aus numerisch bekannten Größen zusammen und wird als *Rydberg*-Konstante R bezeichnet. Die Gleichung (32) ist insofern von Bedeutung, da sie bei Berücksichtigung geeigneter Korrekturglieder die Berechnung von Spektren anderer Atome (z. B. Alkalimetalle) erlaubt.

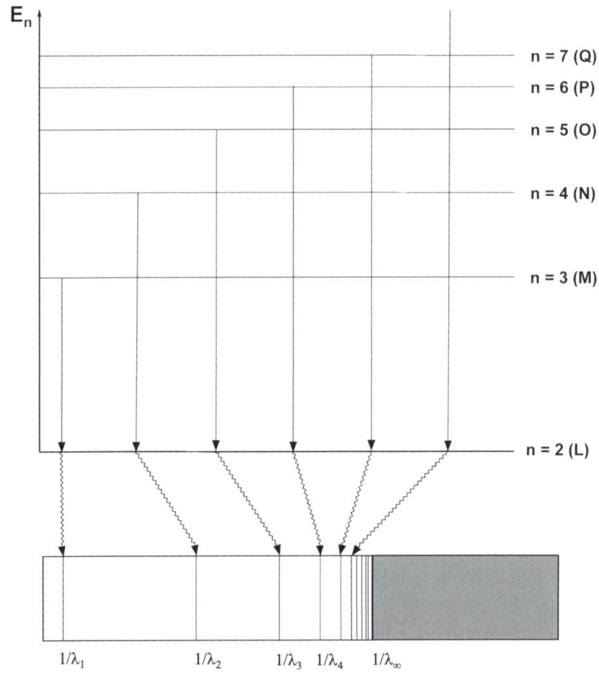


***Abb. 1.5:*** Zusammenhang zwischen dem Energieniveauschema des Wasserstoffatoms und der *Balmer*-Spektralserie.

Bei Einstrahlung von polychromatischem Licht in Wasserstoff oder andere Gase bzw. Metalldämpfe werden durch die Atome Photonen geeigneter Frequenz absorbiert. Durch diese Lichtabsorption können Elektronen in gleiche Weise angeregt werden wie durch thermische oder elektrische Anregung. In Umkehrung zum *Emissionsspektrum* (Abb. 1.4) können dann *Absorptionsspektren* beobachtet werden. Im Unterschied zu Emissionsspektren erscheinen Absorptionsspektren optisch als dunkle Linien auf hellem Grund.

## 1.1.5.2.2. Innere Spektren (Röntgenspektren)

Die Bezeichnung der Röntgenspektren als innere Spektren ergibt sich aus der Art ihrer Entstehung.

Treffen Elektronen, die von einer glühenden Kathode (*Kathodenstrahlen*) emittiert werden, auf Metalle (*Antikathode*), wird eine Zweitstrahlung ausgelöst, die in der Lage ist, auch dichte Materie zu durchdringen. Sie wird nach ihrem Entdecker als *Röntgen-Strahlung* (auch X-Strahlung) bezeichnet. Die Röntgenstrahlen gehören in den Bereich sehr kurzwelliger elektromagnetischer Strahlung.

Nach *Bohr* kann die Entstehung von Röntgenstrahlen in folgender Weise erklärt werden: Energiereiche Elektronen (Kathodenstrahlen) dringen beim Auftreffen auf das Antikathodenmaterial (Metalle oder andere chemische Elemente) in die Elektronenhüllen der betreffenden Atome ein und werden abgebremst. Dieser Vorgang verläuft unter Energieabgabe in Form von Röntgenstrahlen (*Bremsstrahlung*).

Wenn die Elektronen genügend energiereich sind, können sie nach Abbremsung durch die Hülle Elektronen *innerer Zustände* aus dem Kraftfeld des Kerns herausschlagen. Dadurch entstehen Elektronenlücken, die durch Übergänge von Elektronen von kernferneren Bahnen wieder aufgefüllt werden. Dabei geben diese Elektronen Energie in Form von kurzwelligen Röntgenstrahlen (*charakteristische Röntgenstrahlen*) ab. Solche Übergänge führen zur Entstehung von *Röntgenspektren* (Analogie zu Atomspektren s. S. 15).

Besonders kurzwellige, d. h. energiereiche Röntgenstrahlen entstehen dann, wenn Elektronen aus dem Zustand n = 1 herausgeschlagen werden, so daß Übergänge zum Grundzustand erfolgen können; die dabei ausgesandten Röntgenstrahlen werden als *K-Strahlen* bezeichnet. Übergänge von n = 2 nach n = 1 ($K_\alpha$-*Strahlung*) sind für jedes chemische Element charakteristisch hinsichtlich der Frequenz der ausgesandten Röntgenstrahlung.

Auf der unterschiedlichen Energie der Röntgenstrahlen, die von der Art der Kathodenstrahlen abhängt, beruht ihre vielfältige Anwendung in der Medizin, die von der Röntgendiagnostik bis zur Tumortherapie reicht.

#### 1.1.5.2.3. Grundlagen der Atomspektroskopie als analytische Nachweis- und Bestimmungsmethode

Die Emission von Licht nach Anregung mittels heißer Flammen, im elektrischen Lichtbogen oder durch Funkenentladung ist nicht nur bei Wasserstoff, sondern für nahezu alle Elemente des PSE zu beobachten. Dabei werden für jedes Element charakteristische Spektren emittiert, die mittels Prismen oder Gittern in einzelne Spektrallinien zerlegt werden können. Einzelne Spektrallinien können bestimmten Elementen zugeordnet werden. Auf diese Weise ist der qualitative Nachweis bestimmter Elemente in einem zu untersuchenden Substrat möglich. Da die Intensität der einzelnen Spektrallinien eines Elements von der Konzentration abhängig ist, wird die *Atomspektroskopie* zur quantitativen Bestimmung von Elementen angewendet.

Im klinischen Laboratorium hat insbesondere die *Atomemissionsspektroskopie* (AES, Flammenphotometrie) zur raschen Bestimmung von Natrium, Kalium und Calcium breite Anwendung gefunden, da sie die oftmals erforderliche sehr schnelle Bestimmung der Konzentration dieser Elemente, z. B. zur Kontrolle des Elektrolythaushaltes während operativer Eingriffe, ermöglicht. Die Atomemissionsspektroskopie zeichnet sich durch sehr einfache Handhabung aus. Das Prinzip dieser Methode beruht darauf, daß zu untersuchende Lösungen in eine heiße Flamme (zumeist Acetylen/Luft) gesprüht werden. Da unter diesen Bedingungen das Lösungsmittel sehr schnell verdampft, verbleiben feinverteilte Salzpartikel in der Flamme, die in neutrale Atome dissoziieren können und durch die thermische Energie der Flamme angeregt werden. Das bei der Rückkehr in den Grundzustand emittierte Licht wird photometrisch vermessen. Da die Intensität dieses Lichts der Konzentration des vorhandenen Elements entspricht, kann nach entsprechender Eichung der Anteil eines bestimmten Elements in der Untersuchungslösung ermittelt werden. Dabei werden einzelne sehr intensive Spektrallinien der zu untersuchenden Elemente z. B. durch geeignete optische Filter der Messung zugänglich gemacht, was insbesondere für die klinisch interessanten Elemente Kalium, Natrium und Calcium gut möglich ist.

Neben der Atomemissionsspektroskopie hat die *Atomabsorptionsspektroskopie* (AAS) zunehmende Anwendung gefunden, deren Prinzip darauf beruht, daß nichtangeregte Atome in der Flamme Licht absorbieren können. Die Intensitätsabnahme des eingestrahlten Lichts durch Absorption entspricht dabei gleichfalls der Konzentration des zu bestimmenden Elements.

### 1.1.5.3. Wellenmechanisches Atommodell

Das *Bohr*sche Atommodell ist für das Verständnis der chemischen Bindung nicht ausreichend, da dieses Modell für das Wasserstoffatom entwickelt wurde und nur dieses annähernd genau zu beschreiben vermag. Eine verfeinerte Darstellung des Atombaus gelingt, allerdings mit erheblich größerem mathematischen Aufwand und bei Verlust der Anschaulichkeit, mit Hilfe des wellenmechanischen Atommodells.

Die Betrachtung der Elektronen als Korpuskeln (feste Teilchen) erweist sich für die Diskussion von Vorgängen, die unter Elektronenaustausch (chemische Bindung) verlaufen, als nicht ausreichend.

Nach *de Broglie* besitzen Elektronen neben Teilchen- auch Welleneigenschaften (*Welle-Teilchen-Dualismus*). Durch Beugung von Elektronenstrahlen an Metallfolien kann der Wellencharakter von Elektronen experimentell nachgewiesen werden. Wenn sich Elektronen mit einer bestimmten Geschwindigkeit bewegen, kann ihre sogenannte *de-Broglie-Wellenlänge* bestimmt werden.

Eine weitere zu grobe Näherung ist die Lokalisierung der Elektronen auf Bahnen, wie sie im *Bohr*schen Modell postuliert wird. Nach *Heisenberg* ist die gleichzeitige Bestimmung von *Aufenthaltsort* (x) und *Bewegung* (Impuls, p) eines Elektrons mindestens mit einem Fehler der Größe h behaftet (*Unschärferelation*) (33).

$$\Delta x \cdot \Delta p \geq h \qquad \text{h } \textit{Planck}\text{sches Wirkungsquantum} \qquad (33)$$

Im wellenmechanischen Atommodell werden sowohl der Wellencharakter von Elektronen als auch die Unschärferelation berücksichtigt:

> **Anstelle der *Bohr*schen Bahn- und Frequenzbedingungen gelten Wellengleichungen, die z. B. im Falle des Wasserstoffatoms die möglichen Energiezustände von Elektronenwellen im Kraftfeld des Atomkerns beschreiben.**

Die mathematisch-physikalische Behandlung solcher Modelle erfolgt mit den Methoden der *Quanten- und Wellenmechanik.*

Die *Schrödinger-Gleichung* (34) ist eine Wellengleichung (Differentialgleichung 2. Ordnung), die diesen Elektroneneigenschaften Rechnung trägt. Sie verknüpft die Energie E eines stationären Zustandes mit einer Wellenfunktion $\psi$, die den Zustand des Elektrons beschreibt. Die Größen x, y und z charakterisieren die Raumkoordinaten der Elektronenwellenfunktion $\psi$.

$$\frac{d^2\psi}{dx^2} + \frac{d^2\psi}{dy^2} + \frac{d^2\psi}{dz^2} + \frac{2m \cdot 4\pi^2}{h^2} \cdot (E - U)\psi = 0 \qquad (34)$$

m Elektronenmasse
U potentielle Energie

Die *Schrödinger*-Gleichung weist nur für bestimmte Energiewerte physikalisch sinnvolle Lösungen auf, die als *Eigenwerte* bezeichnet werden. Für diese Eigenwerte (Energiezustände) $E_n$ können entsprechende zugehörige *Eigenfunktionen* $\psi$ in Abhängigkeit von x, y und z gefunden werden. Während der Wellenfunktion $\psi$ keine gegenständliche Bedeutung zukommt, ist das Quadrat der $\psi$-Funktion eines Elektrons ein Maß für seine *Aufenthaltswahrscheinlichkeit* W im Volumenelement dV eines Atoms (35).

$$W = \psi^2 \cdot dV \qquad (35)$$

Trägt man die Aufenthaltswahrscheinlichkeit W gegen den Atomradius auf, so erhält man für Wasserstoffatome im Grundzustand die in Abb. 1.6 dargestellte Kurve. Danach hat ein Elektron seine größte Aufenthaltswahrscheinlichkeit bei 53 pm. Diese Größe entspricht dem Radius $r_0$ der ersten *Bohr*schen Bahn (s. S. 14).

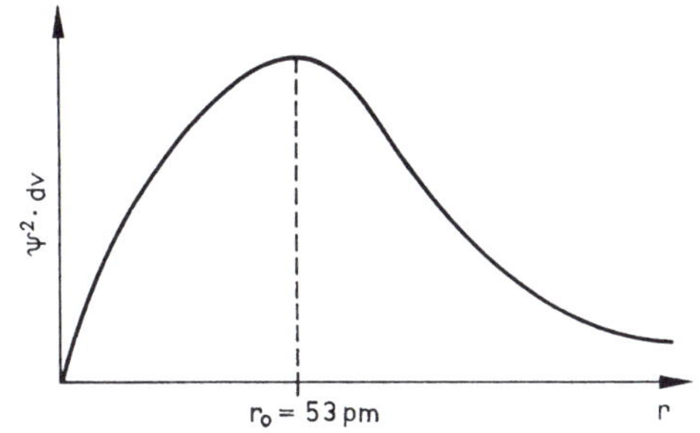


***Abb. 1.6:*** Darstellung der Elektronenaufenthaltswahrscheinlichkeit in Abhängigkeit vom Atomradius r.

Neben der zweidimensionalen Darstellung der Funktion $\psi^2$ gegen $r_x$ ist für die Beschreibung der kovalenten chemischen Bindung die räumliche Darstellung dieser Funktion wichtig. In räumlicher Darstellung erhält man für die Aufenthaltswahrscheinlichkeit eines Elektrons im Grundzustand des Wasserstoffatoms in Abhängigkeit von den Koordinaten x, y und z eine kugelsymmetrische Verteilung. Die Kugelfläche in Abb. 1.7 symbolisiert das Elektronendichtemaximum. Abb. 1.7 ergibt sich als Lösung der *Schrödinger*-Gleichung; die so erhaltene Darstellung wird als *s-Bahnfunktion* bezeichnet.

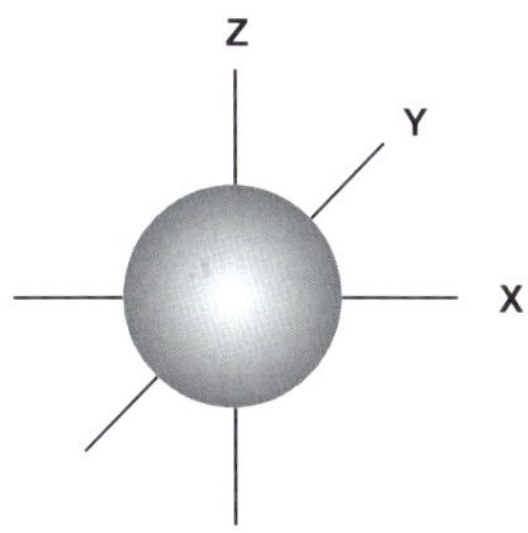


***Abb. 1.7:*** Räumliche Darstellung der s-Bahnfunktion.

Mit Hilfe der *Schrödinger*-Gleichung können auch die anderen Eigenwerte (stationäre Zustände) des Wasserstoffatoms berechnet werden. Zu jedem dieser Eigenwerte werden weitere Eigenfunktionen erhalten, die in Analogie zur s-Funktion räumlich dargestellt werden können und als p- (Abb. 1.8) und d-Bahnfunktionen bezeichnet werden. Die Indizes x, y und z charakterisieren die räumliche Orientierung der erhaltenen Funktionsbilder.

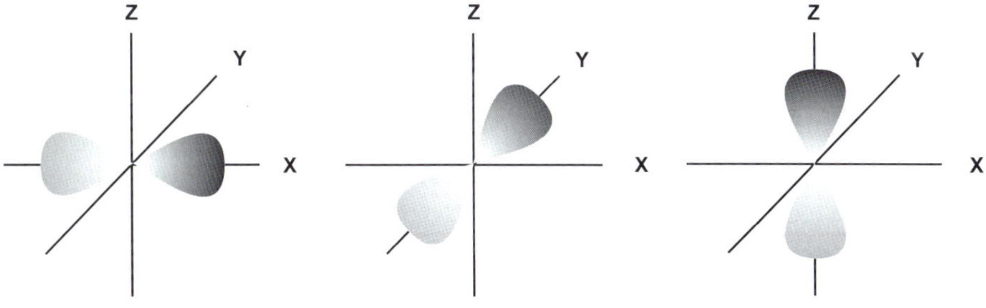


***Abb. 1.8:*** Räumliche Darstellung der p-Bahnfunktionen (unterschiedliche Grautönung symbolisiert unterschiedliche Vorzeichen).

Für diese Funktionsbilder (Abb. 1.7, 1.8) wird der Begriff *Orbital* oder *Orbitalfunktion* verwendet.

**Ein Orbital ist ein Elektronenzustand eines Atoms, der durch 4 Quantenzahlen charakterisiert ist.**

Die Einführung des Orbitalsbegriffs bildet eine wichtige Grundlage für das Verständnis der kovalenten Bindung, da Kovalenzen durch *Überlappung* von Atombahnfunktionen verschiedener Atome erklärt werden können (s. S. 34).

## 1.1.5.4. Bedeutung und Anwendung weiterer Quantenzahlen – Pauli-Verbot – Aufbauprinzip

Die Betrachtungen am Einelektronensystem des Wasserstoffatoms bedürfen zur Übertragung auf Mehrelektronensysteme (alle übrigen Elemente) einiger wichtiger Ergänzungen.

Zur Bestimmung der Ortskoordinaten größter Elektronenaufenthaltswahrscheinlichkeit sind drei Quantenzahlen erforderlich, die sich aus der *Schrödinger*-Gleichung ergeben.

**Wellenfunktionen ($\psi$), die durch einen bestimmten Satz von Quantenzahlen (n, l, $m_l$) eindeutig definiert sind (Orbital-, Bahnfunktionen; Orbitale, s. S. 32), charakterisieren den Zustand (räumlich und energetisch) von Elektronen im Kraftfeld des Kerns. Eine weitere Quantenzahl ($m_s$) entspricht der gequantelten Rotationsbewegung eines Elektrons um seine eigene Achse und muß zusätzlich eingeführt werden (s. u.).**

Die *Hauptquantenzahl n* bestimmt den Abstand r, den eine Kugelschale größter Elektronendichte vom Atomkern hat. In Übereinstimmung mit der *Bohr*schen Hauptquantenzahl (s. S.14) nimmt n Werte zwischen 1 und $\infty$ an. Niedrige Werte für *n* entsprechen kleinen r-Werten und damit zugleich energiearmen Elektronenzuständen; für Werte von $n = \infty$ befindet sich ein Elektron nicht mehr im Anziehungsbereich des Kerns.

Jedem n ist die *Nebenquantenzahl l* untergeordnet. Die Nebenquantenzahl l nimmt Werte zwischen n - 1 und 0 an, die mit den Symbolen s (l = 0), p (l = 1), d (l = 2), f (l = 3) usw. gekennzeichnet werden. Durch l wird die Oberflächengestalt der erhaltenen Orbitale charakterisiert, die entweder Kugelform (Elektronen im s-Zustand, s-Elektronen) oder Hantelform (p-Zustand, p-Elektronen) annehmen können (Abb. 1.7, 1.8).

Die räumliche Orientierung der Orbitale ist gleichfalls gequantelt. Die erlaubten Orientierungsrichtungen werden durch die *magnetische Quantenzahl $m_l$* bestimmt, die ganzzahlige Werte zwischen -l···0···+l annehmen kann. Daher hat jede Orbitalfunktion 2l + 1 räumliche Orientierungsmöglichkeiten.

Für l = 1 sind die möglichen Orientierungen durch die Werte +1, 0, -1, gegeben. Ihnen entsprechen die sogenannten $p_x$-, $p_y$-, und $p_z$-Orbitale (Abb. 1.8).

Die *Spinquantenzahl $m_s$* kann die Werte +1/2 oder -1/2 annehmen (Vorstellung der Rotation des Elektrons im Uhrzeigersinn und entgegengesetzt) und charakterisiert eine spezifische Elektroneneigenschaft, die sich nicht als Aussage der *Schrödinger*-Gleichung ergibt.

Für die Anordnung von zwei oder mehr Elektronen in einem Atom gilt das *Pauli*-Verbot:

**In einem Atom dürfen niemals zwei oder mehr Elektronen in allen vier Quantenzahlen übereinstimmen.**

Zwei Elektronen unterschiedlicher Spinquantenzahl, auch als Elektronen mit entgegengesetztem Spin bezeichnet, weisen nicht die gleichen Eigenschaften auf und können sich daher gleichzeitig in einem durch gleiche Werte von n, l und $m_l$ bestimmten Elektronenzustand aufhalten, ohne daß das *Pauli*-Verbot verletzt wird (Tab. 1.3).

| n | l | $m_l$ | $m_s$ | Elektronenkonfiguration | $2n^2$ |
|---|---|---|---|---|---|
| 1 (K)[1] | 0 (s) | 0 | ± 1/2 | 1s | 2 |
| 2 (L)[1] | 0 (s) | 0 | ± 1/2 | 2s | 8 |
| | 1 (p) | - 1 | ± 1/2 | 2p | |
| | | 0 | ± 1/2 | | |
| | | + 1 | ± 1/2 | | |
| 3 (M)[1] | 0 (s) | 0 | ± 1/2 | 3s | 18 |
| | 1 (p) | - 1 | ± 1/2 | 3p | |
| | | 0 | ± 1/2 | | |
| | | + 1 | ± 1/2 | | |
| | 2 (d) | - 2 | ± 1/2 | 3d | |
| | | - 1 | ± 1/2 | | |
| | | 0 | ± 1/2 | | |
| | | + 1 | ± 1/2 | | |
| | | + 2 | ± 1/2 | | |
| 4 (N)[1] | 0 (s) | 0 | ± 1/2 | 4s | 32 |
| | 1 (p) | - 1 | ± 1/2 | 4p | |
| | | 0 | ± 1/2 | | |
| | | + 1 | ± 1/2 | | |
| | 2 (d) | - 2 | ± 1/2 | 4d | |
| | | - 1 | ± 1/2 | | |
| | | 0 | ± 1/2 | | |
| | | + 1 | ± 1/2 | | |
| | | + 2 | ± 1/2 | | |
| | 3 (f) | - 3 | ± 1/2 | 4f | |
| | | - 2 | ± 1/2 | | |
| | | - 1 | ± 1/2 | | |
| | | 0 | ± 1/2 | | |
| | | + 1 | ± 1/2 | | |
| | | + 2 | ± 1/2 | | |
| | | + 3 | ± 1/2 | | |
| 5 (O)[1] | ..... | | | | |

***Tab. 1.3:*** Korrelationen zwischen den Quantenzahlen n, l, $m_l$ und $m_s$.

([1] Die Großbuchstaben in Klammern entsprechen der Schalen-Symbolik (K-Schale, L-Schale usw.), wie sie u.a. bei der Spezifizierung der charakteristischen Röntgenstrahlung angegeben wird (s. S. 16).

Nach dem *Pauli*-Verbot erfolgt die Anordnung von Elektronen in Mehrelektronensystemen unter Berücksichtigung der Quantenzahlen. Für den Aufbau von Mehrelektronenatomen gelten folgende allgemeine Regeln:

1. Für jede Hauptquantenzahl n stehen nach *Pauli* $2n^2$ Plätze für Elektronen zur Verfügung: Maximalzahl von Elektronen im Zustand n = 1: 2; n = 2: 8; n = 3: 18; n = 4: 32; ...
2. Die Anzahl der erlaubten Plätze ergibt sich aus den Beziehungen der Quantenzahlen n, l, $m_l$ und $m_s$. Nach Tab. 1.3 erhält man die gleiche Zahlenfolge (2, 8, 18, 32 ...), wenn man die aus einem gegebenen Wert für n resultierenden weiteren Quantenzahlen berücksichtigt (Abb. 1.11). Nach *Pauli* ist jeder durch vier Quantenzahlen bestimmte Zustand mit einem Elektron besetzbar, so daß die durch $m_s$ gekennzeichneten Striche in Abb. 1.11 die erlaubten Plätze darstellen. Für die Reihenfolge der Auffüllung in Mehrelektronenatomen gelten neben dem *Pauli*-Verbot bestimmte energetische Regeln (s. S. 22).

3. Die Darstellung der Elektronenverteilung (*Elektronenkonfiguration*) in Mehrelektronenatomen kann auch mit Hilfe der sogenannten Kästchensymbolik erfolgen. Jedem durch n, l und $m_l$ charakterisierten Orbital entspricht ein Kästchen, dem jeweils zwei Elektronen von entgegengesetztem Spin zugeordnet werden können (Pfeilsymbol).

Abb. 1.9. zeigt die Darstellung der Elektronenkonfiguration für das Element Kohlenstoff ($1s^2 2s^2 2p^2$) mittels Kästchensymbolik. Die unterschiedlichen Abstände symbolisieren die Energieunterschiede zwischen den Zuständen.

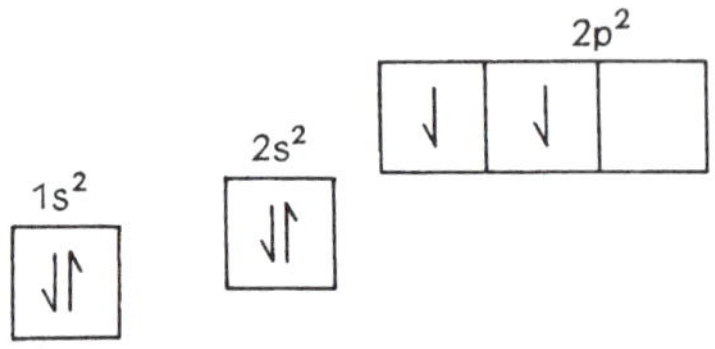


***Abb. 1.9:*** Darstellung der Elektronenkonfiguration für das Element Kohlenstoff in Kästchensymbolik.

Als weitere Regel gilt, daß zunächst jedes zu gleichem n und l gehörige Kästchen nur mit einem Pfeilsymbol belegt wird (Berücksichtigung der *Hundschen Regel*, wonach alle Elektronenzustände – s-, p-, d-, f-Niveaus – nach dem Prinzip des maximalen Gesamtspins zunächst mit einem Elektron besetzt werden, bevor die vollständige Auffüllung erfolgt). Nach dieser Symbolik ergibt sich z. B. für die Elemente der 1. und 2. Periode des PSE die in Abb. 1.10 zusammengefaßte Darstellung ihrer Elektronenkonfiguration.

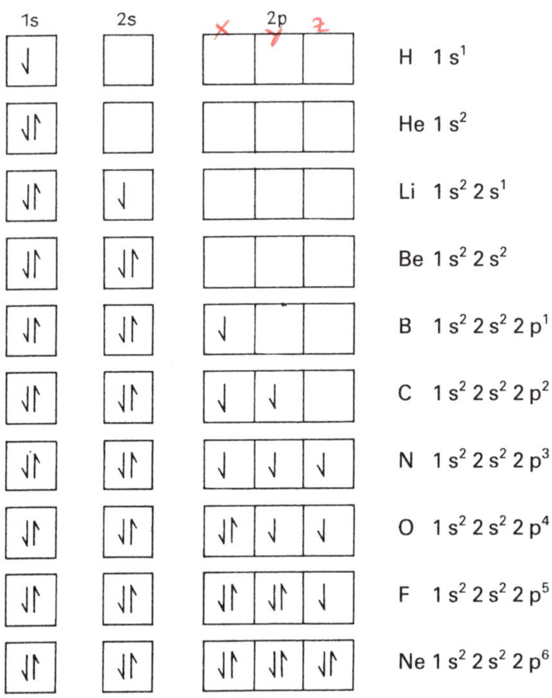


***Abb. 1.10:*** Darstellung der Elektronenkonfiguration für die Elemente der ersten und zweiten Hauptgruppe des PSE mittels Kästchensymbolik (ohne Berücksichtigung der Energieunterschiede zwischen den 1s-, 2s- und 2p-Orbitalen).

Übereinkunftsgemäß werden bei der Angabe der Elektronenkonfiguration von Atomen oder Ionen maximal aufgefüllte n-Zustände nicht angegeben, da zur Charakterisierung ihrer chemischen Eigenschaften die Berücksichtigung der Valenzelektronen (Außenelektronen) im allgemeinen ausreichend ist. Demnach gibt man anstelle der vollständigen Elektronenkonfiguration des Natriums ($1s^2 2s^2 2p^6 3s^1$) nur das Symbol $3s^1$ an.

Diese Regeln charakterisieren das *Aufbauprinzip* des Periodensystems der Elemente. Mit dem Element Wasserstoff beginnend, werden mit zunehmender Ordnungszahl Elektronen in die erlaubten Zustände eingeordnet, wobei stets die energetisch niedrigsten Zustände besetzt werden. Damit findet die Anordnung der Elemente im Periodensystem eine atomtheoretische Erklärung.

## 1.1.5.5. Die Anordnung der Elemente im Periodensystem

Nach *Mendelejew und L. Meyer* (1869) lassen sich die Elemente aufgrund ihrer periodisch wiederkehrenden chemischen und physikalischen Eigenschaften in ein Klassifizierungssystem, das Periodensystem der Elemente (PSE), einordnen.

Mit Hilfe des Aufbauprinzips können für jedes beliebige Element die Elektronenzustände und damit die Elektronenkonfigurationen festgelegt werden (s. Abb. 1.11).

Die erlaubten Plätze werden von Element zu Element fortschreitend mit Elektronen aufgefüllt. Dabei wird gleichzeitig die Anzahl der Protonen (Ordnungszahl) gesetzmäßig vermehrt, so daß die Ordnungszahl den Platz jedes Elements im PSE festlegt. Durch die steigende Zahl der Kernteilchen wirkt eine *effektive Kernladung* auf die erlaubten Elektronenzustände, die für die energetische Reihenfolge der Auffüllung entscheidend ist. Nach diesen Regeln wird jedes Element gemäß seiner Ordnungszahl und Elektronenkonfiguration – beginnend mit dem Element Wasserstoff im niedrigsten $1s^1$-Zustand – eingeordnet.

Nach dem *Pauli*-Verbot besteht für n = 1 lediglich für zwei Elektronen eine Einordnungsmöglichkeit; der anderen erlaubten Elektronenkonfiguration entspricht das Element Helium (He: $1s^2$). Im PSE ist mit diesem Element die erste Periode abgeschlossen. Die zweite Periode beginnt mit dem Element Lithium (Li), dem die Elektronenkonfiguration $1s^2 2s^1$ zukommt; über $1s^2 2s^2$ (Beryllium, Be), $1s^2 2s^2 2p^1$ (Bor, B), $1s^2 2s^2 2p^2$ (Kohlenstoff, C), $1s^2 2s^2 2p^3$ (Stickstoff, N), $1s^2 2s^2 2p^4$ (Sauerstoff, O), $1s^2 2s^2 2p^5$ (Fluor, F) und $1s^2 2s^2 2p^6$ (Neon, Ne) wird die zweite Periode abgeschlossen. Nach *Pauli* sind für n = 2 keine weiteren Elektronenkonfigurationen erlaubt.

Das Element Natrium (Na, $3s^1$) ist das erste Element der dritten Periode, die mit dem Element Argon (Ar, $3s^2 3p^6$) abgeschlossen wird, obwohl weitere 10 Zustände ($3d^1$ bis $3d^{10}$) für n = 3 erlaubt sind. Aus den oben genannten energetischen Gründen erfolgt aber zunächst die Besetzung der $4s^1$- (Kalium, K) und $4s^2$-Zustände (Calcium, Ca); danach erst schließt sich die Auffüllung der verbliebenen 3d-Niveaus mit den Elementen Scandium (Sc, $3d^1$), Titan (Ti, $3d^2$), Vanadium (V, $3d^3$), Chrom (Cr, $3d^4$), Mangan (Mn, $3d^5$), Eisen (Fe, $3d^6$), Cobalt (Co, $3d^7$), Nickel (Ni, $3d^8$), Kupfer (Cu, $3d^9$) und Zink (Zn, $3d^{10}$) an. Durch die Auffüllung *innerer Niveaus* erklärt sich das besondere physikalische und chemische Verhalten der sogenannten 3d-Elemente, die als *Übergangsmetalle (Nebengruppenelemente)* bezeichnet werden (s. S. 136).

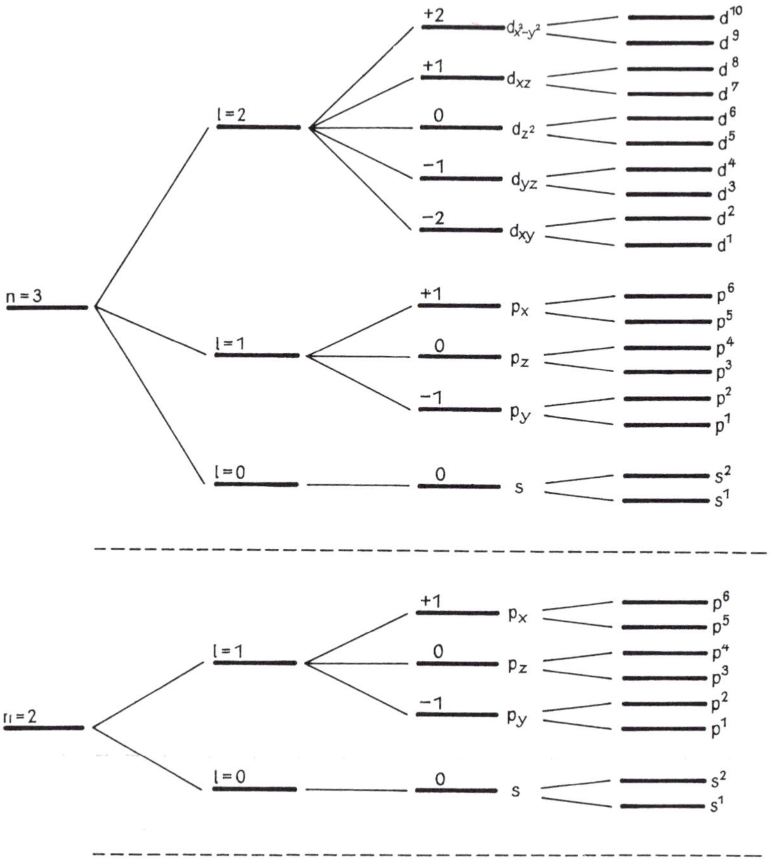


***Abb. 1.11:*** Schematische Darstellung der erlaubten Elektronenzustände für die Hauptquantenzahlen n = 2, 3 in Abhängigkeit von den Quantenzahlen n (1. Spalte), l (2. Spalte), $m_l$ (3. Spalte) und $m_s$ (4. Spalte); die Elektronenzustände $2s^1$ - $3d^{10}$ können jeweils mit einem Elektron besetzt werden.

Die vierte Periode wird schließlich mit den Elementen $4p^1$ (Gallium, Ga) bis $4p^6$ (Krypton, Kr) abgeschlossen, obwohl weitere 24 Elemente ($2n^2 = 32$) Platz hätten. Die Besetzung dieser Stellen ($4d^1$ bis $4d^{10}$ und $4f^1$ bis $4f^{14}$ ) erfolgt in ähnlicher Weise wie für n = 3; auch die 4f-Elemente *(Lanthanoide)* besetzen innere Zustände. Zwischen der Elektronenkonfiguration der Elemente und ihrer Periodennummer im PSE ergibt sich der in Abb. 1.12 dargestellte Zusammenhang.

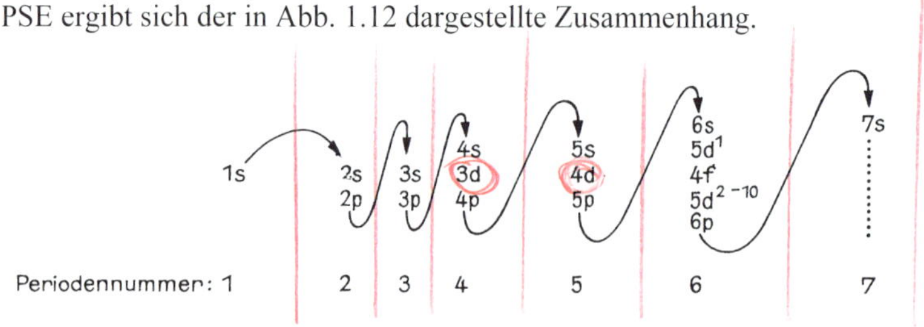


***Abb. 1.12:*** Zusammenhang zwischen der Elektronenkonfiguration der Elemente und ihrer Periodennummer im PSE.

| Eigenschaft | Gruppennummer (I - VII), Elektronenkonfiguration ($ns^1$ - $ns^2p^5$), Anzahl der Valenzelektronen (*1 - 7*) | | | | | | |
|---|---|---|---|---|---|---|---|
| | I, $ns^1$, *1* | II, $ns^2$, *2* | III, $ns^2p^1$, *3* | IV, $ns^2p^2$, *4* | V, $ns^2p^3$, *5* | VI, $ns^2p^4$, *6* | VII, $ns^2p^5$, *7* |
| **Atomradius** | | | | | | | |
| **Elektronenaffinität**[1] | | | | | | | |
| **Ionisierungsenergie** | | | | | | | |
| **Bildung von Anionen** | | | | | | | |
| **Bildung von Kationen** | | | | | | | |
| **Höchste Oxidationszahl** | +1 | +2 | +3 | +4 | +5 | +6 | +7 |
| **Oxidierende Eigenschaften** | | | | | | | |
| **Reduzierende Eigenschaften** | | | | | | | |
| **Metallcharakter** | | | | | | | |
| **Nichtmetallcharakter** | | | | | | | |
| **Basizität der Oxide** | | | | | | | |
| **Acidität der Oxide** | | | | | | | |
| **Trivialbezeichnung** | Alkalimetalle | Erdalkalimetalle | Erdmetalle | Kohlenstoffgruppe | Phosphorgruppe | Chalkogene | Halogene |

***Tab. 1.4:*** Gesetzmäßige Änderung einiger Eigenschaften von Hauptgruppenelementen in Abhängigkeit von ihrer Anordnung im PSE (die Pfeilrichtung gibt die Richtung zunehmener Tendenz an).

([1] Abnehmende Tendenz der Elektronenaffinität unter Berücksichtigung ihrer Exothermie)

### 1.1.5.6. Gesetzmäßigkeiten der chemischen und physikalischen Eigenschaften der Elemente aufgrund ihrer Stellung im Periodensystem

Im PSE wird in der herkömmlichen Weise die Anzahl der Außenelektronen von Hauptgruppenelementen[1] durch die *Gruppennummer* ausgedrückt, während die *Periodennummer* der Hauptquantenzahl der Außenelektronen entspricht. Die Periodennummer der d-Elemente (n = 3, 4, 5) beträgt n + 1, die der f-Elemente (n = 4, ...) n + 2.

Elemente einer Hauptgruppe besitzen die gleiche Anzahl von Außenelektronen und weisen daher ähnliche chemische und physikalische Eigenschaften auf. Sie werden deshalb als homologe Elemente bezeichnet und zumeist mit Trivialnamen belegt (Edelgase, Halogene, Chalkogene, Alkalimetalle usw.).

Die Änderung der physikalischen und chemischen Eigenschaften von Elementen innerhalb einer Gruppe bzw. einer Periode lassen sich übersichtlich in Tabellen wiedergeben (Tab. 1.4). Mit Hilfe solcher Tabellen ist man bei Kenntnis der Stellung des Elements im PSE in der Lage, Redox-, Säure-Base- und andere Reaktionen qualitativ hinsichtlich ihres Ablaufs abzuschätzen sowie bestimmte Gruppeneigenschaften zusammenzufassen (s. Einzelbehandlung der Hauptgruppen des PSE).

## 1.2. Die chemische Bindung

Die Theorie der chemischen Bindung erklärt, wie sich bestimmte Atome zu Molekülen vereinigen (z. B. Cl zu $Cl_2$) oder aber Salze bilden können (z. B. Na und Cl zu NaCl), warum chemische Verbindungen stabil oder instabil sind, und sie ermöglicht Voraussagen über den zu erwartenden Erfolg bei der Synthese neuer Stoffe. Zur Beschreibung der chemischen Bindung erweist es sich als vorteilhaft, zwischen folgenden Grenzfällen zu unterscheiden:

*Ionenbindung,*
*Atombindung,*
*koordinative Bindung,*
*Wasserstoffbrückenbindung,*
*van-der-Waalssche Wechselwirkung,*
*hydrophobe Wechselwirkung.*

Schließlich ist anzumerken, daß als weiterer Grenzfall die metallische Bindung zu nennen wäre, auf die aber aufgrund ihrer untergeordneten Bedeutung für biologische Zusammenhänge nicht eingegangen wird.

### 1.2.1. Ionenbindung

Ein typisches Beispiel für die Bildung einer Substanz mit Ionenbindung ist die Reaktion von Natrium mit Chlor zu Natriumchlorid, die unter Abgabe einer Wärmemenge von 417 kJ · $mol^{-1}$ (ΔH Bildungsenthalpie) abläuft (36).

$$Na + \frac{1}{2} Cl_2 \rightarrow NaCl \qquad \Delta H = -417{,}8 \text{ kJ} \cdot mol^{-1} \qquad (36)$$

[1] Nach internationalen Empfehlungen kann auf eine Einteilung in Haupt- und Nebengruppen verzichtet und statt dessen unter Einordnung der d-Elemente von 18 Gruppen im Periodensystem ausgegangen werden. Die 4f- (Lanthanoide) und 5f-Elemente (Actinoide) werden nach wie vor gesondert dargestellt.

Die Einzelschritte von Reaktion (36) können hinsichtlich ihrer Energieumsätze in folgendem Reaktionsschema erfaßt werden:

| | |
|---|---|
| 1. $Na_{(s)} \rightarrow Na_{(g)}$ | $Q_s = + 108{,}4\ kJ \cdot mol^{-1}$ |
| 2. $\frac{1}{2}\ Cl_{2(g)} \rightarrow Cl_{(g)}$ | $Q_d = + 121{,}0\ kJ \cdot mol^{-1}$ |
| 3. $Na_{(g)} \rightarrow Na^{+}_{(g)} + e^{-}$ | $Q_i = + 494{,}1\ kJ \cdot mol^{-1}$ |
| 4. $Cl_{(g)} + e^{-} \rightarrow Cl^{-}_{(g)}$ | $Q_e = - 376{,}4\ kJ \cdot mol^{-1}$ |
| 5. $Na^{+}_{(g)} + Cl^{-}_{(g)} \rightarrow NaCl_{(s)}$ | $Q_g = - 764{,}9\ kJ \cdot mol^{-1}$ |

***Reaktionsschema 1***: Teilgleichungen der NaCl-Bildung mit Energiebilanzen; Bedeutung der Indizes: (s) fest, (g) gasförmig.

Aus Reaktionsschema 1 folgt, daß bei der NaCl-Bildung exotherme ($Q_e$ Elektronenaffinität, $Q_g$ Gitterenergie) sowie endotherme Teilreaktionen ($Q_s$ Sublimationswärme, $Q_d$ Dissoziationsenergie, $Q_i$ Ionisierungsenergie) zu berücksichtigen sind.

**Eine Reaktion kann nur dann unter Bildung einer ionischen Verbindung ablaufen, wenn die exothermen Energiebeträge größer sind als die endothermen. Die überschüssige Energie wird frei und entspricht der Bildungsenthalpie (s. S. 48) einer Verbindung, wenn sie aus ihren Elementen gebildet wird. Die Größe der Bildungsenthalpie einer ionischen Verbindung ist ein thermodynamisches Maß für deren Stabilität und entspricht ihrer Bindungsenthalpie.**

Die Sublimationswärme ($Q_s$) und die Dissoziationswärme ($Q_d$) sind für die Bildung ionischer Bindungen nicht von erstrangiger Bedeutung und sollen daher vernachlässigt werden. Dagegen sind die endotherme *Ionisierungsenergie*, die exotherme *Elektronenaffinität* und die exotherme *Gitterenergie* maßgebend für die Entstehung ionischer Verbindungen.

**Die Ionisierungsenergie eines Elements ist die Energie, die benötigt wird, um ein Elektron aus dem Kraftfeld des Atomkerns zu entfernen (37).**

$$M \rightarrow M^{n+} + n\ e^{-} + Q_i \qquad (37)$$

Da dieser Energiebetrag durch Elektronenaffinität und Gitterenergie aufgebracht werden muß, können nur solche Elemente eine Ionenbindung eingehen, deren Ionisierungsenergie gering ist. Die Größe der Ionisierungsenergie der Elemente hängt von ihrer Stellung im PSE ab, vorwiegend von der Größe ihrer Atomradien (Abb. 1.13).

**Die Ionisierungsenergie ist gering, wenn der Atomradius eines Elements groß ist und wenn dieses Element im PSE unmittelbar nach einem Edelgas folgt, d. h., wenn durch Elektronenabgabe unter Bildung eines *Elektronenoktetts* die Elektronenkonfiguration dieses Edelgases (*Edelgaskonfiguration*) erreicht wird.**

Demnach werden die im PSE linksstehenden Elemente, besonders solche mit hohen Ordnungszahlen, leicht ionisiert (Elemente der 1. und 2., teilweise auch der 3. Hauptgruppe). Diese Periodizität ist für die Übergangsmetalle nicht so ausgeprägt, da die zwischen den Außenelektronen und dem Atomkern befindlichen d- oder f-Elektronen einen sogenannten *Abschirmungseffekt* verursachen. Elemente mit vollständig besetzten Elektronenniveaus weisen besonders hohe Ionisierungsenergien auf (Abb. 1.13), während die vergleichsweise niedrigen Ionisierungsenergien der Elemente der ersten und zweiten Hauptgruppe (Alkali-, Erdalkalimetalle)) die Ionenbildung besonders begünstigen.

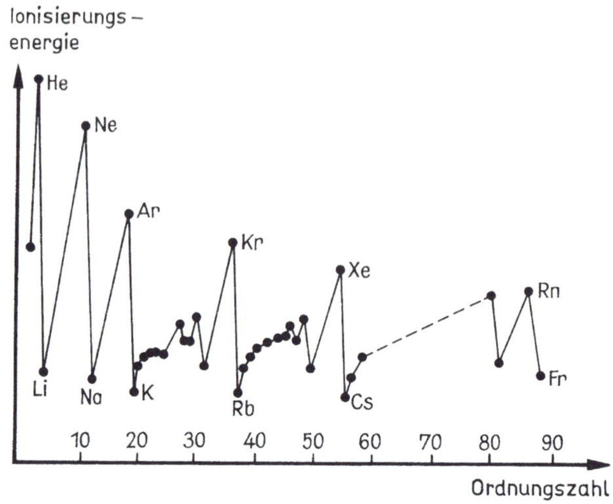


***Abb. 1.13:*** Ionisierungsenergien ausgewählter Elemente des PSE, aufgetragen gegen ihre Ordnungszahlen.

Die Größe der Elektronenaffinität steht gleichfalls im Zusammenhang mit dem Atomradius der zu ionisierenden Elemente.

**Der Energiebetrag der Elektronenaffinität wird frei, wenn Elemente Elektronen unter Bildung negativ geladener Ionen aufnehmen (38).**

$$X + n\,e^- \rightarrow X^{n-} - Q_e \qquad (38)$$

**Die Elektronenaffinität ist hoch, wenn der Atomradius des betreffenden Elements klein und wenn es im PSE unmittelbar vor einem Edelgas angeordnet ist, d. h., wenn durch Elektronenaufnahme unter Bildung eines *Elektronenoktetts* die Elektronenkonfiguration dieses Edelgases (*Edelgaskonfiguration*) erreicht wird.**

Edelgase, die eine abgeschlossene Elektronenkonfiguration besitzen, und die ihnen im PSE unmittelbar folgenden Elemente nehmen keine Elektronen unter Energieabgabe auf. Die größten Elektronenaffinitäten weisen die Halogene auf; demnach sind Reaktionen zwischen Elementen der 7. Hauptgruppe und Alkalimetallen für die Bildung ionischer Verbindungen besonders günstig.

Für die Beurteilung der Bildungstendenz von Ionenverbindungen ist des weiteren die exotherme *Gitterenergie* zu berücksichtigen.

**Die Gitterenergie entspricht der Wärmemenge, die beim Zusammentreten gasförmiger Kationen (z. B. $Na^+$) und Anionen (z. B. $Cl^-$) unter Kristallbildung (z. B. NaCl) frei wird. Die Größe dieses Energiebetrages ist für die Gesamtenergiebilanz der Bildung ionischer Verbindungen von erheblicher Bedeutung.**

Gitterenergien können experimentell ermittelt werden oder sind durch Berechnung aller in einem Ionenkristall auf die einzelnen Ionen wirkenden Anziehungs- bzw. Abstoßungskräfte zugänglich.

Die Bestimmung der Gitterenergie kann durch Anwendung des ersten Hauptsatzes der Thermodynamik (s. S. 40) auf Reaktionsschema 1 erfolgen, das modifiziert für alle Ionenbildungsreaktionen aufgestellt werden kann. Nach diesem Hauptsatz und gemäß des Prinzips der Additivität von Reaktionswärmen (*Hessscher Satz*) ist die Energiebilanz eines Vorgangs, der von A (hier: Na und ½ $Cl_2$) nach B (hier: NaCl) verläuft, unabhängig vom gewählten Reaktionsweg (z. B. Weg a: direkte Vereinigung von Na und $Cl_2$; Weg b: stufenweise Reaktion gemäß Schema 1, s. S. 27). Die unterschiedlichen

Reaktionswege der NaCl-Bildung können in einem *Haber-Bornschen Kreisprozeß* dargestellt werden (s. Reaktionsschema 2).

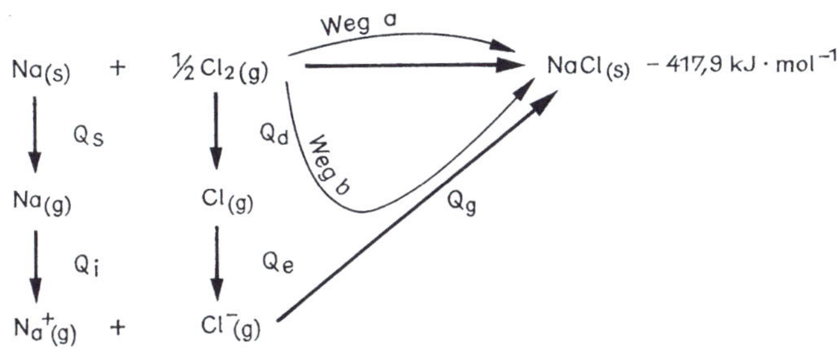


***Reaktionsschema 2:*** *Haber-Born*scher Kreisprozeß für die NaCl-Bildung.

Mit Hilfe dieses Kreisprozesses kann bei Kenntnis aller anderen Energiebeträge die Gitterenergie ($Q_g$) berechnet werden:

$$\text{Energiebilanz}_{(\text{Weg a})} = \text{Energiebilanz}_{(\text{Weg b})}$$
$$\Delta H = Q_s + Q_d + Q_i + Q_e + Q_g$$

daraus folgt für $Q_g$:

$$Q_g = \Delta H - (Q_s + Q_d + Q_i + Q_e)$$

Die Höhe der Energiebeträge $Q_g$, $Q_i$ und $Q_e$ hängt von der Veränderung der Elektronenkonfigurationen der an der Reaktion beteiligten Elemente ab. Nach *Kossel* und *Lewis* kommt eine Ionenbindung dann zustande, wenn ein Metallatom unter Elektronenabgabe eine *Edelgaskonfiguration* (Elektronenoktett) erreicht und ein Nichtmetallatom unter Energiegewinn Elektronen aufnimmt, wobei auch dieses die Elektronenkonfiguration eines Edelgases einnimmt (s. Abb. 1.14).

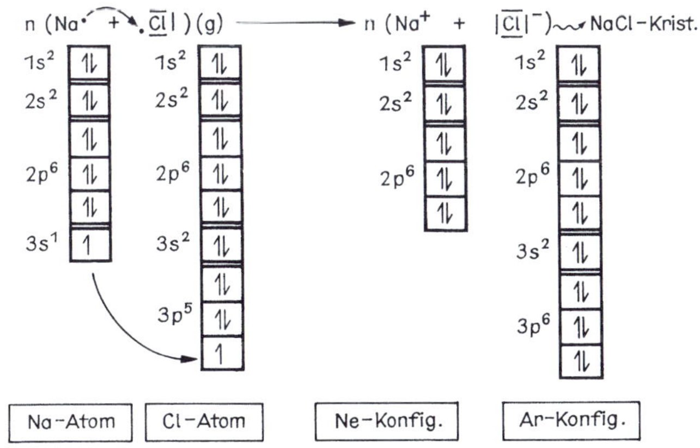


***Abb. 1.14:*** Schematische Darstellung der Bildung von Edelgaskonfigurationen während der NaCl-Bildung.

Es ist daher verständlich, daß aufzuwendende ($Q_i$) und freiwerdende ($Q_e$) Energie dann die Bildung einer Ionenbindung begünstigen, wenn die beiden Bindungspartner im PSE vor bzw. nach einem Edelgas angeordnet sind.

Ionen (z. B. $Na^+$ und $Cl^-$) kann man sich modellhaft als kleine inkompressible Kugeln vorstellen, die durch die Wirkung elektrostatischer Kräfte (*Coulomb*sches Gesetz) zunächst zu Ionenpaaren zusammentreten. Zahlreiche solcher Ionenpaare lagern sich zu einem *Ionenkristall* zusammen, der durch ein regelmäßiges *Kristallgitter* gekennzeichnet ist.

**Im Kristallgitter ordnen sich Ionen so an, daß das geringste Volumen eingenommen wird, ein Minimum an elektrostatischer Energie resultiert und die Elektronendichte zwischen den Ionen minimal ist.**

Allgemein ist die Kristallisation von Ionenverbindungen in bestimmten Kristallgittertypen (z. B. Kochsalzgitter, Abb. 1.15) ein wichtiges Kriterium für die Struktur solcher Verbindungen.

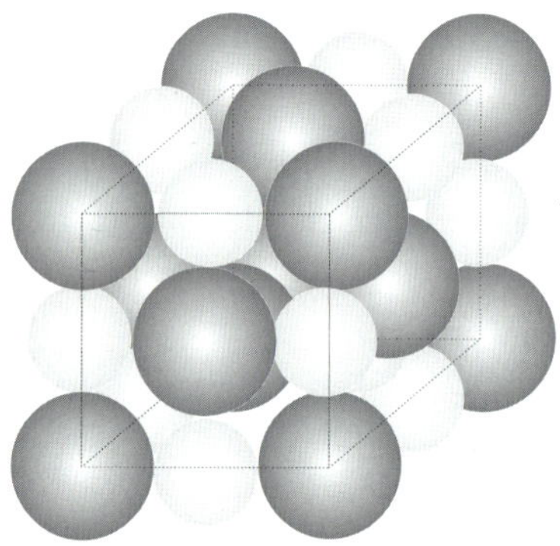

***Abb. 1.15:*** Schematische Darstellung einer Einheit eines NaCl-Kristallgitters (schwarze Kugeln symbolisieren $Cl^-$-, weiße $Na^+$-Ionen).

Für die Beurteilung von Ionenreaktionen (Reaktionen von Säuren, Basen und Salzen) ist die Kenntnis der Radien dieser geladenen Teilchen von Interesse, besonders, wenn Membrangleichgewichte (Porengröße!) vorliegen (Tab. 1.5). Es ist jedoch zu berücksichtigen, daß sich Metall- und Nichtmetallionen in Lösungen stets mit Molekülen des Lösungsmittels umgeben, ähnlich wie Protonen (s. S. 23). Solche *hydratisierten* oder allgemein *solvatisierten* Teilchen besitzen natürlich einen größeren Radius als die freien Ionen. Die zum kleineren Natriumion vergleichsweise leichtere Diffusion von Kaliumionen durch Membranen (s. S. 70) ergibt sich daraus, daß Natriumionen mit einer größeren Hydrathülle umgeben sind als Kaliumionen.

| **Ion** | **Radius** | **Ion** | **Radius** |
|---|---|---|---|
| $Al^{+++}$ | 50 | $F^-$ | 136 |
| $Li^+$ | 60 | $O^{--}$ | 140 |
| $Mg^{++}$ | 65 | $Rb^+$ | 148 |
| $Sn^{++++}$ | 71 | $Cs^+$ | 169 |
| $Zn^{++}$ | 74 | $Cl^-$ | 181 |
| $Na^+$ | 95 | $S^{--}$ | 184 |
| $Ca^{++}$ | 97 | $Br^-$ | 195 |
| $K^+$ | 133 | $I^-$ | 216 |

***Tab. 1.5:*** Ionenradien einiger ausgewählter Ionen (in pm).

## 1.2.2. Atombindung (Kovalenz)

Die einfachste stabile kovalente Verbindung liegt im Wasserstoffmolekül ($H_2$) vor, das aus zwei H-Atomen unter Energieabgabe (*Bildungsenthalpie*) gebildet wird (39).

$2\,H \rightarrow H_2 \qquad \Delta H = -436\ kJ \cdot mol^{-1}$ (39)

Nach *Lewis* erklärt sich die Stabilität einer kovalenten Verbindung, z. B. die des $H_2$-Moleküls, dadurch, daß die Bindungspartner jeweils ein *ungepaartes Elektron* für eine *Elektronenpaarbildung* zwischen den Atomkernen zur Verfügung stellen. Dieses Elektronenpaar bewirkt das Zustandekommen der Kovalenz. Daher werden kovalente Bindungen mitunter auch als *Elektronenpaarbindungen* bezeichnet. Die Paarbildung von Elektronen entgegengesetzten Spins erfolgt unter Abgabe von Energie (*Bindungsenthalpie*). Die Bindungsenergien kovalenter Verbindungen sind hoch und liegen für Einfachbindungen in der Größenordnung von 150 - 600 $kJ{\cdot}mol^{-1}$ (z. B. $I_2$: 151 $kJ{\cdot}mol^{-1}$; H-F: 567 $kJ{\cdot}mol^{-1}$). Das bindende Elektronenpaar ist im $H_2$-Molekül wie auch in anderen gleichatomigen Molekülen symmetrisch zwischen den beiden Atomen lokalisiert. Daher postuliert *Lewis,* daß dieses Elektronenpaar den beiden Partnern gleichermaßen zugehörig ist, so daß jedes H-Atom im $H_2$-Molekül formal eine *Edelgaskonfiguration* erreicht. Daher ist auch nach *Lewis* – wie im Falle der Ionenbindung – das Zustandekommen einer Edelgaskonfiguration das für die Bildung und Stabilität kovalenter Bindungen entscheidende Kriterium (40).

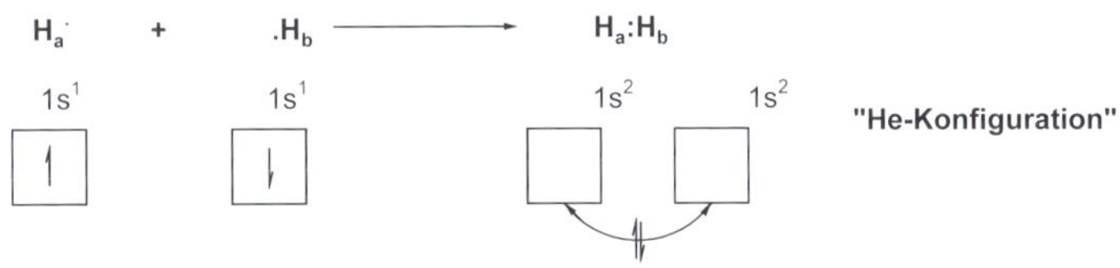


(40)

Kovalente Bindungen entstehen unter Elektronenoktettbildung auch zwischen anderen geeigneten Partnern (41).

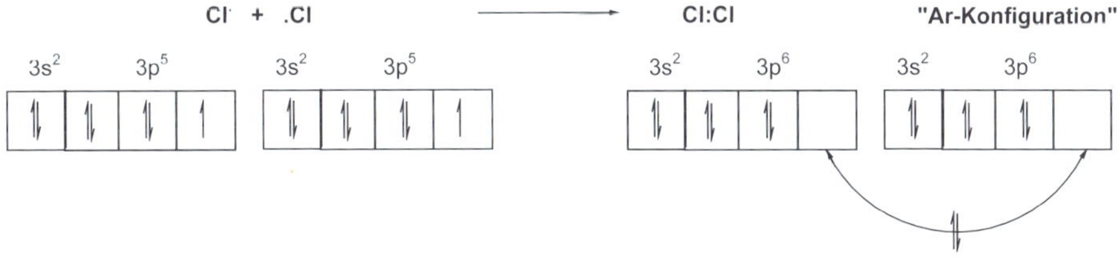


(41)

Elemente, die mehr als ein ungepaartes Elektron im Valenzzustand besitzen, können mehrere Elektronenpaarbindungen bilden, die als *Mehrfachbindungen* (Zweifach-, Dreifachbindung) bezeichnet werden. Auch hier kann man sich die Ausbildung eines Elektronenoktetts vorstellen, wie schematisch für $N_2$ gezeigt (42).

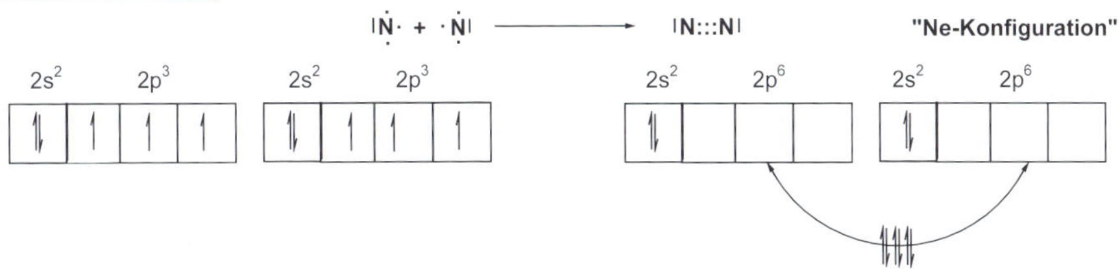


(42)

Auch bei Mehrfachbindungen sind die bindenden Elektronen zwischen den entsprechenden Atomen lokalisiert.

Zur Symbolisierung kovalenter Bindungen nach *Lewis* finden sogenannte Punktformeln Anwendung. Jeder Punkt bedeutet ein Elektron im Valenzzustand; nicht an der Bindung beteiligte Elektronenpaare können auch durch Striche symbolisiert werden.

Das Konzept der Elektronenpaarbildung zur Erklärung der kovalenten Bindung kann auch auf polarisierte Atombindungen sowie zur Deutung von Wasserstoffbrückenbindungen angewendet werden.

**Atombindungen sind polarisiert, wenn die Bindungspartner nicht identisch sind (z. B. HCl). Aufgrund ihres unterschiedlichen Bestrebens, Elektronen an sich zu ziehen, d. h., bedingt durch ihre unterschiedliche *Elektronegativität*, ist das bindende Elektronenpaar nach *Pauling* nicht mehr - wie im Falle identischer Atome - symmetrisch zwischen beiden Partnern lokalisiert, sondern zum elektronegativeren Atom hin verschoben. Dadurch ist das gesamte Molekül polarisiert, aber nicht ionisiert. *Polare Atombindungen* werden durch Angabe der Richtung der Elektronenverschiebung (▸, ◂) oder durch die Symbole $\delta^{+}$ bzw. $\delta^{-}$ hervorgehoben (43). Das Symbol ▸ symbolisiert abnehmende Elektronendichte in Richtung der Spitze.**

$$\overset{\delta+}{H}:\overset{\delta-}{Cl} \quad \text{bzw.} \quad H \blacktriangleleft Cl \qquad (43)$$

Polare Atombindungen beeinflussen in starkem Maße die Reaktivität organischer Verbindungen (s. S. 163).

Die Elektronegativität darf nicht mit der Elektronenaffinität verwechselt werden, die auf einer echten Elektronenüberführung beruht und thermodynamisch exakt erfaßt werden kann.

Für die Abstufung der Elektronegativität ergibt sich für einige wichtige Elemente folgende Reihe (44).

F > O > Cl > N > Br > C > S > H > 3. Hauptgr. > d-Elemente > 2. Hauptgr. > 1. Hauptgr. (44)

Die Berücksichtigung dieser Elektronegativitätsreihenfolge ermöglicht unter anderem Voraussagen über das Reaktionsverhalten kovalenter Verbindungen, wovon insbesondere in der organischen Chemie Gebrauch gemacht wird (s. S. 163). Dazu kann man auch relative Elektronegativitätswerte anwenden, wie sie im Periodensystem der Elemente angegeben sind.

Das Konzept der Elektronenpaarbildung nach *Lewis* ist für die Beschreibung qualitativer Zusammenhänge kovalenter Verbindungen ausreichend. Für die Erfassung quantitativer Beziehungen ist jedoch die Berücksichtigung des wellenmechanischen Atommodells erforderlich.

Die Lösung der *Schrödinger*-Gleichung für kovalente Moleküle mit mehreren Atomen ist aufwendig. Deshalb bedient man sich sogenannter Näherungsverfahren, z. B.. der *VB-* (**v**alence **b**ond-) oder der *MO-* (**m**olecular **o**rbital-) *Methode.*

Die VB-Methode berücksichtigt, daß im Wasserstoffmolekül ($H_aH_b$) nicht entschieden werden kann, ob sich das Elektron a am Kern $H_a$ oder $H_b$ befindet. Daher werden sogenannte *Grenzstrukturen* (s. S. 162) angegeben, die alle physikalisch sinnvollen Verteilungen der Valenzelektronen zwischen den Bindungspartnern berücksichtigen. Für solche Grenzstrukturen ergeben sich entsprechende Wellenfunktionen, die in geeigneter Kombination eine vernünftige Näherungsgleichung für das Wasserstoffmolekül oder andere kovalente Moleküle ergeben. Die Lösung dieser Näherungsgleichung ergibt die dem Molekül zugehörigen Energiezustände, die durch einen Satz von Quantenzahlen determiniert sind und unter Berücksichtigung des *Pauli*-Verbots mit Elektronen aufgefüllt werden können. Dabei erfolgt bei der Annäherung von Bindungselektronen mit parallelem Spin keine Bindung *(lockernder Zustand),* während solche mit antiparallelem Spin unter *Spinpaarung* eine stabile kovalente Bindung *(bindender Zustand)* bewirken. Die VB-Methode bestätigt somit die *Lewis*schen Vorstellungen über eine durch Elektronenpaarbildung verursachte Erhöhung der Elektronendichte zwischen den Kernen als Ursache für das Zustandekommen kovalenter Bindungen.

Eine wichtige Konsequenz der VB-Methode ist das *Resonanz-* oder *Mesomeriekonzept,* das die Berücksichtigung verschiedener möglicher Grenzstrukturen für die Beschreibung von kovalenten Molekülen beinhaltet. Das Resonanz- oder Mesomeriekonzept erweist sich für das Verständnis von Struktur und Reaktivität organischer Moleküle als sehr nützlich (s. S. 162).

Eine andere Beschreibung der Elektronenzustände kovalenter Verbindungen ist mit Hilfe der MO-Methode möglich. Auf der Grundlage dieses Näherungsverfahrens werden alle möglichen Elektronenzustände des zu berechnenden Moleküls durch geeignete Kombination der Atomorbitale aller an der Bindung beteiligten Partner zu sogenannten Molekülorbitalen erfaßt. Die den MO-Funktionen entsprechenden Energiewerte können in einem sogenannten *MO-Schema* (Abb. 1.16) dargestellt werden. Die Energieniveaus im MO-Schema sind unterteilt in bindende und antibindende Zustände, die nach dem *Pauli*-Verbot mit den Elektronen aller an der Bindung beteiligten Atome aufgefüllt werden.

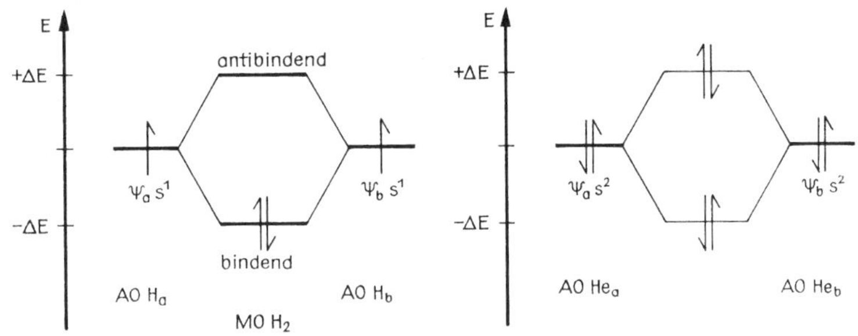


***Abb. 1.16:*** Schematische Darstellung eines MO-Diagramms für $H_2$ und für das hypothetische Molekül $He_2$ (AO Atomorbital, MO Molekülorbital).

Mit Hilfe der MO-Theorie läßt sich z. B. erklären, warum das Molekül $H_2$ stabil ist, während $He_2$-Moleküle nicht existent sind. Nach Abb. 1.16 werden durch die Kombination von zwei 1s-Atomorbitalen ein bindender und ein antibindender Zustand gebildet. Jeder Zustand kann nach *Pauli* maximal mit zwei Elektronen besetzt werden. Während im $H_2$-Molekül der bindende Zustand unter Energieabgabe mit den zwei vorhandenen Elektronen besetzt wird, muß für das hypothetische $He_2$-Molekül in gleicher Weise der antibindende Zustand berücksichtigt werden, da insgesamt vier Elektronen zu verteilen sind. Da der Energiegewinn in diesem Fall gleich Null ist, werden keine $He_2$-Moleküle gebildet. Das erklärt, warum sowohl He als auch die anderen Edelgase atomar vorliegen.

| **Element** | **Elektronenkonfiguration** | | | **Kovalenzbindigkeit** |
|---|---|---|---|---|
| | Grundzustand | | promovierter Zustand | |
| **Li** | $2s^1$ | = | $2s^1$ | 1 |
| **Be** | $2s^2$ | | $2s^1 2p^1$ | 2 |
| **B** | $2s^2 2p^1$ | | $2s^1 2p^2$ | 3 |
| **C** | $2s^2 2p^2$ | | $2s^1 2p^3$ | 4 |
| **N** | $2s^2 2p^3$ | = | $2s^2 2p^3$ | 3 |

***Tab. 1.6:*** Zusammenhang zwischen der Kovalenzbindigkeit einiger Elemente der 2. Periode des PSE und ihrer Elektronenkonfiguration im Grundzustand und promovierten Zustand.

Die Beschreibung kovalenter Bindungen als Kombination entsprechender Atomorbitale zu Molekülorbitalen kann anhand von Überlappungsdiagrammen der einzelnen Atomorbitalfunktionen plausibel gemacht werden (Abb. 1.17). Das Ausmaß der Durchdringung und die Symmetrie der beteiligten Atomorbitalfunktionen sind sowohl für die Stärke der Bindung als auch für ihren Charakter ($\sigma$-Bindung, $\pi$-Bindung; s. a. S. 157) entscheidende Kriterien. Eine stärkere Überlappung der beteiligten

Atomorbitale führt zu einer Zunahme des kovalenten Bindungsgrades. Das ist auf eine Verminderung der Kernabstoßungskräfte durch die mit der Überlappung verbundene Erhöhung der Elektronendichte zwischen den Kernen zurückzuführen.

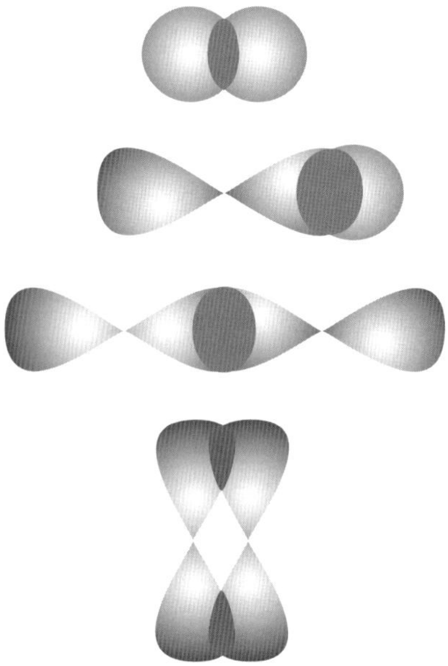


***Abb. 1.17:*** Überlappungsmöglichkeiten verschiedener Atomorbitale und Klassifizierung der entsprechenden Bindungstypen.

Aus der Elektronenkonfiguration der Atome im Grundzustand (2. Periode s. Tab. 1.6) ergeben sich weitere Konsequenzen für deren Kovalenzbindigkeit. Wie Tab. 1.5 zeigt, müssen einzelne Atome erst in einen bindungsfähigen Zustand überführt werden, da z. B. der $2s^2$-Grundzustand des Be-Atoms keine ungepaarten Elektronen für eine Elektronenpaarbindung aufweist. Bor (B) und Kohlenstoff (C) könnten aufgrund ihrer Elektronenkonfigurationen im Grundzustand nur kovalent ein- bzw. zweibindig auftreten, obwohl sie bekanntermaßen drei- bzw. vierbindig sind ($sp^3$-Hybridisierung von C s. a. S. 155). Daher postuliert man für solche Atome beim Übergang in eine kovalente Verbindung die Überführung in einen angeregten *(promovierten)* Zustand, der unter Energieaufnahme *(Promotionsenergie)* erreicht wird und zur Ausbildung sogenannter Hybridorbitalfunktionen führt (45).

$$\underset{\text{Grundzustand}}{\text{C-Atom}: 2\,s^2\,p^2} \xrightarrow{\text{Promotion}} \underset{\text{angeregter Zustand}}{2\,sp^3} \xrightarrow{\text{Hybridisierung}} \underset{\text{Hybridzustand}}{\text{vier } sp^3\text{-Hybridorbitale}} \qquad (45)$$

**Kovalente Bindungen sind durch maximale Elektronendichte zwischen den bindenden Atomen gekennzeichnet. Kovalente Bindungen sind räumlich streng gerichtet und verursachen die Symmetrie des entsprechenden Moleküls. Kovalenzen zwischen unterschiedlichen Atomen sind polarisiert; polarisierte Atombindungen können als Übergänge zwischen Kovalenz und Ionenbindung aufgefaßt werden. Typische Beispiele kovalenter Verbindungen sind organische Moleküle. Die quantitative Beschreibung der Kovalenz gelingt mit Hilfe von Näherungsverfahren, z. B. der MO- oder VB-Methode. Ein Maß für die Stärke kovalenter Bindungen ist die Bildungswärme entsprechender Moleküle. Die Ursachen für die Stabilität bzw. Instabilität kovalenter Verbindungen können anhand der Überlappung von Atomorbitalen verstanden werden.**

Auch andere quantenchemische Modelle bestätigen die Elektronenpaarbildung (hohe Elektronendichte zwischen den Bindungspartnern) als wesentliches Kriterium für das Zustandekommen von Atombindungen.

### 1.2.3. Koordinative Bindung

Zahlreiche Ionen, insbesondere die der Übergangsmetalle, bilden mit Molekülen, die über freie Elektronenpaare verfügen, Verbindungen, die sich hinsichtlich ihrer physikalischen und chemischen Eigenschaften deutlich von den Metallsalzen unterscheiden und als *Koordinations-* oder *Komplexverbindungen* bezeichnet werden. Die chemische Bindung in solchen Verbindungen steht in enger Beziehung zur Kovalenz. Zahlreiche Näherungsmethoden zur Behandlung dieses Bindungstyps leiten sich von Verfahren ab, die auch der Beschreibung der Kovalenz dienen.

Typische Beispiele für Komplexverbindungen sind das kationische Kupfer(II)-tetrammin-Ion, das bei der Reaktion von Kupfer(II)-Ionen mit Ammoniak gebildet wird (46), bzw. der anionische Hexacyanoferrat(II)-Komplex (*gelbes Blutlaugensalz*), der von Eisen(II)-Ionen in Gegenwart von Cyanid entsteht (47).

$$Cu^{2+} + 4\ NH_3 \rightarrow [Cu(NH_3)_4]^{2+} \quad (46)$$

$$Fe^{2+} + 6\ CN^- \rightarrow [Fe(CN)_6]^{4-} \quad (47)$$

Neben *kationischen* (46) und *anionischen Komplexen* (47) kennt man auch ladungslose *Neutralkomplexe*, die häufig unter den *Metallchelaten* anzutreffen sind (s. Übersicht 1.2).

Für das Verständnis der Ursachen für die Anlagerung von $NH_3$ an $Cu^{2+}$ bzw. von $CN^-$ an $Fe^{2+}$ ist wiederum das Konzept der Stabilität von Edelgaskonfigurationen nützlich. Die Elektronenkonfiguration von Kupfer(II) ($3d^9$) zeigt, daß bis zum nächsten Edelgas (Kr, $3d^{10}4s^24p^6$) 9 Elektronen fehlen. Durch koordinative Bindung von vier $NH_3$-Molekülen über vier freie Elektronenpaare (8 Elektronen) an das Zentralion ($Cu^{2+}$) erfolgt eine Auffüllung des 4s- und 4p-Niveaus unter partieller Erreichung einer Edelgaskonfiguration. Eine ideale Edelgaskonfiguration (Kr, $3d^{10}4s^24p^6$) wird durch die Koordination von 6 $CN^-$-Liganden (12 Elektronen) an das $Fe^{2+}$-Zentralion ($Fe^{2+}$, $3d^6$) im Hexacyanoferrat(II) erreicht.

**Der Unterschied der koordinativen Bindung zur Kovalenz besteht darin, daß in einer Komplexverbindung der eine Partner (*Ligand*) beide Bindungselektronen in Form eines freien Elektronenpaars dem anderen Partner (*Zentralion, Zentralatom*) zur Verfügung stellt. Die Anzahl der gebundenen Liganden bzw. der Donatorgruppen *(Ligatoren)* - das sind solche Gruppen, an denen im Liganden die freien Elektronenpaare lokalisiert sind - hängt von den verfügbaren freien Elektronenzuständen des Zentralions ab und wird als *Koordinationszahl* bezeichnet. Die häufigsten *Koordinationszahlen* sind vier und sechs. Für den Ablauf biochemischer Reaktionen sind ungerade Koordinationszahlen, vor allem in instabilen Zwischenprodukten, von Bedeutung. Die Bindungsstärke koordinativer Bindungen ist mit der von kovalenten bzw. ionischen Verbindungen vergleichbar.**

Liganden wie Ammoniak oder Cyanid, die nur ein freies Elektronenpaar enthalten, werden als *einzähnig* bezeichnet, im Unterschied zu solchen, die mehrere freie Elektronenpaare an verschiedenen Donatorgruppen des Liganden enthalten und demzufolge *mehrzähnig* sind (s. Übersicht 1.2).

Mehrzähnige Liganden bilden mit Metallionen sogenannte *Metallchelate*[1], die durch eine höhere *Komplexstabilität* gekennzeichnet sind. Die Mehrzahl der biologisch aktiven Übergangsmetallverbindungen liegt in Form solcher Metallchelate vor. Durch die Komplex- oder Chelatbildung ändern

---

[1] Die Bezeichnung "Chelat" (griech. *chele*, Krebsschere) charakterisiert anschaulich die scherenartige Umfassung von Zentralionen durch mehrzähnige Liganden (Chelatbildner).

sich die physikalischen und chemischen Eigenschaften sowohl der Zentralionen als auch der Liganden beträchtlich (weitere Einzelheiten s. S. 145).

| Ligand | Zähnigkeit | Komplex |
| --- | --- | --- |
| $H_3N|$ Ammoniak | einzähnig | $[Cu(NH_3)_4]^{2+}$ Tetramminkomplex |
| 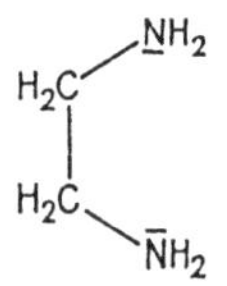 Ethylendiamin | zweizähnig | 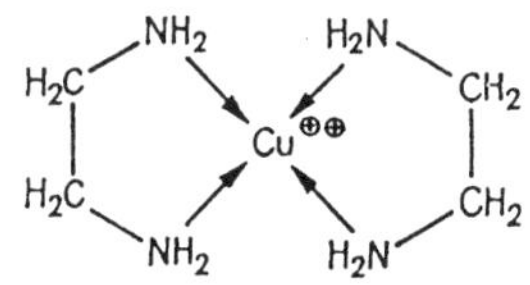 Ethylendiamin-Chelat |
| 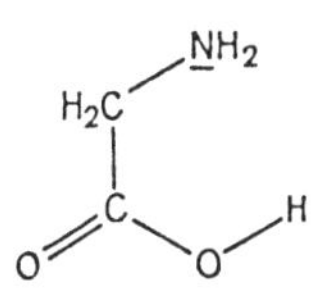 Glycin | zweizähnig | 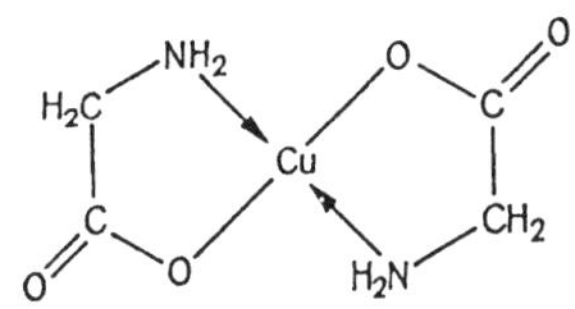 Glycin-Chelat |
| 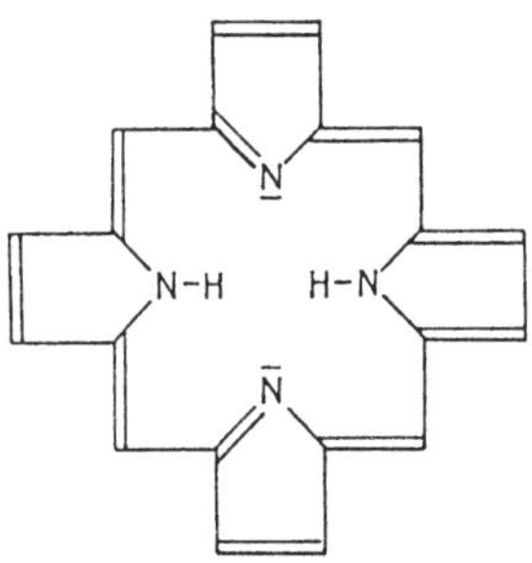 Porphin | vierzähnig makrocyclisch | 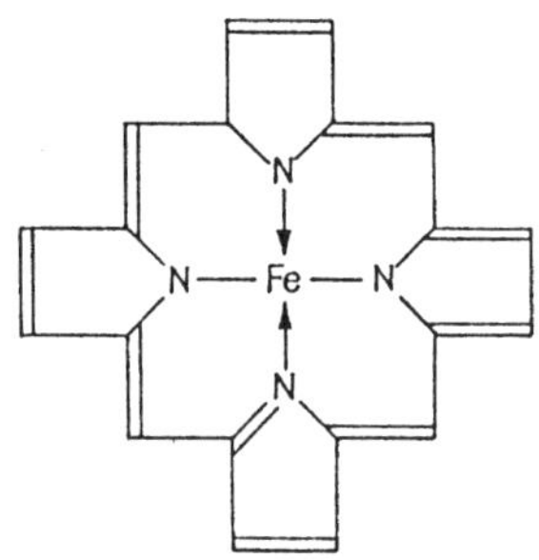 Porphin-Chelat (s. Häm) |

***Übersicht 1.2:*** Zusammenhang zwischen Liganden, Zähnigkeit und Komplexkonstitution.

Metallchelate enthalten Ringsysteme mit in der Regel 5 bis 6 Gliedern. Derartige Komplexverbindungen haben eine große biologisch-medizinische Bedeutung. Biologisch relevante Metallionen üben ihre Funktion ausschließlich über Komplexverbindungen aus. Eine Vielzahl von Enzymen enthalten in ihren aktiven Zentren Metallchelate bzw. bedürfen zu ihrer Aktivierung der Anwesenheit von Schwermetallionen. Wichtige Komplexverbindungen im menschlischen Organismus leiten sich von *Porphyrinen* bzw. porphyrinähnlichen Liganden ab, wie z. B. *Hämoglobin* (s. S. 145, 147) und *Myoglobin* (s. S. 146), die *Cytochrome*, *Vitamin* $B_{12}$ (s. S. 145) und das *Chlorophyll* (s. S. 239).

Neben den natürlich vorkommenden spielen auch synthetische Komplexverbindungen in der Medizin eine wichtige Rolle. So wird beispielsweise *Ethylendiamintetraessigsäure* (*EDTA*) in der Diagnostik zur Hemmung der Blutgerinnung eingesetzt, da es mit Calcium einen stabilen Komplex bildet und somit das Calcium nicht mehr für die Gerinnungsfaktoren zugänglich ist.

Neben dem nur noch historisch interessanten Einsatz der komplexen Arsenverbindung *Salvarsan* zur Therapie der Lues sind die Verwendung von Platin-Komplexverbindungen (*Cis-Platin®*) in der *Chemotherapie* maligner Tumoren (s. S. 149) sowie von Gold-Komplexverbindungen (*Tauredon®*) in der Rheumatologie erwähnenswert. Auch in der Toxikologie werden Chelatbildner angewendet, um Schwermetallionen schnell aus dem Organismus auszuscheiden. Beispiele hierfür sind *Dithioglycerin* (BAL, s. S. 119, 148) und *Dimercaptopropansulfonsäure* (DMPS, *Dimaval®*), die bei *Quecksilbervergiftungen* und bei *Vergiftungen* mit Blei, Arsen, Kupfer, Chrom und Cobalt eingesetzt werden. Bei Intoxikationen mit Kupfer oder *M. Wilson*, einer Kupferspeicherkrankheit versucht man, durch komplexe Bindung der Cu(II)-Ionen mittels *D-Penicillamin* (*Metalcaptase®*) die Ausscheidung von Kupfer zu erhöhen (s. S. 119, 149).

### 1.2.4. Wasserstoffbrückenbindung

Wasserstoffbrückenbindungen sind von erstrangiger Bedeutung für die Feinabstufung bestimmter räumlicher Anordnungen und Reaktivitätsmerkmale z. B. von Proteinen und Nucleinsäuren (Verknüpfung von Aminosäuresequenzen zu Helix- oder Faltblattstrukturen, Verknüpfungen von Nucleinsäuren zu Doppelhelixstrukturen usw., s. S. 342). Da Wasserstoffbrückenbindungen eine relativ niedrige Bindungsenergie besitzen (etwa ein Zehntel kovalenter Bindungen), erlauben sie andererseits reversible Bindungsöffnungen, wie z. B. die Aufspaltung der DNA-Doppelstränge, die zum Ablesen der genetischen Information erforderlich ist.

**Die Wasserstoffbrückenbindung tritt als zusätzliche Bindung zwischen Molekülen *(intermolekular)* oder innerhalb von Molekülen *(intramolekular)* auf, die Wasserstoff an elektronegative Atome (z. B. F, O, N) gebunden enthalten. Neben der kovalenten Bindung zum elektronegativen Partner ist das Wasserstoffatom in solchen polaren Verbindungen in der Lage, eine weitere, aber deutlich schwächere Bindung zu einem benachbarten, negativ polarisierten Partner mit freien Elektronenpaaren einzugehen** (48)**:**

$$\cdots \overset{\delta+}{H} : \overset{\delta-}{X} \cdots \overset{\delta+}{H} : \overset{\delta-}{X} \cdots \overset{\delta+}{H} : \overset{\delta-}{X} \qquad (48)$$

X elektronegatives Atom

**Im Unterschied zur Ionenbindung bzw. zur Kovalenz ist der Energiegewinn bei der Bildung von Wasserstoffbrückenbindungen mit 4 bis 40 kJ · mol$^{-1}$ gering. Daher werden solche Bindungen besonders leicht geknüpft und gespalten. Dies ist für die Dynamik biochemischer Strukturen von großer Bedeutung (s. S. 210).**

In chemischen Formeln und Gleichungen können Wasserstoffbrückenbindungen durch Punkte symbolisiert werden.

Intermolekulare Wasserstoffbrückenbindungen führen zu Molekülassoziationen und damit zu einer Veränderung der physikalischen und chemischen Eigenschaften der eigentlichen Stammverbindung. So werden die untypisch hohen Siedepunkte von $NH_3$, $H_2O$ und HF (*Siedepunktanomalie*) dadurch erklärt, daß zusätzliche Energie zur Aufspaltung der intermolekularen Wasserstoffbrückenbindungen erforderlich ist. Im Gegensatz dazu sind die zu $NH_3$, $H_2O$ und HF homologen Verbindungen $PH_3$, $H_2S$ und HCl bei Raumtemperatur gasförmig, da sie keine Wasserstoffbrücken zu bilden vermögen (49).

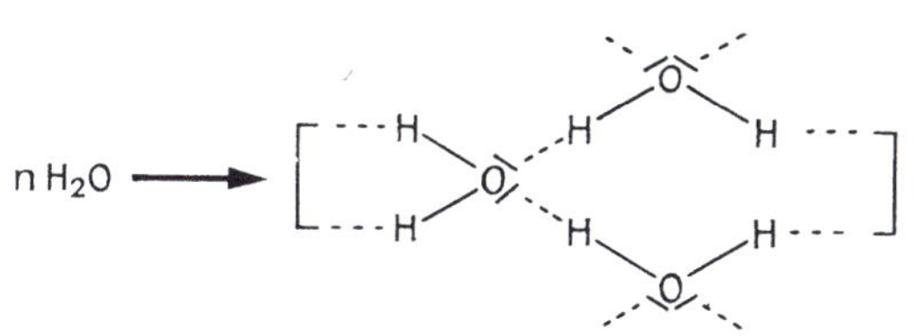

(49)

$$n\,H\text{-}F \longrightarrow [\cdots H\text{-}F\cdots H\text{-}F\cdots H\text{-}F\cdots]$$

Neben den *intermolekularen* Wasserstoffbrückenbindungen (49) sind in bestimmten organischen Molekülen *intramolekulare* H-Brücken von Bedeutung für deren Struktur und Reaktivität (50).

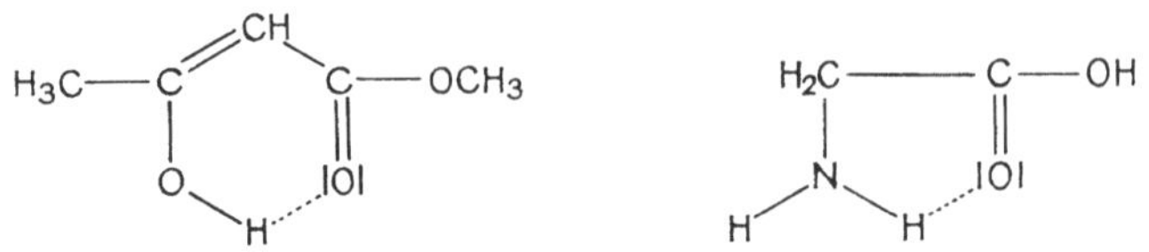


(50)

Intramolekulare H-Brücken in:

Acetessigester (Enolform) Glycin

Zu weiteren Einzelheiten über den Einfluß von Wasserstoffbrückenbindungen auf die Reaktivität von Verbindungen, z. B. bei der *Keto-Enol-Tautomerie* ( s. S. 210, 306).

## 1.2.5. Van-der-Waalssche Wechselwirkungen

Neben elektrostatischen Wechselwirkungen zwischen Ionen (Ionenbindung) und polarisierten X-H-Bindungen (Wasserstoffbrückenbindungen) treten auch zwischen elektrisch neutralen Molekülen, die keine polaren Atombindungen enthalten, schwache elektrostatische Bindungskräfte auf, die als *van-der-Waalssche Wechselwirkungen* (auch *London-Dispersionskräfte)* bezeichnet werden. Diesen schwachen Bindungen kommt ebenfalls bei der Bildung der Feinstrukturen biologischer Systeme eine Bedeutung zu (z. B. bei der intermolekularen Assoziation von Aminosäuresequenzen).

*Van-der-Waals*sche Wechselwirkungen sind - ähnlich wie Wasserstoffbrückenbindungen - auf die Anziehung von Dipolen zurückzuführen. Im Gegensatz zur Wasserstoffbrückenbindung handelt es sich hierbei jedoch um Wechselwirkungen sogenannter *induzierter Dipole*.

**In Atomen oder Molekülen werden durch die Elektronenbewegung Dipole induziert. Befindet sich in Nachbarschaft eines Dipolmoleküls ein anderes, so wird in ihm gleichfalls ein Dipol erzeugt. Die beiden Moleküle mit Dipoleigenschaften ziehen sich gegenseitig an. *Van-der-Waals*sche Wechselwirkungen liegen in der Größenordnung weniger kJ·mol$^{-1}$ und werden daher ähnlich wie Wasserstoffbrückenbindungen leicht geknüpft bzw. gelöst. Diese energetisch günstige Möglichkeit der Öffnung und Knüpfung von Bindungen und damit der Strukturänderung ist für das Verständnis vieler biologischer Phänomene von ganz besonderer Bedeutung.**

Bindungen, deren Energie geringer als 40 kJ · mol$^{-1}$ ist, werden auch als *zwischenmolekulare Wechselwirkungen* bezeichnet. Solche Wechselwirkungen sind für die Feinstruktur sowie für die Lösungs- und Kristallisationseigenschaften vieler chemischer Verbindungen bedeutsam.

## 1.2.6. Hydrophobe Wechselwirkungen

*Hydrophobe Wechselwirkungen* beruhen auf der Tendenz unpolarer Moleküle bzw. Molekülgruppen, in wäßriger Lösung zu assoziieren. Die Triebkraft für hydrophobe Wechselwirkungen beruht auf der Assoziation von $H_2O$ über Wasserstoffbrücken. Kommen unpolare Moleküle mit Wasser in Wechselwirkung, dann bewirken sie ein Aufbrechen von Wasserstoffbrücken. Wassermoleküle sind daher in der Umgebung solcher unpolarer Gruppen stärker geordnet. Solche geordneten Zustände sind thermodynamisch nicht begünstigt (Entropieabnahme infolge von Ordnungszunahme, s. S. 44). Sie werden durch hydrophobe Wechselwirkungen aufgehoben, da dadurch zwangsläufig (unter Entropiezunahme) die Anzahl von unmittelbar zu hydrophoben Assoziaten benachbarten $H_2O$-Molekülen verringert wird.

Hydrophobe Wechselwirkungen sind insbesonderer für *globuläre Proteine* von Bedeutung. In wäßrigem Milieu sind die unpolaren, hydrophoben Aminosäurereste bestrebt, in eine energetisch günstige Position zu gelangen. Sie lagern sich in möglichst großem Abstand zu den Wassermolekülen der Lösung zusammen. Zwischenmolekulare Wechselwirkungen, wie Wasserstoffbrückenbindung *van-der-Waals*sche und hydrophobe Wechselwirkung bilden die Grundlage für die *Sekundär-* und *Tertiärstruktur* und somit für die Funktion von Proteinen und Nucleinsäuren (s. S. 335)

## 1.3. Energetik chemischer Reaktionen – chemische Thermodynamik

Thermodynamische Betrachtungen spielen bei der Frage nach der Entstehung des Lebens auf der Erde sowie für das Verständnis der Evolution biologischer Systeme eine entscheidende Rolle. Für den Ablauf von Lebensvorgängen ergibt sich die Bedeutung der Thermodynamik aus dem Umstand, daß die biochemischen Abbau- und Synthesevorgänge letztlich der Freisetzung der Energie dienen, die für die Aufrechterhaltung der Lebensfunktionen erforderlich ist. Durch den oxidativen Abbau von Fetten, Kohlenhydraten und Eiweißen im Organismus wird Energie freigesetzt, die in Form von Wärme oder Arbeit (Muskelarbeit) abgegeben, in energiereichen Verbindungen oder Bindungen (z. B. ATP), d. h. als chemische Energie gespeichert oder zur Synthese lebenswichtiger Verbindungen genutzt werden kann. Spezifische Aspekte biologischer Objekte ergeben sich daraus, daß es sich hierbei um thermodynamisch offene Systeme handelt.

Die chemische Thermodynamik befaßt sich mit der Energetik chemischer Reaktionen, d. h. mit Energieaustauschvorgängen, die bei Zustandsänderungen (Druck, Temperatur, Zusammensetzung usw.) von *Systemen* auftreten. Bei chemischen Reaktionen gestattet sie Aussagen über die mit der Umgebung ausgetauschte Energie sowie Voraussagen über die Wahrscheinlichkeit von Reaktionsabläufen. Die Thermodynamik liefert jedoch keine Aussagen über die Geschwindigkeit chemischer Reaktionen. Dazu bedarf es der Anwendung der Gesetze der Reaktionskinetik (s. S. 46).

**Die thermodynamischen Grundgrößen *Energie*, *Arbeit* und *Wärme* sind einander äquivalent.**

Alle anderen thermodynamischen Größen können unter Berücksichtigung der Temperatur auf diese Einheiten zurückgeführt werden.

Für die Erfassung thermodynamischer Zusammenhänge ist die Einführung des Systembegriffs erforderlich. Ein *System* ist definiert von seiner Umgebung abgegrenzt. Thermodynamisch sind offene, geschlossene und abgeschlossene Systeme von Bedeutung.

**Wenn ein System nur einem Energie- aber keinem Stoffaustausch mit seiner Umgebung unterliegt, wird es als *geschlossen* bezeichnet; wenn auch der Energieaustausch verhindert ist, liegt ein *abgeschlossenes* System vor. *Offene* Systeme sind solche, die in ständigem Energie- und Stoffaustausch mit ihrer Umgebung stehen.**

Eine verschlossene Thermosflasche kommt einem abgeschlossenen System nahe (im Idealfall weder Energie- noch Stoffaustausch mit der Umgebung), während eine Pflanze in einem verschlossenen Glaskolben ein geschlossenes System repräsentiert (lediglich Energie- aber kein Stoffaustausch mit der Umgebung). Lebewesen unter normalen Bedingungen entsprechen dagegen aus thermodynamischer Sicht offenen Systemen, da sie in ständigem Energie- und Stoffaustausch mit der Umgebung stehen.

Der jeweilige physikalisch-chemische Zustand eines Systems wird durch eine Reihe von *Variablen* (Druck, Volumen, Temperatur, innere Energie; Enthalpie usw.) bestimmt.

**Variablen, die den augenblicklichen Zustand eines Systems unabhängig von der Art und Weise wie er erreicht wurde charakterisieren, werden als *Zustandsgrößen* bezeichnet (*innere Energie* U, *Enthalpie* H, *Entropie* S und *freie Enthalpie* G).**

## 1.3.1. Erster Hauptsatz der Thermodynamik

Die thermischen Änderungen beim Übergang eines Systems vom Zustand I ($p_1$, $v_1$, $T_1$) in den Zustand II ($p_2$, $v_2$, $T_2$) können mit Hilfe der Gasgesetze beschrieben werden (s. S. 6, 53). Die damit verbundenen energetischen (kalorischen) Veränderungen werden durch den *ersten Hauptsatz der Thermodynamik* erfaßt, der aus dem Energieerhaltungssatz folgt und besagt:

**Energie kann von einer Form in eine andere überführt, aber weder erzeugt noch vernichtet werden; daher gibt es keine Maschine, die Arbeit zu leisten vermag, ohne daß ein äquivalenter Betrag an Energie zugeführt wird (Unmöglichkeit eines *Perpetuum mobile 1. Art*).**

Der *kalorische Zustand* eines Systems ist nach dem ersten Hauptsatz durch seine innere Energie U definiert, die sich beim Übergang vom Zustand I ($U_1$) in den Zustand II ($U_2$) ändert. Die Differenz zwischen $U_2$ und $U_1$ ($\Delta U$) wird in Form von Wärme (Q) oder/und Arbeit (A) abgegeben bzw. aufgenommen (51).

$$U_2 - U_1 = \Delta U = Q + A \quad (51)$$

Die innere Energie U ist eine Funktion von p, v und T des betrachteten Systems. Sie ist eine Zustandsgröße, da ihr Wert unabhängig vom Weg ist, auf dem der betreffende Zustand erreicht wurde; andernfalls wäre ein *Perpetuum mobile 1. Art* verwirklicht. Arbeit und Wärme sind dagegen unter diesen Bedingungen keine Zustandsgrößen, da ihre Beträge wegabhängig sind (s. Abb. 1.18).

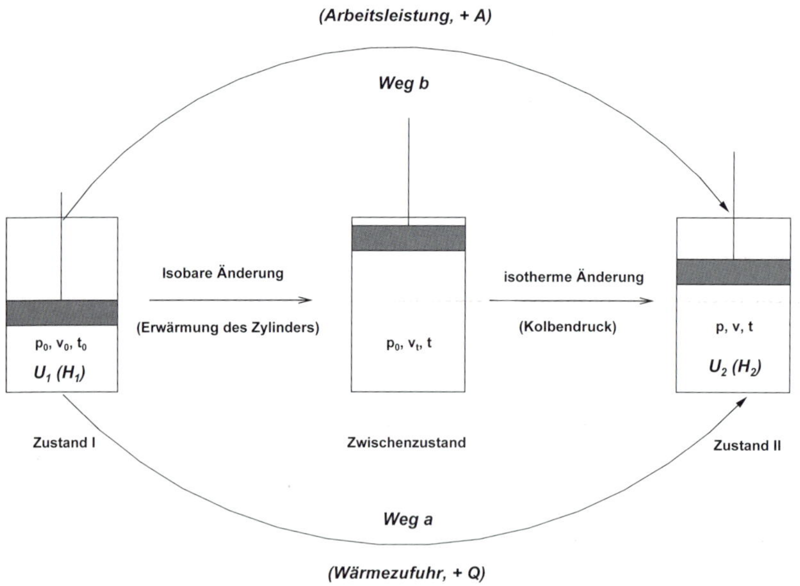


***Abb. 1.18:*** Schematische Darstellung von kalorischen Zustandsänderungen durch *Wärmezufuhr* (*Weg a*) oder *Arbeitsleistung* (*Weg b*) im Vergleich zur thermischen Zustandsänderung über einen Zwischenzustand $p_0$, $v_0$, t (s. a. Abb. 1.3).

Die innere Energie U erklärt sich aus der potentiellen und kinetischen Energie eines Systems, die auf Anziehungs- bzw. Abstoßungskräften zwischen Atomen und Molekülen, auf der Gitterenergie, auf *van-der-Waals*schen Kräften, auf Bindungsenergien sowie auf Translations-, Rotations- und Schwingungsbewegungen der Teilchen beruht. Da diese Größen experimentell schwierig zugänglich sind, kann die innere Energie U eines Systems nur bedingt berechnet werden. Einfacher ist es, ΔU durch experimentelle Bestimmung der mit Zustandsänderungen verbundenen Wärme- und Arbeitsbilanzen zu erfassen (51).

Änderungen der inneren Energie ΔU gelten definitionsgemäß für *isochore* Bedingungen, d. h. nur für solche Prozesse, bei denen keine Volumenänderung stattfindet. Da die meisten chemischen Reaktionen jedoch unter *isobaren* Verhältnissen, d. h. bei konstantem Druck ablaufen - biochemische Prozesse verlaufen annähernd isobar (atmosphärischer Druck), isotherm (z. B. Körpertemperatur) und isochor (Volumenänderungen sind vernachlässigbar) -, kann nur Volumenarbeit ($dA = - p\ dv$) geleistet werden. Die Zustandsgröße, die die Änderungen der inneren Energie bei konstantem Druck berücksichtigt, wird als *Enthalpie* H bezeichnet und steht mit U in folgendem Zusammenhang (52):

$$H = U + p \cdot v \qquad (52)$$

Für isobare Vorgänge gilt, daß die Enthalpieänderung ΔH identisch ist mit der Wärmebilanz ΔQ der entsprechenden chemischen Reaktion (53).

$$\Delta H = \Delta Q \qquad (53)$$

Daher ist bei allen isobar ablaufenden Reaktionen die während der Umsetzung freiwerdende oder verbrauchte Wärmemenge ΔQ gleich der Enthalpieänderung (*Reaktionsenthalpie*) des Systems. In thermochemischen Reaktionsgleichungen wird die Wärmebilanz durch Angabe der Reaktionsenthalpie ΔH gekennzeichnet, die auf einen Formelumsatz bezogen ist (54).

$$C_6H_{12}O_6 + 6\ O_2 \rightarrow 6\ H_2O + 6\ CO_2 \qquad \Delta H = -\ 2808\ kJ \cdot mol^{-1} \qquad (54)$$

Die Beziehung (53) erweist sich als bedeutsam für die quantitative Erfassung thermochemischer Parameter von Reaktionen, die isotherm und isobar ablaufen. Treten während der Reaktion Temperaturänderungen auf, dann muß die Temperaturabhängigkeit der Reaktionsenthalpie berücksichtigt werden.

## 1.3.1.1. Thermochemie

Die *Thermochemie* befaßt sich mit der experimentellen Bestimmung von Reaktionsenthalpien. Aufgrund der Gültigkeit des ersten Hauptsatzes der Thermodynamik können unbekannte Wärmetönungen chemischer Reaktionen aus bekannten Reaktionsenthalpien berechnet werden, wenn für die fragliche Umsetzung ein *Kreisprozeß* formuliert werden kann (s. auch *Haber-Born*scher Kreisprozeß für die NaCl-Bildung, s. S. 29). Dafür ist die Kenntnis von Standardwerten erforderlich.

**Die *Standardenthalpie* $H^o$ einer Verbindung entspricht ihrer Bildungswärme aus den Elementen, bezogen auf den Standardzustand von 25°C und 101 kPa. Die Standardenthalpie einer Reaktion wird auf einen Formelumsatz bezogen und in $kJ \cdot mol^{-1}$ angegeben. Die Standardenthalpie von Elementen und von $H^+$ wird willkürlich gleich Null gesetzt.**

Da die Standardenthalpien aller gebräuchlichen chemischen Verbindungen tabellarisch erfaßt sind, kann die Wärmetönung zahlreicher chemischer Reaktionen vorausberechnet werden, ohne daß experimentelle Bestimmungen erforderlich sind.

Ein Beispiel für die Berechnung experimentell schwierig zugänglicher Bildungsenthalpien ist die Bestimmung der Bildungswärme von Kohlenmonoxid. Unter Benutzung der Enthalpiewerte der Bildung von Kohlendioxid aus Kohlenstoff und Sauerstoff (Weg I) einerseits und Kohlenmonoxid und Sauerstoff (Weg II) andererseits kann ΔH für die Bildung von Kohlenmonoxid aus Kohlenstoff und Sauerstoff berechnet werden (55).

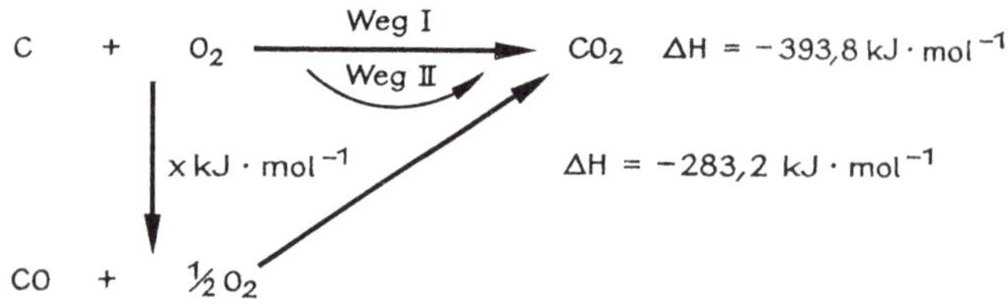


(55)

$$\Delta H_{\text{Weg I}} = \Delta H_{\text{Weg II}}$$
$$-393{,}8\ \text{kJ}\cdot\text{mol}^{-1} = x - 283{,}2\ \text{kJ}\cdot\text{mol}^{-1}$$
$$x = -110{,}6\ \text{kJ}\cdot\text{mol}^{-1}$$

Da die Enthalpiewerte (*Verbrennungsenthalpien*) wichtiger Nahrungsmittel (veraltet auch als *Brenn-* oder *Kalorienwerte* bezeichnet) bekannt sind, können Ernährungspläne nach entsprechendem Bedarf zusammengestellt werden. Für genauere Betrachtungen ist jedoch der Unterschied zwischen physiologischem und thermodynamischem Nutzeffekt zu berücksichtigen.

| **Stoff** | **Reaktionsgleichung** | **Verbrennungsenthalpie (ΔH) in** | |
|---|---|---|---|
| | | kJ·mol$^{-1}$ | kJ·g$^{-1}$ |
| **Wasserstoff** | $H_2 + ½\ O_2 \rightarrow H_2O$ | - 285 | - 142,5 |
| **Benzin (Octan)** | $C_8H_{18} + 25/2\ O_2 \rightarrow 8\ CO_2 + 9\ H_2O$ | - 5452 | - 47,8 |
| **Stearinsäure** | $C_{17}H_{35}COOH + 26\ O_2 \rightarrow 18\ CO_2 + 18\ H_2O$ | -11347 | - 40,0 |
| **Glucose** | $C_6H_{12}O_6 + 6\ O_2 \rightarrow 6\ CO_2 + 6\ H_2O$ | - 2808 | -15,6 |

***Tab. 1.7:*** Vergleich der Verbrennungsenthalpien von Treibstoffen (Wasserstoff, Benzin) sowie Stearinsäure (Bestandteil von Fetten, s. S. 313) und Glucose als Bestandteil von Nahrungsmitteln.

Tab. 1.7 vermittelt die bei der Verbrennung von vier ausgewählten Stoffen freigesetzte Energie, die partiell (s. 2. Hauptsatz der Thermodynamik, S. 42) z. B. für den Antrieb von Aggregaten oder im Stoffwechsel genutzt werden kann. Für solche Energiebilanzen ist es zur Beurteilung der Effizienz oftmals nützlich, die pro g Stoff freiwerdende Energie anzugeben. Das ist z. B. in Ernährungstabellen üblich, um den Energiegehalt bestimmter Nahrungsmittel vergleichen zu können.

## 1.3.2. Anwendung des zweiten Hauptsatzes der Thermodynamik auf chemische Reaktionen

Der *zweite Hauptsatz der Thermodynamik* ermöglicht Aussagen über die Wahrscheinlichkeit des Ablaufs chemischer Reaktionen und beantwortet die Frage nach der Triebkraft chemischer Umsetzungen.

Die ursprüngliche, aus dem ersten Hauptsatz folgende Vorstellung, daß ein exothermer Reaktionsverlauf (negative Reaktionsenthalpie) ein ausreichendes Maß für den freiwilligen Ablauf chemischer Umsetzungen ist, erweist sich als nicht richtig. Es gibt zahlreiche exotherme Reaktionen, die nicht freiwillig ablaufen, während andererseits endotherme Umsetzungen bekannt sind, die spontan erfolgen. Die bei einer chemischen Reaktion auftretende Enthalpieänderung allein ist deshalb kein ausreichendes Kriterium dafür, ob der Ablauf einer chemischen Umsetzung thermodynamisch erlaubt ist oder nicht.

Der erste Hauptsatz ermöglicht keine Aussagen über die Richtung von Zustandsänderungen. Nach dem ersten Hauptsatz ist z. B. die freiwillige Umkehrung der Expansion eines Gases in ein Vakuum erlaubt. Aus der Erfahrung folgt jedoch, daß die freiwillige und spontane Evakuierung eines Gefäßes unter gleichzeitiger Druckzunahme eines mit diesem verbundenen anderen Reservoirs niemals erfolgt

(Abb. 1.19). Die spontane Überführung von Wärme von einem kälteren Körper auf einen wärmeren steht ebenfalls nicht im Widerspruch zu den Aussagen des ersten Hauptsatzes, obwohl ein solcher Vorgang allen Erfahrungen widerspricht. Wie diese Beispiele zeigen, gibt es in der Natur Vorgänge, die irreversibel verlaufen, d. h., die auf dem gleichen Weg nicht wieder zum Ausgangspunkt zurückgeführt werden können. Man erkennt auch, daß solche spontan ablaufenden Vorgänge offensichtlich irreversibel einem *Gleichgewichtszustand* zustreben (z. B. Druckausgleich in beiden Kolben, Abb. 1.19). Wenn der Gleichgewichtszustand erreicht ist, erfolgen im molekularen Bereich ständig differentielle Änderungen von Zustandsvariablen (hier z. B. von p und v), die reversibel verlaufen und makroskopisch nicht bemerkbar sind, da sie sich in ihrer Wirkung gegenseitig aufheben (Gleichgewichtszustand).

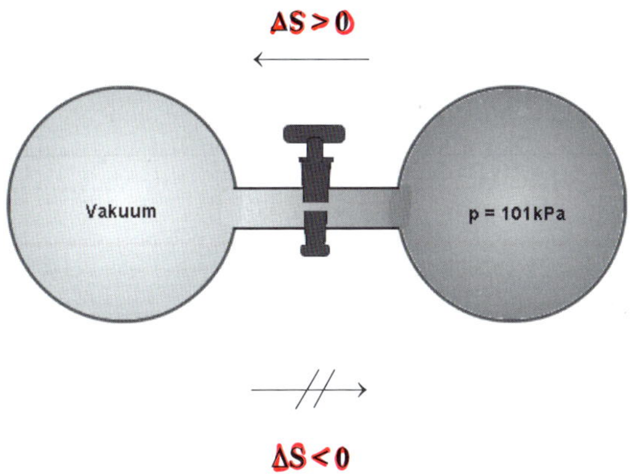


***Abb. 1.19:*** Erläuterung des 2. Hauptsatzes der Thermodynamik anhand der irreversiblen Expansion eines Gases in ein Vakuum (ΔS Entropieänderung).

Systeme, die sich nicht im Gleichgewicht befinden, unterliegen *irreversiblen Zustandsänderungen*, bis der Gleichgewichtszustand erreicht ist. Das gilt auch für chemische Reaktionen. Die Umsetzung von Natrium mit Chlor verläuft exotherm unter Bildung von Kochsalz (56).

$Na + \frac{1}{2} Cl_2 \rightarrow NaCl$ $\qquad$ $AH = - 417{,}9\ kJ \cdot mol^{-1}$ $\qquad$ (56)

Dieser Reaktionsablauf ist irreversibel, d. h., Natriumchlorid wird sich nicht unter Abkühlung seiner Umgebung spontan in Natrium und Chlor spalten. Die wichtige Erkenntnis, daß für alle spontan ablaufenden Naturvorgänge ein *Richtungsprinzip* gilt, wird durch den 2. Hauptsatz der Thermodynamik erfaßt, der von *Clausius* (1851) wie folgt formuliert wurde:

> **Wärme kann niemals spontan von einem Körper niedriger Temperatur auf ein Objekt höherer Temperatur übergehen.**

Reversible Vorgänge können nicht verwirklicht werden, sind aber für thermodynamische Modellbetrachtungen von großer Bedeutung, z. B. für die Definition von Zustandsfunktionen.

Exakte Kenntnisse über das Ausmaß der Irreversibilität von Vorgängen, z. B. chemischer Reaktionen, sind von grundsätzlicher Bedeutung, weil bei irreversiblen Prozessen, im Unterschied zu reversiblen, Wärme nicht vollständig in Arbeit transformiert werden kann, da stets ein bestimmter, nicht nutzbarer Anteil - z. B. als Reibungswärme - verlorengeht (57).

$A_{rev} > A_{irrev}$ $\qquad$ (57)

Einen reversiblen Prozeß kann man sich modellhaft so vorstellen, daß er über unendlich kleine, d. h. differentielle Änderungen der jeweiligen Zustandsvariablen und demzufolge über eine unendliche Folge von Gleichgewichtszuständen verläuft. Dabei ist die geleistete Arbeit maximal (58). Das macht das Erfordernis einer Zustandsgröße verständlich, die quantitative Aussagen über die Irreversibilität eines Vorgangs (und damit über das nutzbare Arbeitsvermögen bzw. die Triebkraft eines Vorgangs) gestattet.

$$A_{rev} \sim A_{max} \qquad (58)$$

Diese Zustandsgröße ist die *Entropie* S, die für reversible Vorgänge wie folgt definiert ist (59):

$$\frac{\Delta Q_{rev}}{T} = \Delta S = 0 \qquad (59)$$

Gleichung (59) drückt aus, daß bei reversiblen Vorgängen keine Entropieänderung $\Delta S$ auftritt; das gilt demnach auch für Systeme, die sich im Gleichgewicht befinden, während irreversible Vorgänge durch Entropiezunahme gekennzeichnet sind (60):

$$\Delta S > 0 \qquad (60)$$

Die Entropie ist die Zustandsgröße, die Aussagen über die Richtung von Prozessen und damit auch über den Ablauf chemischer Reaktionen ermöglicht. Mit Hilfe dieser Zustandsgröße kann der 2. Hauptsatz wie folgt formuliert werden:

**In abgeschlossenen Systemen strebt die Entropie bei irreversiblen Zustandsänderungen ein Maximum an.**

Dieser Satz entspricht der *Clausius*schen Definition des zweiten Hauptsatzes, da der Übergang von Wärme von einem kälteren auf einen wärmeren Körper mit einer verbotenen Entropieabnahme verbunden wäre (für den kälteren Körper handelt es sich um eine Energieabgabe, d. h. $\Delta Q$ kann nur positive Werte annehmen).

Nach *Boltzmann* ist die Entropie ein Maß für die *Unordnung* bzw. *Zustandswahrscheinlichkeit* eines Systems. In abgeschlossenen Systemen nimmt bei allen ablaufenden Vorgängen die Entropie und damit die Unordnung des Systems ständig zu, bis ein Endzustand, der Gleichgewichtszustand, erreicht ist. Nur am absoluten Nullpunkt ist die Ordnung eines Systems maximal, und die Entropie nähert sich dem Wert Null.

Die Entropie als Wahrscheinlichkeitsfunktion ermöglicht die Aussage, daß $\Delta S$ für solche Zustandsänderungen am größten ist, deren Übergangswahrscheinlichkeit groß ist: Die Wahrscheinlichkeit, daß in dem bereits auf Seite 43 erwähnten System, bestehend aus einem evakuierten und einem gasgefüllten Glaskolben, bei geöffnetem Ventil eine Expansion des Gases in das Vakuum erfolgt, ist erfahrungsgemäß gleich Eins. $\Delta S$ ist daher bei Beginn dieser Zustandsänderung groß, nimmt aber mit fortschreitendem Verlauf ab, bis der Wert Null erreicht ist. Das ist dann der Fall, wenn in beiden Kolben Druckgleichheit herrscht und damit die Gleichgewichtslage erreicht ist. Die Wahrscheinlichkeit, daß nunmehr spontan Evakuierung eines Kolbens unter gleichzeitiger Druckzunahme im anderen erfolgt, ist Null, was sich auch im negativen $\Delta S$-Wert ausdrückt. Daher wird dieser Vorgang nicht spontan und freiwillig ablaufen (s. a. Abb. 1.19).

Der zweite Hauptsatz ist nur für abgeschlossene Systeme streng gültig. Für offene Systeme sind die thermodynamischen Sachverhalte wesentlich komplexer, da es sich hier um die Erfassung sogenannter Fließgleichgewichte handelt, die bei einer umfassenden thermodynamischen Betrachtung der Funktion des Lebens berücksichtigt werden müssen, da Lebewesen in ständigem Stoff- und Energieaustausch mit ihrer Umgebung stehen. Auf die Konsequenzen der Thermodynamik offener Systeme für biologische Vorgänge kann jedoch im Rahmen dieser Darstellung nicht eingegangen werden.

### 1.3.2.1. Freie Enthalpie

Die Zustandsgrößen des ersten und zweiten Hauptsatzes sind durch die *Gibbs-Helmholtz-Gleichung* miteinander verknüpft (61).

$$\Delta G = \Delta H - T\Delta S \quad (61)$$

Diese Gleichung erfaßt Zusammenhänge zwischen Entropie S und Enthalpie H in geschlossenen Systemen. Dabei erhält man eine neue Zustandsgröße, die *freie Enthalpie* G. Gleichung (61) enthält sowohl Aussagen über die Wärmetönung (Reaktionsenthalpie) chemischer Reaktionen als auch über die Richtung ihres Ablaufs (Entropie). ΔG selbst entspricht der Fähigkeit eines Systems, bei Zustandsänderungen Arbeit zu leisten. Die Kenntnis der ΔG-Werte chemischer Umsetzungen erlaubt quantitative Voraussagen über die Möglichkeit bzw. Unmöglichkeit des Ablaufs chemischer Reaktionen. Für geschlossene Systeme sind aus den entsprechenden ΔG-Werten folgende Aussagen möglich:

**Für eine spontan ablaufende chemische Reaktion muß die Änderung der freien Enthalpie (ΔG) negativ sein. Solche Vorgänge werden als *exergonisch* (auch *exergon*) bezeichnet, im Unterschied zu exothermen Reaktionen, die sich lediglich auf die Reaktionsenthalpien beziehen;**

**Vorgänge, die mit einer Zunahme der freien Enthalpie verbunden sind, sind thermodynamisch verboten und können unter den gewählten Bedingungen nicht freiwillig ablaufen *(endergonische*, auch als *endergon* bezeichnete Reaktionen);**

**wenn keine Änderung der freien Enthalpie erfolgt (ΔG = 0), dann befindet sich das betrachtete System im Zustand des chemischen Gleichgewichts.**

Mit Hilfe dieser Regeln wird verständlich, daß die folgende Reaktion nicht ablaufen kann, da ΔG positiv ist, d. h. es handelt sich um eine endergonische Reaktion (62).

$$N_2 + \tfrac{1}{2} O_2 \rightarrow N_2O \qquad \Delta G = +104{,}3\ \mathrm{kJ \cdot mol^{-1}} \quad (62)$$

Daher muß $N_2O$ (Distickstoffmonoxid, Lachgas) auf anderem Wege dargestellt werden (s. S. 121). Dagegen ist aus Gleichung (63) zu erkennen, daß $CO_2$ auf dem angegebenen Reaktionsweg entstehen kann.

$$C + O_2 \rightarrow CO_2 \qquad \Delta G = -393{,}8\ \mathrm{kJ \cdot mol^{-1}} \quad (63)$$

Die *Gibbs-Helmholtz*-Gleichung (61) erklärt, warum bestimmte endotherme Reaktionen spontan ablaufen können: Ist der Endzustand einer chemischen Umsetzung wesentlich wahrscheinlicher, d. h. ungeordneter als der Ausgangszustand, dann ist die Entropieänderung beim Reaktionsablauf sehr groß und übersteigt den Wert der endothermen Reaktionsenthalpie, so daß die Änderung der freien Enthalpie ΔG negativ wird. Umgekehrt kann mit Hilfe dieser Gleichung erklärt werden, warum manche exothermen Reaktionen nicht spontan ablaufen können.

Zahlreiche biochemische Reaktionsabläufe sind mit geringen Entropieänderungen (ΔS) verbunden, so daß man die Reaktionsenthalpie (ΔH) solcher Vorgänge annähernd ihrer freien Enthalpie (ΔG) gleichsetzen kann (64).

$$\Delta G \approx \Delta H \quad (64)$$

Zur Bestimmung der freien Enthalpie ist die Definition von Standard-G-Werten erforderlich:

**Der Standardwert der freien Enthalpie $G^o$ wird auf einen Formelumsatz bei 25°C und 101 kPa bezogen. Für Elemente und $H^+$ wird ihr Wert willkürlich gleich Null gesetzt. Die $G^o$-Werte chemischer Verbindungen sind tabellarisch erfaßt, so daß es möglich ist, den Ablauf zahlreicher chemischer Reaktionen bei gegebenen Reaktionsbedingungen thermodynamisch zu quantifizieren.**

An anderer Stelle wurde bereits erwähnt, daß die Thermodynamik keine Aussagen über die Geschwindigkeit des Ablaufs chemischer Reaktionen zuläßt. Daher kann der Umstand eintreten, daß eine Reaktion zwar thermodynamisch erlaubt ist, aber unendlich langsam abläuft. Die Ursachen dafür erklärt die Reaktionskinetik.

## 1.4. Kinetik chemischer Reaktionen

Eine chemische Reaktion, z. B. die Umsetzung von Wasserstoff ($H_2$) mit Iod ($I_2$), verläuft mit einer bestimmten Geschwindigkeit von den Ausgangsstoffen $H_2$ und $I_2$ (*Edukte*) zum *Produkt* HI (65).

$$H_2 + I_2 \rightleftharpoons \text{(Reaktionsstufen)} \rightleftharpoons 2\,HI \quad (65)$$

**Die Aufklärung der zwischen $H_2/I_2$ und HI liegenden Reaktionsstufen - der sogenannte *Reaktionsmechanismus* - sowie die Bestimmung der Abhängigkeit der *Reaktionsgeschwindigkeit* von bestimmten physikalisch-chemischen Parametern sind Untersuchungsgegenstand der chemischen Kinetik. Besonders bedeutsam für die Aufklärung von Reaktionsmechanismen ist die Bestimmung der *Geschwindigkeitskonstante* k.**

Die Kenntnis der kinetischen, thermodynamischen und stöchiometrischen Relationen ermöglicht eine umfassende physikalisch-chemische Charakterisierung chemischer Reaktionen sowie deren Beeinflussung durch gezielte Veränderung dieser Parameter.

Die Darstellung wesentlicher Grundlagen der chemischen Kinetik soll an reversiblen Systemen in homogener Phase erfolgen. Heterogene Reaktionen, an denen mehrere Phasen beteiligt sind, bleiben dagegen unberücksichtigt.

Gleichung (66), die die Stöchiometrie einer chemischen Reaktion wiedergibt, gestattet keinerlei Aussagen über die Geschwindigkeit oder den wirklichen Mechanismus dieser Reaktion.

$$I_2 + H_2 \rightleftharpoons 2\,HI \quad (66)$$

Voraussetzung für die Bildung von HI ist der Zusammenstoß (sogenannter *Zweierstoß*, da zwei Teilchen miteinander kollidieren) der Moleküle $H_2$ und $I_2$, die sich in einem sogenannten *bimolekularen Mechanismus* zur Verbindung HI vereinigen. Zerfallsreaktionen sind zumeist *monomolekular*. Dreierstöße, die zu chemischen Umsetzungen führen (*trimolekulare Reaktionen*), sind im Vergleich zu bimolekularen Reaktionen unwahrscheinlich und treten daher nur sehr selten auf. Die Anzahl der an einer Reaktion beteiligten Teilchen bestimmt die *Molekularität* eines Reaktionsschritts.

Wenn der Zusammenstoß von $H_2$ mit $I_2$ unter bestimmten räumlichen Bedingungen erfolgt und beide Teilchen genügend energiereich sind, dann kann sich folgender Vorgang abspielen (67) (s. a. Abb. 1.20):

$$H_2 + I_2 \rightleftharpoons (H\cdots H\cdots\cdot I\cdots I) \rightleftharpoons 2\,HI \quad (67)$$

Infolge des Zusammenstoßes erreichen zwei Moleküle einen *Übergangszustand* (H···H····I···I), der auch als *aktivierter Komplex* bezeichnet wird. Der aktivierte Komplex zerfällt - in Abhängigkeit von den energetischen Verhältnissen - entweder wieder in die Ausgangsmoleküle ($H_2 + I_2$) oder bildet die Reaktionsprodukte (2 HI) (67).

Obwohl die Anzahl der Zusammenstöße zwischen $H_2$ und $I_2$ aufgrund ihrer hohen Eigengeschwindigkeit groß ist, kann der Anteil der erfolgreichen, d. h. zum Produkt führenden Stöße gering sein. Sie sind nur dann effektiv, wenn die Moleküle ein Minimum an Energie - die *Aktivierungsenergie* - überschritten haben und unter geeigneten sterischen Bedingungen - z. B. frontal bzw. bei größeren Molekülen mit ihren Reaktionszentren - zusammenstoßen. Nur wenn diese Voraussetzungen erfüllt sind, werden die Zusammenstöße einzelner Moleküle so effizient, daß die Abstoßungskräfte ihrer Elektronenhüllen überwunden werden können und der Übergangszustand (H···H····I···I) erreicht wird.

Statistische Berechnungen nach *Boltzmann* ergeben die *Geschwindigkeitsverteilung* - und damit die Energieverteilung - von Molekülen in Abhängigkeit von der Temperatur T (Abb. 1.20). Aus dem n/E-Diagramm (Abb. 1.20) ist die Aktivierungsenergie $E_a$ zu entnehmen, deren Betrag überschritten werden muß, um wirksame Molekülzusammenstöße zu erzielen. Aus dem gleichen Diagramm folgt weiterhin, daß bei höheren Temperaturen ($T_2$) die Anzahl energiereicher Teilchen erhöht ist. Das führt zu einer Steigerung wirksamer Kollisionen und damit zur beschleunigten Einstellung des chemischen Gleichgewichts. Daraus erklärt sich der Einfluß von Temperaturänderungen auf die Geschwindigkeit chemischer Reaktionen, wobei als Faustregel gilt, daß eine Temperaturerhöhung um 10°C zur Verdopplung bis Verdreifachung der Reaktionsgeschwindigkeit führt.

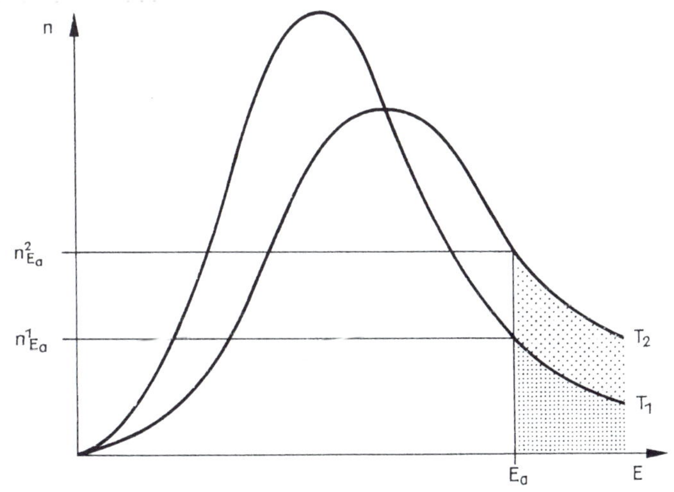


***Abb. 1.20:*** Energieverteilungsdiagramm bei den Temperaturen $T_1$ und $T_2$ ($T_1 < T_2$); die Energie E ist der Geschwindigkeit v der Teilchen proportional; n entspricht der Teilchenzahl; $n^1_{Ea}$ ist die Anzahl der Teilchen bei $T_1$ deren Energie der Aktivierungsenergie $E_a$ entspricht.

Der Einfluß der Aktivierungsenergie $E_a$ auf den Ablauf chemischer Reaktionen wird aus einem Energie/Reaktionsablauf-Diagramm verständlich (Abb. 1.21). Die für die Bildung des Übergangszustandes erforderliche Aktivierungsenergie stellt eine Energiebarriere (Potentialwall) zwischen den Reaktanten ($H_2$ und $I_2$) und dem Produkt (HI) dar. Um diesen Berg zu überwinden, muß zunächst Energie (für die meisten Umsetzungen 65 bis 250 kJ · $mol^{-1}$) aufgebracht werden. Energielieferanten sind genügend schnelle - d. h. energiereiche - Teilchen. Demnach steht auch die Aktivierungsenergie in engem Zusammenhang mit der Reaktionstemperatur: Bei hohen Temperaturen (Abb. 1.20, $T_2$-Kurve) ist die Anzahl energiereicher Teilchen vergrößert und damit die Anzahl der aktiven Moleküle erhöht und die Energiebarriere kann schneller überwunden werden.

Andererseits sind im Falle des Zusammenstoßes energiearmer Teilchen (zu niedrige Reaktionstemperatur) diese nicht in der Lage, die Energiebarriere zu überwinden. Die Differenz zwischen den

Aktivierungsenergien der Hinreaktion ($E_a$) und Rückreaktion ($E'_a$) (Abb. 1.21) entspricht bei exothermen Reaktionen der Bildungsenthalpie $\Delta H$ (68).

$$\Delta H = E_a - E'_a \tag{68}$$

Für die endotherme Spaltung von AB errechnet sich die erforderliche Wärmemenge in analoger Weise (69).

$$\Delta H = E'_a - E_a \tag{69}$$

Der Einfluß der Temperatur auf den Ablauf chemischer Reaktionen ergibt sich nach *Arrhenius* als Abhängigkeit zwischen der Geschwindigkeitskonstante k und der Temperatur T (70):

$$k = A \cdot e^{-E_a/RT} \tag{70}$$

k Geschwindigkeitskonstante
$E_a$ Aktivierungsenergie
A Faktor (Stoßzahl und sterische Bedingungen)

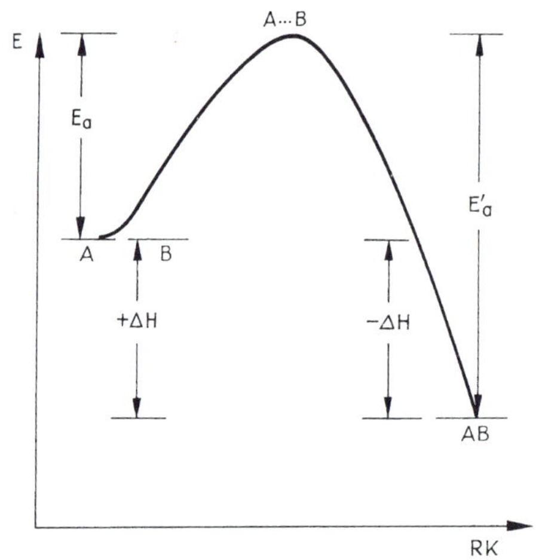


***Abb. 1.21:*** Schematische Darstellung der Aktivierungsenergie $E_a$ in Abhängigkeit vom Reaktionsablauf (Reaktionskoordinate RK) der bimolekularen Bildung der Verbindung AB bzw. des Zerfalls von AB ($E'_a$).

Aus der *Arrhenius-Gleichung* läßt sich die Temperaturabhängigkeit der Massenwirkungs-Konstanten K, die *vant-Hoff*sche Beziehung ableiten (s. S. 71). Sie dient weiterhin zur Berechnung von Aktivierungsenergien mittels entsprechender experimenteller Daten. Hervorzuheben ist jedoch, daß zahlreiche, insbesondere biochemische Reaktionen, von den Edukten zum Produkt über mehrere Zwischenprodukte verlaufen, wobei eine entsprechende Anzahl unterschiedlich hoher Energiebarrieren überwunden werden muß. Von großer Bedeutung für die Beeinflussung der Geschwindigkeit chemischer Reaktionen ist die Verringerung der Aktivierungsenergie $E_a$ unter Vermeidung von Temperaturerhöhung. Das kann durch die Anwendung von *Katalysatoren* erreicht werden.

## 1.4.1. Katalyse

Führt man die Iodwasserstoffbildung (71) ohne Veränderung der Temperatur- und Druckbedingungen in Gegenwart von feinverteiltem Platin durch, so stellt sich das Gleichgewicht wesentlich schneller ein. Diese Wirkung des Platins, den Ablauf chemischer Reaktionen zu beschleunigen, bezeichnet man als *Katalyse*; Platin ist ein *Katalysator*.

**Unter Katalyse versteht man die Beschleunigung einer Gleichgewichtseinstellung, die durch Katalysatoren hervorgerufen wird. Katalysatoren sind Stoffe, die die Reaktionsgeschwindigkeit erhöhen, ohne während der betreffenden chemischen Umsetzung verbraucht zu werden.**

Die Beteiligung von Katalysatoren an chemischen Reaktionen kann durch Angabe über dem Reaktionspfeil symbolisiert werden (71).

$$H_2 + I_2 \xrightleftharpoons{Pt} 2\,HI \qquad (71)$$

Die Wirkung von Platin auf den Ablauf von Reaktion (71) kann dadurch erklärt werden, daß zwischen den Reaktanten und dem Katalysator (Pt) kurzzeitig eine intermediäre Verbindung gebildet wird, wodurch die Aktivierungsenergie erniedrigt wird (Abb. 1.22).

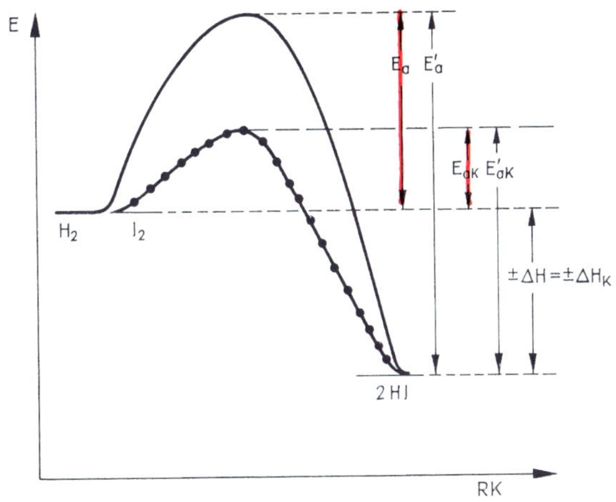


***Abb. 1.22:*** Vereinfachte Darstellung der Aktivierungsenergie katalysierter ($E_{ak}$) und nicht katalysierter Reaktionen ($E_a$) gegen den Reaktionsablauf RK (——— unkatalysierte Reaktion, —•—•—•— katalysierte Reaktion).

Aus dem Verlauf der Energieprofile von katalysierten und unkatalysierten Reaktionen (Abb. 1.22) folgt, daß Katalysatoren keinen Einfluß auf die Gleichgewichtskonstante haben und auch die Reaktionsenthalpie nicht beeinflussen, da Hin- und Rückreaktion in gleicher Weise beschleunigt werden. Das bedeutet, daß die Lage des Gleichgewichts nicht verändert wird, sondern nur die Geschwindigkeit der Gleichgewichtseinstellung.

Der Ablauf der meisten biochemischen Umsetzungen ist an die Anwesenheit von speziellen Katalysatoren, den *Enzymen*, gebunden. Enzyme sind Proteine (s. S. 335), die die Aktivierungsenergie $E_a$ spezieller Reaktionen derart zu erniedrigen vermögen, daß sie bereits bei Körpertemperatur ablaufen können.

Auch in der chemischen und pharmazeutischen Industrie finden Katalysatoren zur Beschleunigung von Gleichgewichtseinstellungen breite Anwendung. Besondere Bedeutung kommt dort solchen Katalysatoren zu, die den Ablauf bestimmter chemischer Reaktionen *selektiv* beeinflussen, so daß die Ausbeute an gewünschtem Produkt erhöht und das Entstehen von Nebenprodukten unterdrückt wird (s. S. 121).

Die Wirkung von Katalysatoren kann sowohl verstärkt als auch vermindert werden. Zahlreiche Substanzen, sogenannte *Inhibitoren*, wirken als *Katalysatorgifte*. So heben z. B. Cyanidionen die Wirkung des Enzyms Katalase vollständig auf. Katalase ist ein eisenhaltiges Enzym, das $H_2O_2$ in $H_2O$ und $O_2$ spaltet und besonders in der Leber und in den Erythrozyten vorkommt. Andererseits können Metallionen die Enzymwirkung erheblich steigern (z. B. Metalloenzyme, die ihre volle Wirkung erst in Anwesenheit eines bestimmten Metallions entfalten).

Katalysen können *homogen* oder *heterogen* ablaufen. Im Falle einer heterogenen Katalyse bilden Reaktanten und Katalysatoren unterschiedliche Phasen (z. B. fester Katalysator Pt, gasförmige Reaktanten $H_2$ und $I_2$). Hier beruht die Katalysatorwirkung zumeist auf der Adsorption *(Chemisorption)* von Reaktantenmolekülen an der Katalysatoroberfläche, die zu einer Verringerung der Aktivierungsenergie führt. Homogene katalytische Reaktionen sind solche, die Katalysator und Reaktanten in einer Phase enthalten. Im Gegensatz zur heterogenen Katalyse handelt es sich hierbei um molekulare Wechselwirkungen zwischen Katalysator und Substrat, wie sie auch für Enzymreaktionen beobachtet werden.

## 1.4.2. Konzentrationsabhängigkeit der Reaktionsgeschwindigkeit

Die Geschwindigkeit chemischer Reaktionen hängt außer von der Temperatur bzw. von Katalysatorwirkungen auch von der Konzentration der an der Umsetzung beteiligten Stoffe ab. Die zeitliche Veränderung der $H_2$- und $I_2$-Konzentration bei der HI-Bildung kann in einem c/t-Diagramm (Abb. 1.23) dargestellt werden.

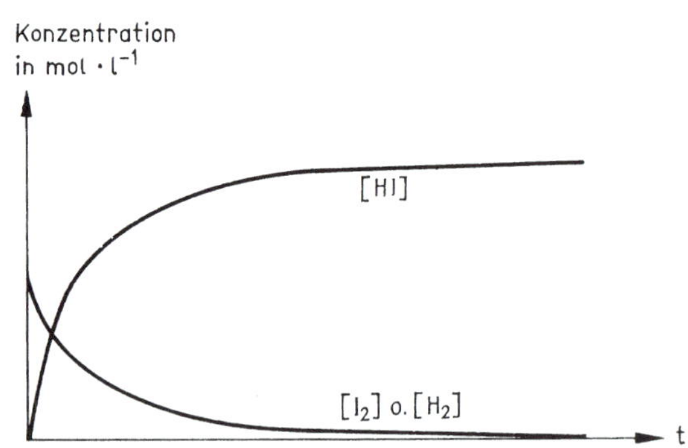


***Abb. 1.23:*** Darstellung der Abhängigkeit der Konzentration c von verbrauchtem $H_2$ ($[H_2]$) oder $I_2$ ($[I_2]$) bzw. gebildetem HI ([HI]) von der Reaktionszeit t als Beispiel einer Reaktion 2. Ordnung.

Aus diesem Diagramm ist zu erkennen, daß die Bildungsgeschwindigkeit von HI doppelt so groß ist wie die zeitliche Abnahme der $H_2$- bzw. $I_2$-Konzentration. Mit der Verringerung von $c_{H_2}$ und $c_{I_2}$ verlangsamt sich daher die Reaktion, bis schließlich der Gleichgewichtszustand erreicht ist.

**Die Reaktionsgeschwindigkeit (RG) ist bei konstanter Temperatur entweder konzentrationsunabhängig oder von der Konzentration eines, zweier oder dreier Reaktionspartner abhängig. Die Konzentration (A) geht entsprechend mit der nullten, ersten, zweiten oder dritten Potenz in die Geschwindigkeitsgleichung ein. Danach unterscheidet man zwischen Reaktionen *nullter*, *erster*, *zweiter* und *dritter Ordnung*, wobei Reaktionen erster und zweiter Ordnung die Hauptbedeutung zukommt:**

| | |
|---|---|
| $\mathbf{RG = k \cdot [A]^0}$ | ***Reaktion nullter Ordnung*** |
| $\mathbf{RG = k \cdot [A]^1}$ | ***Reaktion erster Ordnung*** |
| $\mathbf{RG = k \cdot [A]^2}$ | ***Reaktion zweiter Ordnung*** |

Die Kenntnis der Geschwindigkeitsordnung einer chemischen Umsetzung erlaubt wertvolle Rückschlüsse auf deren Reaktionsmechanismus. Gebrochene Werte für Reaktionsordnungen deuten beispielsweise auf eine Abfolge mehrerer Teilreaktionen zwischen A und B hin. Die Gesamtgeschwindigkeit solcher Reaktionen wird von der langsamsten Teilreaktion bestimmt.

### 1.4.2.1. Reaktionen erster Ordnung

Die Reaktionsgeschwindigkeit RG einer Reaktion erster Ordnung ist nur der Konzentration eines Reaktanten proportional. Am Beispiel einer solchen Umsetzung sollen die Möglichkeiten zur experimentellen Bestimmung von Reaktionsordnungen - die analog auch auf solche anderer Ordnung anwendbar sind - erläutert werden: Um die Geschwindigkeitskonstante k und die Ordnung einer Reaktion zu erhalten, wird zunächst die Anfangskonzentration $c_0$ des Reaktanten A zur Zeit $t_0$ experimentell ermittelt. Weitere Konzentrationsbestimmungen $c_x$ erfolgen zur Zeit $t_x$. Ist RG nur von der Konzentration eines Ausgangsstoffs abhängig, dann gilt (72),

$$\frac{dc}{dt} = k \cdot (c_0 - c_x) \qquad (72)$$

bzw. nach Integration zwischen den Grenzen 0 und $c_x$ bzw. 0 und $t_x$ (73):

$$\int_0^{c_x} \frac{dc_x}{c_0 - c_x} = k \cdot \int_0^{t_x} dt; \; k = \frac{1}{t} \cdot \ln \frac{c_0}{c_0 - c_x} = \frac{2,303}{t} \cdot \lg \frac{c_0}{c_0 - c_x} \qquad (73)$$

Die graphische Darstellung der experimentell gefundenen Werte für $c_x$ und $t_x$ ergibt für Reaktionen erster Ordnung charakteristische Kurven, die zeigen, daß die Anfangskonzentration $c_0$ nach einer Zeit $t = \tau$ auf die Hälfte abgesunken ist. Die Zeit $\tau$ wird als *Halbwertszeit* bezeichnet und ist besonders für Reaktionen erster Ordnung eine wichtige Größe, weil daraus die Geschwindigkeitskonstante k leicht berechnet werden kann. (74).

$$\tau = \frac{1}{k} \cdot 2,303 \cdot \lg 2 = \frac{0,6933}{k} \qquad (74)$$

Das Zeitgesetz erster Ordnung hat Bedeutung für Reaktionen, die in Lösungen unter Beteiligung von Lösungsmitteln in großem Überschuß ablaufen. Unter solchen Bedingungen, die auch bei zahlreichen biochemischen Reaktionen (Wasser als Lösungsmittel in großem Überschuß!) auftreten, kann die reaktionsbedingte Verringerung der Lösungsmittelkonzentration vernachlässigt werden. Ein klassisches Beispiel für eine solche Reaktion ist die hydrolytische Spaltung von Rohrzucker (Saccharose) in Glucose und Fructose (Rohrzuckerinversion, s. a. S. 309).

Da auch der *radioaktive Zerfall* einer Reaktion erster Ordnung entspricht, ist $\tau$ eine wichtige kinetische Größe für radioaktive Substanzen. Sie gibt an, wann die Hälfte eines radioaktiven Strahlers zerfallen ist.

Für die Bestimmung von Geschwindigkeitskonstanten ist es oftmals günstiger, anstelle aufwendiger direkter Konzentrationsermittlungen zur Konzentration proportionale Größen zu messen. So wird im Falle der Rohrzuckerinversion statt der Rohrzuckerkonzentration der Drehwinkel von polarisiertem Licht, der dieser Konzentration proportional ist, zu verschiedenen Zeiten bestimmt (Polarimetrie s. S. 175).

## 1.4.2.2. Reaktionen zweiter Ordnung

Die Bildung von Iodwasserstoff ist ein Beispiel für eine Reaktion zweiter Ordnung. Ihre Geschwindigkeitskonstante kann nach (75) berechnet werden, wenn man in die allgemeine Beziehung für solche Reaktionen die entsprechenden Zeit- und Konzentrationsbedingungen einsetzt und integriert.

$$k = \frac{2{,}303}{t(c_0 - c_A)} \cdot \lg \frac{c_A}{c_B} \cdot \frac{(c_B - c_x)}{(c_A - c_x)} \qquad (75)$$

Aus dieser Beziehung erhält man die entsprechende Halbwertszeit $\tau$ für Reaktionen zweiter Ordnung. c/t-Diagramme von Reaktionen dieser Geschwindigkeitsordnung unterscheiden sich von denen erster Ordnung.

Schließlich sind auch Reaktionen nullter und dritter Ordnung bekannt, deren Bedeutung jedoch gegenüber den beiden anderen untergeordnet ist.

| Begriffe | Gesetze | Anwendungen, Konsequenzen |
|---|---|---|
| Materieerhaltungssatz | ⇒ $E = m_0 \cdot c^2$ | |
| ⇒ Gesetz von der Erhaltung der Masse | ⇒ $m_{Edukte} = m_{Produkte}$ | ⇒ wägbarer Verlust an Ruhemasse $m_0$ nur bei Kernreaktionen - bei chemischen Reaktionen vernachlässigbar |
| ⇒ Gesetz der konstanten/multiplen Proportionen | | ⇒ Massenverhältnisse, Volumenverhältnisse bei Gasreaktionen (Molvolumen 22,414 l)<br>⇒ Grundlage der Stöchiometrie |
| Energieaustausch bei chemischen Reaktionen | ⇒ Wärmeabgabe (-Q): exotherm<br>⇒ Wärmeaufnahme (+Q): endotherm | ⇒ Thermochemie |
| Gasgesetze (*Boyle-Mariotte, Gay-Lussac)* | ⇒ $(p \cdot v)_t = const$<br>⇒ $v_t = v_0(1 + \alpha t)$ | ⇒ Berechnung von Zustandsänderungen<br>⇒ absoluter Nullpunkt der Temperatur |
| ⇒ allgemeine Gasgleichung:<br>Ideale Gase: regellose Teilchen bewegung, elastische Zusammenstöße, keine Wechselwirkungen; sonst reale Gase ($T_{hoch}$ und $p_{niedrig}$: Annäherung an Idealzustand) | ⇒ $p \cdot v = n \cdot RT$<br>$n$ = Einwaage/Molmasse | ⇒ Bestimmung von Molmassen |
| | ⇒ $n \cdot N_A = N$ | ⇒ kolligative Eigenschaften |

***Übersicht 1.3:*** Grundlagen der Atom- und Molekültheorie

| Atommodell | Aussagen | Anwendungen |
|---|---|---|
| *Dalton* | Atome, kleinste Teilchen eines Elements, die noch dessen Eigenschaften tragen | ⇒ stöchiometrische Gesetze<br>⇒ Molekülbegriff |
| *Rutherford* | Atome strukturiert: positiv geladener, massereicher, kleiner Kern; räumlich ausgedehnte Hülle, in der sich negativ geladene, massearme Elektronen auf Bahnen bewegen (Planetenmodell).<br>⇒ Widerspruch: Elektronenbewegung folgt nicht den Gesetzen der klassischen Mechanik | ⇒ Masse der Atome,<br>⇒ Grobstruktur von Atomen,<br>⇒ Masse und Ladungsverteilung in Atomen (Protonen, Neutronen, Elektronen) |
| *Bohr* | Anwendung der Quantenvorstellungen auf Planetenmodell von *Rutherford*:<br>⇒ Bahnbedingung<br>⇒ Frequenzbedingung<br>Hauptquantenzahl n: gequantelte Elektronenbewegung um Kern<br>⇒ Immanenter Widerspruch: Welle-/Teilchen-Dualismus | ⇒ Interpretation und Berechnung von Atomspektren (äußere Spektren), Atomspektroskopie<br>⇒ Erklärung der Entstehung der Röntgenstrahlen, Röntgenspektren<br>⇒ Einfache Konzepte zur chemischen Bindung |
| *Schrödinger* | *Schrödinger*-Gleichung berücksichtigt Wellencharakter von Elektronen:<br>⇒ Eigenwerte (Energiezustände)<br>⇒ Eigenfunktionen (Elektronenaufenthaltswahrscheinlichkeit)<br>⇒ Quantenzahlen n, l und $m_l$ ($m_s$ zusätzlich eingeführt)<br>⇒ Orbitalfunktion (Satz von Quantenzahlen bestimmt Elektronendichteverteilung um Kern)<br>⇒ Widerspruch: Spinquantenzahl $m_s$ nicht erfaßt | ⇒ Berechnung $H_2$ und anderer Moleküle<br>⇒ Näherungsverfahren zur Berechnung beliebiger Moleküle (MO-, VB-Methode)<br>⇒ Erklärung von Molekülspektren<br>⇒ Interpretation der magnetischen Eigenschaften chemischer Verbindungen<br>⇒ Erklärung des Aufbaus des PSE (*Pauli*-Verbot, Aufbauprinzip) |

***Übersicht 1.4**: Atommodelle*

| Bindungsart | Charakteristische Merkmale | Beispiele, Anwendungen |
|---|---|---|
| Ionenbindung | Elektronegatives Element (Cl) reagiert mit elektropositivem (Na) unter Elektronenüberführung (NaCl). Beide Partner erreichen Elektronenoktett (Edelgaskonfiguration; Ne bzw. Ar)<br>Ionenbindungen nicht gerichtet; elektrostatische Wechselwirkung zwischen positiv (Kationen) und negativ geladenen Ionen (Anionen); Bildung von Kristallgittern (NaCl-Gitter)<br>Thermodynamische Voraussetzungen:<br>⇒ exotherme Energiebeiträge > endotherme Energiebeiträge (Elektronenaffinität + Gitterenergie > Ionisierungsenergie)<br>⇒ Elektronendichte zwischen bindenden Partnern minimal,<br>⇒ Anordnung der Ionen in Kristallgittern (optimale elektrostatische und geometrische Bedingungen)<br>⇒ Übergang zu polaren Atombindungen (z. B. HCl) | ⇒ $Na + \frac{1}{2}\,Cl_2 \rightarrow NaCl - Q$<br>⇒ Bildung starker Ionenbindungen bei Reaktion von elektropositiven (links im PSE) mit elektronegativen Elementen (rechts im PSE)<br>⇒ Elektrolytische Dissoziation ionischer Verbindungen bewirkt elektrolytische Stromleitung durch Stofftransport (auch Schmelzen leiten den Strom)<br>⇒ schnelle Ionenreaktionen (Säure/Basen-, Redox-Reaktionen)<br>⇒ unterschiedliche Kristallgittertypen charakterisieren festen Zustand, Solvatation (Bildung von Hydrathüllen) den von Elektrolytlösungen |
| Kovalenz | Gleiche Nichtmetallatome (H) bilden durch Spinpaarung streng gerichtete kovalente Bindungen ($H_2$). Formal Bildung einer Edelgaskonfiguration (Elektronenoktett) durch gleichmäßige Verteilung der Bindungselektronenpaare auf Bindungspartner. Bildungsenthalpie der Moleküle Maß für Stabilität kovalenter Bindungen<br>Räumliche Orientierung durch Überlappung von Atomorbitalen zu Molekülorbitalen erklärbar<br>Atome unterschiedlicher Elektronegativität bilden polare Atombindungen | ⇒ $H^{\bullet} + {\bullet}H \rightarrow H{:}H - Q$<br>⇒ $N_2$, $O_2$, $Cl_2$, organische Verbindungen<br>⇒ Promovierung zur maximalen Kovalenzbindigkeit und Hybridisierung ($sp^3$-Hybridisierung am C-Atom)<br>⇒ σ-, π-Bindungen,<br>⇒ polare Kovalenzen Übergang zur Ionenbindung:<br>$\overset{\delta+}{H}-\overset{\delta-}{Cl} + H_2O \longrightarrow H_3O^+ + Cl^-$ |

***Übersicht 1.5***: Chemische Bindung

| Bindungsart | Charakteristische Merkmale | Beispiele, Anwendungen |
|---|---|---|
| Koordinative Bindung | Metallionen (Zentralionen), insbesondere Übergangsmetallionen, erreichen Edelgaskonfiguration durch Auffüllung vakanter Elektronenzustände (leere d-, s- und p-Niveaus) mit Elektronenpaaren entsprechender Moleküle/Ionen (Liganden) unter Bildung koordinativer Bindungen. Koordinations-/Komplexverbindungen durch spezifische Struktur gekennzeichnet (Komplexstruktur)<br>⇒ Koordinationszahl entspricht Anzahl koordinativ beanspruchter Elektronenpaare (Ligatoren)<br>⇒ Metallchelatbildung: Koordination von Liganden mit mehreren Ligatoren<br>⇒ Einteilung in kationische, anionische und neutrale Metallkomplexe bzw. -chelate | ⇒ $Cu^{++} + 4\ NH_3 \rightarrow [Cu(NH_3)_4]^{2+} - Q$<br>⇒ Metallchelate von Spurenelementen Teil aktiver Zentren bestimmter Enzyme (Metalloenzyme), wie z. B.. Katalase oder anderer bioaktiver Verbindungen (z. B. Hämoglobin, Vitamin $B_{12}$)<br>⇒ Therapeutische Anwendung von Metallkomplexen (z. B. cis-Platin) und Chelatbildnern (z. B. D-Penicillamin) |
| H-Brücken-Bindung | Dipolmoleküle mit negativ polarisierten Atomen (N, O, F) und positiv polarisiertem Wasserstoff unterliegen schwachen elektrostatischen Wechselwirkungen, den Wasserstoffbrückenbindungen (Bindungsenergie 10 - 40 $kJ \cdot mol^{-1}$) | ⇒ $n\ H_2O \rightarrow (H_2O)_n - Q$ (intermolekulare H-Brückenbindungen)<br>⇒ intramolekulare H-Brücken, z. B.. in Aminosäuren<br>⇒ Faltblatt- und Helixstrukturen in Proteinen und Nucleinsäuren |
| *Van-der-Waals*sche Wechselwirkung | Schwache elektrostatische Bindungswechselwirkungen durch induzierte Dipole | ⇒ Molekülkristalle, Lösungen und Gase<br>⇒ Feinstruktur von Proteinen und Nucleinsäuren |
| Hydrophobe Wechselwirkung | Tendenz unpolarer Gruppen, in wäßriger Lösung zu assoziieren | ⇒ Feinstruktur von Proteinen und Nucleinsäuren |

***Übersicht 1.5***: Chemische Bindung (Fortsetzung)

| Begriff | Bedeutung | Anwendungen, Konsequenzen |
|---|---|---|
| System | 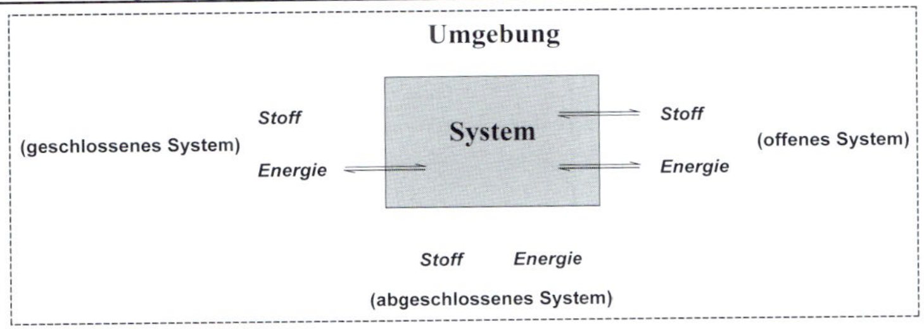  | ⇒ Spezialfall: Thermodynamik offener Systeme und Fließgleichgewichte für biologische Objekte |
| Zustands-größen | Zustandsgrößen beschreiben Zustand eines Systems, unabhängig vom Weg auf dem er erreicht wurde<br>Kalorische Zustandsgrößen: H (Enthalpie), U (innere Energie), S (Entropie), G (freie Enthalpie) | ⇒ Maß für kalorischen Zustand eines Systems im Unterschied zum durch allgemeine Gasgleichung beschriebenen thermischen Zustand, |
| 1. Hauptsatz | Energie kann nur umgeformt, aber weder erzeugt noch vernichtet werden (Unmöglichkeit eines *Perpetuum mobile 1. Art*)<br>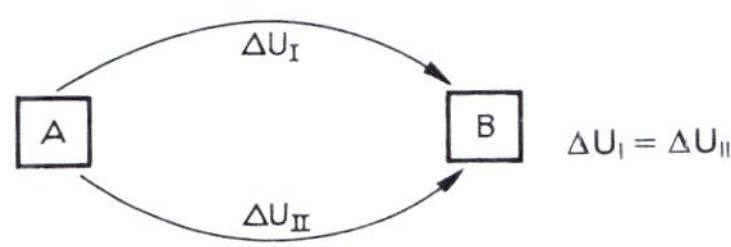 <br>$\Delta U = \Delta Q + \Delta A$<br>H und U Zustandsgrößen des 1. Hauptsatzes, nicht aber A (Arbeit; $p\Delta v$) und Q (Wärme), da vom Reaktionsweg abhängig; Enthalpieänderungen ($\Delta H$) bei chemischen Reaktionen entsprechen deren Wärmetönungen | ⇒ Berechnung unbekannter Enthalpiewerte mit Hilfe von Kreisprozessen (*Haber-Born*)<br>⇒ Thermochemie: Bestimmung von $\Delta H$ z. B. aus Verbrennungswärmen (Kalorienbedarf aus Brennwerten von Nahrungsmitteln, Grundumsatz)<br>⇒ Berücksichtigung von Standardenthalpien $H^o$ wegen Temperaturabhängigkeit von H<br>⇒ in biologischen Systemen gilt $\Delta H \approx \Delta Q$, da p- bzw. v-Änderungen vernachlässigbar gering<br>⇒ Aber: keine Aussagen über Richtung und Wahrscheinlichkeit des Ablaufs von Zustandsänderungen |

***Übersicht 1.6:*** Energetik chemischer Reaktionen - Chemische Thermodynamik

| Begriff | Bedeutung | Anwendungen, Konsequenzen |
|---|---|---|
| 2. Hauptsatz | Wärme geht nie spontan von einem kälteren auf einen wärmeren Körper über. Für abgeschlossene Systeme gilt: Entropie S strebt Maximum zu<br>$\Rightarrow$ Maß für Unordnung und Zustandswahrscheinlichkeit von Systemen<br>$\Rightarrow$ $\Delta S$ Kriterium für Reversibilität und Irreversibilität von Vorgängen<br>$\Delta S$-Werte chemischer Reaktionen (abgeschlossene Systeme):<br>$\Rightarrow$ $\Delta S > 0$: freiwilliger Ablauf (Zunahme der Unordnung)<br>$\Rightarrow$ $\Delta S = 0$: chemisches Gleichgewicht<br>$\Rightarrow$ $\Delta S < 0$: kein freiwilliger Ablauf (Zunahme der Ordnung) | $\Rightarrow$ Erweiterung des Entropiebegriffs für thermodynamisch offene Systeme (Fließgleichgewichte in biologischen Systemen) |
| 1. und 2. Hauptsatz | *Gibbs-Helmholtz*-Gleichung (geschlossene Systeme):<br>$\Delta G = \Delta H - T\Delta S$<br>$\Rightarrow$ $\Delta G$: Zusammenhang zwischen Reaktionsenthalpien ($\Delta H$) und Reaktionsentropien ($\Delta S$) sowie thermodynamischer Wahrscheinlichkeit von Reaktionsabläufen.<br>$\Rightarrow$ Freie Enthalpie G Maß für die Triebkraft chemischer Reaktionen:<br>$\Rightarrow$ $\Delta G < 0$: freiwilliger Ablauf (exergonische, exergone Reaktion)<br>$\Rightarrow$ $\Delta G = 0$: chemisches Gleichgewicht<br>$\Rightarrow$ $\Delta G > 0$: Reaktion thermodynamisch verboten (endergonisch, endergon) | $\Rightarrow$ Quantitative Aussagen über Wahrscheinlichkeit und Triebkraft für Ablauf chemischer Reaktionen, wenn Standardenthalpien ($H^o$) und Standardentropien ($S^o$) von Edukten bzw. Produkten bekannt<br>$\Rightarrow$ Für biochemische Reaktionen gilt annähernd:<br>$\Delta G \approx \Delta H$<br>da $\Delta S$ zumeist vernachlässigbar<br>$\Rightarrow$ Keine Aussagen über den zeitlichen Ablauf chemischer Reaktionen<br>$\Downarrow$<br>Reaktionskinetik |

***Übersicht 1.6:*** Energetik chemischer Reaktionen - Chemische Thermodynamik (Fortsetzung).

| Begriff | Bedeutung | Anwendung |
|---|---|---|
| Reaktionsablauf, Reaktionsmechanismus | Reaktionsgeschwindigkeit (RG) und Geschwindigkeitskonstante k Maß für zeitlichen Ablauf chemischer Reaktionen:<br>$RG = -dc/dt = k \cdot c^x$<br>RG abhängig von:<br>⇒ Konzentration c,<br>⇒ Temperatur t,<br>⇒ Aktivierungsenergie $E_a$,<br>⇒ Reaktionsmechanismus<br>Aktivierungsenergie $E_a$, temperaturabhängige Energiebarriere zwischen Edukt und Produkt<br>Voraussetzung: Zusammenstoß energiereicher (aktivierter) Teilchen im Reaktionszentrum. Anzahl der Stoßpartner bestimmt Molekularität: Zweierstoß, bimolekulare Reaktion | ⇒ Kontrolle des zeitlichen Ablaufs chemischer Reaktionen<br>⇒ Kenntnis Reaktionsmechanismus gestattet Steuerung und Kontrolle chemischer Reaktionen |
| Reaktionsordnung | Abhängigkeit RG von Konzentration (Reaktionsordnung):<br>⇒ 1. Ordnung: $RG = k \cdot [A]$<br>⇒ 2. Ordnung: $RG = k \cdot [A]^2$<br>⇒ 3. Ordnung: $RG = k \cdot [A]^3$<br>Halbwertszeit $\tau$ wichtige kinetische Größe (z. B.. radioaktiver Zerfall) | ⇒ Bestimmung von Halbwertszeiten<br>⇒ Reaktionsordnung Voraussetzung für Aufklärung von Reaktionsmechanismen (langsamste Teilreaktion stets geschwindigkeitsbestimmend) |
| Katalyse | Beschleunigung der Einstellung chemischer Gleichgewichte durch Katalysatoren, die Erniedrigung der Aktivierungsenergie bewirken<br>Katalysatorgifte (Inhibitoren) blockieren aktive Zentren | ⇒ homogene, heterogene Katalyse<br>⇒ Biokatalyse - Enzymatik<br>⇒ Inhibitoren (z. B. CO, $CN^-$) oftmals toxisch, da Blockierung aktiver Zentren in Metalloenzymen |

***Übersicht 1.7:*** Grundlagen der Kinetik.

# 2. Wasser und Luft in ihrer funktionellen chemischen Bedeutung für das Leben

Eine zusammenhängende Darstellung wichtiger chemischer und physikalisch-chemischer Eigenschaften von Wasser und Luft erweist sich insofern als sinnvoll, da einerseits Wasser für alle biologischen Objekte von universeller Bedeutung ist und andererseits Sauerstoff im Gasgemisch Luft mit enzymatisch verfügbarem Wasserstoff im Prinzip einer enzymkontrollierten Knallgasreaktion unterliegt, die letztlich die Energiequelle für alle Lebensvorgänge darstellt.

## 2.1. Bedeutung der Reinhaltung von Luft und Wasser

Die Bedeutung der Reinhaltung der Luft wird durch die Tatsache veranschaulicht, daß ein erwachsener Mensch täglich 12 000 l bis 15 000 l Luft einatmet, von denen 8 000 l bis 10 000 l in den Alveolarraum gelangen und dort mit einer Oberfläche von ca. 100 $m^2$ in Kontakt kommen. Dadurch kann es zur Absetzung fester und flüssiger Luftschadstoffe und zur Aufnahme gasförmiger Verunreinigungen kommen. Gegen schädigende Verunreinigungen in der Einatmungsluft gibt es keinen individuellen Schutz. Verunreinigungen der Luft (z. B. Abgase aus Schornsteinen oder Auspuffgase von Kraftfahrzeugen) werden nach Eintritt in die Atmosphäre als *Emissionen* bezeichnet. Davon zu unterscheiden sind *Immissionen*, worunter man die auf Menschen, Tiere und Pflanzen einwirkenden Konzentrationen von Schadstoffen versteht. Die Immissionskonzentration wird für eine bestimmte Substanz in $mg/m^3$ und für Staubniederschläge in $g/m^2 \cdot 30$ Tage angegeben. Hygienisch zulässige maximale Immissionskonzentrationen (MIK-Werte, in $mg/m^3$) stellen Normative dar, deren Kontrolle und Gewährleistung umfangreiche hygienische und technische Aufgaben beinhaltet.

Hauptquellen der *Luftverunreinigung* sind Industrie, Energieerzeugung und Verkehr; Hauptanteile Staub, Schwefeldioxid, Stickoxide und organische Verbindungen. Der Staub in der Atmosphäre setzt sich aus Ruß, Flugasche, mineralischen Anteilen sowie aus Spuren von Schwermetallverbindungen und Kohlenwasserstoffen zusammen. Besondere Aufmerksamkeit wird Asbeststaub beigemessen, da Asbest in Isolierungsmaterialien verwendet und ein Zusammenhang von Asbestbelastung und dem Risiko eines Pleuramesothelioms festgestellt wurde. Schwefeldioxid entsteht bei nahezu allen Verbrennungsprozessen (S-Gehalt der Brennstoffe) und ist daher ein Indikator für verbrennungsbedingte Luftverunreinigungen. Unter dem Einfluß von ultraviolettem Licht und katalytisch wirkenden Metalloxiden wird es zu $SO_3$, dem Anhydrid der Schwefelsäure, oxidiert. Bei der *Smogbildung* über Industrieballungsgebieten entstehen auf diese Weise Säureaerosole (s. S. 72), die zu schädigenden Säureanreicherungen in den Atemwegen führen (Smog vom London-Typ). $SO_2$ wirkt sich auch sehr nachteilig auf das Pflanzenwachstum aus (Waldsterben). In Gebieten intensiver Sonneneinstrahlung und hoher Luftverunreinigung durch Kraftfahrzeugabgase kommt es durch photochemische Reaktionen zur Bildung von Smog vom Los-Angeles-Typ (geringe Luftbewegung bei hoher Sonneneinstrahlung), der starke Reizungen der Augen und Atemwege hervorruft. Ungesättigte aliphatische Kohlenwasserstoffe (s. S. 225) werden durch Ozon oder Stickoxide (s. S. 123) u. a. zu Ketonen und Aldehyden oxidiert, die schon in sehr geringen Konzentrationen wirksam sind. Mercaptane (s. S. 259), Amine (s. S. 261) oder Phenole (s. S. 256) führen als Luftverunreinigungen zu Geruchsbelästigungen. Besonders schädlich sind auch im Tabakrauch und in Autoabgasen vorkommende kanzerogene mehrkernige Kohlenwasserstoffe (z. B. Benzo[*a*]pyren, s. S. 236).

Der Schutz der zur Verfügung stehenden Wasservorkommen vor Verunreinigung (*Kontamination*) ist von gleichrangiger Bedeutung. Wasser ist in mehrfacher Weise für die Aufrechterhaltung menschlichen Lebens erforderlich: Trinkwasser, Brauchwasser (z. B. Badeanlagen, Tränkwässer für Tiere, Bewässerung landwirtschaftlicher Anlagen) und Betriebswasser für technische Zwecke. Wasserverunreinigungen können durch Mikroorganismen (Bakterien, Viren, Würmer usw.) oder Chemikalien entstehen. Letztere stammen entweder aus natürlichen Lagern im Bereich des Grundwasserstroms, aus industriellen, landwirtschaftlichen und Haushaltabwässern oder aus Einschwemmungen durch Niederschläge und technische Anlagen. Auch nach Havarien (z. B. von Mineralöltanks) kann es zu massiven chemischen Wasserverschmutzungen kommen.

Besondere Aufmerksamkeit gilt kanzerogenen (Benzpyrene, bestimmte aromatische Azofarbstoffe) und cytotoxischen Verbindungen (z. B. Arsen-, Chrom-, Cadmium-, Barium-, Blei-, Selen- und Cyanidverbindungen sowie Phenole und chlororganische Verbindungen). Für diese Substanzen ist von der Weltgesundheitsorganisation (WHO) die Einhaltung festgelegter Maximalkonzentrationen empfohlen worden (z. B. Blei 0,05 mg/l, Barium 1,00 mg/l, Phenol 0,002 mg/l). Darüber hinaus spielen als schädigende Verbindungen *Biozide* (Sammelbegriff für Schädlingsbekämpfungsmittel), *Detergenzien* (waschaktive Substanzen), Nitrite bzw. Nitrate, Nickel-, Beryllium-, Thorium-, Uran- und andere Verbindungen eine Rolle. Auch *Toxine*, giftige Stoffwechselprodukte von Mikroorganismen kommen in Betracht. Alle diese *Noxen* bewirken oberhalb bestimmter Konzentrationen Schäden nach Langzeitwirkung, können aber in besonderen Fällen auch zu akuten Vergiftungserscheinungen führen.

Die Reinhaltung der biologisch wichtigen Systeme Luft und Wasser ist deshalb im Rahmen des Umweltschutzes zu einer internationalen Aufgabe ersten Ranges geworden.

## 2.2. Luft

Die uns umgebende Luft ist ein Gemisch verschiedener Gase, dessen prozentuale Zusammensetzung in Abhängigkeit vom Standort (Industrie, Höhenlage usw.) Schwankungen unterworfen ist.

### 2.2.1. Chemische Zusammensetzung der Luft

Der mittlere Gehalt in trockener Luft beträgt an

| | | | | |
|---|---|---|---|---|
| Stickstoff | 78,1 | Vol.-% = | 75,5 | Gew.-%, |
| Sauerstoff | 20,9 | Vol.-% = | 23,1 | Gew.-%, |
| Argon | 0,9 | Vol.-% = | 1,3 | Gew.-%, |
| Kohlendioxid | 0,03 | Vol.-% = | 0,05 | Gew.-%, |
| restlichen Edelgasen | 0,003 | Vol.-% = | 0,002 | Gew.-%. |

Unter Berücksichtigung der Hauptbestandteile Stickstoff, Sauerstoff und Argon ergibt sich eine durchschnittliche "Molmasse" der Luft von 28,93. Diese Größe ist für die Durchführung von Druck- und Volumenberechnungen von Bedeutung. Die für die klimatischen Bedingungen der Erde erforderliche relative Konstanz der Zusammensetzung der Luft, die aus biologischen Umsetzungen hauptsächlich von $CO_2$ und $O_2$ resultiert (Photosynthese - Assimilation, Dissimilation, Gärung, Atmung) ist insbesondere hinsichtlich des $CO_2$-Anteils durch anthropogen bedingte Umwelteinflüsse stark gefährdet.

### 2.2.2. Abhängigkeit des Zustandes der Luft von Druck und Temperatur

Eine Reihe von Gasen (z. B. $Cl_2$, $CO_2$) kann auf einfachem Weg durch Kompression verflüssigt werden. Dagegen lassen sich bei Normaltemperatur andere Gase, auch unter Anwendung von sehr hohem Druck, nicht in den flüssigen Aggregatzustand überführen. Zu diesen früher auch als permanent bezeichneten Gasen zählen Sauerstoff und Stickstoff. Die Existenz sogenannter *permanenter Gase* ist durch die Lage des *kritischen Punkts* bedingt. Am kritischen Punkt (charakterisiert durch Temperatur $T_{krit}$, Druck $p_{krit}$ und Volumen $v_{krit}$) ist die Grenze zwischen Flüssigkeit und Gas aufgehoben, so daß eine Unterscheidung der Phasen (s. S. 65) nicht möglich ist. Eine *Gasverflüssigung* durch Druck ist nur unterhalb von $T_{krit}$ möglich.

Die erwähnte unproblematische Druckverflüssigung von $Cl_2$ bzw. $CO_2$ resultiert aus der hohen kritischen Temperatur (144°C bzw. 31°C). Bei Sauerstoff und Stickstoff sind die kritischen Temperaturen wesentlich niedriger (-119°C bzw. -147°C). Deshalb ist die Voraussetzung für die *Luftverflüssigung* eine entsprechende Vorkühlung, die durch den *Joule-Thomson-Effekt* erreicht wird: Läßt man ein komprimiertes Gas expandieren, so tritt im allgemeinen Abkühlung, bei Kompression Erwärmung ein (das kann mittels einer Luftpumpe leicht nachvollzogen werden). Die Abkühlung bei Expansion wird durch zwischenmolekulare Bindungskräfte in Gasen hervorgerufen. Um diese *van-der-Waals*schen Wechselwirkungskräfte (s. S. 38) zu überwinden, ist Energie erforderlich. Diese Energie wird - wenn der Prozeß *adiabatisch,* d. h. ohne Wärmeaustausch mit der Umgebung, geführt wird - auf Kosten der inneren Energie (s. S. 40) des Gases gewonnen. Nach der Expansion bewegen sich Gasatome langsamer, d. h., das Gas hat sich abgekühlt. Dieser Vorgang kann wiederholt werden, bis das Gas verflüssigt ist.

Auf diese Weise kann Luft nach dem *Linde-Verfahren* verflüssigt werden. Durch fraktionierte Destillation flüssiger Luft können Sauerstoff und Stickstoff gewonnen werden. Auch die Edelgase Argon, Xenon und Krypton werden bei der Fraktionierung flüssiger Luft erhalten. Flüssiger Stickstoff gewinnt zur Tieftemperaturkonservierung von Organen, Geweben und Zellen, bei bestimmten Operationstechniken und klinischen Untersuchungsmethoden zunehmende Bedeutung und wird in großem Umfang in der Lebensmittelindustrie eingesetzt.

## 2.2.3. Sauerstoff

Sauerstoff ist das häufigste Element der Erdoberfläche (nahezu 50%), wobei die Anwesenheit von elementarem Sauerstoff ($O_2$) in der Erdatmosphäre auf die Assimilation von $CO_2$ und $H_2O$ durch die grünen Pflanzen zurückzuführen ist. Neben der Sauerstoffmodifikation $O_2$ gibt es eine weitere, das *Ozon* ($O_3$, s. S. 116). $O_2$ liegt im Normzustand als Biradikal (sogenannter *Triplettsauerstoff*; $^\bullet$O–O$_\bullet$) vor, das bei Energieeinwirkung (z. B. durch Licht) unter Spinpaarung in den hochreaktiven Singulettsauerstoff (O=O) übergehen kann.

Sauerstoff ist ein farb- und geruchloses Gas, das sich mit nahezu allen Elementen verbindet. Selbst von den Edelgasen sind Sauerstoffverbindungen bekannt (z. B. $XeO_3$ und $XeO_4$). In reinem gasförmigen Sauerstoff verlaufen diese Reaktionen im allgemeinen viel heftiger als in Luft. In reinem flüssigem Sauerstoff kommt es z. T. zu explosionsartigen Umsetzungen. Die meisten Elemente und Verbindungen reagieren jedoch erst nach vorherigem Erwärmen (Aktivierung durch Aufspaltung der $O_2$-Moleküle in O-Atome; Reaktivität atomarer Gase, s. S. 6) unter Wärme- und Lichtentwicklung zu den entsprechenden Oxiden. Als erstes Element der 6. Hauptgruppe des PSE kann Sauerstoff die energetisch günstige Edelgaskonfiguration durch Aufnahme von 2 Elektronen erreichen und weist daher in Verbindungen vorwiegend die Oxidationszahl -2 auf. Die Elektronegativität des Sauerstoffs ist sehr hoch und wird nur vom Element Fluor übertroffen (s. S. 109). Daher werden mit Fluor Verbindungen gebildet, in denen Sauerstoff der positiv polarisierte Teil des Moleküls ist (z. B. $F_2O$, $F_2O_2$).

Die häufigsten Sauerstoffverbindungen sind die Oxide. Nichtmetalloxide bilden in wäßriger Lösung Säuren (1), während Metalloxide im gleichen Milieu Basenbildner sind (2). Die meisten Oxide von Elementen der 3., 4. und 5. Hauptgruppe des PSE können sowohl Säuren als auch Basen bilden und werden als *amphotere* Oxide bezeichnet (3).

$$SO_3 + H_2O \rightarrow HSO_4^- + H^+ \quad (1)$$

$$CaO + H_2O \rightarrow Ca^{2+} + 2\,OH^- \quad (2)$$

$$As_2O_3 + 3\,H_2O \rightarrow \underset{\text{"Säure"}}{H_3AsO_3} + \underset{\text{"Base"}}{As(OH)_3} \quad (3)$$

Neben Verbindungen mit zweifach negativem Sauerstoff gibt es auch solche, in denen Sauerstoff die Oxidationszahl -1 aufweist, z. B. *Wasserstoffperoxid* (s. S. 117). Die Edelgaskonfiguration wird hierbei durch Ausbildung einer Kovalenz zwischen zwei Sauerstoffatomen und durch Verteilung von 2 Elektronen auf zwei Sauerstoffatome erreicht (4).

$$H:\overline{\underline{O}}:\overline{\underline{O}}:H \qquad (4)$$

Während Oxide der Hauptgruppenelemente im allgemeinen thermisch stabil sind, zersetzen sich Metalloxide der Übergangselemente, vor allem der Edelmetalle, beim Erhitzen (Möglichkeit zur Sauerstoffherstellung im Laboratorium) (5).

$$2\ HgO \rightarrow 2\ Hg + O_2 \qquad (5)$$

Auch andere sauerstoffreiche Verbindungen wie $KClO_4$, $KNO_3$ und $KMnO_4$ zersetzen sich unter Sauerstoffabspaltung, besonders in Gegenwart von Katalysatoren.

## 2.2.4. Stickstoff

Stickstoff ist wie Sauerstoff geruch- und farblos und gehört ebenfalls zu den häufig vorkommenden Elementen. Der natürlich vorkommende Stickstoff besteht aus den Isotopen $^{14}N$ und $^{15}N$, wobei $^{14}N$ 200 mal häufiger ist als $^{15}N$.

Die natürlich vorkommenden, unterschiedlich häufigen Stickstoffisotope $^{14}N$ und $^{15}N$ ermöglichen die nicht radioaktive Isotopenmarkierung von Substanzen, deren Umsetzung z. B. im Rahmen des Stoffwechsels untersucht werden soll. Eine Isotopenmarkierung von Substanzen ist möglich, da sich $^{15}N$-haltige Verbindungen in ihrer Molmasse von nicht markierten Stickstoffverbindungen unterscheiden und dies mittels verschiedener spektroskopischer Methoden nachgewiesen werden kann.

Der *biologische Kreislauf* des Stickstoffs wird durch das nahezu unbegrenzte Stickstoffreservoir der Erdatmosphäre beherrscht. Die direkte Bindung des Luftstickstoffs ist allerdings nur einer geringen Anzahl niederer Organismen möglich (s. u.). Deren zunächst in der Ammoniumform ($NH_4^+$) vorliegender Stickstoff wird durch andere Bakterien enzymatisch über Nitrit zu Nitrat oxidiert. Letzteres wird von Pflanzen aufgenommen und wieder zu Ammoniumionen reduziert, die unter anderem zum Aufbau von pflanzlichem und tierischem Eiweiß dienen.

Stickstoffhaltige Verbindungen wie *Harnstoff*, *Ammoniumsalze* oder *Harnsäure* gelangen als Endprodukte des Protein- und Purinstoffwechsels (Purine, s. S. 242) wieder in den natürlichen Stickstoffkreislauf. Ein Verlust an gebundenem Stickstoff tritt durch denitrifizierende Bakterien ein, die Nitrate zu elementarem Stickstoff reduzieren. Die Anreicherung des Bodens an natürlich vorkommenden oder industriell hergestellten, biologisch verwertbaren Stickstoffverbindungen (Düngung) stellt eine Regulierung des biologischen Stickstoffkreislaufs dar.

In kleinen Mengen kann Stickstoff z. B. durch trockenes Erhitzen von Ammoniumnitrit hergestellt werden (6).

$$\overset{-3}{N}H_4\overset{+3}{N}O_2 \rightarrow \overset{\pm 0}{N_2} + 2H_2O \qquad (6)$$

(Beispiel für eine *Synproportionierungsreaktion*, s. S. 113)

Die chemische Reaktionsträgheit von elementarem Stickstoff ergibt sich aus der hohen Energie, die aufgewendet werden muß, um ein Stickstoffmolekül in zwei reaktive Atome aufzuspalten. Lange Zeit stellte die Reaktion von Lithium mit Stickstoff das einzige Beispiel für eine Umsetzung unter Normbedingungen dar (7).

$$3\ Li + 1/2\ N_2 \rightarrow Li_3N \qquad (7)$$

Die Reduktion des Stickstoffs zu $NH_3$ in den Knöllchenbakterien ist auf eine Fixierung von $N_2$ an Übergangsmetallkomplexen (Metalloproteine) zurückzuführen. Inzwischen kennt man bestimmte Komplexverbindungen von Titan, Rhodium, Palladium, Nickel, Molybdän u. a., die in der Lage sind, Stickstoff unter Normalbedingungen zu binden.

Trotz der Reaktionsträgheit des Stickstoffmoleküls sind zahlreiche Verbindungen dieses Elements bekannt. Wegen seiner Stellung im PSE als erstes Element der 5. Hauptgruppe vermag Stickstoff in Verbindungen Oxidationszahlen zwischen -3 und +5 anzunehmen. Stickstoff gehört wie Sauerstoff und Fluor zu den elektronegativen Elementen, d. h., sein Bestreben unter Aufnahme von Elektronen in negative Oxidationsstufen überzugehen, ist besonders ausgeprägt.

### 2.2.5. Edelgase

Die Edelgase *Helium* (He), *Neon* (Ne), *Argon* (Ar), *Krypton* (Kr) und *Xenon* (Xe) kommen in geringen Mengen in der Luft vor. *Radon* (Rn) ist ein natürliches radioaktives Zerfallsprodukt. Diese Elemente bilden die 8. Hauptgruppe des Periodensystems und schließen jeweils eine Periode ab. Obwohl sie eine außerordentlich stabile Elektronenanordnung (Edelgaskonfiguration) besitzen und dadurch sehr inert sind, ist es gelungen, eine Reihe von *Edelgasverbindungen*, insbesondere Fluoride (z. B. $KrF_4$, $XeF_4$, $XeF_6$), herzustellen. Fluor ist als elektronegatives Element in der Lage, die für die Bildung von Edelgasverbindungen erforderliche hohe Ionisierungsenergie aufzubringen.

Helium wird für *Lungenfunktionstests* zur Bestimmung der Atemvolumina eingesetzt. Außerdem dient es als Zusatz für Tauchgas, da es sich schlechter als Stickstoff im Blut löst. Daher bilden sich beim raschen Auftauchen keine Gasbläschen und die Gefahr einer Lungenembolie (*Taucherkrankheit*, *Caisson*sche Krankheit) wird verringert. Das radioaktive Xenonisotop $^{133}Xe$ hat, in sehr geringen Mengen der Atemluft zugesetzt, medizinische Anwendung in der Lungenfunktionsdiagnostik gefunden. Bemerkenswert ist die narkotisierende Wirkung von Xenon, deren klinische Anwendbarkeit gegenwärtig untersucht wird. Radon wird zu Kurzwecken bei Gelenk- und Herz-Kreislauf-Erkrankungen verwendet, z. B. in Bad Brambach und Bad Gastein.

## 2.3. Wasser

Wasser ist in der Natur weit verbreitet. Sämtliche Hypothesen über die Entstehung des Lebens ordnen dem Wasser eine entscheidende Funktion zu. Die Bedeutung des Wassers für den menschlichen Organismus zeigt sich auch daran, daß der Wassergehalt eines Erwachsenen ca. 60 % seiner Körpermasse beträgt und ein Wasserentzug für 3 bis 5 Tage nicht mit Leben vereinbar ist.

### 2.3.1. Physikalisch-chemische Besonderheiten des Wassers

In Analogie zu den homologen Wasserstoffverbindungen der 6. Hauptgruppe ($H_2S$, $H_2Se$, $H_2Te$) sollte Wasser bei Normbedingungen nicht als Flüssigkeit, sondern gasförmig vorliegen. Die Anomalie beruht auf der *Assoziation* von Wassermolekülen zu größeren *Molekülaggregaten*, die über Wasserstoffbrückenbindungen (s. S. 37) erfolgt und die effektive Molmasse beträchtlich vergrößert. Um Wasser in den gasförmigen Zustand zu überführen (Verdampfung), muß zusätzlich Energie zur thermischen Spaltung der Wasserstoffbrückenbindungen aufgebracht werden. Unter Normaldruck sind erst bei 100°C alle Assoziate gespalten; es liegt dann monomolekularer Wasserdampf vor. Eine weitere Anomalie zeigt die Temperaturabhängigkeit der Dichte des Wassers, die in Schmelzpunktnähe mit der Temperatur ansteigt und bei 4°C ein Maximum erreicht. Erst bei weiterem Erwärmen nimmt die Dichte gesetzmäßig mit der Temperatur ab. Dieses Phänomen beruht auf der Überlagerung zweier Effekte: Zunächst führt Erwärmen zum Abbau des voluminösen Kristallgitters des Eises (Tridymitstruktur), der bei 0°C noch nicht abgeschlossen ist; erst danach unterliegt die Dichte des Wassers im betrachteten Intervall der gesetzmäßigen Abnahme bei Temperaturerhöhung. Dieser Effekt wird jedoch durch den Zusammenbruch der sperrigen Eisstruktur übertroffen. Die somit beim Übergang von flüssigem Wasser in Eis auftretende beträchtliche Volumenzunahme ist die Ursache für die Zerstörung von Zellwänden und -membranen beim langsamen Einfrieren.

Die Zustandsformen des Wassers (Eis, Wasser, Wasserdampf) werden als *Phasen* bezeichnet. Die Phasen des Wassers sind durch folgende Energieumsätze (*latente Wärmen*) miteinander verknüpft:

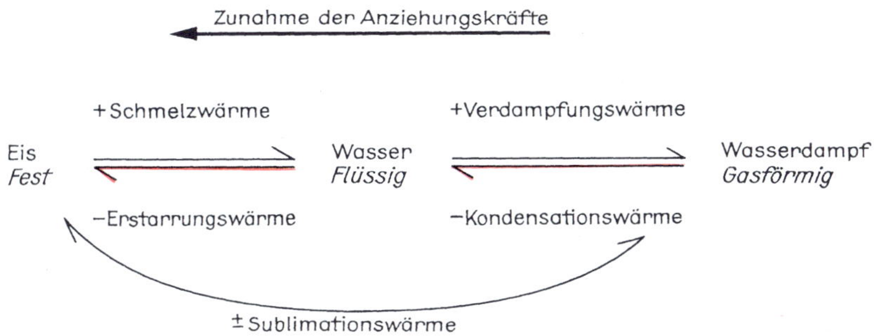


**Phasen sind *homogene Systeme* (homogen im Sinne von gleicher Molekül-, Atom- oder Ionenart), die voneinander durch physikalische Grenzen getrennt sind (z. B. unterschiedliche *Aggregatzustände* oder Kristallformen).**

Die Existenzbereiche der Phasen des Wassers können in einem *Zustandsdiagramm* dargestellt werden, in dem der Druck gegen die Temperatur aufgetragen wird (Abb. 2.1). Zustandsdiagramme sind für Systeme mit verschiedenen Phasen geeignet, übersichtlich über die Temperatur- und Druckabhängigkeit dieser Phasen zu informieren. Jedes Phasengebiet wird durch charakteristische *Dampfdruckkurven* von anderen abgegrenzt. Beim Überschreiten von *Phasengrenzen* (Abb. 2.1) wird ein anderer Aggregatzustand erreicht. Der Schmelzpunkt erscheint im Zustandsdiagramm bei Normbedingungen als Schnittpunkt der *Schmelzkurve* mit einer Parallelen zur Abszisse im Abstand p = 101 kPa (760 Torr), während der *Siedepunkt* durch den Schnittpunkt der Dampfkurve mit der gleichen Parallelen definiert ist. Am *Tripelpunkt* $t_T$ des Wassers (0,01°C; 0,61 kPa) liegen die 3 Phasen Wasserdampf, Eis und Wasser im Gleichgewicht vor.

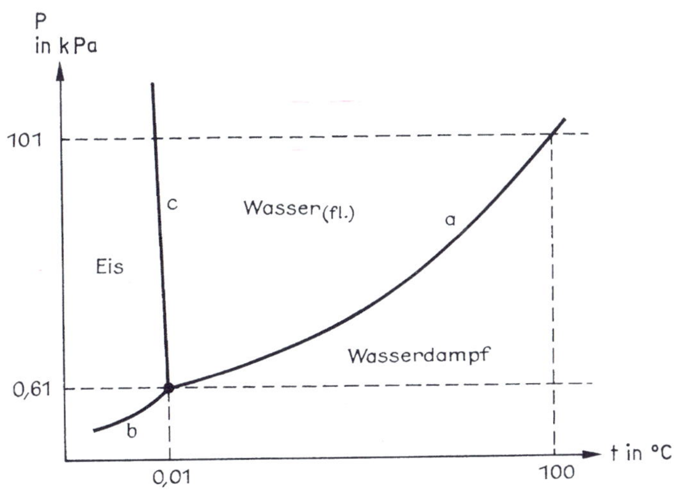


***Abb. 2.1:*** Zustandsdiagramm des Wassers (a Dampfdruckkurve, b Sublimationskurve, c Schmelzkurve).

Aus der Beziehung zwischen *Siedepunkt* und äußerem Luftdruck erklärt sich die Druckabhängigkeit der Siedetemperatur (Druckerhöhung: höherer Siedepunkt, Druckverminderung: niedrigerer Siedepunkt).

Praktische Anwendungen dieser gesetzmäßigen Zusammenhänge sind die *Vakuumdestillation* (Destillation wärmeempfindlicher Substanzen bei niedrigen Temperaturen nach Drucksenkung in der Destillationsapparatur) sowie die *Vakuumtrocknung*.

Besonders wärmeempfindliche Substanzen wie Impfstoffe, bestimmte Pharmaka und Serumeiweiße werden nach Einfrieren im Hochvakuum getrocknet. Grundlage dieser *Gefriertrocknung*, die auch als *Lyophilisierung* bezeichnet wird, ist ein Wasserentzug durch Sublimation.

## 2.3.2. Aufbau des Wassermoleküls

Das *Wassermolekül* ist gewinkelt und stark polarisiert (Abb. 2.2).

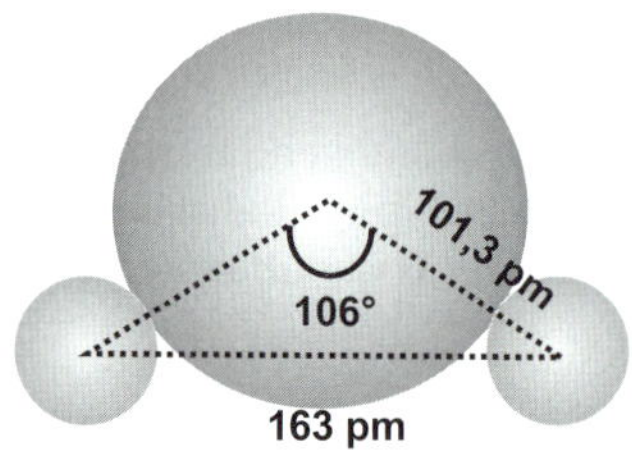


***Abb. 2.2:*** Schematische Darstellung der Bindungsabstände und -winkel im $H_2O$-Molekül.

Schwerpunkt der negativen Ladung ist der Sauerstoff, während die positive Ladung an den Wasserstoffatomen lokalisiert ist. Da die Schwerpunkte von positiver und negativer Ladung nicht zusammenfallen, besitzt das Wassermolekül ein *Dipolmoment*. Das Dipolmoment μ kann nach Gleichung (8) berechnet werden und wird in *Debye* (D) angegeben.

$$\mu = e \cdot l \qquad (8)$$

l Abstand der Ladungsschwerpunkte
e elektrostatische Ladungseinheit

Für Wasser beträgt das Dipolmoment 1,84 D; dies ist ein vergleichsweise hoher Wert.

## 2.3.3. Wasser als Lösungsmittel

Die physikalisch-chemischen Besonderheiten des Wassers haben einen wesentlichen Einfluß auf seine Ausnahmestellung als Lösungsmittel: Wegen seiner hohen Polarität ist Wasser ein vorzügliches Lösungsmittel für Säuren, Basen und Salze sowie organische Verbindungen mit *hydrophilen* (wasserfreundlichen) Gruppen (z. B. OH-Gruppen, die mit Wasser Wasserstoffbrückenbindungen eingehen und damit eine Löslichkeit bewirken können).

***Lösungen* sind Systeme, die in flüssiger Phase mindestens 2 Bestandteile enthalten. Der Hauptbestandteil wird in der Regel als *Lösungsmittel* bezeichnet.**

Zur Beurteilung der Lösungsmitteleigenschaften des Wassers wie auch anderer Substanzen ist die *Konzentration* des gelösten Stoffes eine wichtige physikalisch-chemische Größe (Tab. 2.1).

Für die Löslichkeit von Elektrolyten und polaren Stoffen ist auch die hohe *Dielektrizitätskonstante* ε des Wassers von Bedeutung. Sie ist definiert als das Verhältnis von elektrischer Feldstärke im Vakuum ($E_{vak}$) zur elektrischen Feldstärke im materieerfüllten Raum ($E_{mat}$) (9).

$$\varepsilon = \frac{E_{vak}}{E_{mat}} \qquad (9)$$

Für Wasser besitzt die Dielektrizitätskonstante ε bei 20°C den vergleichsweise hohen Zahlenwert 80,4. Die starke intramolekulare Ladungsverschiebung bei Verbindungen mit hohem Dipolmoment bewirkt eine erhebliche Abschwächung des elektrischen Feldes und damit einen Anstieg von ε. Die hohe Dielektrizitätskonstante des Wassers verursacht die elektrolytische Dissoziation.

| **Bezeichnung** | **Abkürzung** | **Einheit** |
|---|---|---|
| *1. Feste Stoffe* | | |
| **Masseprozent** | Masse-%; % (Gew.-%) | g Stoff in 100 g Gesamtmasse |
| **Molprozent** | Mol-% | Mol in 100 Mol der Mischung |
| *2. Lösungen und Mischungen* | | |
| a) auf Masseeinheit bezogen: | | |
| **Masseprozent** | Masse-%; % (Gew.-%) | g gelöster Stoff in 100 g Lösung |
| **Molalität (kg-Molalität)** | mol/1000 g Lösungsmittel | Mol in 1000 g Lösungsmittel |
| **Molenbruch** | $x_i = \frac{n_i}{n_1 + n_2 + \cdots}$ | Mol d. Stoffes i in Mischungen; $n_1$, $n_2$ etc. Mol aller Komponenten |
| b) auf Volumeneinheit bezogen: | | |
| **Molarität** | mol/l Lösung | Mol in 1 l Lösung |
| **Normalität** | val/l Lösung | Moläquivalent in 1 l Lösung |
| **Konzentration in g** | g/100 ml Lösung | g gel. Stoff in 100 ml Lösung |
| | g/l Lösung | g gel. Stoff in 1 l Lösung |
| | g/100 ml Lösungsmittel | g gel. Stoff in 100ml Lösungsm. |
| | g/l Lösungsmittel | g gel. Stoff in 1 l Lösungsmittel |
| **Volumenprozent** | Vol.-% | ml gel. Stoff in 100 ml Lösung |
| *3. Gase* | | |
| **Masseprozent** | Masse-%; % | g Gas in 100 g Gasmischung |
| **Volumenprozent** | Vol.-% | ml Gas in 100 ml Gasmischung |
| **Molprozent** | Mol-% | Mol Gas in 100 Mol Gasmischung |

***Tab. 2.1:*** Konzentrationsangaben.

## 2.3.4. Elektrolytische Dissoziation

Infolge seiner hohen Dielektrizitätskonstante wirkt Wasser ladungstrennend auf die Partner einer Ionenbindung bzw. auf stark polarisierte kovalente Moleküle (z. B. HCl).

**Die Ladungstrennung durch Wasser wird als *elektrolytische Dissoziation* bezeichnet.**

Die bei der Dissoziation gebildeten Ionen umgeben sich sofort mit einer *Hydrathülle* (10).

$$AB + (c + d)\,H_2O \rightleftharpoons [A(H_2O)_c]^{n+} + [B(H_2O)_d]^{n-} \qquad (10)$$

Da die Bildung von Ionen die elektrische Leitfähigkeit des Wassers erhöht, werden Verbindungen mit der Fähigkeit zur Dissoziation als *Elektrolyte* bezeichnet. Die durch elektrolytische Dissoziation erzeugte Leitfähigkeit hängt direkt von der Anzahl der gebildeten Ionen ab (*kolligative Eigenschaft*, s. S. 69). Im Gegensatz zu Elektrolyten hat das Auflösen eines Nichtelektrolyten keinen Einfluß auf die Leitfähigkeit.

**Die Leitung des elektrischen Stroms durch Elektrolytlösungen ist mit einem Stofftransport verbunden (negativ geladene Ionen wandern zur positiv geladenen Anode - *Anionen*; positiv geladene Ionen zur negativ geladenen Kathode - *Kationen*). Dadurch unterscheidet sich die Leitung des Stromes durch Elektrolytlösungen (Leiter 2. Klasse) wesentlich von der *Stromleitung* der Metalle (Leiter 1. Klasse). In Metallen findet kein Stofftransport bei Stromfluß statt; Temperaturerhöhung bewirkt bei Metallen eine Widerstandserhöhung, bei Elektrolytleitern im allgemeinen eine Verringerung.**

Je nach der Stellung ihrer Partner im PSE dissoziieren ionische Verbindungen in 1 bis 4fach positiv oder negativ geladene Ionen (11 - 16). Ionen mit höherer Ladung als +4 oder -4 sind in wäßrigen Lösungen nicht existenzfähig, da durch die hohe Ladungsdichte sofort Nebenreaktionen eintreten. Bereits vierfach geladene Ionen sind sehr reaktionsfähig (16).

$$NaCl \rightarrow Na^{+} + Cl^{-} \qquad (11)$$

$$CuSO_4 \rightarrow Cu^{++} + SO_4^{--} \qquad (12)$$

$$Al_2(SO_4)_3 \rightarrow 2\ Al^{+++} + 3\ SO_4^{--} \qquad (13)$$

$$Na_3PO_4 \rightarrow 3\ Na^{+} + PO_4^{---} \qquad (14)$$

$$TiCl_4 \rightarrow Ti^{++++} + 4\ Cl^{-} \qquad (15)$$

$$Ti^{++++} + H_2O \rightarrow TiO^{++} + 2\ H^{+} \qquad (16)$$

Quantitativ wird das Ausmaß der elektrolytischen Dissoziation durch den *Dissoziationsgrad* $\alpha$ angegeben. $\alpha$ ist der Quotient der Konzentrationen von dissoziierter Verbindung (c) zur Totalkonzentration ($c_0$) (17).

$$\boxed{\alpha = \frac{c}{c_0}} \qquad (17)$$

$\alpha$ kann Werte zwischen 0 (keine Dissoziation) und 1 (vollständige Dissoziation) annehmen. Allgemein hängt das Ausmaß der Dissoziation von folgenden Faktoren ab:

1. ***Starke Elektrolyte* dissoziieren vollständig, *schwache Elektrolyte* zeigen eine geringe Dissoziation. Zu den starken Elektrolyten zählen die meisten Salze, Mineralsäuren sowie die Hydroxide der Alkalimetalle.**

2. **Die Dissoziation schwacher Elektrolyte ist temperaturabhängig; in der Regel nimmt sie mit steigender Temperatur zu.**

3. **Der Dissoziationsgrad $\alpha$ wird auch durch die Elektrolytkonzentration selbst beeinflußt. Während in sehr verdünnten Lösungen auch schwache Elektrolyte praktisch vollständig dissoziiert sind, bewirkt eine Konzentrationssteigerung eine Abnahme des Dissoziationsgrades. Dieser Sachverhalt findet im *Ostwaldschen Verdünnungsgesetz* (s. S. 96) seine Erklärung.**

Neben Wasser können auch andere Lösungsmittel mit ausreichend hoher Dielektrizitätskonstante eine Dissoziation von Elektrolyten bewirken (z. B. flüssiges Ammoniak). Tatsächlich werden in diesen toxischen Lösungsmitteln unter Einhaltung strenger Sicherheitsvorkehrungen bestimmte Reaktionen in technischem Maßstab durchgeführt, wobei die speziellen Vorzüge dieser Solventien ausgenutzt werden.

## 2.3.5. Zustandsdiagramm wäßriger Lösungen

Das Zustandsdiagramm wäßriger Lösungen ist gegenüber dem des Wassers (s. S. 65) in charakteristischer Weise verändert.

Durch die Erhöhung der Teilchenzahl (Moleküle, Ionen) in Lösungen wird der Dampfdruck des reinen Lösungsmittels erniedrigt. Diesen kolligativen Effekt kann man sich vereinfacht so vorstellen, daß sich gelöste Teilchen (Ionen oder Moleküle) mit einer Hydrathülle umgeben. Dadurch halten sie einen Teil des Wassers zusätzlich zu den Wasserstoffbrückenbindungen fest. In analoger Weise steht dieses an Teilchen gebundene Wasser nicht so leicht für den Aufbau der Gitterstruktur des Eises zur Verfügung.

Abb. 2.3 zeigt den Dampfdruckunterschied zwischen Lösung und reinem Lösungsmittel, der zu einer *Siedepunktserhöhung* bzw. *Gefrierpunktserniedrigung* bei Lösungen führt.

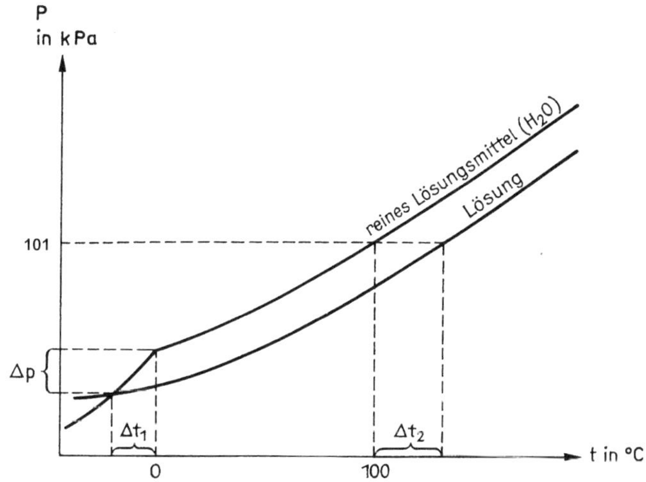


***Abb. 2.3:*** Dampfdruckkurven von Wasser im Vergleich zu einer wäßrigen Lösung ($\Delta p$ Dampfdruckerniedrigung, $\Delta t_1$ Gefrierpunktserniedrigung, $\Delta t_2$ Siedepunktserhöhung).

Die Größe der Dampfdruckerniedrigung $\Delta p$ wird quantitativ durch das 1. *Raoult*sche Gesetz erfaßt (18).

$$\Delta p = E \cdot n \qquad n = \frac{m}{M} \qquad (18)$$

n Stoffmenge
E lösungsmittelabhängige Konstante
M Molmasse

Die Konstante E wird als *molare Siedepunktserhöhung* bzw. als *molare Gefrierpunktserniedrigung* bezeichnet. Sie beträgt für Wasser 1,86 Grad · mol$^{-1}$ (molare Gefrierpunktserniedrigung des Wassers) bzw. 0,51 Grad · mol$^{-1}$ (molare Siedepunktserhöhung des Wassers). Entsprechend Gleichung (19) ermöglicht das 1. *Raoult*sche Gesetz die Bestimmung von Molmassen (Messung der Siedepunktserhöhung: *Ebullioskopie,* Gefrierpunktserniedrigung: *Kryoskopie*).

$$\Delta T = E \cdot n = \frac{m}{M} \cdot E \qquad (19)$$

Nach Gleichung (18) ist die Dampfdruckerniedrigung der Zahl der gelösten Teilchen direkt proportional. Deshalb zeigen Elektrolytlösungen, bei denen die Teilchenzahl durch elektrolytische Dissoziation erhöht ist, größere Dampfdruckerniedrigung als gleichmolare Lösungen von Nichtelektrolyten.

Bei Kenntnis der Molmasse von Elektrolyten kann der Dissoziationsgrad $\alpha$ in Abhängigkeit von der Konzentration ermittelt werden.

## 2.3.6. Diffusion

Flüssigkeitsmoleküle befinden sich ebenso wie Moleküle und Atome von Gasen in ständiger regelloser Bewegung, wobei die Geschwindigkeit von der Größe der Moleküle und von der Temperatur abhängt (s. S. 45).

Die Bewegung von Molekülen in Flüssigkeiten oder Gasen wird durch die *Brownsche Molekularbewegung* sichtbar. Man versteht darunter das Vibrieren mikroskopisch kleiner Partikel (nicht von Molekülen!) in Flüssigkeiten oder Gasen. Dieser Effekt kommt durch Impulse zustande, die den Partikeln von den umgebenden Molekülen durch Stöße erteilt werden.

Durch die Molekülbeweglichkeit kommt es bei vorhandenem Konzentrationsgefälle (z. B. Überschichtung unterschiedlich konzentrierter Salzlösungen, Auflösen eines Stoffes) zu einem Konzentrationsausgleich, der sich in Gasen rasch, in Flüssigkeiten viel langsamer einstellt. Dieser Vorgang wird als *Diffusion* bezeichnet.

**Unter Diffusion versteht man die Wanderung von Teilchen entlang eines Konzentrationsgefälles. Sie führt zu einer Erhöhung des Unordnungsgrades und damit zur Zunahme der Entropie (s. S. 44) des Systems. Daher ist die Diffusion ein spontan ablaufender Vorgang.**

Diffusionsvorgänge sind von großer biologischer Bedeutung, da sie die Grundlage für den Stoffaustausch in molekularen Dimensionen darstellen. Die auf der Diffusion beruhende passive Durchdringung (*Permeation*) biologischer *Membranen*, die allgemein eine Permeationsbarriere darstellen, verläuft in der Größenordnung von Sekunden. Eine Erhöhung des Diffusionswiderstandes durch Membranverdichtungen oder -verdickungen kann zu schwerwiegenden Behinderungen von biologischen Transportvorgängen führen. Es muß jedoch betont werden, daß sich der Stofftransport an biologischen Grenzflächen keinesfalls nur auf passive Diffusion zurückführen läßt. Dabei spielen zusätzlich zahlreiche membranbedingte diffusionshemmende und aktive Transportmechanismen eine Rolle.

## 2.3.7. Osmose

Ist die Lösung eines Stoffs vom Lösungsmittel durch eine *semipermeable Membran* (d. h. durchlässig für das Lösungsmittel - z. B. Wasser -, undurchlässig für den gelösten Stoff) abgetrennt, so tritt einseitige Diffusion des Lösungsmittels in die Lösung ein, die als *Osmose* bezeichnet wird.

**Die Osmose ist eine einseitige Diffusion, die zu einem dynamischen Gleichgewicht führt, das dann erreicht ist, wenn in der Zeiteinheit die semipermeable Membran von gleich vielen Lösungsmittelmolekülen in beiden Richtungen passiert wird. Die Osmose führt zu einem Druckanstieg in der Lösung, der als *osmotischer Druck* $\pi$ bezeichnet wird** (Abb. 2.4). **Der osmotische Druck $\pi$ ist gleich dem Druck, der auf die Lösung ausgeübt werden muß, um ein Eindringen von Lösungsmittelmolekülen zu verhindern.**

Osmotische Vorgänge können experimentell mit Hilfe einer sogenannten *Pfefferschen Zelle* nachgewiesen werden (Abb. 2.4).

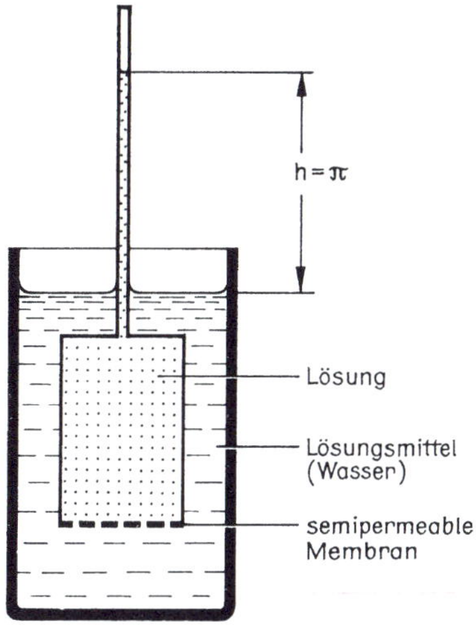


***Abb. 2.4:*** Schematische Darstellung einer *Pfeffer*schen Zelle zur Demonstration osmotischer Vorgänge (h ist der dem osmotischen Druck π entsprechende hydrostatische Druck).

Nach *van't Hoff* ist der durch einen gelösten Stoff verursachte osmotische Druck gleich dem Gasdruck, den der Stoff ausüben würde, wenn er im gleichen Volumen gasförmig vorläge. Daher ist der osmotische Druck in verdünnten Lösungen der Konzentration der gelösten Teilchen proportional. Diese Proportionalität wird durch das *van't-Hoffsche Gesetz* erfaßt (20).

$$\pi \cdot v = n \cdot RT \qquad \pi = \frac{n}{v} \cdot RT \quad \text{da} \quad \frac{n}{v} = c \text{ folgt:}$$

$$\boxed{\pi = c \cdot RT} \qquad (20)$$

c Konzentration des gelösten Stoffes
v Lösungsmittelvolumen
n Stoffmenge (Mol) des gelösten Stoffes

Mit Hilfe der *van't Hoff*schen Gleichung (20) kann man den osmotischen Druck berechnen. Die dabei erhaltenen Werte stimmen jedoch nur für stark verdünnte Lösungen mit den experimentell gefundenen überein, da mit zunehmender Konzentration die Näherung a = c (bzw. f = 1, s. S. 84) nicht mehr zulässig ist.

Der osmotische Druck π einer Lösung, die in 22,4 l ein Mol eines Nichtelektrolyten (z. B. Glucose) enthält, berechnet sich demnach bei 0°C zu 101 kPa (760 Torr). Da die Beziehung (20) die kolligative Größe n enthält, ist der osmotische Druck einer Lösung eines starken binären Elektrolyten doppelt so groß (Dissoziation des Elektrolytmoleküls in zwei Teilchen!) wie der einer gleich konzentrierten Nichtelektrolytlösung gleichen Volumens. Dieser Tatsache wird durch Angabe der *Osmolarität* einer Lösung Rechnung getragen: Eine 0,1 M Zuckerlösung ist zugleich 0,1 osmolar, während eine 0,1 M Natriumchloridlösung 0,2 osmolar ist[1]. Lösungen gleicher Osmolarität werden *isotonisch* bzw. *isoosmotisch* genannt.

Die *van't-Hoff*sche Beziehung (20) kann zur Bestimmung von Molmassen und auch zur Ermittlung von Dissoziationsgraden herangezogen werden. Mit Hilfe von *Dampfdruckosmometern* kann man Molmassen niedermolekularer Verbindungen bestimmen.

[1] *Physiologische Kochsalzlösung* (0,9% NaCl) ist 0,154 molar bzw. 0,308 osmolar.

fernt werden. Ein wichtiges klinisches Anwendungsgebiet stellt die *Hämodialyse* in der *künstlichen Niere* dar, wobei niedermolekulare, harnpflichtige Substanzen aus dem Blut entfernt werden.

## 2.3.9. Wasserstoff und Proton

Wasserstoff kommt in der Natur kaum elementar vor, ist aber in seinen Verbindungen weit verbreitet. Er entsteht bei der Reaktion von Säuren (21), Laugen (22) oder auch Wasser (23) mit geeigneten Metallen.

$Zn + 2\ HCl \rightarrow ZnCl_2 + H_2$ (21)

$Al + 3\ NaOH + 3\ H_2O \rightarrow Na_3[Al\ (OH)_6] + 3/2\ H_2$ (22)

$2\ Na + 2\ H_2O \rightarrow 2\ NaOH + H_2$ (23)

Großtechnisch wird Wasserstoff aus Wasser bzw. aus Kohlenwasserstoffen erzeugt.

Die Oxidationszahl (OZ) des Wasserstoffs beträgt entsprechend der Stellung des Bindungspartners im PSE +1 oder -1. Die OZ -1 hat Wasserstoff in den salzartigen Hydriden. Mit Ausnahme der Edelgase bildet Wasserstoff mit allen Elementen Verbindungen, z. T. in explosionsartigen Reaktionen wie mit Chlor oder Sauerstoff (24).

$H_2 + 1/2\ O_2 \rightarrow H_2O$ $\Delta H = -\ 286\ kJ \cdot mol^{-1}$ (24)
(Knallgasreaktion)

Für die biologische Oxidation, bei der über die Atmungskette die Knallgasreaktion stufenweise abläuft, kommt nach *Wieland* der enzymatischen Wasserstoffaktivierung entscheidende Bedeutung zu. Die dabei freigesetzte Energie wird zum Aufbau energiereicher Phosphatbindungen (ATP) genutzt.

Das Wasserstoffatom (Symbol $^1_1H$) besteht aus einem Proton im Kern und einem Elektron in der Hülle. Neben $^1_1H$ sind die Isotope $^2_1H$ (Deuterium, abgekürzt D) und $^3_1H$ (Tritium, abgekürzt T) bekannt. Deuterium ist ein stabiles Isotop, das mit einer natürlichen Häufigkeit von 0,015 % bezogen auf $^1H$ vorkommt. Tritium ist ein Radioisotop (Halbwertszeit 12,3 Jahre), das unter ß-Strahlung (Elektronenemission) in $^3_2He$ zerfällt. D- und T-markierte Verbindungen sind von Bedeutung für die Untersuchung des chemischen und zeitlichen Ablaufs biologischer Vorgänge.

Die Moleküle des elementaren Wasserstoffs sind sehr klein (leichtestes bekanntes Gas) und besitzen daher eine hohe Molekülbeweglichkeit, die eine Diffusion (s. S. 70) auch durch Metalle (z. B. Palladium) gestattet. Die niedrige kritische Temperatur des Wasserstoffs (33 K) deutet auf Schwierigkeiten bei seiner Verflüssigung hin. Flüssiger Wasserstoff ist jedoch - ähnlich wie flüssiges Helium - bedeutsam für die Untersuchung physikalischer Eigenschaften wie Leitfähigkeit, magnetisches und optisches Verhalten bei tiefen Temperaturen.

Elementarer Wasserstoff kann in Wasserstoffatome gespalten werden, die länger beständig sind als Sauerstoff- und Stickstoffatome (25). Die mittlere Lebensdauer beträgt unter Normalbedingungen 0,3 s.

$H_2 \rightarrow 2\ H^{\bullet}$ $\Delta H = +\ 436\ kJ \cdot mol^{-1}$ (25)

Die für die Umsetzung gemäß Gleichung (25) aufzuwendende Energie wird als Dissoziationsenthalpie bezeichnet. Sie entspricht der Rekombinations- bzw. Bindungsenthalpie des Wasserstoffmoleküls, die frei wird, wenn sich zwei Wasserstoffatome zu einem Wasserstoffmolekül vereinigen (27).

Atomarer Wasserstoff kann durch chemische oder physikalische Prozesse erhalten werden. Alle chemischen Umsetzungen, in deren Verlauf Wasserstoff ($H_2$) entsteht, liefern primär Wasserstoffatome (H, *Wasserstoff in statu nascendi*, d. h. im Zustand des Entstehens) (26, 27).

$Zn + 2\ H^+ \rightarrow 2\ H + Zn^{2+}$ (26)

$2\ H \rightarrow H_2$ $\Delta H = -436\ kJ \cdot mol^{-1}$ (27)

Wasserstoff *in statu nascendi* ist sehr reaktiv. So wird eine angesäuerte (violette) Permanganatlösung reduktiv entfärbt (28).

$MnO_4^- + 5\ H + 3\ H^+ \rightarrow Mn^{2+} + 4\ H_2O$ (28)

Leitet man dagegen molekularen Wasserstoff, z. B. aus einer Stahlflasche, in eine angesäuerte Permanganatlösung ein, so findet keine Reaktion statt - die Lösung bleibt violett (29).

$MnO_4^- + H^+ + H_2 \rightarrow$ keine Reaktion (29)

Dieses Beispiel verdeutlicht, daß der erste Schritt vieler Reaktionen, an denen elementare Gase beteiligt sind, in der Überführung von Molekülen in Atome besteht. Die dazu erforderliche Dissoziationsenergie ist für zahlreiche gasförmige Elemente sehr hoch, wodurch sich deren Reaktionsträgheit erklärt (z. B. Anwendung von Stickstoff als Schutz- bzw. *Inertgas*). Die Verwendung von Wasserstoff als Reduktionsmittel sowohl in der anorganischen als auch in der organischen Chemie setzt daher die Spaltung der H-H-Bindung (hohe Temperaturen, Katalysatoren) voraus.

Während Wasserstoffatome durch Elektronenaufnahme aus dem $1s^1$- in den $1s^2$-Zustand übergehen, nehmen sie durch Elektronenabgabe formal den Zustand $1s^0$ an. Der $1s^2$-Zustand wird bei der Bildung des Hydridions ($H^-$) erreicht. Das freie $H^+$-Ion, ein Wasserstoffkern (daher Proton), ist auf chemischem Weg nicht zugänglich. Nackte Protonen entstehen nur auf physikalischem Weg; in wäßrigen Systemen oder anderen Lösungsmitteln liegen stets hydratisierte bzw. solvatisierte Protonen vor (30).

$H^+ + x\ H_2O \rightarrow [H(H_2O)_x]^+$ $\Delta H = -1122\ kJ \cdot mol^{-1}$ (30)

Neben dem Monohydrat $H_3O^+$, das als *Oxoniumion* (mitunter auch Hydronium- oder Hydroxoniumion) bezeichnet wird, bilden sich auch höhere Hydrate. Zweckmäßigerweise wird jedoch bei der Formulierung chemischer Reaktionsgleichungen anstelle der Formel $H_3O^+$ das Symbol $H^+$ verwendet. Es ist allerdings zu berücksichtigen, daß es sich dabei stets um solvatisierte Protonen handelt, sofern nicht physikalische Hochenergievorgänge oder Kernreaktionen beschrieben werden.

Ein Proton ist nicht permanent an ein bestimmtes Wassermolekül gebunden, sondern unterliegt rasch verlaufenden Austauschreaktionen mit benachbarten Wassermolekülen. Die mittlere Lebensdauer eines einzelnen $H_3O^+$-Ions beträgt nur $10^{-13}$ s. Nach dieser extrem kurzen Zeit hat das Proton bereits seinen Bindungspartner gewechselt. Das hydratisierte Proton ist der Träger der sauren Eigenschaft im klassischen Sinne und deshalb für das Verständnis des Säure-Base-Begriffs von zentraler Bedeutung.

## 2.3.9.1. Säure-Base-Theorien

Nach der Definition von *Arrhenius* und *Ostwald* sind Säuren Verbindungen, die in wäßriger Lösung die Protonenkonzentration erhöhen, während Basen einen Anstieg der Hydroxidionenkonzentration verursachen. Obwohl diese Definition des Säure-Base-Begriffs nicht umfassend genug ist, erlaubt sie für wäßrige Lösungen einige grundsätzliche Aussagen:

**1. In wäßrigen Lösungen hängt die Stärke von Säuren bzw. Basen von der Menge der gebildeten Oxonium- bzw. Hydroxidionen ab (hohe $H^+$-Konzentration: starke Säure, hohe $OH^-$-Ionenkonzentration: starke Base).**

**2. Äquivalente Mengen von $H^+$- und $OH^-$-Ionen kompensieren sich in wäßriger Lösung. Dieser Vorgang wird als *Neutralisation* bezeichnet** (31).

$H^+ + OH^- \rightarrow H_2O$ $\Delta H = -57{,}4\ kJ \cdot mol^{-1}$ (31)

**Neutralisationsreaktionen ermöglichen die quantitative Bestimmung von Säuren und Basen. Beim Neutralisationsvorgang zwischen einer 1 N Säure und einer 1 N Base wird unabhängig von der Natur der Partner die *Neutralisationswärme* von 57,4 kJ · mol$^{-1}$**

**frei. Dabei müssen jedoch störende Nebeneffekte (Mischungs- und Verdünnungswärmen) berücksichtigt werden.**

**3. Die meisten Säuren und Basen werden durch die Reaktion entsprechender Nichtmetalloxide (Säureanhydride) bzw. Metalloxide (Basenanhydride) mit Wasser gebildet** (32, 33).

$$SO_3 + H_2O \rightarrow H^+ + HSO_4^- \quad (32)$$

$$CaO + H_2O \rightarrow 2\ Ca^{++} + 2\ OH^- \quad (33)$$

Zahlreiche Theorien sind mit dem Ziel einer umfassenderen Definition von Säure-Base-Reaktionen entwickelt worden. Entsprechend der überragenden Bedeutung wäßriger Systeme für biologische Vorgänge werden hier Theorien dargestellt, die vornehmlich Wasser als Lösungsmittel berücksichtigen. Andere Vorstellungen, die speziell für nichtwäßrige Systeme (z. B. Solvenstheorie) abgeleitet wurden, sollen dagegen vernachlässigt werden.

## 2.3.9.2. Säure-Base-Begriff nach Brønsted

Nach *Brønsted* sind Säuren Verbindungen, die als *Protonendonoren* (auch als *Protonendonatoren* bezeichnet) fungieren, während Basen *Protonenakzeptoren* sind (34).

$$\text{Säure} \rightleftharpoons \text{Base} + \text{Proton} \quad (34)$$

Unabhängig von der Art des Lösungsmittels und von der chemischen Konstitution von Säuren und Basen beruht eine Säure-Base-Reaktion ausschließlich auf der Überführung eines Protons von der Säure zur Base, ohne daß Hydroxidionen funktionelle Bedeutung zukommt. Allgemein kann eine Säure-Base-Reaktion nach *Brønsted* folgendermaßen formuliert werden (35).

$$SH + B \rightleftharpoons BH^+ + S^- \qquad \text{(SH: Säure, B: Base)} \quad (35)$$

Die Protonendonorwirkung von Oxonium- oder Ammoniumionen bzw. die Protonenakzeptorwirkung von Wasser oder Ammoniak ist aus den Gleichungen (36) und (37) zu erkennen.

$$H_3O^+ \rightleftharpoons H_2O + H^+ \quad (36)$$

$$NH_4^+ \rightleftharpoons NH_3 + H^+ \quad (37)$$

So bildet z. B. die Base Wasser durch Addition eines Protons die mit ihr korrespondierende Säure $H_3O^+$. Derartige Systeme mit reversiblem Protonenübergang werden als *korrespondierende* oder *konjugierte Säure-Base-Paare* bezeichnet (Übersicht 2.2).

Je nach ihrer Ladung werden Säuren und Basen in Kation-, Anion- bzw. Neutralsäuren und -basen eingeteilt. Aus Übersicht 2.2 ist weiterhin zu entnehmen, daß verschiedene Verbindungen (z. B. $H_2O$, $NH_3$) sowohl als Säure als auch als Base reagieren können; sie werden *Ampholyte* genannt und sind als Lösungsmittel für Säure-Base-Reaktionen wichtig.

Nach *Brønsted* beruhen Säure-Base-Reaktionen auf Wechselwirkungen zweier korrespondierender Säure-Base-Paare (38).

$$\begin{array}{llll} \underset{\text{Säure 1}}{H_2O} & & \rightleftharpoons \underset{\text{Base 1}}{OH^-} & + H^+ \\ \underset{\text{Base 2}}{NH_3} & + H^+ & \rightleftharpoons \underset{\text{Säure 2}}{NH_4^+} & \\ \hline \underset{\text{Säure 1}}{H_2O} & + \underset{\text{Base 2}}{NH_3} & \rightleftharpoons \underset{\text{Base 1}}{OH^-} & + \underset{\text{Säure 2}}{NH_4^+} \end{array} \quad (38)$$

Neutralisationsreaktionen sind danach durch die Reaktion äquivalenter Mengen korrespondierender Säure und Base unter Bildung eines Ampholyts gekennzeichnet (39).

$$H_3O^+ + OH^- \rightleftharpoons H_2O + H_2O \quad (39)$$
Säure 1 Base 2 Base 1 Säure 2

Diese Vorstellung bietet den Vorteil, daß auch Neutralisationsreaktionen in nichtwäßrigem Milieu formuliert werden können, z. B. für flüssiges Ammoniak (*Ammonosytem*) (40).

$$NH_4^+ + NH_2^- \rightleftharpoons NH_3 + NH_3 \quad (40)$$
Säure 1 Base 2 Base 1 Säure 2

| | **Säure** ⇌ | **Base** | | **+ Proton** |
|---|---|---|---|---|
| NS | $H_2O$ | $OH^-$ | AB | $+ H^+$ |
| NS | $HCl$ | $Cl^-$ | AB | $+ H^+$ |
| NS | $H_2SO_4$ | $HSO_4^-$ | AB | $+ H^+$ |
| AS | $HSO_4^-$ | $SO_4^{--}$ | AB | $+ H^+$ |
| NS | $H_3PO_4$ | $H_2PO_4^-$ | AB | $+ H^+$ |
| AS | $H_2PO_4^-$ | $HPO_4^{--}$ | AB | $+ H^+$ |
| AS | $HPO_4^{--}$ | $PO_4^{---}$ | AB | $+ H^+$ |
| KS | $H_3O^+$ | $H_2O$ | NB | $+ H^+$ |
| NS | $NH_3$ | $NH_2^-$ | AB | $+ H^+$ |
| KS | $NH_4^+$ | $NH_3$ | NB | $+ H^+$ |
| KS | $[Al(OH_2)_6]^{3+}$ | $[Al(OH_2)_5OH]^{2+}$ | KB | $+ H^+$ |

***Übersicht 2.2:*** Korrespondierende Säure-Base-Paare (KS, NS, AS, KB, NB, AB Kation-, Neutral-, Anion-Säure/-Base).

Die Stärke von Säuren und Basen wird durch das Ausmaß der Protonendonor- bzw. -akzeptorwirkung bestimmt. Starke Säuren sind starke $H^+$-Donoren (41), starke Basen starke $H^+$-Akzeptoren (42).

$$HCl + OH^- \rightleftharpoons Cl^- + H_2O \quad (41)$$
Säure 1 Base 2 Base 1 Säure 2

$$NH_4^+ + OH^- \rightleftharpoons NH_3 + H_2O \quad (42)$$
Säure 1 Base 2 Base 1 Säure 2

Man erkennt aus Gleichung (41), daß die beiden Anionbasen $Cl^-$ und $OH^-$ um den Besitz eines Protons konkurrieren: Hydroxidionen sind stärker basisch als Chloridionen, während HCl die stärkere Säure ist; sie bildet mit der stärkeren Base $OH^-$ die in diesem Fall schwächere Säure $H_2O$. In analoger Weise kann die stärkere Basizität von $OH^-$ im Vergleich mit $NH_3$ diskutiert werden (42).

**Als allgemeine Regel gilt, daß starke Säuren mit schwachen Basen und starke Basen mit schwachen Säuren korrespondieren: Je stärker eine Säure (Base), desto schwächer ist die mit ihr korrespondierende Base (Säure).**

Es ist ein wesentlicher Fortschritt der *Brønsted*schen Vorstellungen gegenüber denen von *Arrhenius* und *Ostwald*, daß in erster Linie nicht Eigenschaften bestimmter Stoffe charakterisiert werden, sondern die Funktion, Protonen aufzunehmen (Protonenakzeptor) oder abzugeben (Protonendonor).

## 2.3.9.3. Säure-Base-Begriff nach Lewis

Nach *Lewis* ist für den Basecharakter von Molekülen, Atomen oder Ionen ein freies Elektronenpaar maßgebend, das kovalente Bindungen ermöglicht (Base: *Elektronenpaardonor*). Säuren verfügen über Elektronenlücken, die durch die Reaktion mit einer Base aufgefüllt werden (Säure: *Elektronenpaar-*

*akzeptor*). Ein Beispiel einer Säure-Base-Reaktion nach *Lewis* ist die Umsetzung von Aluminiumchlorid mit Ammoniak (43).

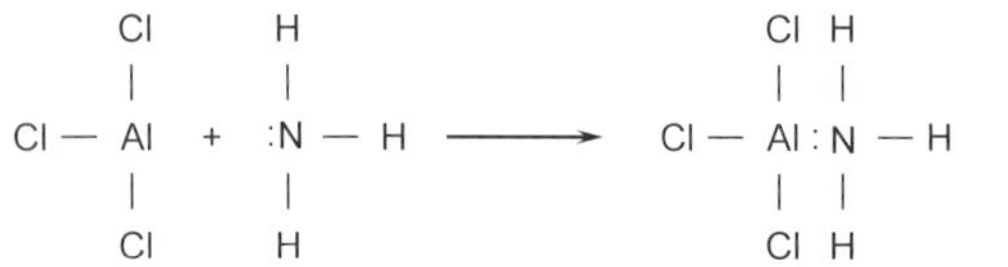


(43)

Säure Base Säure-Base-Addukt

Elektronenpaar-
Akzeptor Donor

Weitere Säure-Base-Reaktionen nach *Lewis* sind in Übersicht 2.3 wiedergegeben.

| **Säure** | + **Base** | $\rightleftharpoons$ **Säure-Base-Addukt** | |
|---|---|---|---|
| $H^+$ | $:OH^-$ | $H_2O$ | Wasser |
| $F_3B$ | $:NH_3$ | $F_3B{:}NH_3$ | Bortrifluoridammoniakat |
| $Fe^{2+}$ | $6\ :CN^-$ | $[Fe(:CN)_6]^{4-}$ | Hexacyanoferrat(II) |
| $H^+$ | 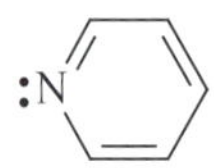 | 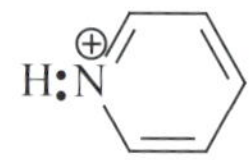 | Pyridiniumkation |

***Übersicht 2.3:*** Säure-Base-Reaktionen nach Lewis.

## 2.3.9.4. Beziehungen zwischen Struktur und Säure- bzw. Basenstärke

Die Stärke von Wasserstoffsäuren des Typs HX hängt vor allem davon ab, wie stark nach dem *Coulomb*schen Gesetz (44) die Kraft K ist, mit der Protonen an den Rest X gebunden sind.

$$K = \frac{e_1 \cdot e_2}{r^2} \qquad (44)$$

$e_1$ Ladung des säurebildenden Restes X
$e_2$ Ladung des Protons
r Abstand H–X

Dabei ist jedoch der Einfluß unterschiedlicher Lösungsmittel (Konzentration, Polarität) zu berücksichtigen. Je stärker die X–H-Bindung ist, desto mehr Energie muß zur Ablösung eines Protons aufgebracht werden, d. h., desto schwächer ist die Protonendonorwirkung. Die Bindungsfestigkeit des Protons wird wesentlich durch zwei Faktoren bestimmt:

**1. Stark elektronegative Atome oder Atomgruppen führen zu einer Polarisierung der X–H-Bindung und damit zu deren Schwächung (Zunahme der Säurestärke - starker Protonendonor). Damit ergibt sich folgende Abstufung der Säurestärke von Wasserstoffverbindungen:**

**$CH_4 < NH_3 < H_2O < HF$;**

**sie entspricht der Reihenfolge der Elektronegativitäten der diesen Verbindungen zugrunde liegenden Elemente:**

**C < N < O < F.**

**2. Eine Zunahme der Bindungsabstände zwischen H und Säurerest X führt zur Abnahme der Bindungsstärke der X–H-Bindung und damit zur Zunahme der Säurestärke. Das zeigt z. B. die Änderung der Bindungsabstände der X–H-Bindung bei Elementen der 7. Hauptgruppe:**

**H–F < H–Cl < H–Br < H–I**

**Daraus resultiert eine gleichsinnige Abstufung der Säurestärken:**

**H–F < H–Cl < H–Br < H–I**

Als allgemeine Regel folgt, daß eine Zunahme der Säurestärke von Wasserstoffsäuren mit einer Erhöhung der Polarität der H–X-Bindung (im säurebildenden H–X-Molekül H positiv, X negativ polarisiert) und einer Zunahme des H–X-Abstandes einhergeht.

Die Stärke von Basen wird von dem Ausmaß der Protonenakzeptorwirkung eines Elektronenpaars beeinflußt, das sich am negativen Ende eines basebildenden Dipolmoleküls befindet.

Aus der *Brønsted*-Theorie und den Regeln über die Abstufung und Beeinflussung der Säurestärke von Wasserstoffsäuren folgt, daß $F^-$ eine stärkere Base als $Cl^-$ ist (analog $O^{--} > S^{--}$). In der 2. Periode ist die Basenstärke wie folgt abgestuft:

$H_3C^- > NH_2^- > OH^- > F^-$

Für die Beurteilung des Säure- bzw. Basecharakters von Verbindungen des Typs Y-O-H (Sauerstoffsäuren, basische Hydroxide) sowie deren Stärke gelten folgende Verallgemeinerungen:

**Verbindungen des Typs Y-O-H können entweder unter Bildung von Protonen ($H^+$) oder von Hydroxidionen ($OH^-$) in wäßrigen Lösungen dissoziieren. Verbindungen, die sowohl als Säure als auch als Base zu reagieren vermögen, werden als *amphoter* bzw. als *Ampholyt* bezeichnet** (45).

$$\underset{\text{sauer}}{YO^- + H^+} \rightleftharpoons \underset{\text{amphoter}}{\text{Y-O-H}} \rightleftharpoons \underset{\text{basisch}}{Y^+ + OH^-} \quad (45)$$

Die Richtung der Aufspaltung einer Bindung in Y-O-H nach links oder rechts in Gleichung (45) hängt im wesentlichen vom Charakter von Y ab. Ist Y ein Element der ersten Hauptgruppe, dann handelt es sich um starke Basen (H elektronegativer als die Alkalimetalle), während Säuren vorliegen, wenn Y ein Halogen ist (Halogene elektronegativer als H). Somit ergibt sich für die Basenstärke (bzw. Säurestärke) von Y-O-H-Verbindungen der dritten Periode des Periodensystems folgende Abstufung (Gruppe I bis VII):

| I | II | III | IV | V | VI | VII |
|---|---|---|---|---|---|---|
| NaOH | $Mg(OH)_2$ | $Al(OH)_3$ | $OSi(OH)_2$ | $OP(OH)_3$ | $O_2S(OH)_2$ | $O_3ClOH$ |
| Natrium-hydroxid | Magnesium-hydroxid | Aluminium-hydroxid | Kieselsäure | Phosphor-säure | Schwefel-säure | Perchlor-säure |

zunehmende Basenstärke ← amphoter → zunehmende Säurestärke

Innerhalb einer Gruppe des PSE nimmt die Basizität von Hydroxiden mit steigender Atommasse zu. Für die erste Hauptgruppe (Alkalimetalle) gilt bezüglich der Basenstärke der Hydroxide folgende Abstufung:

LiOH < NaOH < KOH < RbOH < CsOH < FrOH.

Entsprechend nimmt die Acidität der Sauerstoffsäuren bei gleicher Ladung des Zentralatoms mit steigender Atommasse ab. So zeigt ein Vergleich von Hypochloriger, Hypobromiger und Hypoiodiger Säure (Oxidationszahl des Zentralatoms +1) folgende Aciditätsabnahme:

ClOH > BrOH > IOH

Die Polarität der OH-Bindung wird erhöht (gleichbedeutend mit einer Schwächung der O-H-Bindung und erhöhter Protonendonorfähigkeit), wenn weitere Sauerstoffatome an das Zentralatom Y gebunden sind. Deshalb ist z. B. $HClO_4$ (Perchlorsäure) eine stärkere Säure als HClO (Hypochlorige Säure). Innerhalb der Chlorsauerstoffsäuren ergibt sich damit folgende Abstufung zunehmender Acidität:

$HClO < HClO_2 < HClO_3 < HClO_4$

Diese allgemeinen Regeln haben trotz vereinfachender Näherungsbetrachtungen, die z. B. die wesentlichen Lösungsmittel-Wechselwirkungen unberücksichtigt lassen, erhebliche Vorteile. Sie ermöglichen vergleichende Aussagen über die Stärke von Säuren (oder Basen) in Abhängigkeit von der Stellung eines Elements im Periodensystem (Elektronegativität, Atomradien). Selbstverständlich müssen sich derartige Vergleiche stets auf das gleiche Lösungsmittel beziehen. Dieses Konzept ist modifiziert auch für die Diskussion der Stärke organischer Säuren und Basen nützlich (s. S. 286).

| | *Arrhenius-Ostwald* | *Brønsted* | *Lewis* |
|---|---|---|---|
| **Grundkonzept:** | $H^+/OH^-$-Antagonismus | Schlüsselstellung von $H^+$ ($OH^-$ ohne funktionelle Bedeutung) | Elektronenpaardonor-/ Elektronenpaarakzeptor-Wechselwirkung |
| **Säure:** | $H^+$-Bildner | $H^+$-Donor | Elektronenpaarakzeptor |
| **Base:** | $OH^-$-Bildner | $H^+$-Akzeptor | Elektronenpaardonor |
| **Neutralisation:** | $H_3O^+ + OH^- \rightarrow 2\ H_2O$ | Reaktion Säure mit korrespondierender Base eines Ampholyten: $H_3O^+ + OH^- \rightarrow H_2O + H_2O$ | $Cl_3Al + :NH_3 \rightarrow Cl_3Al:NH_3$ |
| **Stärke:** | $c_{H^+}$ Maß für Säure-, $c_{OH^-}$ Maß für Basenstärke | $H^+$-Akzeptor- bzw. Donorwirkung; Korrespondenz starke Säure (Base) mit schwacher Base (Säure) | Elektronenpaardonor- bzw. -akzeptorstärke |
| **Klassifizierung:** | Wasserstoff-/ Sauerstoff-Säuren; ein-/ mehrsäurige (-basige) Basen (Säuren) | Kation - / Anion - / Neutral - }Säure (Base) | |
| **Geltungsbereich:** | eng; als Base zählt nur $OH^-$ | umfassendere Basendefinition: z. B. $NH_3$, $R\text{-}NH_2$, $CH_3COO^-$ in $H_2O$ Basen (Protonenakzeptoren) | generell anwendbar auf chemische Reaktionen (mit Ausnahme von Redoxreaktionen) |

***Übersicht 2.4***: Säure-Base-Theorien.

Übersicht 2.4 vermittelt einen Vergleich der verschiedenen Säure-Base-Theorien.

## 2.4. Chemische Gleichgewichte und Massenwirkungsgesetz

Die Elemente Iod und Wasserstoff reagieren beim Erhitzen miteinander unter Bildung von Iodwasserstoff (46).

$$H_{2(g)} + I_{2(g)} \rightleftharpoons 2\ HI_{(g)} \qquad (46)$$

Die Kontrolle des zeitlichen Ablaufs von Reaktion (46) durch Bestimmung der Konzentrationsabnahme der Edukte ($H_2$, $I_2$) bzw. der Zunahme der Konzentration des Produkts (HI) in Abhängigkeit von der Reaktionszeit t zeigt, daß sich nach einer bestimmten Zeit (bei konstanter Temperatur und konstantem Druck) konstante Konzentrationsverhältnisse zwischen Edukten und Produkten einstellen. Dieser Zustand wird als *chemisches Gleichgewicht* bezeichnet:

**Ein System befindet sich dann im chemischen Gleichgewicht, wenn sich die Konzentration der Ausgangsstoffe und der Produkte zeitlich nicht mehr verändert. Chemische Gleichgewichte charakterisieren einen *dynamischen Zustand*.**

Der scheinbare Reaktionsstillstand im Zustand des Gleichgewichts wird dadurch hervorgerufen, daß in der Zeiteinheit die gleiche Anzahl gebildeter Produktmoleküle (HI) wieder in die Ausgangsstoffe ($H_2$, $I_2$) zerfällt. Dieser Vorgang ist in Abb. 2.6 schematisch wiedergegeben. Der dynamische Gleichgewichtszustand wird in chemischen Gleichungen durch einen Doppelpfeil ($\rightleftharpoons$) symbolisiert (46).

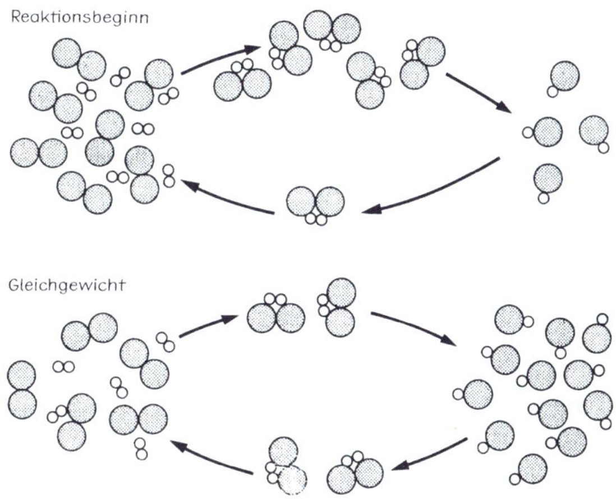


***Abb. 2.6:*** Schematische Darstellung der HI-Bildung (große Kugeln I-, kleine H-Atome).

Quantitative Aussagen über die Lage von chemischen Gleichgewichten erlaubt das von *Guldberg* und *Waage* aufgestellte *Massenwirkungsgesetz* (MWG).

## 2.4.1. Das Massenwirkungsgesetz

Für die Beschreibung chemischer Gleichgewichtszustände ist die *Reaktionsgeschwindigkeit* (RG) eine wichtige Bezugsgröße. Sie ist als negativer Differentialquotient (bei abnehmender Konzentration) der Konzentration (c) nach der Zeit (t) definiert und erfaßt die zeitliche Änderung der Konzentration (47).

$$RG = -\frac{dc}{dt} \quad (47)$$

Für die Iodwasserstoffbildungsreaktion (46) ist der Zustand des chemischen Gleichgewichts demnach dann erreicht, wenn die Geschwindigkeit der Hinreaktion $\overrightarrow{RG}$ (48)

$$H_2 + I_2 \rightarrow 2\ HI \quad (48)$$

gleich der der Rückreaktion $\overleftarrow{RG}$ (HI-Zerfall) ist (49).

$$2\ HI \rightarrow H_2 + I_2 \quad (49)$$

Diese Bedingung kann in einer Gleichung erfaßt und durch Einführung von *Geschwindigkeitskonstanten* k vereinfacht werden, wobei gilt, daß k bei einer Konzentration von 1 mol·l$^{-1}$ gleich RG ist (50).

$$\overrightarrow{RG} = \overrightarrow{k} \cdot c_{H_2} \cdot c_{I_2} \qquad \overleftarrow{RG} = \overleftarrow{k} \cdot c^2_{HI} \quad (50)$$

Im Zustand des chemischen Gleichgewichts gilt, daß $\overrightarrow{RG} = \overleftarrow{RG}$, und es folgt (51):

$$\overrightarrow{k} \cdot c_{H_2} \cdot c_{I_2} = \overleftarrow{k} \cdot c^2_{HI} \quad (51)$$

Aus (51) läßt sich die allgemeine Beziehung (52) ableiten.

$$\frac{\vec{k}}{\overleftarrow{k}} = K = \frac{c_{HI}^2}{c_{H_2} \cdot c_{I_2}} = \frac{[HI]^2}{[H_2]\cdot[I_2]} \qquad (52)$$

Gleichung (52) entspricht dem Massenwirkungsgesetz für die Bildung von Iodwasserstoff aus Iod und Wasserstoff. K ist die sogenannte *Massenwirkungs-* oder *Gleichgewichtskonstante*, deren zahlenmäßige Größe Aussagen über die Lage chemischer Gleichgewichte ermöglicht. In diesem Falle stellt K die HI-Bildungskonstante dar.

Konzentrationen werden in MWG-Gleichungen durch das Symbol c, Aktivitäten und Partialdrücke (s. S. 84) durch a bzw. p angegeben, oder allgemein mittels eckiger Klammern ([ ]) gekennzeichnet. Mittels thermodynamischer Überlegungen läßt sich nachweisen, daß das hier für eine spezielle Reaktion abgeleitete MWG allgemein auf Gasreaktionen und unter Berücksichtigung bestimmter Voraussetzungen auch auf Lösungen, d.h. auf beliebige Gleichgewichtsreaktionen anwendbar ist (53).

$$nA + mB \rightleftharpoons A_nB_m \qquad (53)$$

In allgemeiner Form lautet das MWG für Reaktion (53), die in einer flüssigen oder gasförmigen Phase ablaufen soll (Reaktionen unter Beteiligung von Festkörpern sollen hier zunächst ausgeklammert werden), wie folgt (54):

$$\boxed{K = \frac{[A_nB_m]}{[A]^n \cdot [B]^m}} \qquad (54)$$

Für die Anwendung des Massenwirkungsgesetzes auf chemische Reaktionen gelten folgende allgemeine Regeln:

> **Der Quotient aus dem Produkt der Konzentrationen der Endstoffe und dem Produkt der Konzentrationen der Ausgangsstoffe ist bei gegebener Temperatur konstant und wird als *Massenwirkungskonstante* oder *Gleichgewichtskonstante* K bezeichnet.**
>
> **Die Massenwirkungskonstante K, deren negativer dekadischer Logarithmus als *pK-Wert* bezeichnet wird, gestattet quantitative Aussagen über den Grad des Umsatzes bei chemischen Reaktionen bei bestimmten Temperaturen. Die Bezeichnung von K wird zumeist dem speziellen Charakter der untersuchten Reaktionen angepaßt (*Dissoziationskonstante*, *Bildungskonstante*, *Zerfallskonstante* usw.).**

Die Kenntnis der numerischen Größe von K bzw. pK erlaubt folgende Aussagen:

| | | |
|---|---|---|
| | x = 3 bis 9..... | Reaktion läuft zunehmend vollständig zum Produkt ab; |
| $K = 10^x$; pK = -x | x = 3 bis -3 | im Gleichgewichtszustand $c_{Edukt} \cong c_{Produkt}$; |
| | x = -3 bis -9... | geringe Produktbildung; Edukte nahezu unverändert. |

Die Massenwirkungskonstante K ist eine temperaturabhängige Größe. Durch Indizes wird angegeben, bei welcher Temperatur K gemessen oder berechnet wurde; z. B. bedeutet $K^{298}$, daß K bei 298 Kelvin bestimmt wurde. Die Temperaturabhängigkeit von K kann nach *van't Hoff* quantitativ erfaßt werden, wenn die Reaktionsenthalpie ΔH unter Standardbedingungen (s. S. 46) bekannt ist (55).

$$\boxed{\frac{d\ln K}{dT} = \frac{\Delta H}{RT^2}} \qquad (55)$$

Mit Hilfe der Beziehung (55) wird K zu einer thermodynamisch zugänglichen Größe und kann für beliebige Temperaturen zwischen $T_2$ und $T_1$ berechnet werden (56).

$$\ln\frac{K_2}{K_1} = -\frac{\Delta H}{R} \cdot \left(\frac{1}{T_2} - \frac{1}{T_1}\right) \qquad (56)$$

Umgekehrt können auf diesem Wege bei Kenntnis von K für verschiedene Temperaturen die Standardreaktionsenthalpien chemischer Umsetzungen ermittelt werden.

Die freie Enthalpie $\Delta G$, die als Maß für die Triebkraft chemischer Reaktionen gilt (s. S. 45), steht mit der Massenwirkungskonstante K in folgendem Zusammenhang (57):

$$\Delta G^\circ = - RT \cdot \ln K \qquad (57)$$

Mit Hilfe dieser fundamentalen Beziehung kann für jede beliebige chemische Reaktion berechnet werden, bis zu welchem Ausmaß sie bei gegebener Temperatur abläuft. Es besteht so die Möglichkeit, für chemische Reaktionen die günstigsten Reaktionsbedingungen vor Durchführung des Experiments festzulegen. Gleichung (57) ermöglicht, bei Kenntnis der Massenwirkungskonstante K einer chemischen Reaktion auch deren freie Enthalpie $\Delta G$ zu ermitteln.

### 2.4.1.1. Möglichkeiten zur Beeinflussung von Gleichgewichtseinstellungen

Die Lage eines chemischen Gleichgewichts kann durch *äußeren Zwang*, wie Temperatur- oder Konzentrations- (bzw. Druck-) Änderungen beeinflußt werden.

> **Nach dem *Prinzip von Le Chatelier* weichen im chemischen Gleichgewicht befindliche Systeme einem äußeren Zwang in Form von Konzentrations-, Druck- bzw. Temperaturänderungen aus.**

Ein Beispiel für ein biologisches Gleichgewicht, auf das das *Le-Chatelier*sche Prinzip anwendbar ist, stellt die Reaktion von Sauerstoff und Hämoglobin (Hb, s. S. 147) dar, die beim Gasaustausch in den Lungenbläschen unter Oxyhämoglobin-Bildung ($HbO_2$) abläuft (58):

$$Hb + O_2 \underset{\text{endotherm}}{\overset{\text{exotherm}}{\rightleftharpoons}} HbO_2 \qquad (58)$$

Für diese Reaktion, die hier stark vereinfacht und schematisiert wiedergegeben ist (s. S. 146), kann das MWG formuliert werden (59):

$$K = \frac{[HbO_2]}{[Hb] \cdot [O_2]} \qquad (59)$$

K Bildungskonstante für $HbO_2$; $[O_2]$ $O_2$-Partialdruck

Übt man auf das Gleichgewicht (58) einen äußeren Zwang in Form einer Erhöhung des $O_2$-Drucks aus (z. B. Sauerstoffbeatmung), dann verringert sich die Konzentration an Hämoglobin ([Hb]) und die von Oxyhämoglobin ($[HbO_2]$) nimmt zu, da K eine konstante Größe ist. Daher bewirkt eine Erhöhung des Sauerstoffpartialdrucks einen vermehrten Sauerstoffumsatz je Anzahl Hb-Moleküle. Wird dagegen der $O_2$-Druck verringert (z. B. in Höhenlagen), dann wird das Gleichgewicht (58) zugunsten von Hämoglobin verschoben, d. h., die Menge des gebundenen Sauerstoffs verringert sich.

Nach *van't Hoff* (55) nimmt K bei exothermen Reaktionen mit steigender Temperatur ab, daher weicht ein im Gleichgewicht befindliches System bei Wärmezufuhr in Richtung der wärmeverbrauchenden endothermen Reaktionen aus. Demnach wird bei *Temperaturerhöhung* (z. B. bei fieberhaften Erkrankungen) der $HbO_2$-Zerfall begünstigt und die $HbO_2$-Bildung in der Lunge erschwert, während durch *Temperaturerniedrigung* (z. B. Unterkühlung bei bestimmten chirurgischen Eingriffen) die $HbO_2$-Bildung in der Lunge begünstigt wird.

Die Regulationsmechanismen des menschlichen Körpers können für eine gewisse Zeit die Folgen der Änderung der Gleichgewichtseinstellung zwischen Hb und $HbO_2$, z. B. durch Erhöhung bzw. Erniedrigung der Atemfrequenz, ausgleichen.

Mit Hilfe des MWG lassen sich unter Berücksichtigung des Prinzips von *Le Chatelier* auch die komplizierteren Transportvorgänge in Gegenwart von $CO_2$ sowie der $HbO_2$-Zerfall im Gewebe erklären.

Das Prinzip des kleinsten Zwangs ist eine wichtige Gesetzmäßigkeit, die auf alle Gleichgewichtsreaktionen anwendbar ist.

## 2.4.1.2. Anwendung des MWG auf die Dissoziation von Wasser

Reines Wasser ist ein sehr schwacher Elektrolyt und dissoziiert in hydratisierte Protonen ($H_3O^+$, vereinfachend als $H^+$ bezeichnet) und Hydroxidionen ($OH^-$) (60).

$$2\,H_2O \rightleftharpoons H_3O^+ + OH^- \qquad (H_2O \rightleftharpoons H^+ + OH^-) \qquad (60)$$

Auf dieses Dissoziationsgleichgewicht kann das MWG angewendet werden, wenn Korrekturglieder eingeführt werden: Da das MWG für Gase abgeleitet wurde, sind bei Lösungen im Vergleich zu Gasmolekülen die unterschiedlichen Wechselwirkungen zwischen Flüssigkeitsmolekülen zu berücksichtigen. Daher wird bei Anwendung des MWG auf Lösungen anstelle der Konzentration c die *Aktivität* a eingeführt, die der tatsächlich wirksamen (aktiven) Konzentration entspricht.

Den Zusammenhang zwischen c und a gibt (61) wieder, wobei f der sogenannte *Aktivitätskoeffizient* ist:

$$a = f \cdot c \qquad (61)$$

Unter Berücksichtigung der Aktivität a läßt sich das Massenwirkungsgesetz für die Dissoziationsreaktion des Wassers wie folgt formulieren (62).

$$K_D^{298} = \frac{a_{H^+} \cdot a_{OH^-}}{a_{H_2O}} \qquad (62)$$

In Gleichung (62) kann die Aktivität von Wassers ($a_{H_2O}$) in die Konstante einbezogen werden, da die Dissoziation des sehr schwachen Elektrolyten Wasser vernachlässigt werden kann (63).

$$K_D^{298} \cdot a_{H_2O} = a_{H^+} \cdot a_{OH^-} = K_W = 10^{-14}\,mol^2 \cdot l^{-2}; \qquad pK_W = 14 \qquad (63)$$

$K_W$ wird als *Ionenprodukt des Wassers* bezeichnet und hat bei 298 K (25°C) angenähert den Wert von $10^{-14}\,mol^2 \cdot l^{-2}$; der negative dekadische Logarithmus von $K_w$ ($pK_w$) beträgt 14.

Aus $K_W$ können Aussagen über die Hydroxid- und Oxoniumionenkonzentration in Wasser und wäßrigen Lösungen gewonnen werden, wenn man die besonders in verdünnten Lösungen erlaubte Näherung $a \sim c$ einführt. Dann errechnet sich die $H^+$-Ionenkonzentration in reinem Wasser bei 25°C zu $10^{-7}\,mol \cdot l^{-1}$ (64).

$$c_{H^+} = c_{OH^-} = \sqrt{10^{-14}} = 10^{-7}\,mol \cdot l^{-1} \quad (a \sim c) \qquad (64)$$

Zugabe von Säuren zu reinem Wasser bewirkt eine Zunahme von $c_{H^+}$. Im gleichen Maße sinkt $c_{OH^-}$, da $K_W$ bei gegebener Temperatur konstant ist. Der Zusatz von Salzsäure zu Wasser bis zur Konzentration 0,01 M ($c_{H^+} = 10^{-2}\,mol \cdot l^{-1}$, da Salzsäure als starker Elektrolyt vollständig dissoziiert ist) erniedrigt $c_{OH^-}$ auf $10^{-12}\,mol \cdot l^{-1}$ (65).

$$c_{H^+} \cdot c_{OH^-} = 10^{-14}\,mol^2 \cdot l^{-2}$$

$$10^{-2} \cdot c_{OH^-} = 10^{-14}\ mol^2 \cdot l^{-2} \qquad (65)$$

$$c_{OH^-} = \frac{10^{-14}}{10^{-2}} = 10^{-12}\ mol \cdot l^{-1}$$

Die Wasserstoffionenkonzentration ($c_{H^+}$ bzw. $a_{H^+}$) und auch die Hydroxidionenkonzentration ($c_{OH^-}$) werden damit zu wichtigen Größen für die quantitative Bestimmung der Stärke von wäßrigen Säure- und Baselösungen. Aus Gründen bequemerer rechnerischer Handhabung und besserer Übersichtlichkeit wird die Wasserstoffionenkonzentration logarithmisch angegeben. Es gilt folgende von *Sørensen* eingeführte Definition:

**Der negative dekadische Logarithmus der Wasserstoffionenkonzentration (bzw. -aktivität) wird als pH-Wert bezeichnet:**

**$-\lg c_{H^+} = pH$.**

**Für den pOH-Wert ergibt sich in analoger Weise:**

**$-\lg c_{OH^-} = pOH$.**

**Bei 25°C gilt folgende Beziehung zwischen pH und pOH:**

**$pH + pOH = pK_W = 14$.**

Der pH-Wert ist ein Maß für die $H^+$-Ionenkonzentration (-aktivität) und umfaßt für wäßrige Säure- und Baselösungen bei 25°C folgende Bereiche:

| | |
|---|---|
| **pH = ≤ 0 bis 7:** | **saure Lösungen; pH = ≤ 0 stark sauer,** |
| **pH = 7:** | **neutrale Lösung[1],** |
| **pH = 7 bis ≥ 14:** | **basische Lösungen; pH = ≥ 14 stark basisch.** |

Für verschiedene Körperflüssigkeiten finden sich z. B. pH-Werte zwischen 1 - 2 (Magensaft), 5 - 8 (Urin) und 7.35 - 7.45 (Blut).

Für starke Elektrolyte (vor allem Mineralsäuren und Hydroxide der Metalle der ersten Hauptgruppe) ist der pH-Wert (pOH-Wert) gleich dem negativen Logarithmus der molaren Säure-(Base-) Konzentration, da diese Verbindungen in wäßriger Lösung vollständig dissoziiert sind (66).

$10^{-3}$ M HCl: pH = 3; $10^{-3}$ M NaOH: pOH = 3, pH = 11 (66)

Unter Berücksichtigung der Eigendissoziation von Wasser gelten für die Säurekonstanten $K_S$ und Basekonstanten $K_B$ korrespondierender Säure-Base-Paare (s. S. 75) folgende Beziehungen (67 - 71):

$$\text{Säure S} + H_2O \rightleftharpoons H_3O^+ + \text{Base B} \qquad (67)$$

$$K = \frac{a_B \cdot a_{H_3O^+}}{a_S \cdot a_{H_2O}} \qquad K \cdot a_{H_2O} = \frac{a_B \cdot a_{H_3O^+}}{a_S} = K_S \qquad (68)$$

$$\text{Base B} + H_2O \rightleftharpoons \text{Säure S} + OH^- \qquad (69)$$

$$K = \frac{a_S \cdot a_{OH^-}}{a_B \cdot a_{H_2O}} \qquad K \cdot a_{H_2O} = \frac{a_S \cdot a_{OH^-}}{a_B} = K_B \qquad (70)$$

$$K_S \cdot K_B = \frac{a_B \cdot a_{H_3O^+}}{a_S} \cdot \frac{a_S \cdot a_{OH^-}}{a_B} = a_{H_3O^+} \cdot a_{OH^-} = K_W \qquad (71)$$

Die negativen dekadischen Logarithmen von $K_S$ und $K_B$ werden in Analogie zum pH-Wert als $pK_S$- und $pK_B$-Wert definiert. Zwischen $pK_S$ und $pK_B$ gilt folgende Beziehung (72):

---

[1] Reines Wasser weist unter Normalbedingungen einen pH-Wert von 7 auf. Leitungswasser hat in der Regel einen pH-Wert < 7, da es gelöstes $CO_2$ und verschiedene Salze enthält, die der Hydrolyse unterliegen.

$$pK_S + pK_B = pK_W = 14 \qquad (72)$$

Für einige korrespondierende Säure-Base-Paare sind die $pK_S$- bzw. $pK_B$-Werte für wäßrige Lösungen in Tab. 2.2 zusammengefaßt. Aus Tab. 2.2 ist zu erkennen, daß niedrige $pK_B$- und $pK_S$-Werte starken Basen bzw. Säuren entsprechen und umgekehrt.

| Säurestärke | $pK_S$ | Säure $\rightleftharpoons$ $H^+$ + | Base | $pK_B$ | Basenstärke |
|---|---|---|---|---|---|
| ↓ | ≈ -10 | $HClO_4$ | $ClO_4^-$ | ≈ 24 | ↑ |
| | ≈ -3 | $H_2SO_4$ | $HSO_4^-$ | ≈ 17 | |
| | -1.74 | $H_3O^+$ | $H_2O$ | 15.74 | |
| | 1.92 | $HSO_4^-$ | $SO_4^{--}$ | 12.08 | |
| | 3.14 | HF | $F^-$ | 10.86 | |
| | 4.60 | $PhNH_3^{+}$ [1] | $PhNH_2$ | 9.40 | |
| abnehmend | 4.75 | $H_3C\text{-}COOH$ | $H_3C\text{-}COO^-$ | 9.25 | abnehmend |
| | 6.52 | $H_2CO_3$ | $HCO_3^-$ | 7.48 | |
| | 7.12 | $H_2PO_4^-$ | $HPO_4^{--}$ | 6.88 | |
| | 9.25 | $NH_4^+$ | $NH_3$ | 4.75 | |
| | 9.40 | HCN | $CN^-$ | 4.60 | |
| | 0.40 | $HCO_3^-$ | $CO_3^{--}$ | 3.60 | |
| | 10.75 | $C_2H_5NH_3^+$ | $C_2H_5NH_2$ | 3.25 | |
| ↓ | 15.74 | $H_2O$ | $OH^-$ | - 1.74 | |

***Tab. 2.2:*** $pK_S$- bzw. $pK_B$-Werte korrespondierender Säure-Base-Paare in $H_2O$ bei 25°C.
([1] Ph Phenylrest; $PhNH_3^+$ Aniliniumkation; $PhNH_2$ Anilin)

Bei schwachen Elektrolyten (schwache Säuren oder Basen) muß zur pH-Wert-Berechnung deren verminderte Dissoziation berücksichtigt werden. Das kann näherungsweise durch Anwendung des MWG erfolgen (73 - 79):

$$CH_3COOH \rightleftharpoons CH_3COO^- + H^+ \text{ (z. B.: } [CH_3COOH] = 10^{-1}\ mol \cdot l^{-1},\ K_s \cong 10^{-5}\ pK_S \cong 5) \qquad (73)$$

$$K_S = \frac{[H^+]\cdot[CH_3COO^-]}{[CH_3COOH]} \qquad (74)$$

$$10^{-5} = \frac{[H^+]\cdot[CH_3COO^-]}{10^{-1}} \qquad (75)$$

$$10^{-6} = [H^+]\cdot[CH_3COO^-] \qquad (76)$$

$$10^{-6} = [H^+]^2 \qquad \text{(da } [H^+] = [CH_3COO^-]) \qquad (77)$$

$$[H^+] = 10^{-3} \qquad (78)$$

$$pH = 3 \qquad (79)$$

Solche Näherungsrechnungen können jedoch nur auf ausreichend schwache Elektrolyte angewendet werden, da sonst zu berücksichtigen ist, daß die Konzentration an Säure ($c_{Säure}$) bzw. Base ($c_{Base}$) um den dissoziierten Anteil vermindert werden muß.

Durch Anwendung des MWG auf schwache Basen können auch deren pH-Werte berechnet werden. Für eine 0,1 M wäßrige Ammoniaklösung ($K_B \cong 10^{-5}$) ergibt sich ein pH-Wert von 11, wenn man analog zu (67) das MWG auf das Dissoziationsgleichgewicht dieser schwachen Base anwendet und zunächst nach pOH auflöst. Der pH-Wert ergibt sich aus pOH (80).

$$pH + pOH = 14 \qquad (80)$$

Da das Ionenprodukt des Wassers temperaturabhängig ist, folgt, daß auch der pH- (bzw. pOH-) Wert einer Lösung von der Temperatur beeinflußt wird. Exakte pH-Wert-Bestimmungen sind daher bei konstanter Temperatur und unter Berücksichtigung der entsprechenden $K_W$-Werte durchzuführen. pH-Werte ohne Temperaturangabe beziehen sich zumeist auf Meßtemperaturen von 25°C.

## 2.4.1.2.1. Möglichkeiten zur Bestimmung von pH-Werten

Die experimentelle Bestimmung von pH-Werten ist mittels elektrochemischer Methoden bzw. spezieller Farbindikatoren möglich. Elektrochemische Methoden zur pH-Wert-Ermittlung werden im Zusammenhang mit der *Nernst*schen Gleichung erörtert (s. S. 106), während hier die Wirkung von pH-Indikatoren vorgestellt werden soll.

Bestimmte Farbstoffe reagieren spezifisch und selektiv auf die Änderung der Wasserstoffionenkonzentration wäßriger Elektrolytlösungen. Lackmuslösungen oder -papier ändern bekanntlich im sauren pH-Bereich die Farbe nach Rot, während Basen Blaufärbung verursachen. Der Farbstoff der Lackmusflechte ist ein Indikator, der seine Farbe im Neutralbereich (Umschlagsgebiet pH 6 bis 8) in Abhängigkeit von $c_{H^+}$ ändert. Daneben gibt es zahlreiche weitere Farbstoffe, die aufgrund spezifischer Farbänderungen nahezu für den gesamten pH-Bereich verwendet werden können.

**Indikatoren sind schwache organische Säuren oder Basen, deren Ionen andersfarbig sind als die zugehörigen undissoziierten Säuren oder Basen.**

Wenn H-Ind eine solche Indikatorsäure und $Ind^-$ das Anion dieser Säure ist, dann lautet ihre Dissoziationsgleichung (81):

$$\text{H-Ind} \rightleftharpoons H^+ + Ind^- \tag{81}$$

Auf diese Gleichung kann das MWG angewendet werden (82).

$$K_{H\text{-}Ind} = \frac{[H^+]\cdot[Ind^-]}{[H\text{-}Ind]} \tag{82}$$

Logarithmierung und Auflösung nach pH ergibt Beziehung (83).

$$pH = pK_{H\text{-}Ind} - \lg\frac{[H\text{-}Ind]}{[Ind^-]} \tag{83}$$

Wenn die Konzentrationen der Indikatorsäure ([H–Ind]) und ihres Anions ($[Ind^-]$) gleich sind, dann tritt die Mischfarbe von freier Indikatorsäure und Indikatoranion auf. Bei einem bestimmten (zumeist 10fachen) Überschuß einer Komponente in diesem Gemisch zweier Farben kann das menschliche Auge nur die Farbe des überwiegenden Anteils wahrnehmen. Gemäß (83) ist man daher in der Lage, pH-Werte mittels Indikatoren annähernd genau zu bestimmen.

Für den Indikator Lackmus (HL) sind pH-abhängige Farbänderungen wie folgt zu erklären (84):

$$\frac{[HL]}{[L^-]} = \frac{10}{1} \underset{+H^+}{\overset{+OH^-}{\rightleftharpoons}} \frac{[HL]}{[L^-]} = \frac{1}{1} \underset{+H^+}{\overset{+OH^-}{\rightleftharpoons}} \frac{[HL]}{[L^-]} = \frac{1}{10} \tag{84}$$

| | | |
|---|---|---|
| Farbe: rot | Mischfarbe | blau |
| pH = 6 | pH = 7 | pH = 8 |

Den Konzentrationsbereich von $[H\text{-}Ind]:[Ind^-]$ zwischen 10:1 und 1:10, der zwei pH-Stufen umfaßt, bezeichnet man als *Umschlagsbereich* eines Indikators. In Abhängigkeit vom pK-Wert - z. B. $pK_{H\text{-}Ind}$ in (83) - der entsprechenden Indikatorsäuren oder -basen können pH-Werte in entsprechenden sauren oder basischen Bereichen bestimmt werden. Durch geeignete Kombination solcher Indikatoren kann nahezu der gesamte pH-Bereich mit sogenannten *Universalindikatoren*, die aus einer Mischung mehrerer Indikatorfarbstoffe bestehen, annähernd genau bestimmt werden.

Farbindikatoren werden überall dort eingesetzt, wo es auf eine einfache und schnelle pH-Wert-Abschätzung ankommt (z. B. zur Bestimmung von Urin-pH-Werten). Darüber hinaus finden sie Anwendung in der mikrobiologischen Diagnostik, da manche Bakterienstämme aus Kohlenhydraten Säuren bilden und deshalb von anderen, nicht säurebildenden unterschieden werden können. So wachsen z. B. auf Bromthymolblau-Lactose-Agar säurebildende *Escherischia coli*-Stämme unter Gelbfärbung des Agars (Umschlag des Indikators Bromthymolblau nach Gelb), während Salmonellenkulturen den ursprünglich grünen Nährboden infolge Alkalisierung blau färben.

## 2.4.1.3. Anwendung des MWG auf wäßrige Elektrolytlösungen

Zahlreiche Reaktionen von Elektrolyten wie *Neutralisation*, *Hydrolyse*, *Pufferung* usw. lassen sich mit Hilfe des MWG erklären. Aufgrund der Bedeutung wäßriger Elektrolytlösungen für alle Lebensvorgänge soll das MWG vorzugsweise auf solche Reaktionen angewandt werden, die in wäßrigen Lösungen ablaufen.

### 2.4.1.3.1. Neutralisation und Hydrolyse (Protolyse)

Äquivalente Mengen Säure und Base reagieren miteinander unter Neutralisation. Neutralisationsreaktionen sind exotherm (freiwerdende Neutralisationsenthalpie) (85).

$$OH^- + H^+ \rightarrow H_2O \qquad \Delta H = -57{,}4\ kJ \cdot mol^{-1} \qquad (85)$$

Die vollständige Neutralisation einer Säure oder Base ist am sogenannten *Neutralisationspunkt* (*Äquivalenzpunkt*) erreicht.

Der Neutralisationspunkt kann bei pH = 7 (Neutralisation einer starken Säure durch eine starke Base), im alkalischen Bereich (schwache Säure + starke Base) oder im sauren Bereich (starke Säure + schwache Base) liegen.

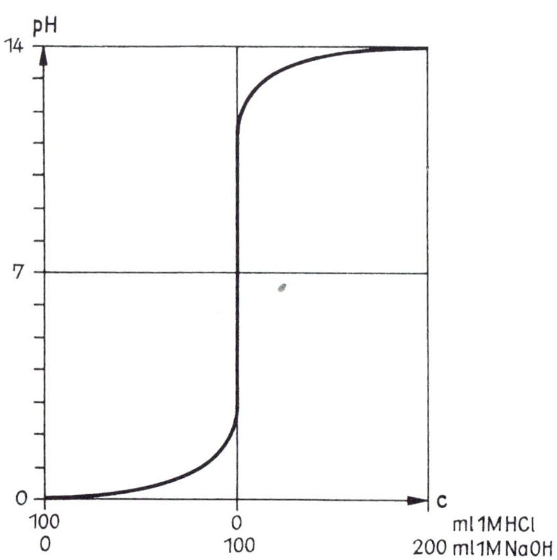


***Abb. 2.7:*** Titrationskurve von 1 M HCl mit 1 M NaOH als Beispiel für die Neutralisation einer starken Säure mit einer starken Base (ml 1M HCl: vorliegende HCl-Konzentration in ml; ml 1M NaOH: zugegebene NaOH in ml).

**Der Ablauf von Neutralisationsvorgängen von Säuren und Basen unterschiedlicher Stärke kann durch Bestimmung der pH-Wert-Änderung in Abhängigkeit von der zugegebenen Menge Säure (bzw. Base) gemessen werden. Dabei werden pH/c-Diagramme** (Abb. 2.7 - 2.10) **erhalten, die als *Neutralisationskurven* (auch *Titrationskurven*) bezeichnet werden. Solche Titrationskurven sind die Grundlage der quantitativen Bestimmung von Säuren bzw. Basen mittels *Titration* (*Acidimetrie*, *Alkalimetrie*).**

Aus den Titrationskurven starker Säuren und Basen (Abb. 2.7) erkennt man, daß sich der Äquivalenzpunkt in einem breiten pH-Intervall befindet, d. h., daß minimale Zugabe von NaOH einen großen pH-Sprung bewirkt. Das ermöglicht die Anwendung von Farbindikatoren zur Bestimmung des Endpunktes solcher Neutralisationsreaktionen.

Wie aus Abb. 2.8 zu erkennen ist, können Farbindikatoren jedoch für die Titration einer schwachen Base mit einer schwachen Säure nicht mehr eingesetzt werden, da deren Farbänderung bereits vor (oder nach) Erreichen des Äquivalenzpunktes einsetzt.

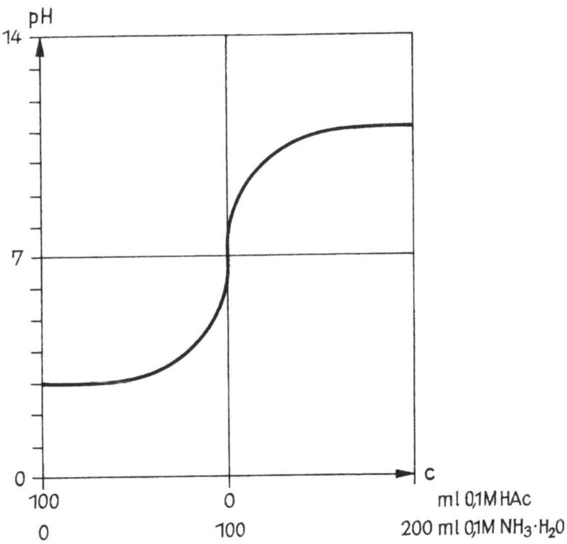


***Abb. 2.8:*** Titrationskurve von 0,1 M Essigsäure ($CH_3COOH$) mit 0,1 M $NH_3$-Lösung als Beispiel für die Titration einer schwachen Säure mit einer schwachen Base.

Außerdem ist das pH-Intervall der Indikatorwirkung zu breit (Abb. 2.9). Bei solchen Neutralisationsreaktionen kann die Endpunktbestimmung daher nur mittels anderer, z. B. elektrochemischer pH-Messungen erfolgen, bzw. man nutzt starke Basen (Säuren) zur Titration schwacher Säuren (Basen) und verwendet Indikatoren mit einem Umschlagsgebiet im basischen (sauren) Bereich (Phenolphthalein in Abb. 2.9).

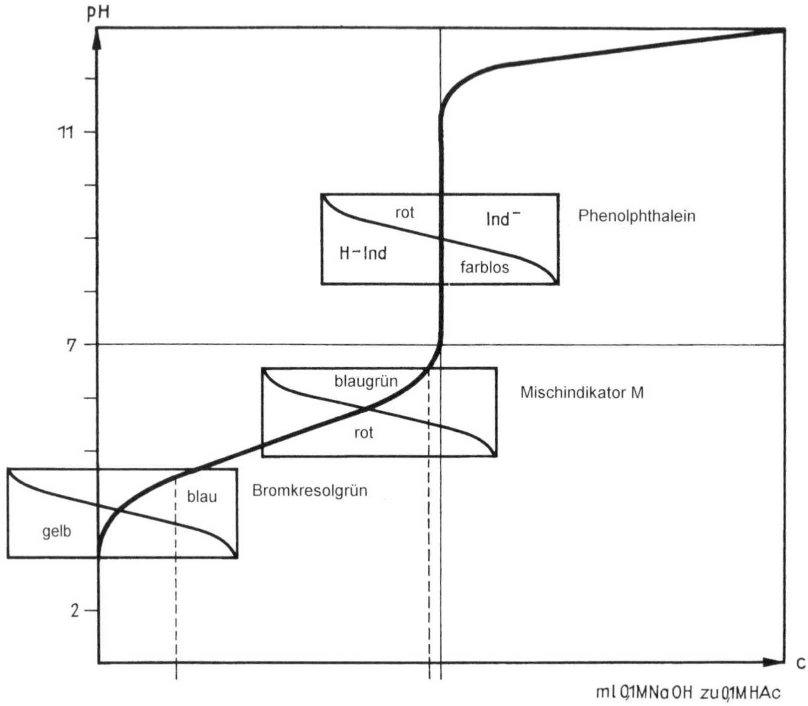


***Abb. 2.9:*** Umschlagsbereiche verschiedener Indikatoren (Bromkresolgrün, Mischindikator M und Phenolphthalein) während der Titration einer schwachen Säure (Essigsäure, HAc) mit einer starken Base (NaOH).

Die Aufstellung einer Titrationskurve erfolgt im Prinzip folgendermaßen: Zu einer bestimmten Menge Säure (z. B. 100 ml 1 M HCl) gibt man so viel Base hinzu, bis deren Eigen-pH-Wert erreicht ist (z. B. 200 ml 1 M NaOH). Nach der Zugabe bestimmter Mengen Lauge wird jeweils der pH-Wert gemessen und gegen c aufgetragen (Abb. 2.7). Der Äquivalenzpunkt ergibt sich dann als Wendepunkt der pH/c-Kurve (Tab. 2.3).

| **Zugabe 1 M NaOH (in ml)** | **Verbrauch 1 M HCl (in ml)** | **noch vorhandene 1 M HCl (in ml)** | **resultierende pH-Werte**[1] |
|---|---|---|---|
| 0 | 0 | 100 | 0 |
| 90 | 90 | 10 | 1 |
| 99 | 99 | 1 | 2 |
| 99,9 | 99,9 | 0,1 | 3 |
| 99,99 | 99,99 | 0,01 | 4 |
| ...... | ...... | ...... | ...... |
| *HCl neutralisiert* ⇒ **100** | **100** | **0,00** | **7** |
| ...... | | | ...... |
| 100,1 | | | 11 |
| 101 | | | 12 |
| 110 | | | 13 |
| 200 | | | 14 |

***Tab. 2.3:*** pH/c-Werte zu Abb. 2.7.

([1] Ohne Berücksichtigung der Volumenänderung während der Titration!)

Wie die Titrationskurve von Orthophosphorsäure ($H_3PO_4$) zeigt, sind die Neutralisationskurven mehrbasiger Säuren bzw. mehrsäuriger Basen dadurch gekennzeichnet, daß sie, bedingt durch die stufenweise Dissoziation, mehrere Puffergebiete und Wendepunkte aufweisen (Abb. 2.10).

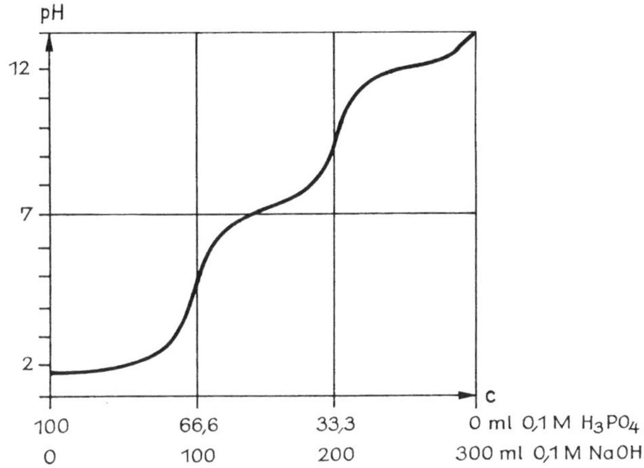


***Abb. 2.10:*** Titrationskurve der dreibasigen Säure $H_3PO_4$ mit NaOH.

Die Umkehrung der Neutralisation wird als *Hydrolyse (Protolyse)* bezeichnet (86). Durch die Hydrolyse von Salzen, die durch Neutralisation schwacher (starker) Säuren mit starken (schwachen) Basen (z. B. $CH_3COONa$, $NH_4Cl$) gebildet werden, entstehen basische (saure) Lösungen infolge hydrolytischer Bildung von $OH^-$- (86) bzw. $H^+$-Ionen (87) (s. a. Übersicht 2.5).

$$Na^+ + CH_3COO^- + H_2O \rightleftharpoons CH_3COOH + Na^+ + OH^- \quad (86)$$

$$NH_4^+ + Cl^- + H_2O \rightleftharpoons NH_3 + H_3O^+ + Cl^- \quad (87)$$

Der pH-Wert solcher Lösungen hängt von den $pK_S$- bzw. $pK_B$-Werten der hydrolytisch gebildeten, schwachen Säure oder Base ab und kann mit Hilfe des MWG für eine entsprechende Hydrolysegleichung (88) berechnet werden.

$$Na^+ + CH_3COO^- + H_2O \rightleftharpoons CH_3COOH + Na^+ + OH^- \quad (88)$$

Die Anwendung des MWG auf Reaktion (88) ($Ac^-$ $CH_3COO^-$; HAc $CH_3COOH$; $K_H$ Hydrolysekonstante) führt zu folgenden Gleichungen (89 - 93):

$$K_H = \frac{[Hac]\cdot[OH^-]}{[Ac^-]}, \qquad \text{da } [OH^-] = \frac{K_W}{[H^+]}, \text{ folgt:} \quad (89)$$

$$K_H = \frac{[Hac]\cdot K_W}{[H^+]\cdot[Ac^-]} = \frac{K_W}{K_{HAc}}, \qquad \text{logarithmiert: } pK_H = pK_W - pK_{HAc} \quad (90)$$

Durch Umstellung ergibt sich Gleichung (91):

$$\frac{K_W}{K_{HAc}} = \frac{[OH^-]^2}{[Ac^-]}, \qquad \text{da } [OH^-] = [HAc] \quad (91)$$

Diese Beziehung kann logarithmiert und nach pOH bzw. pH aufgelöst werden:

$$pOH = \tfrac{1}{2}(pK_W - pK_{HAc} - \lg[Ac^-]) \quad (92)$$

$$pH = \tfrac{1}{2}(pK_W + pK_{HAc} + \lg[Ac^-]) \quad (93)$$

Beziehung (93) führt zu einer allgemeinen Gleichung zur Berechnung von Hydrolyse-pH-Werten (94).

$$pH = 1/2(pK_W + pK_S + \lg [Salz]) \qquad (94)$$

Die mit Hilfe dieser Beziehung berechneten pH-Werte sind nur dann hinreichend genau, wenn die hydrolytisch gebildeten Säuren bzw. Basen schwach sind. Andernfalls muß neben der Salzkonzentration ([Salz]) der Anteil der aus diesem Salz gebildeten Säure oder Base berücksichtigt werden.

Einige weitere Beispiele für Hydrolysereaktionen, die zu sauren bzw. basischen Lösungen führen, sind unter (95) zusammengefaßt.

$AlCl_3$ : $Al^{3+} + 3\,H_2O \rightleftharpoons Al(OH)_3 + 3\,H^+$

$FeCl_3$: $Fe^{3+} + 3\,H_2O \rightleftharpoons Fe(OH)_3 + 3\,H^+$

$R\text{-}NH_3Cl$: (organisches Aminhydrochlorid, s. S. 269)

$R\text{-}NH_3^+ + H_2O \rightleftharpoons R\text{-}NH_2 + H_3O^+$ (95)

$Na_3PO_4$: $PO_4^{3-} + H_2O \rightleftharpoons HPO_4^{--} + OH^-$

R-COONa: (Natriumsalz organischer Säuren, s. S. 283)

$R\text{-}COO^- + H_2O \rightleftharpoons R\text{-}COOH + OH^-$

Werden Hydrolysereaktionen nicht in reinem Wasser, sondern in Lösungen von Säuren oder Basen durchgeführt, dann bewirken Salze starker Säuren und schwacher Basen (z. B. $NH_4Cl$) eine pH-Wert-Erniedrigung *(Abstumpfung)* alkalischer Lösungen, während Salze starker Basen und schwacher Säuren (z. B. $CH_3COONa$, $NaHCO_3$) den pH-Wert saurer Lösungen erhöhen.

Auch dieser Vorgang kann mit Hilfe des MWG verstanden werden: In einer Ammoniumchloridlösung ist die Anzahl der freien $NH_4^+$-Ionen durch die Hydrolysekonstante $K_H$ festgelegt. In Relation zu $K_H$ überschüssige Ammoniumionen geben ihr Proton an Hydroxidionen des Wassers ab, wobei die schwache Base Ammoniak gebildet wird, d. h., die $NH_4^+$-Ionen wirken als Hydroxidionenfänger. Werden nun Ammoniumsalze zu einer Base gegeben, müssen mehr Hydroxidionen gebunden werden als in reinem Wasser, um den Wert für $K_H$ zu erreichen. Analog wirken Anionen schwacher Säuren als Protonenfänger.

| **Hydrolysereaktion** | **beteiligte Ionen** | **$H^+$-Donor-/Akzeptor-Verhalten** |
|---|---|---|
| 1. $NaCl + H_2O$: | a) $[Na(H_2O)_6]^+$ | zu schwacher Protonendonor, keine Säure |
| | b) $Cl^-$ | zu schwacher Protonenakzeptor, keine Base |
| | | ⇒ keine Protolyse, Lösung reagiert neutral |
| 2. $NH_4Cl + H_2O$: | a) $NH_4^+$ | Säure, da Protonendonor: $NH_4^+ + H_2O \rightarrow NH_3 + H_3O^+$ |
| | b) $Cl^-$ | wirkt nicht als Protonenakzeptor |
| | | ⇒ Protolyse, Lösung reagiert sauer |
| 3. $CH_3COONa + H_2O$ | a) $[Na(H_2O)_6]^+$ | wirkt nicht als Protonendonor |
| | b) $CH_3COO^-$ | Base, da Protonenakzeptor: $Ac^- + H_2O \rightarrow HAc + OH^-$ |
| | | ⇒ Protolyse, Lösung reagiert alkalisch |
| 4. $X^- + H_2O$ | $X^-$: $CN^-$, $HCO_3^-$, $HS^-$, $HPO_4^{--}$ | Protonenakzeptoren |
| 5. $[M(H_2O)_n]^{m+} + H_2O$ | $[Fe(H_2O)_6]^{3+}$, $[Al(H_2O)_6]^{3+}$ | Protonendonoren |

***Übersicht 2.5:*** Anwendung der Brønsted-Theorie auf Hydrolysereaktionen.

Die abstumpfende Wirkung geeigneter Salze kann zur Therapie der Hyperacidität des Mageninhalts (Überschuß an Magensäure) angewendet werden. Natriumhydrogencarbonat ($NaHCO_3$) - oft noch als doppeltkohlensaures Natron oder Natriumbicarbonat bezeichnet - erhöht den pH-Wert des Magensaftes, da die Hydrogencarbonationen Protonen irreversibel unter Bildung von Kohlendioxid und Wasser abfangen (96).

$$HCO_3^- + H^+ \rightarrow H_2CO_3 \rightarrow CO_2 + H_2O \quad (96)$$

Nach *Brønsted* kann man die angeführten Reaktionen wie auch die Pufferung als Protonenübertragungsreaktionen (*Protolyse*) auffassen. Dann erübrigt sich die besondere Kennzeichnung von Hydrolyse- bzw. Abstumpfungsreaktionen. Danach ist unter Hydrolyse lediglich die Aufspaltung einer kovalenten Bindung durch Wasser zu verstehen. Übersicht 2.5 gibt einige Beispiele für die Anwendung der *Brønsted*-Theorie auf das Säure-Base-Verhalten wäßriger Salzlösungen.

Das Ausmaß einer Hydrolyse wird in Analogie zum Dissoziationsgrad $\alpha$ (s. S. 68) durch den *Hydrolysegrad* $\gamma$ ausgedrückt.

## 2.4.1.3.2. Pufferung

*Puffer* sind Lösungen, die ihren pH-Wert nicht bzw. nur geringfügig ändern, wenn sie mit Säuren oder Basen bis zu einem bestimmten, durch die *Pufferkapazität* festgelegten Konzentrationsverhältnis versetzt werden.

**Lösungen einer schwachen Säure (Base) und eines Salzes dieser Säure (Base) mit einer starken Base (Säure) werden als *Puffergemische*, *Pufferlösungen* oder allgemein als *Puffer* bezeichnet.**

Ein häufig verwendetes Puffersystem besteht aus einer wäßrigen Natriumacetatlösung und Essigsäure. Die Pufferwirkung dieser Lösung beruht auf der Fähigkeit ihrer Bestandteile, sowohl $H^+$-Ionen (97) als auch Hydroxidionen (98) abzufangen. Die Acetationen reagieren mit Wasserstoffionen zu undissoziierter Essigsäure (97), während Essigsäure in der Lage ist, Hydroxidionen unter Neutralisation zu binden (98).

$$CH_3COO^- + H^+ \rightleftharpoons CH_3COOH \quad (97)$$

$$CH_3COOH + OH^- \rightleftharpoons CH_3COO^- + H_2O \quad (98)$$

Die Kapazität eines solchen Puffergemisches ist dann erschöpft, wenn durch zu große Säure- oder Basenzugabe die Acetationen bzw. Essigsäure verbraucht sind. Die größte Pufferkapazität haben solche Lösungen, die hohe Konzentrationen an schwacher Säure (Base) und einem geeigneten Salz dieser Säure (Base) im äquimolaren Verhältnis enthalten.

Aus Übersicht 2.6 ist ersichtlich, daß man die Pufferung nach *Brønsted* durch die Wechselwirkung einer Mischung von schwachen Säuren/Basen und den entsprechenden korrespondierenden Basen/Säuren mit Protonen bzw. Hydroxidionen erklären kann.

**Der pH-Wert von Pufferlösungen läßt sich näherungsweise mit Hilfe der *Henderson-Hasselbalch*-Gleichung berechnen (Anwendung des MWG auf Puffersysteme)** (99, 100):

$$\boxed{pH = pK_S + \lg \frac{[\text{Salz}]}{[\text{Säure}]}} \quad (99)$$

$$\boxed{pH = pK_W - pK_B + \lg \frac{[\text{Base}]}{[\text{Salz}]}} \quad (100)$$

Durch Anwendung der Gleichung von *Henderson-Hasselbalch* ergeben sich die pH-Werte äquimolarer 0,1 M Essigsäure/Natriumacetat- (HAc/NaAc) bzw. Ammoniak/Ammoniumchlorid-Puffer annähernd zu 9 bzw. (101, 102).

HAc/NaAc: $K_S \approx 10^{-5}$, $[HAc] = [NaAc] = 10^{-1}\ mol \cdot l^{-1}$ $pH = 5 + lg 1 = 5$ (101)

$NH_3/NH_4Cl$: $K_B \approx 10^{-5}$, $[NH_3] = [NH_4Cl] = 10^{-1}\ mol \cdot l^{-1}$ $pH = 14 - 5 + lg\ 1 = 9$ (102)

Biochemisch verwendete Puffersysteme sind u. a. Veronal-Na/Veronal, Glycin/HCl, Na-Kakodylat/HCl (Na-Kakodylat ist das Na-Salz der Kakodylsäure, $(CH_3)_2AsO_2H$); Tris/HCl (Tris bedeutet Tris(hydroxymethyl)aminomethan) oder PBS (PBS: **p**hosphate **b**uffered **s**aline; phosphatgepufferte isotonische Kochsalzlösung). Der Ablauf der meisten biochemischen und immunbiologischen Reaktionen ist an bestimmte pH-Werte bzw. pH-Intervalle gebunden.

---

**Puffersystem:**

1. Hydrogencarbonat/Kohlensäure-Puffer:

   Nach *Brønsted* gilt:

   $H_2CO_3 \rightleftharpoons HCO_3^- + H^+$

2. Dihydrogenphosphat-/Hydrogenphosphat-Puffer:

   Nach *Brønsted* gilt:

   $H_2PO_4^- \rightleftharpoons HPO_4^{--} + H^+$

**Pufferwirkung:**

1: $HCO_3^- + H^+ \rightleftharpoons H_2CO_3$

$H_2CO_3 + OH^- \rightleftharpoons HCO_3^- + H_2O$

2: $HPO_4^{--} + H^+ \rightleftharpoons H_2PO_4^-$

$H_2PO_4^- + OH^- \rightleftharpoons HPO_4^{--} + H_2O$

**Puffer-pH-Werte:**

1: $pK_{H_2CO_3} = 6.46$; wenn $[HCO_3^-] = [H_2CO_3]$, dann pH = 6.46, sonst:

$$pH = 6.46 + lg\frac{[HCO_3^-]}{[H_2CO_3]}$$

2: $pK_{H_2PO_4^-} = 7.21$; wenn $[HPO_4^{--}] = [H_2PO_4^-]$, dann pH = 7.21, sonst:

$$pH = 7.21 + lg\frac{[HPO_4^{--}]}{[H_2PO_4^-]}$$

---

***Übersicht 2.6:*** Wirkungsweise einiger biologisch bedeutsamer Puffer.

Der pH-Wert des Blutplasmas und übrigen Extrazellulärraums wird mit Hilfe von Puffersystemen innerhalb relativ enger Grenzen (7.35 - 7.45) konstant gehalten. Folgende Puffersysteme sind daran beteiligt: 1. Das $H_2CO_3/HCO_3^-$-System macht etwa 6% der Gesamtpufferkapazität des Blutes aus. 2. Die Eiweiße des Blutes bilden das größte Puffersystem, wobei die Proteine der Erythrozyten etwa 80%, die des Serums etwa 13% ausmachen. Grundlage hierfür sind die freien Carboxyl- und Aminogruppen der Peptide (s. S. 330). 3. Etwa 1% der Pufferkapazität wird durch anorganische Phosphate vermittelt ($H_2PO_4^-/HPO_4^{--}$).

## 2.4.1.3.3. Löslichkeitsprodukt

Obwohl Bariumionen stark toxisch wirken, kann das schwerlösliche Bariumsulfat $BaSO_4$ als *Röntgenkontrastmittel* verwendet werden. Die Anwendung des MWG auf eine wäßrige $BaSO_4$-Suspension erklärt, warum keine Schädigung des Patienten bei der röntgendiagnostischen Anwendung von $BaSO_4$ zu beobachten ist.

Lösungen werden als gesättigt bezeichnet, wenn nach erfolgter Auflösung noch ein *Bodenkörper* vorhanden ist. Im Falle einer Bariumsulfataufschlämmung liegt eine gesättigte Lösung mit sehr viel überschüssigem $BaSO_4$ als Bodenkörper vor (103). Für die Aufstellung der MWG-Gleichung für dieses Lösungsgleichgewicht ist zu beachten, daß das feste (ungelöste) $BaSO_4$ eine reine Phase mit der Konzentration bzw. Aktivität 1 darstellt (104):

$$Ba^{++} + SO_4^{--} \rightleftharpoons BaSO_4 \downarrow \qquad (103)$$

$$K = \frac{[Ba^{++}]\cdot[SO_4^{--}]}{[BaSO_4]} = [Ba^{++}]\cdot[SO_4^{--}] = L_{BaSO_4} \qquad (104)$$

Die Konstante L wird allgemein als Löslichkeitsprodukt, $L_{BaSO_4}$ als Löslichkeitsprodukt des Bariumsulfats, bezeichnet ($L_{BaSO_4} \approx 10^{-10}\ mol^2 \cdot l^{-2}$). Bei Kenntnis von L kann die Konzentration des gelösten Anteils schwerlöslicher Stoffe berechnet werden, z. B. für $Ba^{++}$ in einer Bariumsulfataufschlämmung (105):

$$[Ba^{++}] = [SO_4^{--}];\ [Ba^{++}]^2 = 10^{-10}\ mol^2 \cdot l^{-2},\ [Ba^{++}] = 10^{-5}\ mol \cdot l^{-1} \approx 1{,}4\ mg \cdot l^{-1} \qquad (105)$$

Diese Konzentration ist so gering, daß, wie oben erwähnt, keine schädigenden Wirkungen im menschlichen Organismus auftreten.

**Die Anwendung des MWG auf gesättigte Lösungen besagt, daß bei konstanter Temperatur das Produkt der Konzentrationen (bzw. Aktivitäten) der aus dem gelösten Salz gebildeten Anionen und Kationen gleich dem *Löslichkeitsprodukt* L ist. Der Konzentration (Aktivität) des Bodenkörpers wird als der reinen kondensierten Phase der Wert 1 zugeordnet. Die Kenntnis der Ionenprodukte schwerlöslicher Verbindungen gestattet die Berechnung ihrer Ionenkonzentrationen in Lösungen.**

Eine chemische Verbindung ist in Wasser so lange löslich, bis das Produkt ihrer Ionenkonzentrationen den Wert L erreicht hat. Aus diesem Grund ist die Herstellung von $BaSO_4$-Lösungen höherer Konzentration als $10^{-5}$ M bei Zimmertemperatur nicht möglich. Dadurch ist L zugleich ein Maß für die Löslichkeit chemischer Substanzen in Wasser (für andere Lösungsmittel ändern sich die Werte für L), deren Spanne von unbegrenzt löslichem Zucker bis zu extrem schwerlöslichem Quecksilber(II)-sulfid ($L_{HgS} \approx 10^{-54}\ mol^2 \cdot l^{-2}$) reicht.

Eine gesättigte, wäßrige $BaSO_4$-Lösung enthält $10^{-5}$ mol $Ba^{++}$- und die gleiche Menge $SO_4^{--}$-Ionen. Die ohnehin geringe $Ba^{++}$-Konzentration kann durch Erhöhung der $SO_4^{--}$-Konzentration weiter verringert werden (*gleichioniger Zusatz*). So führt eine Zugabe von $10^{-1}$ mol $Na_2SO_4$ zu einer Absenkung der Bariumionenkonzentration auf $10^{-9}\ mol \cdot l^{-1}$ (106).

$$[Ba^{++}]\cdot[SO_4^{--}] = L_{BaSO_4} = 10^{-10}\ mol^2 \cdot l^{-2};\ [Ba^{++}]\cdot[10^{-1}] = 10^{-10}\ mol^2 \cdot l^{-2};\ [Ba^{++}] = 10^{-9}\ mol \cdot l^{-1} \qquad (106)$$

Nach (106) wurde die Bariumionenkonzentration durch gleichionigen Zusatz von $10^{-1}$ mol $Na_2SO_4$ um vier Zehnerpotenzen auf 0,14 $\mu g \cdot l^{-1}$ verringert. Von der Wirkung gleichioniger Zusätze auf die Änderung der ionalen Konzentration in Dissoziations- bzw. Lösungsgleichgewichten macht man besonders in der analytischen Chemie Gebrauch.

## 2.4.1.3.4. Nernstscher Verteilungssatz

Wird eine wäßrige Lösung von Iod (Phase 1) mit einer mit Wasser nicht mischbaren Flüssigkeit, z. B. Chloroform (Phase 2), ausgeschüttelt (extrahiert), dann verteilt sich das ursprünglich nur in Wasser gelöste Iod anteilig auch auf die zweite Phase. Dabei stellt sich ein *Verteilungsgleichgewicht* ein (107).

$$\frac{c_1}{c_2} = k \qquad \begin{array}{ll} c_1 & \text{Konzentration in Phase 1} \\ c_2 & \text{Konzentration in Phase 2} \\ k & \text{Verteilungskoeffizient} \end{array} \tag{107}$$

Der *Nernstsche Verteilungssatz* (107) ist allgemein auf Zweiphasensysteme und darin verteilte Stoffe anwendbar, wenn die Lösungsmittel nicht miteinander mischbar sind und die Molekülstruktur des verteilten Stoffes in beiden Phasen gleich ist.

**Das Konzentrationsverhältnis eines zwischen zwei nicht miteinander mischbaren flüssigen Phasen verteilten Stoffs ist bei gegebener Temperatur konstant und entspricht dem Verhältnis der Löslichkeiten dieses Stoffs in beiden Phasen. Der Verteilungskoeffizient k drückt aus, in welchem Ausmaß ein Stoff über zwei Phasen verteilt ist.**

Auf dem *Nernst*schen Verteilungssatz beruhen Verfahren zur *Extraktion*, z. B. von Arzneistoffen aus Pflanzen sowie zur Anreicherung analytisch nachzuweisender Stoffe in der klinischen Diagnostik (*Flüssig-Flüssig-Extraktion*, *Verteilungschromatographie*).

## 2.4.1.3.5. Ostwaldsches Verdünnungsgesetz

Die Dissoziation schwacher Elektrolyte hängt in starkem Maße von ihrer Konzentration in wäßrigen Lösungen ab. Mit zunehmender Verdünnung nimmt sie zu, bis schließlich auch schwache Elektrolyte vollständig dissoziiert sind (Abb. 2.11).

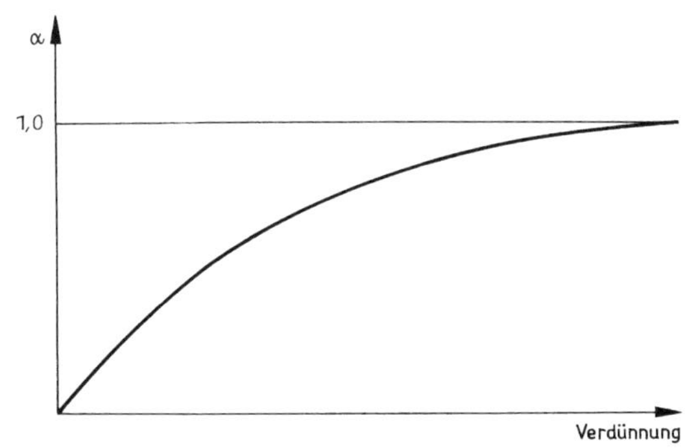


***Abb. 2.11:*** Abhängigkeit des Dissoziationsgrades α eines schwachen Elektrolyten von der Verdünnung.

Der Einfluß der Verdünnung auf die Dissoziation schwacher Elektrolyte läßt sich mit Hilfe des MWG erfassen[1] (108):

$$K_D = \frac{\alpha^2}{1-\alpha} \cdot c \tag{108}$$

Beziehung (108) wird als *Ostwaldsches Verdünnungsgesetz* bezeichnet. Für sehr schwache Elektrolyte (d. h., $\alpha \ll 1$) kann die Beziehung vereinfacht werden (109).

$$\alpha = \sqrt{\frac{K_D}{c}} \tag{109}$$

[1] Für den schwachen Elektrolyten Essigsäure ($CH_3COOH$: HAc, $CH_3COO^-$: $Ac^-$) läßt sich Gleichung (108) aus $K_D = \frac{[H^+]\cdot[Ac^-]}{[HAc]}$ unter Berücksichtigung von $[HAc] = c\cdot(1 - \alpha)$ und $[H^+] = [Ac^-] = c\cdot\alpha$ ableiten.

Man erkennt, daß mit abnehmender Konzentration c (zunehmender Verdünnung) α quadratisch anwächst, da $K_D$ bei gegebener Temperatur konstant ist. Mit Hilfe der Gleichung (109) ist man in der Lage, bei Kenntnis von c und $K_D$ den Dissoziationsgrad α sehr schwacher Elektrolyte zu berechnen.

## 2.4.1.3.6. Adsorption

Eine wichtige Eigenschaft von feinverteiltem Kohlenstoff (*Aktivkohle*) und anderen feinverteilten Festkörpern (große Oberfläche!) ist ihr Vermögen, Moleküle an ihrer Oberfläche zu binden. Dieser Vorgang, der zu einer Gleichgewichtskonzentration adsorbierter Teilchen führt, wird als *Adsorption* bezeichnet.

**Wechselwirkungen zwischen *Adsorptionsmittel (Adsorbens)* und adsorbiertem Stoff *(Adsorbat)*, die im Bereich *van-der-Waals*scher Kräfte liegen (< 40 kJ · $mol^{-1}$), werden als physikalische Adsorption bezeichnet (z. B. Adsorption von CO an Aktivkohle). Sind diese Wechselwirkungen von der Größenordnung chemischer Bindungen (> 84 kJ · $mol^{-1}$), dann spricht man von *Chemisorption* (z. B. Bindung von $CO_2$ an CaO). Diese Einteilung resultiert aus dem unterschiedlichen Ablauf von Adsorptionsvorgängen. Physikalisch adsorbierte Stoffe werden bei Temperaturerhöhung leicht wieder abgegeben (*Desorption*).**

Die Adsorption von Gasen an Festkörperoberflächen kann gemessen werden, indem man die Menge a an adsorbiertem Gas gegen ihren Partialdruck p bei konstanter Temperatur aufträgt. Die auf diese Weise erhaltene *Adsorptionsisotherme* (Abb. 2.12) sagt aus, daß bei niedrigen Partialdrücken mehr Moleküle am Adsorptionsmittel gebunden werden (zahlreiche freie Bindungskräfte an der Adsorptionsfläche!) als bei höheren Partialdrücken. Schließlich wird unter Gleichgewichtseinstellung ein Sättigungswert erreicht (Besetzung der zur Verfügung stehenden Oberfläche mit einer monomolekularen Adsorbatschicht).

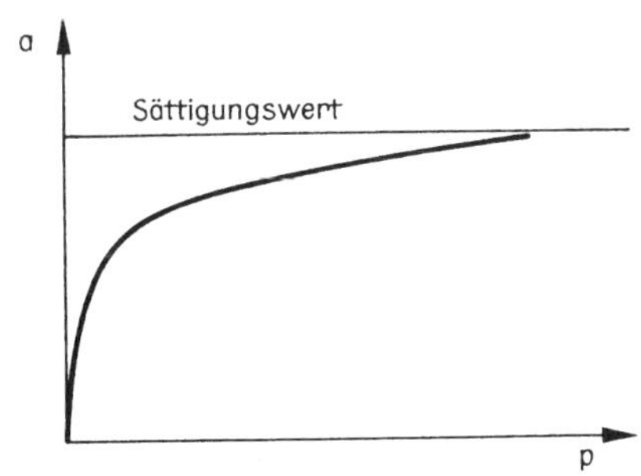


***Abb. 2.12:*** Abhängigkeit der adsorbierten Menge a eines Gases von seinem Partialdruck p bei konstanter Temperatur (Adsorptionsisotherme).

Solche Grenzflächenvorgänge können nach *Langmuir* erfaßt werden (110).

$$a = k_1 \cdot \frac{p}{k_2 + p} \qquad (110)$$

$k_1, k_2$ Stoffkonstanten von Adsorbat und Adsorbens
p Partialdruck des Gases
a adsorbierte Gasmenge

Neben Wechselwirkungen an den Grenzflächen fest/gasförmig sind auch solche zwischen Flüssigkeiten untereinander sowie zwischen Flüssigkeiten und Gasen bzw. Festkörpern bedeutsam. Die Adsorption findet ausgedehnte Anwendung zur Gasadsorption z. B. in Atemfiltern oder zur Entfernung von überschüssigen Narkosegasen sowie bei den unterschiedlichsten chromatographischen Methoden der analytischen Chemie (s. S. 215). Aktivkohle wird in der Toxikologie zur Hemmung der Giftresorption aus dem Darm eingesetzt, kombiniert mit Natriumsulfat (Glaubersalz; zur

Beschleunigung der Darmpassage). Aktivkohle passiert die Darmwand nicht und adsorbiert die meisten Gifte an der Oberfläche.

---

$$\mathbf{nA + mB \rightleftharpoons A_nB_m \qquad K = \frac{[A_n B_m]}{[A]^n \cdot [B]^m}}$$

---

**T-Abhängigkeit:** $\frac{d\ln K}{dt} = \frac{\Delta H}{RT^2}$

**Konzentrations-Abhängigkeit:** $a = f \cdot c$ (verd. Lsgen., schwache Elektrolyte: $c \cong a$)

**pK-Wert:** $-\lg K = pK$

***Van't-Hoff*sche Gleichung:** $\Delta G° = - RT \cdot \ln K$

**Anwendung auf:**

**Wasser:**

$$\Rightarrow [H^+]\cdot[OH^-] = 10^{-14}\ mol^2 \cdot l^{-2} \Rightarrow \begin{cases} pH = -\lg a_{H^+} \cong -\lg[H^+] \\ pOH = -\lg a_{OH^-} \cong -\lg[OH^-] \end{cases} \Rightarrow pH + pOH = 14$$

$$\Rightarrow \begin{cases} H_2O + \text{Säuren} \Rightarrow \begin{cases} \text{starke Säuren: } pH \cong -\lg[\text{Säure}] \\ \text{schwache Säuren: } pH = 1/2(pK_S - \lg[\text{Säure}]) \end{cases} \\ H_2O + \text{Basen} \Rightarrow \begin{cases} \text{starke Base: } pH = 14 - \lg[\text{Base}] \\ \text{schwache Base: } pH = 14 - 1/2(pK_B - \lg[\text{Base}]) \end{cases} \end{cases}$$

$$\Rightarrow \text{Abstumpfung: } \begin{cases} \text{starke Säuren: } H^+ + HCO_3^- \rightarrow H_2CO_3 \\ \text{starke Basen: } OH^- + NH_4^+ \rightarrow NH_3 + H_2O \end{cases}$$

$$\Rightarrow \text{Neutralisation: Base + Säure} \rightarrow \text{Salz + Wasser} \quad \begin{cases} \text{Acidimetrie} \\ \text{Alkalimetrie} \\ \text{pH - Indikatoren} \\ \text{pH - Potentiometrie} \end{cases}$$

$$\Rightarrow \text{Hydrolyse: } MX + H_2O \rightarrow \begin{cases} OH^- + M^+ + HX \\ H^+ + X^- + MOH \end{cases}$$

$$\Rightarrow \text{Pufferung: } \begin{cases} \text{Kapazität}: \frac{[\text{Salz}]}{[\text{Säure}]} \text{ o. } \frac{[\text{Base}]}{[\text{Salz}]} \\ pH = pK + \lg\frac{[\text{Salz}]}{[\text{Säure}]},\ pH = pK_W - pK_S + \lg\frac{[\text{Base}]}{[\text{Salz}]} \\ HCO_3^-/H_2CO_3,\ HPO_4^{2-}/H_2PO_4^- \end{cases}$$

**Elektrolyt-lösungen:**

$\Rightarrow MX + n\ H_2O \rightarrow [M(H_2O)_n]^{m+} + X^{m-}$

$\Rightarrow$ starke Elektrolyte: $a = f \cdot c$

$\Rightarrow$ schwache Elektrolyte: $K_D = c \cdot \frac{\alpha^2}{1 - \alpha}$ (*Ostwald*)

$\Rightarrow$ sehr schwache Elektrolyte: $K_D = c \cdot \alpha^2$

$\Rightarrow$ schwerlösliche Salze: $L = [M^{n+}]\cdot[X^{n-}]$ (L: Maß für Löslichkeit: $BaSO_4$, AgCl)

**Zweiphasen-systeme:** Verteilung von Stoffen zwischen 2 Phasen:

Extraktion: $\Rightarrow \frac{c_1}{c_2} = k$ (*Nernst*)

Adsorption: $\Rightarrow a = k_1 \cdot \frac{p}{k_2 + p}$ (*Langmuir*)

---

***Übersicht 2.7:*** Massenwirkungsgesetz (MWG) und Anwendungen.

Die Anwendung des Massenwirkungsgesetzes auf Wasser, wäßrige Elektrolytlösungen sowie Zweiphasensysteme ist in Übersicht 2.7 zusammenfassend dargestellt.

## 2.5. Oxidation und Reduktion

Die Vorstellungen vom Wesen der *Oxidation* und *Reduktion* haben im Verlaufe der Zeit mannigfache Änderungen erfahren. Heute bezeichnet man als Reduktions-Oxidations-Reaktionen - *Redoxreaktionen* - solche, die unter *Elektronenüberführung* von einem Partner auf den anderen ablaufen.

> **Oxidationsvorgänge verlaufen unter *Elektronenabgabe*, während Reduktionsvorgänge mit *Elektronenaufnahme* verbunden sind. Beide Reaktionen können nicht getrennt voneinander ablaufen: Oxidation bedingt gleichzeitig Reduktion und umgekehrt (*Redoxreaktion*).**

Einfache Redoxreaktionen lassen sich demnach wie folgt formulieren (111 - 113):

$2\,Na + Cl_2 \rightarrow 2\,NaCl$ (111)

$2\,Na \rightarrow 2\,Na^+ + 2\,e^-$ Oxidation (112)
Reduktionsmittel — oxidierter Stoff

$2e^- + Cl_2 \rightarrow 2\,Cl^-$ Reduktion (113)
Oxidationsmittel — reduzierter Stoff

Bezogen auf eine generelle Wechselwirkung zwischen Oxidationsmittel (OM) und Reduktionsmittel (RM) ergibt sich folgender allgemeiner Zusammenhang (114):

$RM + OM \rightarrow$ oxidiertes RM + reduziertes OM (114)
└ $e^-$ ┘

Verfährt man für die Reaktion zwischen Schwefel und Sauerstoff in gleicher Weise (115 - 117),

$S + O_2 \rightarrow SO_2$ (115)

$S \rightarrow S^{4+} + 4\,e^-$ Oxidation (116)

$O_2 + 4\,e^- \rightarrow 2\,O^{2-}$ Reduktion (117)

dann ergeben sich folgende Schwierigkeiten bei der Definition des Redoxphänomens: In wäßrigen Lösungen können keine $S^{4+}$-Ionen nachgewiesen werden, und unter den bei der Verbrennung von S herrschenden Reaktionsbedingungen wird nicht so viel Energie frei, um das Element vierfach zu ionisieren. Das gleiche trifft auf das $O^{--}$-Ion zu. Außerdem ist $SO_2$ keine ionische Verbindung, wie man das aus den Gleichungen (116, 117) schließen könnte. Daraus ergibt sich die Feststellung, daß Redoxgleichungen prinzipiell nur die *Stöchiometrie* der Gesamtreaktion wiedergeben. Sie sagen jedoch nichts über den tatsächlichen Mechanismus und das Ausmaß der Elektronenübertragung aus.

Daher führt man zur Erfassung von Redoxvorgängen mittels chemischer Reaktionsgleichungen *Oxidationszahlen* (OZ) ein, indem man den an einer chemischen Umsetzung beteiligten Substanzen (Atome, Moleküle, Formeleinheiten oder Ionen) nach bestimmten Regeln formale Ladungszahlen zwischen -3 und +8 zuordnet. Bei dieser Zuordnung nimmt man keine Rücksicht darauf, welcher Art die Bindungen zwischen einzelnen Atomen sind. Unabhängig davon, daß im $SO_2$-Molekül polarisierte Kovalenzen zwischen S und O ( $\overset{\delta+}{S} - \overset{\delta-}{O}$ ) vorliegen, wird S die Oxidationszahl +4 und O die Oxidationszahl -2 zugeordnet. Daher sind Oxidationszahlen reine Rechengrößen, sofern sie nicht mit der Ionenwertigkeit übereinstimmen.

Aus der Stellung der Elemente im PSE lassen sich einige Regeln zur Zuordnung von Oxidationszahlen aufstellen:

**1. Freie Atome und molekulare Elementgase (z. B. $N_2$) besitzen die OZ = 0:**

$\overset{\pm0}{Na}, \overset{\pm0}{N_2}, \overset{\pm0}{He}, ...$

**2. Bindungen zwischen gleichen Elementen wird gleichfalls die Oxidationszahl Null zugeordnet:**

$H_2\overset{-2}{N}-\overset{-2}{N}H_2$, **da N - N = 0;** $Cl-\overset{+1}{Hg}-\overset{+1}{Hg}-Cl$, **da Hg - Hg = 0;** $H\overset{-1}{O}-\overset{-1}{O}H$, **da O - O = 0**

**3. Die Oxidationszahl eines einatomigen Ions entspricht dessen Ionenwertigkeit (elektrochemische Wertigkeit). Sie folgt aus der Stellung dieses Elements im PSE:** $Na^+$ **(OZ = +1),** $Cl^-$ **(OZ = -1),** $Al^{3+}$ **(OZ = +3),** $S^{--}$ **(OZ = -2) ...**

**4. Bei Molekülen bzw. Formeleinheiten werden die Bindungselektronen auf die gebundenen Atome gemäß ihrer Elektronegativität (s. S. 32) verteilt. Dabei gilt als Faustregel: O in Verbindungen stets OZ -2 (Ausnahme: $H_2O_2$, $F_2O$); F in Verbindungen immer -1; H in Verbindungen stets +1 (Ausnahme Hydridverbindungen: $H^-$); N in Verbindungen mit O bzw. F stets positive Oxidationszahlen, sonst negative:**

$\overset{+7}{Cl}O_4^-, \overset{+5}{N}O_3^-, \overset{-3}{N}H_3, \overset{+1}{K}\overset{+7}{Mn}O_4, \overset{+3}{N}O_2^-, ...$

**5. Die Summe der Oxidationszahlen elektroneutraler Moleküle bzw. Formeleinheiten beträgt null:**

$\overset{+4}{S}O_2,\ H_2\overset{+6}{S}O_4,\ H_3\overset{+5}{P}O_4,\ \overset{+4}{N}O_2,\ \overset{+2}{N}O,\ \overset{+1}{N_2}O, ...$

**6. Dagegen ergibt die Summe der OZ bei Ionen die Bruttoladung des Ions:**

$\overset{+6}{S}O_4^{2-}, \overset{+5}{P}O_4^{3-}, \overset{+4}{C}O_3^{2-}, ...$

Anhand einiger ausgewählter Beispiele soll die Handhabung dieser Regeln erläutert werden:

*Beispiel 1*: Bestimmung der OZ für Bor in $Na_2B_4O_7$:

| | | |
|---|---|---|
| 2 Na: | 2·(+1) = | +2 |
| 7 O: | 7·(-2) = | -14 |
| Summe: | | -12 |

Daraus folgt, daß das Vierfache der OZ von Bor + 12 beträgt. Die OZ von Bor ist daher +3.

*Beispiel 2*: Bestimmung der OZ für Molybdän in $(NH_4)_2MoO_4$:

| | | |
|---|---|---|
| 2 N: | 2·(-3) = | -6 |
| 8 H: | 8·(+1) = | +8 |
| 4 O: | 4·(-2) = | -8 |
| Summe: | | -6 |

Die OZ von Molybdän beträgt im Ammoniummolybdat +6.

*Beispiel 3*: OZ des Phosphors im Ammoniummolybdatophosphat $(NH_4)_3P(Mo_3O_{10})_4$:

| | | |
|---|---|---|
| 12 Mo: | 12·(+6) = | +72 |
| 3 N: | 3·(-3) = | -9 |
| 12 H: | 12·(+1) = | +12 |
| 40 O: | 40·(-2) = | -80 |
| Summe: | | -5 |

Die OZ von Phosphor beträgt im vorliegenden Fall +5.

Unter Berücksichtigung der Oxidationszahlen lassen sich Redoxvorgänge auch in folgender Weise definieren:

**Oxidationen sind Vorgänge, die zu einer Erhöhung der Oxidationszahl eines Elements (oder eines Moleküls bzw. einer Formeleinheit) führen, während Reduktionen eine Erniedrigung der Oxidationszahl bewirken.**

Demnach ist Reaktion (118) ein Redoxvorgang, während die Umsetzung (119) von anderer Art ist (keine Änderung der OZ).

$$\overset{+4}{S}O_2 + 1/2\,\overset{\pm 0}{O}_2 \rightarrow \overset{+6}{S}\overset{-2}{O}_3 \qquad (118)$$

$$\overset{+6}{S}O_3 + H_2O \rightarrow H_2\overset{+6}{S}O_4 \qquad (119)$$

Spezielle Redoxreaktionen sind *Synproportionierungen* und *Disproportionierungen*. Disproportionierungsreaktionen sind dadurch gekennzeichnet, daß Verbindungen von Elementen mittlerer Oxidationszahl in solche mit unterschiedlicher Oxidationszahl *disproportionieren* (120). Der (für Reaktion (120) hypothetische) umgekehrte Vorgang würde einer Synproportionierung entsprechen. Weitere Beispiele für Synproportionierungs- und Disproportionierungsreaktionen sind in Kap. 3 angegeben (s. S. 119, 123).

$$2H_2\overset{-1}{O}_2 \rightarrow H_2\overset{-2}{O} + \overset{\pm 0}{O}_2 \qquad (120)$$

Bei Kenntnis der Edukte und Produkte einer Redoxreaktion (121) ist durch Anwendung der Oxidationszahlen die Aufstellung der entsprechenden Reaktionsgleichung nicht schwierig, wenn man systematisch vorgeht:

1. Zuordnung der Oxidationszahlen:

$$H\overset{+5}{N}O_3 + H_2\overset{-2}{S} \rightarrow \overset{+2}{N}O + \overset{\pm 0}{S} + H_2O$$

2. Aufstellung der Oxidations- und Reduktionsgleichung unter Berücksichtigung der Elektronenbilanz sowie Aufstellung der Gesamtgleichung nach äquivalenter Vervielfachung:

$$\begin{array}{r|ll} 3 & H_2\overset{-2}{S} \rightarrow \overset{\pm 0}{S} + 2H^+ + 2e^- & \text{Oxidation} \\ 2 & H\overset{+5}{N}O_3 + 3e^- \rightarrow \overset{+2}{N}O + H^+ + 2O^{--} & \text{Reduktion} \\ \hline & 3H_2\overset{-2}{S} + 2H\overset{+5}{N}O_3 \rightarrow 3\overset{\pm 0}{S} + 2\overset{+2}{N}O + 8H^+ + 4O^{--} & \end{array}$$

3. Korrektur wegen der Nichtexistenz von $O^{--}$-Ionen in Lösung gemäß

$$4\,O^{--} + 8\,H^+ \rightarrow 4\,H_2O$$

ergibt nunmehr die korrekt formulierte Redoxgleichung (121):

$$3H_2\overset{-2}{S} + 2H\overset{+5}{N}O_3 \rightarrow 3\overset{\pm 0}{S} + 2\overset{+2}{N}O + 4H_2O \qquad (121)$$

Für Redoxreaktionen, die in wäßrigen Lösungen ablaufen, ist die Bilanzierung der $H_2O$-, $H^+$- bzw. $OH^-$- Anteile besonders wichtig, da eine stöchiometrische Gleichung auch die pH-Bedingungen richtig wiedergeben muß. Eine Probe auf Richtigkeit von Redoxgleichungen ist die erforderliche Ladungsgleichheit auf beiden Seiten der Gleichung (122, 123).

$$\overset{+7}{Mn}O_4^- + 2\overset{+2}{Fe}{}^{2+} + 4H^+ \rightarrow 2\overset{+2}{Fe}O + 2H_2O + \overset{+2}{Mn}{}^{2+} \qquad (122)$$

$$-1 \quad +4 \quad +4 \neq \pm 0 \quad \pm 0 \quad +2$$

$$\overset{+7}{Mn}O_4^- + 5\overset{+2}{Fe}{}^{2+} + 8H^+ \rightarrow 5\overset{+3}{Fe}{}^{3+} + 4H_2O + \overset{+2}{Mn}{}^{2+} \qquad (123)$$

$$-1 \quad +10 \quad +8 = +15 \quad \pm 0 \quad +2$$

Die Probe für Gleichung (122) zeigt, daß keine Ladungsgleichheit auf beiden Seiten vorliegt ($+7 \neq +2$), während dies für (123) der Fall ist ($+17 = +17$).

**In einer korrekt formulierten Redoxgleichung stimmen die Stoff- und Ladungsbilanzen beider Seiten überein.**

Gleichung (123) verdeutlicht, daß der wirkliche Mechanismus dieser Reaktion anders ablaufen muß, da sonst zur gleichen Zeit 14 Teilchen zusammenstoßen müßten. Das ist jedoch aus reaktionskinetischen Gründen (s. S. 46) nicht möglich. Für verschiedene Redoxvorgänge konnte nachgewiesen werden, daß sie über *Substitutionsreaktionen* ablaufen, ähnlich, wie sie zur Beschreibung organisch-chemischer Umsetzungen dienen.

## 2.5.1. Quantitative Erfassung von Redox-Vorgängen

Redoxreaktionen lassen sich in mancher Hinsicht (s. Übersicht 2.8) mit Säure-Base-Reaktionen vergleichen. An die Stelle von *Protonenübertragungsreaktionen* treten hier *Elektronenübertragungen.* Die Einführung eines pH-analogen Begriffs für die Charakterisierung der Stärke von Oxidationsmitteln und Reduktionsmitteln ist daher sehr zweckmäßig.

Die Stärke von Oxidations- bzw. Reduktionsmitteln läßt sich durch Kombination geeigneter Experimente qualitativ abschätzen (s. Abb. 2.13):

1. An einem Eisenblech scheiden sich beim Eintauchen in Quecksilber(II)- oder Kupfer(II)-Salzlösungen metallisches Quecksilber bzw. Kupfer ab, wobei $Fe^{2+}$-Ionen entstehen (124, 125).

$$Fe + Cu^{2+} \rightarrow Fe^{2+} + Cu \qquad (124)$$

$$Fe + Hg^{2+} \rightarrow Fe^{2+} + Hg \qquad (125)$$

2. Auf einem Kupferblech scheidet sich metallisches Quecksilber beim Eintauchen in eine entsprechende $Hg^{2+}$-haltige Lösung ab, dagegen kein Eisen aus einer $FeSO_4$-Lösung (126).

$$Cu + Hg^{2+} \rightarrow Cu^{2+} + Hg \qquad \text{(Cu + Fe}^{2+}\text{: keine Reaktion)} \qquad (126)$$

3. An einem Quecksilbertropfen, der sich in einer Kupfer(II)- bzw. Eisen(II)-Salzlösung befindet, ist keine Amalgambildung (*Amalgame* sind Legierungen von Quecksilber mit anderen Metallen) mit Fe oder Cu zu beobachten (Hg + $Cu^{2+}/Fe^{2+}$: keine Reaktion).

Man erkennt, daß Redoxvorgänge ablaufen, wenn Elektronen von einem Metall auf Ionen eines anderen Metalls übertragen werden. Die Stärke der Reduktionsmittel nimmt gemäß 1. bis 3. in der Reihenfolge Fe > Cu > Hg ab, während $Hg^{2+}$-Ionen stärkere Oxidationsmittel als $Cu^{2+}$-Ionen sind. $Fe^{2+}$-Ionen reagieren unter den gewählten experimentellen Bedingungen überhaupt nicht.

Aus den Gleichungen (124 - 126) folgt weiterhin, daß zu jedem Reduktionsmittel (z. B. Fe) ein entsprechendes Oxidationsmittel (oxidierte Form des Reduktionsmittels, also $Fe^{2+}$) *konjugiert* ist.

**Oxidationsmittel und deren reduzierte Formen sowie Reduktionsmittel und deren oxidierte Formen werden als *korrespondierende Redoxpaare* bezeichnet** (127).

$$\underset{\text{Reduktionsmittel}}{Fe} \rightarrow \underset{\text{Oxidationsmittel (oxidierte Form des Reduktionsmittels)}}{Fe^{2+}} + 2\,e^-$$

$$\underset{\text{Oxidationsmittel}}{Hg^{2+} + 2\,e^-} \rightarrow \underset{\text{Reduktionsmittel (reduzierte Form des Oxidationsmittels)}}{Hg} \qquad (127)$$

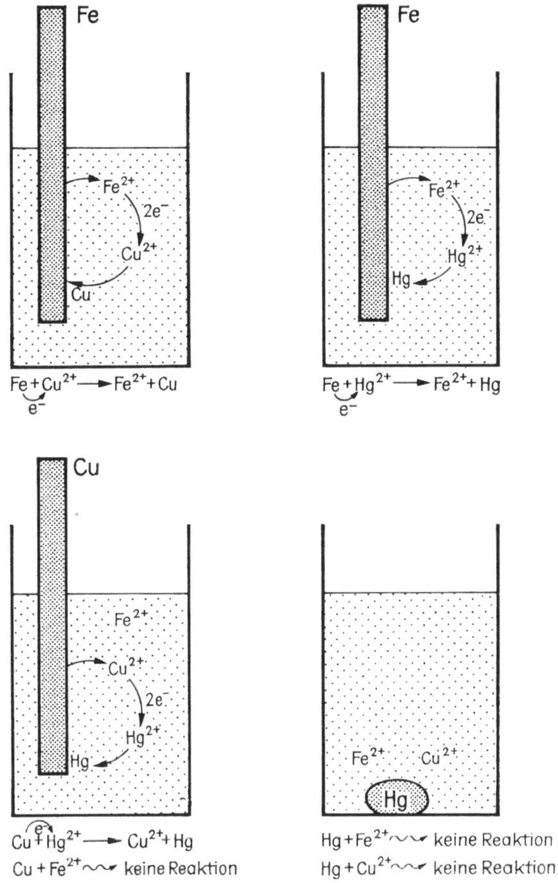


***Abb. 2.13:*** Schematische Darstellung des unterschiedlichen Verhaltens von Eisen (Fe), Kupfer (Cu) und Quecksilber (Hg) gegen $Fe^{2+}$-, $Cu^{2+}$- und $Hg^{2+}$-Salzlösungen.

Die betrachteten Kombinationen $Fe/Fe^{2+}$, $Cu/Cu^{2+}$ bzw. $Hg/Hg^{2+}$ sind demnach Redoxpaare. Jedes Redoxpaar kann gegenüber einem anderen als Oxidationsmittel oder Reduktionsmittel wirken, je nachdem, in welcher Richtung Elektronen überführt werden. Da Elektronentransport gleichzeitig einen Stromfluß darstellt, können Redoxpaare in sogenannten *Halbzellen* angeordnet und mit einem Draht kurzgeschlossen werden (Abb. 2.14). Wenn die Anionen über einen sogenannten Stromschlüssel von der einen Halbzelle in die andere diffundieren können, dann fließen Elektronen über den Draht vom Reduktionsmittel zum Oxidationsmittel.

Werden die Halbzellen über ein Meßinstrument miteinander verbunden, dann kann man die *Potentialdifferenz* zwischen beiden Zellen erfassen. Erfolgt diese Messung im stromlosen Zustand, so erhält man die *Elektromotorische Kraft* (EMK) eines Redoxsystems, das aus zwei Redoxpaaren besteht. Es läßt sich ableiten, daß die EMK zweier Halbzellen gleich der *Triebkraft* (freie Enthalpie ΔG, s. S. 45) des ablaufenden Redoxvorgangs ist (128).

$$\Delta G = \text{EMK} \qquad (128)$$

Damit wird die EMK oder die Potentialdifferenz zu einer geeigneten Bestimmungsgröße für die Stärke von Oxidations- bzw. Reduktionsmitteln.

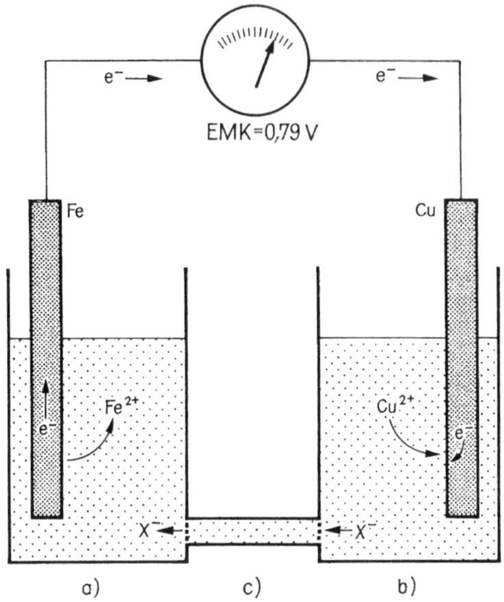


***Abb. 2.14:*** Schematische Darstellung der Elektronenaustauschreaktionen zwischen den Redoxpaaren $Fe/Fe^{2+}$ und $Cu/Cu^{2+}$; (a) $Fe/Fe^{2+}$-Halbzelle; (b) $Cu/Cu^{2+}$-Halbzelle; (c) Stromschlüssel bestehend aus einer $KNO_3$-Lösung.

Für die universelle Handhabung von Gleichung (128) ist die Festlegung eines *Null-Redoxpaares* wichtig, auf das alle anderen bezogen werden.

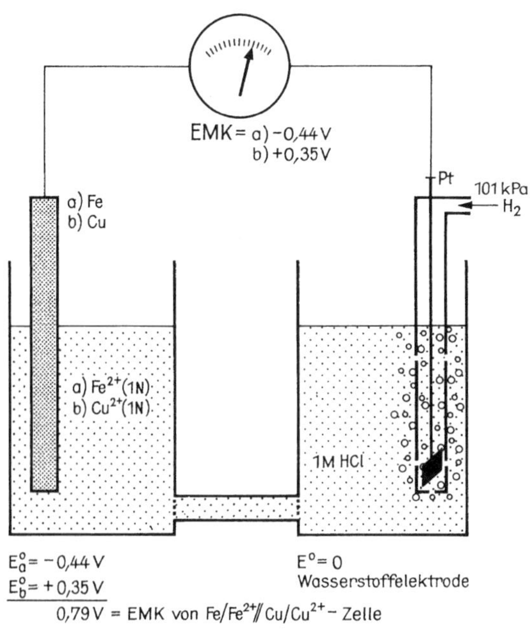


***Abb. 2.15:*** Schematische Darstellung der Bestimmung der EMK der Redoxpaare (a) $Fe/Fe^{2+}$ und (b) $Cu/Cu^{2+}$ gegen die Wasserstoffnormalelektrode (es gilt: $E_a^0 - E_b^0 = EMK$ ).

Einer Halbzelle, die eine 1 M HCl-Lösung enthält, die von Wasserstoff mit einem Druck von 101 kPa umspült wird und mit einer Ableitungselektrode aus Platin versehen ist, wird bei 298 K das Potential Null zugeordnet. Eine solche Anordnung (s. Abb. 2.15) wird als *Wasserstoffnormalelektrode* bezeichnet.

Beliebige Redoxpaare können gegen eine Wasserstoffnormalelektrode geschaltet werden. Die EMK der beiden Zellen entspricht bei 25°C und bei Verwendung einer 1 M Salzlösung definitionsgemäß dem *Normalpotential* des betreffenden Redoxpaares. Das Normalpotential (*Standardelektrodenpotential*) $E^0$ steht wiederum in einfacher Beziehung zu $\Delta G$, wobei die Stoffmenge n und die *Faraday*-Konstante F zu berücksichtigen sind (129).

$$\Delta G = n \cdot F \cdot E^0 \qquad (129)$$

Da $\Delta G$ dem Normalpotential eines Redoxpaares direkt proportional ist, genügt die Kenntnis der $E^0$-Werte, um Aussagen über die Richtung der Elektronenüberführung bei Redoxreaktionen zu erhalten. Die $E^0$-Werte beliebiger Redoxpaare können als sogenannte *elektrochemischen Spannungsreihe* angeordnet werden (Tab. 2.4). Aus der Spannungsreihe lassen sich die EMK- und $\Delta G$-Werte beliebiger Redoxreaktionen berechnen.

| **Reduktionsmittel →** | **oxidierte Form + $e^-$ (konjugiertes Oxidationsmittel)** | **$E^0$ (V)[1]** |
|---|---|---|
| Li | $Li^+$ + $e^-$ | -3,03 |
| K | $K^+$ + $e^-$ | -2,92 |
| Ca | $Ca^{2+}$ + $2e^-$ | -2,76 |
| Na | $Na^+$ + $e^-$ | -2,71 |
| Mg | $Mg^{2+}$ + $2e^-$ | -2,40 |
| Al | $Al^{3+}$ + $3e^-$ | -1,69 |
| Zn | $Zn^{2+}$ + $2e^-$ | -0,76 |
| $S^{--}$ | S + $2e^-$ | -0,51 |
| Fe | $Fe^{2+}$ + $2e^-$ | -0,44 |
| Pb | $Pb^{2+}$ + $2e^-$ | -0,13 |
| **$H_2$** | **$2H^+$ + $2e^-$** | **0,00** |
| Cu | $Cu^{2+}$ + $2e^-$ | +0,35 |
| $2I^-$ | $I_2$ + $2e^-$ | +0,58 |
| $Fe^{2+}$ | $Fe^{3+}$ + $e^-$ | +0,75 |
| Ag | $Ag^+$ + $e^-$ | +0,81 |
| Hg | $Hg^{2+}$ + $2e^-$ | +0,86 |
| $2Br^-$ | $Br_2$ + $2e^-$ | +1,07 |
| $Cr^{3+}$ | $CrO_4^{2-}$ + $3e^-$ | +l, 30 |
| $2Cl^-$ | $Cl_2$ + $2e^-$ | +1,36 |
| Au | $Au^{3+}$ + $3e^-$ | +1,38 |
| $Mn^{2+}$ | $MnO_4^-$ + $5e^-$ | +1,50 |
| $2F^-$ | $F_2$ + $2e^-$ | +2,85 |
| **reduzierte Form → (konjugiertes Reduktionsmittel)** | **Oxidationsmittel + $e^-$** | |

***Tabelle 2.4:*** Anordnung korrespondierender (konjugierter) Redoxpaare in der elektrochemischen Spannungsreihe nach ihren $E^0$-Werten (T = 298 K, c = 1 M).

([1] Die Potentialwerte beziehen sich auf die der Stöchiometrie entsprechenden pH-Bedingungen.)

### 2.5.1.1. Nernstsche Gleichung

Die Normalpotentiale sind für *Einheitskonzentrationen* festgelegt. Wird die Konzentration des Oxidationsmittels oder Reduktionsmittels in der Lösung geändert, dann ändert sich auch das Potential. Das sich bei veränderter Konzentration und/oder bei veränderter Temperatur T einstellende Potential E, das sogenannte *Einzelpotential*, kann mit Hilfe der *Nernstschen Gleichung* berechnet werden (130).

$$E = E^0 + \frac{RT}{nF} \cdot \ln \frac{c_{ox}}{c_{red}} \qquad (130)$$

$c_{ox}$ Konzentration der oxidierten Form
$c_{red}$ Konzentration der reduzierten Form
n Anzahl der überführten Elektronen
F Faraday – Konstante (96490 As)

Setzt man für T = 298 K, dann folgt (131):

$$E = E^0 + \frac{0{,}059}{n} \cdot \lg \frac{c_{ox}}{c_{red}} \qquad (131)$$

Für genaue Untersuchungen - besonders bei starken Elektrolyten und in konzentrierten Lösungen - muß anstelle von c die Aktivität a berücksichtigt werden. Da die Aktivität von Festkörpern gleich 1 ist, vereinfacht sich die Beziehung (131) für ein Redoxpaar, das aus einem Metall und Ionen dieses Metalls besteht (132):

$$E = E^0 + \frac{0{,}059}{n} \cdot \lg[M^{n+}] \qquad (132)$$

Daher ist das Potential einer $Cu/Cu^{2+}$-Halbzelle nur von der Kupferionenkonzentration und der Temperatur abhängig.

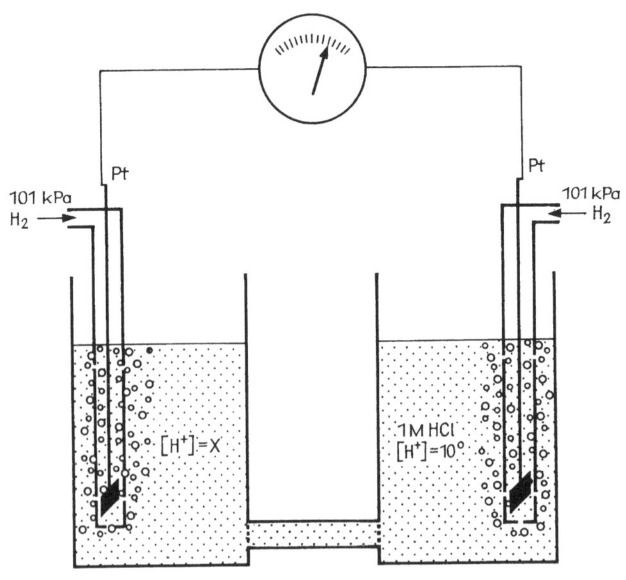


***Abb. 2.16:*** Bestimmung des pH-Wertes einer Lösung unbekannter $H^+$-Konzentration mit Hilfe der Wasserstoffnormalelektrode (pH = -0,059/EMK).

Auch das Potential des Redoxpaares $H_2/H^+$ ist konzentrationsabhängig und hat nur für eine Wasserstoffionenkonzentration von $[H^+] = 1\ mol \cdot l^{-1}$ den Wert null. Diese Tatsache nutzt man zur elektrochemischen Messung von pH-Werten aus: Schaltet man eine *Wasserstoffnormalelektrode* gegen eine Halbzelle gleicher Anordnung, aber mit einer Lösung unbekannter $H^+$-Ionenkonzentration, so kann die

Potentialdifferenz bestimmt werden (Abb. 2.16). EMK-Messungen ermöglichen eine sehr genaue pH-Wert-Bestimmung (pH = - 0,059 · $E^{-1}$).

Praktisch werden pH-Messungen so durchgeführt, daß man anstelle der unpraktikablen Wasserstoffnormalelektrode andere *Bezugselektroden* von konstantem Potential verwendet. Das sind z. B. Halbzellen, die aus Hg, festem $Hg_2Cl_2$ und einer Lösung von KCl bestehen (sogenannte *Kalomelelektrode)* und mit einer Ableitung aus Platin versehen sind. Gegen diese Kalomelelektrode wird eine sogenannte *Glaselektrode* geschaltet, die in die Lösung unbekannter Wasserstoffionenkonzentration eintaucht (Abb. 2.17).

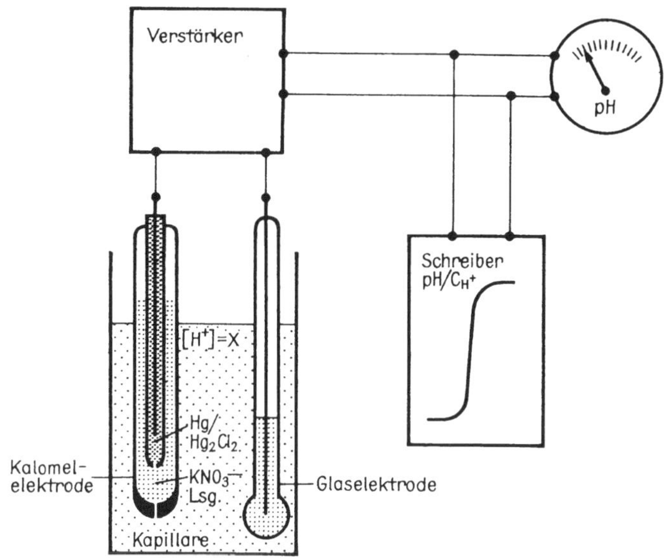


***Abb. 2.17:*** Schematische Darstellung der pH-Bestimmung mittels Glaselektrode und pH-Meßverstärker.

Glaselektroden bestehen aus einem sehr dünnwandigen Glaskolben, der mit einer Säurelösung bestimmter Aktivität gefüllt ist. Über eine Ableitung wird sie gemeinsam mit der Ableitung der Kalomelelektrode an einen pH-Meßverstärker angeschlossen, über den der pH-Wert der unbekannten Lösung registriert werden kann. Die dünnwandige Membran des Glaskolbens ist durchlässig für $H_3O^+$-Ionen und hat aufgrund bestimmter Diffusionsvorgänge vergleichbare Eigenschaften wie eine Wasserstoffelektrode. Auf diese Weise sind pH-Werte bequem meßbar.

Die pH-Meßtechnik ist inzwischen sehr weit fortgeschritten und hat unmittelbare Anwendung in der klinischen Labordiagnostik gefunden.

Einen Vergleich zwischen Protonen- und Elektronenübertragungsreaktionen (Säure/Basen- und Redox-Reaktionen) ist in Übersicht 2.8 zusammengefaßt.

| **Protonenübertragung** | **Elektronenübertragung** |
| --- | --- |
| $S \rightleftharpoons B^- + H^+$<br>$B^- + H^+ \rightleftharpoons S$ | $RM \rightleftharpoons OM + e^-$<br>$OM + e^- \rightleftharpoons RM$ |
| ⇒ **Protonenübertragung (Protolyse)** | ⇒ **Elektronenübertragung (Redoxreaktion)** |
| $HCl \rightleftharpoons H^+ + Cl^-$<br>korrespondierendes/konjugiertes Säure-Base-Paar | $Cu \rightleftharpoons Cu^{2+} + 2\ e^-$<br>korrespondierendes/konjugiertes Redox-Paar |
| $HCl \rightleftharpoons Cl^- + H^+$<br>starke Säure — schwache Base | $Na \rightleftharpoons Na^+ + e^-$<br>starkes RM — schwaches OM |
| $HCN \rightleftharpoons CN^- + H^+$<br>schwache Säure — starke Base | $Hg \rightleftharpoons Hg^{2+} + 2\ e^-$<br>schwaches RM — starkes OM |
| $\overset{H^+}{\curvearrowright}$<br>$S_1 + B_2 \rightleftharpoons S_2 + B_1$ | $\overset{e^-}{\curvearrowright}$<br>$RM_1 + OM_2 \rightleftharpoons RM_2 + OM_1$ |
| ⇒ **Säure-Base-Reaktion** | ⇒ **Redoxreaktion** |
| $H_2O \rightleftharpoons H^+ + OH^-$<br>$H_2O + H^+ \rightleftharpoons H_3O^+$ | $H_2O_2 \rightleftharpoons O_2 + 2\ H^+ + 2\ e^-$<br>$H_2O_2 + 2\ e^- \rightleftharpoons 2OH^-$ |
| ⇒ **Ampholyt** | ⇒ **Redoxampholyt** |
| Säure + konjugierte Base<br>Base + konjugierte Säure | Oxid.-M. + konjugiertes Reduktionsm.<br>Red.-M.. + konjugiertes Oxidationsm. |
| ⇒ **definierter pH-Wert (Puffer)** | ⇒ **definiertes Potential $E^0$ (Normalpotential)** |
| pH-Wert > 7: Basen<br>pH-Wert = 7: Neutralpunkt<br>pH-Wert < 7: Säuren | $E^0 < 0$: Reduktionsmittel<br>$E^0 = 0$: Nullpotential (willkürlich)<br>$E^0 > 0$: Oxidationsmittel |
| Anwendung MWG:<br>⇒ ***Henderson-Hasselbalch*-Gleichung** | Anwendung MWG:<br>⇒ ***Nernst*sche Gleichung** |
| ⇒ **Säure-Base-Äquivalenz** | ⇒ **Redox-Äquivalenz (Oxidationszahlen)** |

***Übersicht 2.8:*** Vergleich zwischen Protonen- und Elektronenübertragungsreaktionen.

# 3. Eigenschaften und Reaktivität ausgewählter Elemente des Periodensystems

Gegenwärtig sind über 100 chemische Elemente bekannt. Davon wurden bisher etwa 40 im menschlichen Organismus aufgefunden. Für die nachfolgend aufgeführten konnte eine biologische Funktion nachgewiesen werden: Kohlenstoff (C), Wasserstoff (H), Stickstoff (N), Sauerstoff (O) und Schwefel (S) als Grundelemente organischer Verbindungen sowie Natrium (Na), Kalium (K), Magnesium (Mg), Calcium (Ca), Phosphor (P), Fluor (F), Chlor (Cl) und Eisen (Fe), die gleichfalls als biologisch essentielle Elemente in beträchtlichen Konzentrationen nachweisbar sind. Diese Elemente bedingen den kontinuierlichen Strom von Energie, Information und Stoff sowie die Morphologie biologischer Systeme und damit die wichtigsten Merkmale der Funktion des Lebens überhaupt. Daneben ist eine Reihe von Spurenelementen zu berücksichtigen wie Silicium (Si), Vanadium (V), Chrom (Cr), Mangan (Mn), Cobalt (Co), Nickel (Ni), Kupfer (Cu), Zink (Zn), Molybdän (Mo), Selen (Se) und Iod (I). Die meisten dieser Elemente spielen eine wichtige Rolle bei der enzymatischen Aktivierung kleiner anorganischer Moleküle wie $H_2$, $O_2$, $H_2O$ und $CO_2$.

Die wichtigsten Eigenschaften dieser Elemente und solcher, die in anderer Weise (pharmakologisch, toxikologisch) interessant sind, sollen in diesem Kapitel gemäß ihrer Stellung im Periodensystem der Elemente behandelt werden.

## 3.1. Halogene

Die Elemente der 7. Hauptgruppe *Fluor* (F), *Chlor* (Cl), *Brom* (Br), *Iod* (I) und *Astat* (At) werden als *Halogene* (Salzbildner) bezeichnet. Fluor, Chlor und Iod gehören zu den biologisch wichtigen und lebensnotwendigen Elementen, Brom und einige seiner Verbindungen sind toxikologisch und pharmakologisch von Interesse, während das kurzlebige radioaktive Element Astat ohne biologische Bedeutung ist. Neuerdings wird es allerdings zunehmend in der Radiologie für Funktionsprüfungen eingesetzt.

### 3.1.1. Eigenschaften der Halogene

Die Halogene besitzen die Elektronenkonfiguration $ns^2p^5$ und können demnach unter Aufnahme eines Elektrons (Halogenidionenbildung) eine Edelgaskonfiguration erreichen. Durch Elektronenabgabe können auch positive Halogenionen (s. S. 110) gebildet werden; in einigen Halogenverbindungen (z. B. Perchlorat $ClO_4^-$) wird die Oxidationszahl +7 erreicht. Einige allgemeine Eigenschaften der Halogene sind in Tab. 3.1 zusammengefaßt.

#### 3.1.1.1. Fluor

*Fluor* ist das reaktionsfähigste chemische Element und verbindet sich bereits bei Zimmertemperatur, teilweise sehr heftig, mit nahezu allen Elementen des PSE zu entsprechenden Fluoriden. Selbst wenig reaktive Elemente (z. B. $N_2$, schwere Edelgase) können unter geeigneten Reaktionsbedingungen zu Fluoriden umgesetzt werden.

Seine Reaktivität erklärt sich aus der Stellung im Periodensystem: Fluoratome weisen hohe Elektronenaffinität auf (s. S. 28) und gehen deshalb leicht in $F^-$-Ionen über. Da außerdem die Dissoziationsenergie von $F_2$ vergleichsweise gering ist, wird die Bildung reaktiver F-Atome begünstigt (1).

$$F_2 \rightarrow 2\,F \qquad \Delta H = +157{,}4\ kJ \cdot mol^{-1} \qquad (1)$$

Die hohe Elektronenaffinität des Fluors erklärt die Schwierigkeit der Darstellung von $F_2$, die nur durch Schmelzflußelektrolyse geeigneter Metallfluoride möglich ist. Aus dem gleichen Grund können positiv geladene Fluorionen auf chemischem Wege nicht erzeugt werden, da die dafür erforderliche Energie zu hoch ist (2).

$$F \rightarrow F^+ + e^- \qquad \Delta H = +1759 \text{ kJ} \cdot \text{mol}^{-1} \qquad (2)$$

Daher ist in Fluorverbindungen F stets der negativ polarisierte Teil des Moleküls. Verbindungen wie $F_2O$ sind als Sauerstofffluoride und nicht als Fluoroxide aufzufassen. Fluoride können kovalenter oder ionischer Art sein. Aufgrund der hohen Elektronenaffinität des Fluors werden in kovalenten Fluoriden zumeist die höchsten positiven Oxidationszahlen der entsprechenden Bindungspartner erreicht.

Kovalente organische Fluorverbindungen haben aufgrund ihrer Reaktionsträgheit klinische Anwendung gefunden (z. B. *Halothan*, *Enfluran*, *Isofluran* u. a. als Narkosemittel, *Teflon*, Polytetrafluorethen, als Polymerwerkstoff, s. S. 227).

## 3.1.1.2. Chlor

*Chlor* (Eigenschaften s. Tab. 3.1) kommt wie Fluor in der Natur nur in Form seiner Verbindungen (vorwiegend Chloride) vor. Aus diesen ist es mit Hilfe geeigneter Oxidationsmittel (in der Industrie durch anodische Oxidation) darstellbar (3), (4).

$$NaCl + H_2SO_4 \rightarrow NaHSO_4 + HCl \qquad (3)$$

$$16\ HCl + 2\ KMnO_4 \rightarrow 2\ MnCl_2 + 2\ KCl + 8\ H_2O + 5\ Cl_2 \qquad (4)$$

Chlor ist in Wasser mäßig löslich, unter teilweiser Disproportionierung (s. S. 113) in Chlorid und Hypochlorige (Unterchlorige) Säure (HClO) (5).

$$Cl_2 + H_2O \rightarrow H^+ + Cl^- + HClO \qquad (5)$$

Auf dieser Reaktion beruht auch die bleichende und desinfizierende Wirkung von *Chlorwasser*. Die instabile Hypochlorige Säure HClO zerfällt sehr leicht unter Bildung von atomarem Sauerstoff (dem eigentlichen Bleich- und Desinfektionsmittel), der Farbstoffe, Mikroorganismen und organische Schmutzteilchen oxidativ zerstört (6).

$$HClO \rightarrow HCl + O \qquad (6)$$

Zur Chlorierung von Trinkwasser werden 0,6 mg $Cl_2$/l verwendet. Nach erfolgter Chlorierung ist ein Chlorgehalt von 0,1 bis 0,3 mg/l Trinkwasser zulässig.

Chlor gehört zu den chemisch reaktiven Elementen und bildet zahlreiche Verbindungen, die ionischer (Mehrzahl der Metallchloride) oder kovalenter Natur (organische Chlorverbindungen) sein können.

## 3.1.1.3. Brom

Brom (Eigenschaften s. Tab. 3.1) findet sich zumeist vergesellschaftet mit Chloriden in Form von Bromiden und kann daraus durch geeignete Oxidationsmittel freigesetzt werden (7).

$$2\ Br^- + Cl_2 \rightarrow Br_2 + 2\ Cl^- \qquad (7)$$

Elementares Brom ist weniger reaktiv als Fluor und Chlor. Nur mit ausgeprägt elektropositiven Elementen (z. B. Alkalimetalle) reagiert es heftig zu entsprechenden Bromiden. Bromdämpfe wirken wie Chlor als starkes Atemgift.

### 3.1.1.4. Iod

Iod ist in der Natur weniger verbreitet als die anderen Halogene und wird wie diese nur in Verbindungen aufgefunden. Im menschlichen Organismus wird es als Iodid resorbiert und in der Schilddrüse gespeichert (Thyroxin, Triiodthyronin). Iodmangel führt zu einer Unterfunktion und kompensatorischen Vergrößerung der Schilddrüse. Zur Vermeidung von Iodmangel kann NaI in geringen Mengen dem Speisesalz zugesetzt werden (5 mg NaI oder $KIO_3$/1 kg NaCl). Die Verwendung von organischen Iodverbindungen als Röntgenkontrastmittel beruht auf der Absorption von Röntgenstrahlen durch die voluminösen und schweren Iodatome.

Das bei Zimmertemperatur kristalline Iod ist trotz seines metallischen Glanzes ein Nichtmetall. Elementares Iod liegt als Reinelement vor, d. h., natürliches Iod und seine Verbindungen bestehen ausschließlich aus dem Isotop $^{127}I$. Für biochemische Untersuchungen und in der Radiologie (z. B. *Radioiodtest* beim Verdacht auf Schilddrüsenerkrankungen) werden künstliche radioaktive Iodisotope verwendet. Iod läßt sich leicht sublimieren (violette Dämpfe, in denen das Element in Form von $I_2$-Molekülen vorliegt). Iod ist in Wasser wenig löslich. In wäßrigen Kaliumiodidlösungen ist wegen der Bildung von Polyiodiden die Löslichkeit deutlich erhöht (8).

$$KI + I_2 \rightarrow KI_3 \qquad (8)$$

Lösungen von $KI_3$ in Wasser und Alkohol (sogenannte Iodiodkaliumlösungen, *Iodtinktur*) werden zur Hautdesinfektion verwendet.

In starken Basen löst sich Iod unter Disproportionierung in Iodid und Hypoiodid (9) bzw. Hypoiodige Säure (HIO).

$$I_2 + 2\,NaOH \rightarrow I^- + IO^- + 2\,Na^+ + H_2O \qquad (9)$$

Die Farbe von Iodlösungen ist stark vom Lösungsmittel abhängig: In unpolaren Lösungsmitteln wie Tetrachlorkohlenstoff ($CCl_4$) und Schwefelkohlenstoff ($CS_2$) löst sich Iod unter Violettfärbung, in polaren Lösungsmitteln wie Alkohol oder Ether entstehen braune Lösungen. Eine solche Erscheinung wird als *Solvatochromie* bezeichnet. Die braune Lösungsfarbe ist auf lockere Molekülverbindungen (*Donor-Akzeptor-Komplexe*) zwischen $I_2$ und Alkohol bzw. Ether zurückzuführen. Eine wichtige Nachweisreaktion für Iod ist der Einschluß von $I_2$-Molekülen in Hohlräume der Stärke, der zu einer charakteristischen Blaufärbung führt.

Iod ist wesentlich reaktionsträger als Chlor oder Brom. Da dieses Element weniger elektronegativ ist als die anderen Halogene, werden neben Iodidionen auch positive $I^+$-Ionen sowie stabile Iod-Sauerstoff-Verbindungen, wie z. B. Iodate gebildet (10).

$$I_2 + 5\,Cl_2 + 6\,H_2O \rightarrow 2\,IO_3^- + 10\,Cl^- + 12\,H^+ \qquad (10)$$

Eine zu (10) analoge Reaktion von Chlor mit Brom ist dagegen nicht zu beobachten, wodurch zwischen $I^-$ und $Br^-$ unterschieden werden kann. Der schwach elektronegative Charakter dieses Elements offenbart sich auch in der Stabilität seiner Oxide, z. B. von $I_2O_5$.

## 3.1.2. Halogenwasserstoffe und Halogenide

Halogenwasserstoffe sind die Stammverbindungen der Halogenide; in wäßriger Lösung reagieren sie als Säuren:

| | | |
|---|---|---|
| HF | Fluorwasserstoff | Flußsäure |
| HCl | Chlorwasserstoff | Salzsäure |
| HBr | Bromwasserstoff | Bromwasserstoffsäure |
| HI | Iodwasserstoff | Iodwasserstoffsäure |

| **Element** | **Reaktivität** | **Eigenschaften** | **Biologisch-medizinische Bedeutung** |
|---|---|---|---|
| **Fluor** | äußerst reaktiv; reagiert mit nahezu allen Elementen | hellgelbes Gas: stechender Geruch, Atemwege ätzend; kovalente und ionische Verbindungen; HF über H-Brücken assoziiert | Fluorapatit, 3 $Ca_3(PO_4)_2 \cdot CaF_2$: Bestandteil der Zahnsubstanz; Fluoride zur Kariesprophylaxe und Osteoporosetherapie, Fluorose bei Überdosierung; Halothan (1-Brom-1-chlor-2,2,2-trifluorethan) als Narkosemittel; fluorhaltige Polymere auf Polyethenbasis, gewebsfreundliche Kunststoffe für Chirurgie (z. B. Teflon) |
| **Chlor** | sehr reaktiv; reagiert mit Metallen, C, P und N | grüngelbes Gas: stechender Geruch, Schleimhäute ätzend; Oxidationsmittel; OZ: -1 - +7; HCl Stammverbindung der Chloride; $H_2O$-löslich unter Disproportionierung zu $Cl^-$ und $ClO^-$ | Magensalzsäure; Chlorid wichtiges Anion im Organismus (Elektrolythaushalt); $Cl^-$-Ionen zur intra- und extrazellulären Elektroneutralität; Chlorwasser, Chlorkalk als Desinfektionsmittel; Chlor und Derivate toxisch (Kampfstoffe); Arzneimittel mit basischem Stickstoff oft als Hydrochloride angewendet (Wasserlöslichkeit) |
| **Brom** | reaktiv; heftige Reaktion mit unedlen Metallen | braune Flüssigkeit: hoher Dampfdruck, stechender Geruch, stark ätzend; wenig löslich in $H_2O$; HBr starke Säure; $Br_2$ schwächeres OM als $Cl_2$ | KBr früher Bestandteil von Schlaf- bzw. Beruhigungsmitteln; Bromid wird im Organismus anstelle von Chlorid eingebaut (*Bromismus*) |
| **Iod** | wenig reaktiv | violette Kristalle, metallisch glänzend: leicht sublimierbar, violette Dämpfe; HI stärkste H-Säure: I-O-Verbindungen stabil; $I_2$ wenig löslich in $H_2O$, besser in KI-Lösungen bzw. org. Lösungsm. | Iodmangel und Schilddrüsenunterfunktion; Radioiodtest mit $^{131}I$; organische I-Verbindungen als Röntgenkontrastmittel; Iodlösungen in Alkohol oder in wäßrigen $KI_3$-Lösungen als Desinfektionsmittel, NaI bzw. $KIO_3$ als Zusatz zum Speisesalz |

***Tab. 3.1:*** Eigenschaften der Halogene.

Wasserfreier *Fluorwasserstoff* und konzentrierte *Flußsäure* sind sehr aggressive Substanzen, die schwer heilende Ätzwunden verursachen. Die Schwerlöslichkeit von Calciumfluorid ($CaF_2$, *Flußspat*) in Wasser wird zur Therapie solcher Verätzungen ausgenutzt (Entfernung der $F^-$-Ionen durch Ausfällung von $CaF_2$). *Alkalifluoride* blockieren in hoher Konzentration zahlreiche Enzyme und sind daher toxisch.

Infolge von Wasserstoffbrückenbindungen, die zu Molekülassoziationen führen (s. S. 37), ist reiner Fluorwasserstoff bei Raumtemperatur flüssig. *Flußsäure* ist eine mittelstarke Säure. Hervorzuheben ist, daß auch wasserfreier Fluorwasserstoff als Säure zu reagieren vermag (Eigendissoziation von HF in $H_2F^+$ und die dazu konjugierte Base $F^-$). Flußsäure löst zahlreiche Metall- und Nichtmetalloxide, unter anderem auch Siliciumdioxid, den Hauptbestandteil der Gläser (11); dies kann zum Ätzen oder Lösen von Glas genutzt werden.

$$SiO_2 + 4\ HF \rightarrow SiF_4 + 2\ H_2O \qquad (11)$$

Das bei dieser Reaktion gebildete gasförmige Siliciumtetrafluorid entweicht und kann mit Wasser wieder zu $SiO_2$ hydrolysiert werden (12).

$SiF_4 + 2\ H_2O \rightarrow SiO_2 + 4\ HF$ (12)

*Salzsäure*[1] gehört zu den starken Säuren (*Mineralsäuren*) und kommt im menschlichen Organismus als Magensalzsäure vor. Im Magensaft sorgt HCl für die Aufrechterhaltung des niedrigen pH-Wertes (pH = 1 - 2), der für die Aktivierung von Verdauungsenzymen erforderlich ist. Von großer Bedeutung ist sowohl der intra- als auch extrazelluläre Chloridgehalt für alle biologischen Vorgänge (Gewährleistung der Elektroneutralität). Zahlreiche Pharmaka, die organische basische Stickstoffverbindungen enthalten (z. B. Novocain, Oxytetracyclin, *Alkaloide*) werden als Hydrochloride angewendet, da diese im allgemeinen wasserlöslich sind.

Auch wäßrige Lösungen von Bromwasserstoff (HBr) reagieren stark sauer. Alkalibromide (NaBr, KBr) sind Bestandteile von Beruhigungsmitteln. *Iodwasserstoffsäure* ist die stärkste der Halogenwasserstoffsäuren (s. S. 111).

## 3.1.3. Halogen-Sauerstoff-Verbindungen

Die Halogene bilden mit Sauerstoff Verbindungen, in denen sie die Oxidationszahlen -1 (nur bei Sauerstofffluoriden, s. S. 110) bis +7 (nur bei Chlor, Brom und Iod) annehmen können.

Chlor bildet mit den Oxidationszahlen +1 - +7 u. a. folgende Sauerstoffverbindungen:

| +1 | +3 | +4 | +5 | +6 | +7 |
|---|---|---|---|---|---|
| $HClO$ | $HClO_2$ | $ClO_2$ | $HClO_3$ | $Cl_2O_6$ | $HClO_4$ |
| Hypochlorige Säure | Chlorige Säure | Chlordioxid | Chlorsäure | Dichlorhexoxid | Perchlorsäure |

Die meisten der in diesen Verbindungen auftretenden Oxidationszahlen lassen sich auch in entsprechenden Brom- bzw. Iodverbindungen nachweisen.

Halogensauerstoffverbindungen sind mit Ausnahme von *Iodpentoxid* ($I_2O_5$) und *Iodsäure* ($HIO_3$) instabil. Sie zerfallen sehr leicht, unter Umständen explosiv.

Die stabile Halogensauerstoffverbindung $I_2O_5$ hat Anwendung zur Bestimmung der Kohlenmonoxidkonzentration in der Atemluft (Gerichtsmedizin, Arbeitshygiene) gefunden (13).

$5\ CO + I_2O_5 \rightarrow I_2 + 5\ CO_2$ (13)

Die bei dieser Reaktion freiwerdende Iodmenge ist dem CO-Gehalt des Untersuchungsmaterials äquivalent und wird mittels *iodometrischer Titration* erfaßt.

Die meisten Sauerstoffverbindungen von Chlor, Brom und Iod sind *Säureanhydride* und bilden bei der Umsetzung mit Wasser Säuren. Dabei treten mannigfache Disproportionierungs- und Synproportionierungsreaktionen auf, von denen zwei Beispiele zur weiteren Illustration von Redoxreaktionen (s. a. S. 119) angegeben werden. Es handelt sich dabei um die Bildung von *Chlorkalk* aus Chlor (14) sowie um die von hochexplosivem *Chlordioxid* ($ClO_2$) aus Chlorsäure und chloriger Säure (15).

$\overset{\pm 0}{Cl_2} + Ca(OH)_2 \rightarrow Ca(O\overset{+1}{Cl})\overset{-1}{Cl}$ (14)

$H\overset{+5}{Cl}O_3 + H\overset{+3}{Cl}O_2 \rightarrow 2\,\overset{+4}{Cl}O_2 + H_2O$ (15)

Auf den Wirkungsmechanismus einiger instabiler Chlorsauerstoffverbindungen als Desinfektionsmittel (Chlorkalk, Chlorwasser) wurde bereits an anderer Stelle (s. S. 110) hingewiesen.

[1] Der Name Salzsäure ist darauf zurückzuführen, daß die schwerflüchtige Säure $H_2SO_4$ leichtflüchtige HCl aus "Salz" (NaCl) freisetzt.

| **Eigenschaft** | **NaCl** | **$CCl_4$** |
|---|---|---|
| **Elektronenformel** | $Na^+$ $:Cl^-$ | 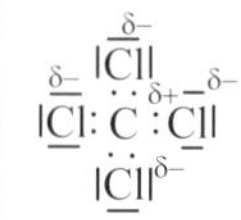 |
| **Elektronendichte zwischen Atomen** | minimal | maximal |
| **Elektrische Leitfähigkeit** | | |
| reine Substanz | in der Schmelze: ja | nein |
| in Lösung | ja | nein |
| **$Cl^-$-Ionen durch Fällung mit $AgNO_3$ nachweisbar** | ja | nein |
| **Löslichkeit** | | |
| in Wasser | ja; Dissoziation | nein |
| in Benzol | nein | ja |
| **Schmelzpunkt, Siedepunkt** | hoch | niedrig |
| **Dampfdruck** | niedrig | hoch |
| **Räumliche Struktur** | durch elektrostatische Wechselwirkungen zwischen $Na^+$ und $Cl^-$ Bildung eines Kristallgitters (NaCl-Gitter) | tetraedrisch gerichtete Kovalenzen zwischen C und Cl; im flüssigen Zustand schwache Wechselwirkungen zwischen einzelnen Molekülen |

***Tab. 3.2:*** Unterschiedliche Reaktivität von ionischem Natriumchlorid und kovalentem Tetrachlorkohlenstoff ($CCl_4$).

Die formale Oxidationszahl +7 (z. B. in der Perchlorsäure $HClO_4$) bedeutet nicht, daß durch die vier gebundenen Sauerstoffatome dem Zentralatom Chlor alle Bindungselektronen entzogen wurden. In Wirklichkeit liegen zwischen Chlor und Sauerstoff polare kovalente Bindungen vor, da Cl in einem bestimmten Ausmaß Elektronendichte auf den elektronegativeren Bindungspartner O überträgt. Die Oxidationszahl +7, die man dem Chlor in der Perchlorsäure zuordnet, ist eine formale Rechengröße (s. S. 99). Sie ergibt sich aus der Anzahl von Elektronen, die man einem Perchloration zuführen muß, um es in ein Chloratom zu überführen (16).

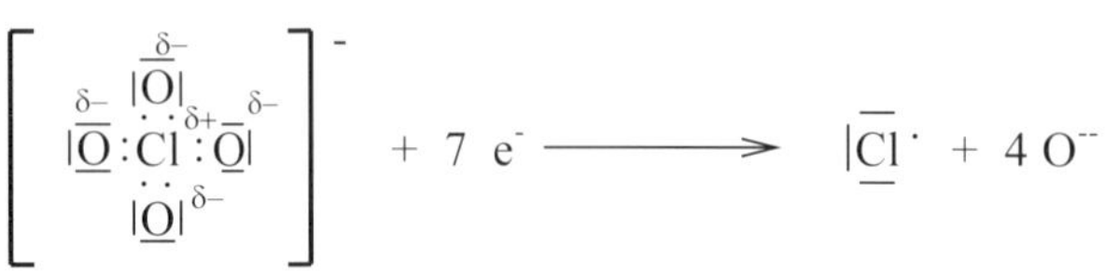

(16)

Neben Verbindungen der Halogene mit formal positiven Oxidationszahlen sind auch Brom- und Iodionen der Ionenwertigkeit +1 und +3 bekannt ($Br^+$-, $I^+$- und $I^{3+}$-Ionen). Tab. 3.2 faßt die Reaktivitätsunterschiede zwischen kovalenten und ionischen Halogenverbindungen zusammen.

## 3.1.4. Pseudohalogene

Einige chemische Verbindungen, deren Eigenschaften den Halogenen bzw. ihren Verbindungen ähnlich sind, werden als *Pseudohalogene* bezeichnet. Das gilt besonders hinsichtlich Farbe, Ligandeneigenschaften, chemischer Reaktivität sowie vergleichbarer Schwerlöslichkeit und Farbe der Quecksilber(I)- und Silber(I)-Verbindungen. Zu dieser Gruppe gehören unter anderem die in Tab. 3.3 zusammengefaßten Verbindungen.

| Verbindung | Formel | Eigenschaften | Toxizität |
|---|---|---|---|
| **Dicyan** | $(CN)_2$ | farbloses Gas | sehr toxisch |
| **Blausäure (Cyanwasserstoffsäure)** | HCN | farblose Flüssigkeit, Salze: KCN, NaCN; schwerlöslich: AgCN, $Hg_2(CN)_2$; Ligand | sehr toxisch; Blockierung von Metallzentren in Metalloenzymen |
| **Thiocyanat (Rhodanid)** | $NCS^-$ | KSCN; freie Säure instabil; Ligand, z. B. roter Fe(III)-Komplex (Nachweis für $Fe^{3+}$) | untoxisch; in Liquor, Serum, Harn und Speichel enthalten |
| **Cyanat** | $NCO^-$ | KOCN; freie Säure instabil | untoxisch |
| **Azid** | $N_3^-$ | $NaN_3$; $HN_3$ sehr instabil; $AgN_3$, $Hg_2(N_3)_2$, $Pb(N_3)_2$: schwerlöslich, hochexplosiv | toxisch, bakterizide Wirkung; Konservierungsmittel für Zellkulturen |

***Tab. 3.3:*** Eigenschaften ausgewählter Pseudohalogene und Pseudohalogenide.

Zu den Pseudohalogenverbindungen gehört die *Blausäure* (HCN), die wegen ihrer blockierenden Wirkung auf Enzyme der Atmungskette zu den starken Giften zählt. Blausäure ist in wäßriger Lösung eine schwache Säure. Ihre Salze, die *Cyanide*, sind ebenfalls toxisch. Aus Cyaniden wird durch Hydrolyse (17) oder Säureeinwirkung (z. B. Einwirkung von Magensalzsäure bei Cyanidvergiftung mit KCN, *Cyankali*) Blausäure freigesetzt (18).

$$KCN + H_2O \rightleftharpoons K^+ + OH^- + HCN \quad (17)$$

$$KCN + HCl \rightarrow K^+ + Cl^- + HCN \quad (18)$$

Cyanid- und Blausäurelösungen können durch Kaliumpermanganat entgiftet werden (Oxidation von Cyanid zu untoxischem Cyanat). Auch die Überführung in Thiocyanat (Rhodanid) mittels Thiosulfat ist möglich. *Rhodanid* ist in geringen Mengen in Liquor, Serum und Harn sowie insbesondere im Speichel enthalten.

## 3.1.5. Besonderheiten der HCl-Bildung – photochemische Reaktionen

Eine Mischung von Wasserstoff und Chlor kann im Dunkeln aufbewahrt werden, ohne daß die stark exotherme und exergonische *Chlorknallgas-Reaktion* (19) abläuft.

$$H_2 + Cl_2 \rightarrow 2\,HCl \qquad \Delta H = -184{,}6\ kJ \cdot mol^{-1} \quad (19)$$

Erhitzt man jedoch das in einem Kolben befindliche Gasgemisch örtlich, so werden Cl-Atome gebildet, die den Start einer *Kettenreaktion* (s. S. 204) auslösen (20).

$$Cl_2 \rightarrow 2\,Cl^\bullet \qquad \Delta H = +242\ kJ \cdot mol^{-1} \quad (20)$$

Dadurch kommt es zur Explosion des Gasgemischs. Die für die Spaltung von Chlormolekülen erforderliche Energie kann auch durch *Lichtquanten (Photonen)* aufgebracht werden. Die Energie von Lichtquanten kann nach *Planck* berechnet werden (21).

$$E = h \cdot \nu = h \cdot \frac{c}{\lambda} \qquad \begin{array}{l} \textit{Rotes Licht}: \ \lambda = 700\ nm;\ E \cdot N_L = 175\ kJ \cdot mol^{-1} \\ \textit{Blaues Licht}: \ \lambda = 450\ nm;\ E \cdot N_L = 263{,}8\ kJ \cdot mol^{-1} \end{array} \quad (21)$$

Aus Beziehung (21) folgt, daß langwelliges Licht (rot) energieärmer ist als kurzwelliges (blau bzw. ultraviolett). Demnach wird Reaktion (19) durch Einstrahlung von blauem Licht ausgelöst, da sowohl energetisch als auch optisch (blaues Licht wird vom gelbgrünen Chor absorbiert) die energetischen Bedingungen für die Bildung der erforderlichen Chloratome gegeben sind. Mit rotem Licht kann dagegen die Chlorknallgas-Reaktion (19) in keinem Falle induziert werden, da die erforderliche Energie nicht aufgebracht wird.

Reaktionen, die durch Photonen ausgelöst werden, bezeichnet man als *photochemische Reaktionen*. Sie spielen bei chemischen Synthesen eine große Rolle. Auch viele physiologisch bedeutsame Reaktionen sind photochemischer Natur. So wird z. B. der *Sehpurpur* (Rhodopsin, s. S. 231), in den Stäbchenzellen der Augennetzhaut durch Lichteinwirkung verändert. Dieser Vorgang ermöglicht das Sehen bei geringen Lichtintensitäten. Auch die Umwandlung des *Provitamins* Ergosterin in *Vitamin* $D_2$ (s. S. 232) ist eine photochemische Reaktion. Von überragender Bedeutung für die Lebensvorgänge auf der Erde ist die *Photosynthese* der Pflanzen, in deren Ergebnis unter der Einwirkung des Sonnenlichts $CO_2$ und $H_2O$ enzymatisch zu Kohlenhydraten und $O_2$ umgesetzt werden (*Assimilation*), wobei Sonnenenergie in chemische Energie umgewandelt und gespeichert wird.

## 3.2. Chalkogene

Zur sechsten Hauptgruppe des PSE, den *Chalkogenen* (Erzbildner), gehören die Elemente *Sauerstoff* (O), *Schwefel* (S), *Selen* (Se), *Tellur* (Te) und *Polonium* (Po), die die Elektronenkonfiguration $ns^2p^4$ aufweisen. Von Interesse sind besonders die Elemente Sauerstoff und Schwefel sowie deren Verbindungen. Auf die Darlegung der Eigenschaften der Elemente Selen, Tellur und Polonium, die als Homologe des Schwefels den Regeln des PSE in ihrem chemischen und physikalischen Verhalten folgen, kann verzichtet werden, da sie von geringem biologischen und medizinischen Interesse sind. Allerdings hat Selen Bedeutung als Spurenelement im menschlichen Organismus und als Bestandteil der Aminosäure *Selenocystein*, die seit jüngster Zeit zu den essentiellen Aminosäuren gezählt wird (s. S. 325).

### 3.2.1. Sauerstoffmodifikationen und -verbindungen

Die wichtigsten ionischen Verbindungen des Sauerstoffs sind einige Metalloxide. *Kovalent* gebunden liegt Sauerstoff in vielen Nichtmetalloxiden sowie in zahlreichen organischen Verbindungen (Alkohole, Phenole, Ketone, Aldehyde, Carbonsäuren usw., s. S. 325) vor. Wichtige Beispiele dieser Verbindungen werden bei entsprechenden Elementen bzw. funktionellen Stoffklassen behandelt.

#### 3.2.1.1. Ozon

Neben der Modifikation $O_2$ (s. S. 62) kann Sauerstoff dreiatomig als *Ozon* ($O_3$) auftreten. Ozon, ein bläuliches Gas von charakteristischem Geruch, entsteht bei der Einwirkung von Sauerstoff in statu nascendi auf $O_2$ (22).

$$O^{\bullet} + O_2 \rightarrow O_3 \qquad \Delta H = +142{,}8 \text{ kJ} \cdot \text{mol}^{-1} \qquad (22)$$

Die endotherme Reaktion (22) weist auf die Instabilität von Ozon hin; es zerfällt sehr leicht in elementaren Sauerstoff. Beim Ozonzerfall tritt intermediär atomarer Sauerstoff auf. Darauf beruht die Wirkung von $O_3$ als Desinfektionsmittel für Trinkwasser und Schwimmbäder.

Gemäß Gleichung (22) ist zu erwarten, daß Ozon immer dann gebildet wird, wenn beim Ablauf chemischer oder physikalischer Vorgänge Energie frei wird, die zur Erzeugung von atomarem Sauerstoff aus der Luft bzw. aus Wasser ausreichend ist. Daher tritt z. B. bei elektrischen Funkenentladungen und beim Betrieb von Höhensonnen oder Röntgengeräten infolge der Aufspaltung von $O_2$ durch energiereiche Strahlen und Reaktion gemäß Gleichung (22) der charakteristische Ozongeruch auf.

Aufgrund seiner Instabilität ist Ozon wesentlich reaktiver als $O_2$. Daher sind hohe $O_3$-Konzentrationen in der Atemluft gefährlich, da sie eine Schädigung der Lunge bewirken. Der Ozongehalt von Luftproben kann durch Einleiten in wäßrige Kaliumiodidlösungen bestimmt werden (23).

$$O_3 + 2\,I^- + H_2O \rightarrow I_2 + O_2 + 2\,OH^- \qquad (23)$$

Das bei dieser Umsetzung freigesetzte Iod ist der Ozonkonzentration äquivalent und wird durch *iodometrische Titration* bestimmt.

Die *Ozonschicht*, die die Erde (Stratosphäre) umgibt, wirkt als photochemisches Filter für kurzwellige schädigende UV-Strahlung (ständige $O_3$-Bildung und -Spaltung). Ihr Schutz vor Zerstörung durch Umweltbelastungen (z. B. Halogenkohlenwasserstoffe, die zur Bildung eines *Ozonlochs* beitragen können) ist daher für die Existenz des Lebens von essentieller Bedeutung.

## 3.2.1.2. Wasserstoffperoxid

Neben Wasser ist eine weitere Wasserstoff-Sauerstoff-Verbindung, das *Wasserstoffperoxid* ($H_2O_2$), bekannt.

Wasserstoffperoxid, in reiner Form eine blaßblaue Flüssigkeit, hat eine größere Dichte als Wasser. Der im Vergleich zu Wasser höhere Siedepunkt (Kp.: 150°C, Fp.: = 0,4°C) erklärt sich z. T. durch stärkere Wasserstoffbrückenbindungen zwischen einzelnen $H_2O_2$-Molekülen.

Wasserstoffperoxid kann durch Hydrolyse von *Metallperoxiden* (24) oder anderen Peroxoverbindungen. z. B. *Peroxodischwefelsäure* ($H_2S_2O_8$) erhalten werden (25).

$$BaO_2 + 2\,H^+ \rightarrow Ba^{2+} + H_2O_2 \qquad (24)$$

$$H_2S_2O_8 + 2\,H_2O \rightarrow H_2O_2 + 2\,H_2SO_4 \qquad (25)$$

Peroxide einiger Metalle (Ba, Na) sind leicht durch Umsetzung mit Sauerstoff zugänglich, während Peroxodischwefelsäure durch anodische Oxidation von Schwefelsäure dargestellt werden kann.

Wasserstoffperoxid ist eine schwache Säure; Metallperoxide können als ihre Salze aufgefaßt werden.

Die Verbindung $H_2O_2$ zerfällt sehr leicht in Wasser und Sauerstoff (26).

$$H_2O_2 \rightarrow H_2O + O \qquad (26)$$

Dieser Zerfall wird durch Katalysatoren (Schwermetallionen), Enzyme (z. B. Katalase, s. S. 50) oder durch Lichteinwirkung ausgelöst. Daher werden zur Stabilisierung von Wasserstoffperoxidlösungen Inhibitoren (Reaktionshemmer, z. B. Phosphate) zugesetzt. Die Aufbewahrung erfolgt zweckmäßigerweise in dunklen Flaschen.

Auf der Aktivierung von Reaktion (26) durch Katalase, die in vereiterten Wunden reichlich vorhanden ist, beruht die Anwendung von Wasserstoffperoxid als mildes Wunddesinfektionsmittel. Dafür werden 3%ige wäßrige Lösungen verwendet. Unter der Bezeichnung *Perhydrol* sind auch 30%ige Lösungen im Handel. In höheren Konzentrationen wirkt es stark ätzend. Reines Wasserstoffperoxid kann explosiv zerfallen. $H_2O_2$ wird auch als Haarbleichmittel eingesetzt, da es die Pigmente des Haares oxidiert.

Aufgrund der Oxidationszahl des Sauerstoffs (-1) im $H_2O_2$ vermag diese Verbindung sowohl als Oxidationsmittel (27) als auch als Reduktionsmittel (28) zu reagieren und stellt damit ein weiteres Beispiel für einen *Redoxampholyten* dar.

$$2\,Fe^{2+} + H_2O_2 + 4\,OH^- \rightarrow 2\,Fe(OH)_3 \qquad (27)$$

$$2\ MnO_4^- + 5\ H_2O_2 + 6\ H^+ \rightarrow 2\ Mn^{2+} + 8\ H_2O + 5\ O_2 \qquad (28)$$

$H_2O_2$ tritt intermediär bei bestimmten Arten der biologischen Oxidation auf.

## 3.2.2. Schwefel und seine Verbindungen

Schwefel gehört zu den häufigsten Elementen. Aufgrund seiner leichten Zugänglichkeit ist er lange bekannt. Bereits seit dem Altertum wird Schwefel als Arzneimittel verwendet. Das Element, ein gelber, kristalliner Festkörper, von dem mehrere Modifikationen bekannt sind, besteht aus $S_8$-Ringen, die miteinander schichtenförmige Gitter bilden.

Beim Erwärmen lagern sich diese Ringe unter Entstehung weiterer Modifikationen um. In der Schmelze liegen einzelne $S_8$-Ringe vor. Die Schmelze ist zunächst sehr niedrigviskos, da die einzelnen Ringe aufgrund ihrer nahezu kugelförmigen Gestalt gut beweglich sind. Erst bei höheren Temperaturen brechen die Achtringe auf und werden zu langen Polymerketten verknüpft, die zu einer hochviskosen Schmelze (sogenannter plastischer Schwefel) führen. Am Siedepunkt verdampft Schwefel in Form von $S_8$- bis $S_2$-Aggregaten. Im Schwefeldampf befinden sich auch S-Atome.

Schwefel unterscheidet sich wie seine Homologen stark von Sauerstoff: Das Element ist wenig reaktiv und verbindet sich mit einigen Metallen und Nichtmetallen erst nach Erwärmen zu Sulfiden bzw. anderen Derivaten (29 - 31). Schwefelkohlenstoff ($CS_2$) ist ein wichtiges Lösungsmittel für viele unpolare Stoffe, vor allem organische Verbindungen.

$$Hg + S \rightarrow HgS \qquad (29)$$

$$Cl_2 + S \rightarrow SCl_2 \qquad (30)$$

$$C + 2\ S \rightarrow CS_2 \qquad (31)$$

Die Löslichkeit in den meisten organischen Lösungsmitteln ist gering; in Wasser ist Schwefel unlöslich.

Schwefel gehört zu den lebenswichtigen Elementen. S-haltige Aminosäuren (*Cystein/Cystin* und *Methionin*, s. S. 326) übernehmen in entsprechenden Proteinen wichtige biologische Funktionen aufgrund ihrer aktiven SH- bzw. $H_3C$-S-Gruppen. Darüber hinaus finden zahlreiche organische (z. B. *Sulfonamide*, s. S. 290) und anorganische Schwefelverbindungen sowie feinverteilter elementarer Schwefel therapeutische Anwendung. So hat natürliches Schwefelwasser oder mit Schwefel versetztes Badewasser (Zusatz kolloidalen Schwefels) in Form von Schwefelbädern einen positiven Effekt bei Gelenkerkrankungen, Durchblutungsstörungen (hyperämisierender Effekt) und Hautkrankheiten (keratolytische Wirkung).

### 3.2.2.1. Verbindungen des Schwefels

Neben *Schwefelwasserstoff* und *Sulfiden* sind *Schwefeldioxid* ($SO_2$) und *Schwefeltrioxid* ($SO_3$) und die sich davon ableitenden Säuren und Salze bedeutsam. Gewisses Interesse besitzen auch die Salze der *Thioschwefelsäure* ($H_2S_2O_3$), vor allem *Natriumthiosulfat* ($Na_2S_2O_3$) als Fixiersalz in der Fotografie.

#### 3.2.2.1.1. Schwefelwasserstoff

Schwefelwasserstoff ist ein toxisches, farbloses Gas, dessen unangenehmer Geruch in höheren Konzentrationen merklich an Penetranz verliert. Die Verbindung ist in Wasser mäßig löslich. Die Lösungen weisen sehr schwach saure Eigenschaften auf (32, 33).

$$H_2S + H_2O \rightarrow H_3O^+ + HS^- \qquad pK_{S_1} = 6 \qquad (32)$$

$HS^- + H_2O \rightarrow H_3O^+ + S^{--}$ $pK_{S_2} = 17$ (33)

Mit Alkalimetall- und Ammoniumionen bildet $H_2S$ salzartige, wasserlösliche Sulfide, die unter Bildung kettenförmiger *Polysulfide* leicht Schwefel anlagern (34).

$2\ NH_4HS + n\ S \rightarrow (NH_4)_2S_{n+1} + H_2S$ (n = 1, 2, 3, ...) (34)

Polysulfid- und insbesondere Disulfidbildung ist auch bei anderen S-Verbindungen anzutreffen (z. B. *Cystein/Cystin*, *Insulin*, s. S. 333).

Schwefelwasserstoff ist ein Reduktionsmittel und vermag z. B. $SO_2$ zu elementarem Schwefel zu reduzieren (weiteres Beispiel einer Synproportionierung) (35).

$SO_2 + 2\ H_2S \rightarrow 3\ S + 2\ H_2O$ (35)

Mit Schwermetallionen vermag $H_2S$ schwerlösliche Sulfide zu bilden. In Abhängigkeit von ihrem Löslichkeitsprodukt fallen diese aus saurer Lösung (d. h. bei extrem niedriger $S^{--}$-Ionenkonzentration) - HgS, CuS, CdS, PbS, $As_2S_3$ und $Sb_2S_3$ ($L < 10^{-28}$) - oder aus alkalischer Lösung - NiS, CoS, ZnS, MnS, FeS - als zumeist intensiv farbige Niederschläge aus.

Auf der begünstigten Bildung von Schwermetallsulfiden beruht auch die hohe Toxizität von $H_2S$, da Sulfidionen in metallhaltigen Enzymen (Metalloenzyme), wie z. B. den eisenhaltigen Cytochromen, Metallionen blockieren. Andererseits ist es auch möglich, mit SH-Gruppen enthaltenden Verbindungen wie Penicillamin, Dimaval® und BAL (Antidotwirkung s. S. 148) toxische Schwermetallionen im Organismus zu binden.

## 3.2.2.1.2. Schwefel-Sauerstoff-Verbindungen

Elementarer Schwefel verbrennt an der Luft zu Schwefeldioxid (36).

$S + O_2 \rightarrow SO_2$ (36)

$SO_2$ kann als Anhydrid der *Schwefligen Säure* $H_2SO_3$ (schwach saure Reaktion in Wasser) aufgefaßt werden. Schweflige Säure wirkt bakterizid und wird als Konservierungsmittel eingesetzt (z. B. für Trockenobst). In Natronlauge eingeleitet, bildet $SO_2$ *Hydrogensulfit* (37).

$NaOH + SO_2 \rightarrow NaHSO_3$ (37)

Lösungen von Schwefeldioxid und Sulfiten in Wasser reagieren als Reduktionsmittel (38).

$MnO_2 + SO_2 + n\ H_2O \rightarrow [Mn(H_2O)_n]^{++} + SO_4^{--}$ (38)

Schwefeltrioxid entsteht bei der katalytischen Oxidation von $SO_2$ (39).

$SO_2 + \frac{1}{2}\ O_2 \xrightarrow{\text{Kat.}} SO_3$ (39)

Diese Reaktion wird technisch in großem Umfang durchgeführt, da $SO_3$ in Wasser unter Bildung von *Schwefelsäure* löslich ist (40).

$SO_3 + H_2O \rightarrow H_2SO_4$ (40)

Leitet man $SO_3$ in Schwefelsäure ein, dann bildet sich die sehr aggressive *Dischwefelsäure* ($H_2S_2O_7$, *Oleum*) (41).

$H_2SO_4 + SO_3 \rightarrow H_2S_2O_7$ (41)

Schwefelsäure ist eine starke Säure (Mineralsäure) und reagiert in verdünnter Form mit unedlen Metallen direkt unter Sulfat- und $H_2$-Bildung (42).

$H_2SO_4 + Zn \rightarrow ZnSO_4 + H_2$ (42)

Mit Ausnahme von $CaSO_4$, $SrSO_4$, $BaSO_4$ und $PbSO_4$ sind Sulfate in Wasser leicht löslich. Schwerlösliches $CaSO_4$ (Gipsverbände) und $BaSO_4$ (Röntgenkontrastmittel, s. S. 94) sowie leichtlösliches $Na_2SO_4$ (als *Glaubersalz* Abführmittel) und $MgSO_4$ (als *Bittersalz* Abführmittel) finden medizinische Anwendung.

In konzentrierter Form reagiert Schwefelsäure als Oxidationsmittel. Dadurch werden auch relativ edle Metalle wie Kupfer aufgelöst, die sich in verdünnter Schwefelsäure nicht lösen (43, 44).

$$H_2SO_4 + Cu \rightarrow CuO + SO_2 + H_2O \qquad (43)$$
$$H_2SO_4 + CuO \rightarrow CuSO_4 + H_2O \qquad (44)$$

Konzentrierte Schwefelsäure reagiert mit organischen Verbindungen, vor allem mit O- und H-haltigen Substanzen, unter Wasserentzug (z. B. Verkohlung von Glucose) (45).

$$C_6H_{12}O_6 + H_2SO_4 \rightarrow 6\ C + H_2SO_4 \cdot 6\ H_2O \qquad (45)$$

Das Bestreben der Schwefelsäure, Wasser zu binden, wird zur Trocknung von Gasen, Flüssigkeiten und zum Entwässern von kristallinen Verbindungen in speziellen Vorrichtungen (*Gaswaschflaschen, Exsikkatoren* usw.) ausgenutzt.

Sulfite vermögen Schwefel unter Bildung von Thiosulfat ($S_2O_3^{--}$) zu oxidieren (46), d. h. im Thiosulfation kommen den S-Atomen die Oxidationszahlen -2 bzw. +6 zu.

$$\overset{+4}{S}O_3^{--} + \overset{\pm 0}{S} \rightarrow \overset{+6}{S}(\overset{-2}{S})O_3^{--} \qquad (46)$$

Freie Thioschwefelsäure ist wenig stabil. Auch die Thiosulfate neigen zu Schwefelabspaltung. Davon macht man zur *Entgiftung* von $CN^-$ (47) und von Schwermetallionen im Organismus Gebrauch (48).

$$CN^- + S_2O_3^{--} \rightarrow SCN^- + SO_3^{--} \qquad (47)$$

$$Hg^{2+} + S_2O_3^{--} + H_2O \rightarrow HgS + SO_4^{--} + 2\ H^+ \qquad (48)$$

Da $S_2O_3^{--}$-Ionen unter Komplexbildung die schwerlöslichen Silberhalogenide (AgX) zu lösen vermögen, verwendet man Natriumthiosulfat als *Fixiersalz* in der Fotografie, um nach dem Entwickeln nicht umgesetztes AgX aus der Emulsion zu entfernen. Weiterhin findet Natriumthiosulfat als sogenanntes *Antichlor* Verwendung, da es mit Chlor zu ungiftigem Chlorid und Sulfat reagiert (49).

$$4\ Cl_2 + S_2O_3^{--} + 5\ H_2O \rightarrow 2\ SO_4^{--} + 8\ Cl^- + 10\ H^+ \qquad (49)$$

## 3.3. Elemente der fünften Hauptgruppe

Von den Elementen der fünften Hauptgruppe sind *Stickstoff* (N) (Eigenschaften, s. S. 63) und *Phosphor* (P) biologisch besonders bedeutsam; *Arsen* (As), *Antimon* (Sb) und *Bismut* (Bi), die früher pharmakologisch Bedeutung hatten, sind gegenwärtig vorwiegend von toxikologischem Interesse. Die Elemente der fünften Hauptgruppe besitzen die Elektronenkonfiguration $ns^2p^3$ und können daher formal durch Aufnahme von drei bzw. Abgabe von fünf Elektronen Edelgaskonfiguration erreichen.

## 3.3.1. Verbindungen des Stickstoffs

Von Stickstoff sind Verbindungen aller möglichen Oxidationszahlen zwischen -3 und + 5 bekannt:

| -3 | -2 | -1 | ±0 | +1 | +2 | +3 | +4 | +5 |
|---|---|---|---|---|---|---|---|---|
| $NH_3$ | $H_2N\text{-}NH_2$ | $H_2NOH$ | $N_2$ | $N_2O$ | NO | $HNO_2$ | $NO_2$ | $HNO_3$ |
| Ammoniak | Hydrazin | Hydroxyl-amin | Stickstoff | Lachgas | Stickstoff-monoxid | Salpetrige Säure | Stickstoff-dioxid | Salpeter-säure |

### 3.3.1.1. Stickstoff-Wasserstoff-Verbindungen

Die wichtigste Stickstoff-Wasserstoff-Verbindung, *Ammoniak* ($NH_3$), ist ein stechend riechendes Gas, das unter Druck leicht zu einer farblosen, bei -33,4°C siedenden und bei -77,7°C erstarrenden Flüssigkeit verdichtet werden kann. Wegen seiner hohen *Verdampfungswärme* findet flüssiges Ammoniak mitunter noch in der Kältetechnik Verwendung. $NH_3$ ist in Wasser sehr gut löslich (1176 l $NH_3$ lösen sich bei 0°C in einem Liter Wasser!). Handelsübliche konzentrierte Ammoniaklösungen sind 25%ig und toxisch (ätzend, Reizung der Atemwege).

Das Ammoniakmolekül bildet eine trigonale Pyramide, an deren Spitze sich das N-Atom befindet, während die Ecken der Grundfläche von H-Atomen eingenommen werden. Im Laboratorium kann $NH_3$ durch Einwirkung von Laugen auf *Ammoniumsalze* gewonnen werden (50).

$$2NH_4^+ + Ca(OH)_2 \rightarrow 2NH_3 + Ca^{2+} + 2H_2O \qquad (50)$$

Der großtechnischen Ammoniaksynthese nach dem *Haber-Bosch-Verfahren* liegt die Reaktion (51) zugrunde, die bei hohem Druck ($10^4$ bis $10^6$ kPa), 500°C und bei Anwendung von Katalysatoren zu günstigen Ausbeuten führt.

$$3\,H_2 + N_2 \rightleftarrows 2\,NH_3 \qquad \Delta H = -92{,}5\ kJ \cdot mol^{-1} \qquad (51)$$

Verflüssigtes Ammoniak läßt sich hinsichtlich seiner physikalisch-chemischen Eigenschaften mit Wasser vergleichen. So vermag es Wasserstoffbrückenbindungen auszubilden und ist aufgrund seiner hohen Dielektrizitätskonstante ein Lösungsmittel für Salze. Es zeigt ebenso wie Wasser eine Eigendissoziation (52).

$$2\,NH_3 \rightleftarrows NH_4^+ + NH_2^- \qquad K_D = 10^{-30}$$

$$2\,H_2O \rightleftarrows H_3O^+ + OH^- \qquad K_D = 10^{-14} \qquad (52)$$

Im *Ammonosystem* entsprechen die $NH_4^+$-Ionen den Oxoniumionen und die $NH_2^-$-Ionen den $OH^-$-Ionen des Aquosystems (52). Wäßrige Ammoniaklösungen sind schwache Basen (53).

$$NH_3 + H_2O \rightleftarrows NH_4^+ + OH^- \qquad (53)$$

Die Dissoziationskonstante hat einen Wert von $1{,}75\cdot10^{-5}$; das Gleichgewicht liegt also überwiegend auf der linken Seite von Gleichung (53). Die Existenz von $NH_4OH$-Molekülen konnte bisher nicht nachgewiesen werden; daher ist die Formulierung $NH_4OH$ für wäßrige Ammoniaklösungen abzulehnen und besser durch $NH_3\cdot H_2O$ oder $NH_{3(aq)}$ zu ersetzen. $NH_4^+$-Ionen werden durch Anlagerung von Protonen an die freien Elektronenpaare von Ammoniakmolekülen gebildet (53). Die vier Wasserstoffatome des Ammoniumions befinden sich an den Ecken eines Tetraeders (im geometrischen Mittelpunkt Stickstoff) und sind untereinander gleichwertig. Mit Übergangsmetallionen reagiert $NH_3$ vermöge seines freien Elektronenpaares als Ligand unter Komplexbildung (s. S. 35).

Chemisch sind Ammoniumionen den Ionen der Alkalimetalle, insbesondere denen des Kaliums und Rubidiums, ähnlich. Das beruht auf der gleichen Ladung und bei $NH_4^+$ bzw. $K^+$ auf ähnlichen Ionenradien ($NH_4^+$ = 143 pm, $K^+$ = 133 pm) bzw. vergleichbarer Ionenbeweglichkeit und Hydratation. Auch die Diffusionsfähigkeit von $K^+$ und $NH_4^+$ ist vergleichbar. Diese Tatsache ist physiologisch und pharmakologisch interessant.

Ein wesentlicher Unterschied im chemischen Verhalten der $NH_4^+$-Ionen gegenüber Alkaliionen ist ihre Wirkung als *Brønsted*-Säure und ihre Flüchtigkeit. Sowohl durch Einwirkung starker Basen - $NH_3$-Entwicklung aus $NH_4^+$ gemäß Gleichung (50) - als auch beim Erhitzen von Ammoniumsalzen können Ammoniumionen verflüchtigt werden. In dieser Hinsicht bildet das Ammoniumkation das Gegenstück zum Carbonatanion, aus dem $CO_2$ freisetzbar ist.

Beim Einatmen von Ammoniak kommt es nach (53) zur lokalisierten alkalischen Reaktion in den Atmungsorganen, die bei entsprechendem Ausmaß zur Schädigung und Verflüssigung von Zellproteinen (sog. Kolliquationsnekrosen) führen kann.

Ammoniak bzw. Ammoniumsalze sind Endprodukte des Eiweißabbaus. Aus *Harnstoff* ($H_2N$-CO-$NH_2$) wird durch das Enzym Urease $NH_3$ freigesetzt (54).

$$H_2N\text{-}CO\text{-}NH_2 + H_2O \rightarrow 2\ NH_3 + CO_2 \qquad (54)$$

$NH_3$ bzw. $NH_4^+$-Ionen im Trinkwasser gelten als unzulässige Verunreinigungen, da sie von Eiweißabbau herrühren können.

Eine weitere interessante N-H-Verbindung ist *Hydrazin* ($H_2N$-$NH_2$). Hydrazin kann aus Ammoniak durch Oxidation, z. B. mit Natriumhypochlorit, NaClO, hergestellt werden (55).

$$2\ NH_3 + NaClO \rightarrow N_2H_4 + NaCl + H_2O \qquad (55)$$

Reines Hydrazin ist eine stark lichtbrechende, an der Luft rauchende Flüssigkeit mit stark reduzierenden und basischen Eigenschaften. Zu den substituierten Hydrazinen zählen viele Nachweisreagenzien für Carbonylgruppen, besonders in der Kohlenhydratchemie (*Phenylhydrazin*, *2,4-Dinitrophenylhydrazin*, s. S. 264) und zahlreiche Arzneistoffe (z. B. Isonicotinsäurehydrazid, INH).

Schließlich sind *Hydroxylamin* ($NH_2OH$) und *Stickstoffwasserstoffsäure* ($N_3H$) als weitere Stickstoff-Wasserstoff-Verbindungen erwähnenswert. Hydroxylamin reagiert in wäßriger Lösung schwach basisch. Hydroxylamin und seine Salze - z. B. Hydroxylammoniumchlorid, ($NH_3OH$)Cl - sind starke Reduktionsmittel und wichtige Nachweisreagenzien für Carbonylverbindungen (*Oxime*, s. S. 270).

Die Stickstoffwasserstoffsäure ($N_3H$) (formale Oxidationszahl jedes N-Atoms: -1/3) ist eine schwache Säure und unterscheidet sich dadurch von Ammoniak und Hydrazin. Von ihren Salzen, den Aziden, sind Alkaliazide leicht, Schwermetallazide schwer löslich (Azide und Pseudohalogenide, s. S. 114). Das Azidanion hemmt ähnlich wie $CN^-$ und CO Cytochromoxydase, ein wichtiges Enzym der Atmungskette, sowie andere Enzyme. Azide wirken bakteriostatisch und werden deshalb Proteinlösungen zu Konservierungszwecken zugesetzt.

## 3.3.1.2. Stickstoff-Sauerstoff-Verbindungen

Neben den Stickstoffoxiden *Distickstoffmonoxid* ($N_2O$), *Stickstoffmonoxid* (NO) und *Stickstoffdioxid* ($NO_2$) sind besonders die Stickstoffsauerstoffsäuren *Salpetersäure* ($HNO_3$) und *Salpetrige Säure* ($HNO_2$) von Bedeutung.

Distickstoffmonoxid, auch als *Lachgas* bezeichnet, ist ein farbloses, süßlich riechendes Gas, das sich im Verhältnis 1 : 1 in Wasser löst. $N_2O$ ist nicht brennbar. Eine brennende Kerze erlischt jedoch in einer $N_2O$-Atmosphäre nicht, da bei der Temperatur der Kerzenflamme eine Spaltung von $N_2O$ in Stickstoff und Sauerstoff eintritt. Da diese Spaltung bei Körpertemperatur nicht erfolgt, unterhält

Lachgas die Atmung nicht. $N_2O$ wird durch trockenes Erhitzen unter Synproportionierung von Ammoniumnitrat hergestellt (56).

$$\overset{-3}{N}H_4\overset{+5}{N}O_3 \rightarrow \overset{\pm 0}{N_2}O + 2\,H_2O \qquad (56)$$

In der Narkose finden $N_2O/O_2$-Gemische im Verhältnis 3:1 Anwendung. Bei mäßiger Narkosewirkung ist besonders vorteilhaft, daß Lachgas infolge seiner chemischen Reaktionsträgheit im Organismus nicht verändert wird und für das Gewebe reizlos ist. Die Ausscheidung erfolgt - überwiegend über die Lungen - schnell. Da Lachgas geschmacklos, untoxisch und gut fettlöslich ist, wird es als Treibgas für Schlagsahne verwendet.

*Stickstoffmonoxid* (NO) ist ein farbloses Gas, dessen biologische Wirkung als körpereigener *Vasodilatator* und *Neurotransmitter* erst kürzlich nachgewiesen werden konnte. Es entsteht u. a. bei der sogenannten Luftverbrennung aus $N_2$ und $O_2$ bei Temperaturen des elektrischen Lichtbogens (etwa 2000 bis 5000°C) aber auch bei Verbrennungsvorgängen bei entsprechenden Temperaturen (Verbrennungsmotoren, Schweißvorgänge), bei der katalytischen Ammoniakverbrennung nach *Ostwald* und beim Einwirken von halbkonzentrierter Salpetersäure auf Kupfer (57).

$$3\,Cu + 8\,HNO_3 \rightarrow 3\,Cu(NO_3)_2 + 4\,H_2O + 2\,NO \qquad (57)$$

Bei Einwirkung von Luftsauerstoff wird NO sofort zu $NO_2$ oxidiert (58), erkennbar an einer intensiven Braunfärbung.

$$2\,NO + O_2 \rightarrow 2\,NO_2 \qquad (58)$$

*Stickstoffdioxid* ($NO_2$) ist ein braunrotes Gas von charakteristischem Geruch. Es steht im Gleichgewicht mit dem farblosen $N_2O_4$, *Distickstofftetroxid,* das sich nach (59) bei niedrigen Temperaturen bildet.

$$O_2N^{\bullet} + {}^{\bullet}NO_2 \rightleftarrows O_2N{:}NO_2 \qquad \Delta H = +61{,}6\ kJ \cdot mol^{-1} \qquad (59)$$

Bemerkenswert ist, daß sich im $NO_2$-Molekül ein ungepaartes Elektron befindet. Moleküle oder Atome mit ungepaarten Elektronen werden als *Radikale* bezeichnet. Wegen ihres Bestrebens, das einsame Elektron durch Reaktion mit geeigneten Partnern zu einem Elektronenpaar zu ergänzen, sind Radikale sehr reaktionsfähig. Durch Anregung des ungepaarten Elektrons mit sichtbarem Licht sind Verbindungen mit ungepaarten Elektronen meist farbig.

Stickstoffoxide - mit Ausnahme von $N_2O$ - werden unter dem Begriff *nitrose Gase* zusammengefaßt. Nitrose Gase sind stark toxische Nebenprodukte der Salpetersäureherstellung und von Prozessen, in deren Verlauf Salpetersäure umgesetzt oder Stickstoff oxidiert wird (so beim Schneiden und Schweißen mit Knallgas bzw. Erdgas und beim Betrieb von *Otto*-Motoren). Die giftige Wirkung beruht auf dem Oxidations- (Bildung von Methämoglobin aus Hämoglobin) und Säurebildungsvermögen (Entstehung von Salpetersäure beim Lösen nitroser Gase in Wasser, s. S. 124). Bereits 750 mg nitroser Gase in einem $m^3$ Luft wirken tödlich.

Beim Einleiten äquivalenter Mengen von NO und $NO_2$ in Laugen entstehen die Salze der *Salpetrigen Säure,* die *Nitrite* (60).

$$NO + NO_2 + 2\,NaOH \rightarrow 2\,NaNO_2 + H_2O \qquad (60)$$

Beim thermischen Zerfall von *Alkalinitraten* werden gleichfalls Nitrite gebildet (61).

$$NaNO_3 \rightarrow NaNO_2 + \tfrac{1}{2}\,O_2 \qquad (61)$$

Aufgrund der Oxidationszahl +3 des Stickstoffs in der in reiner Form nicht bekannten und in wäßriger Lösung instabilen Salpetrigen Säure vermag $HNO_2$ sowohl als Oxidations- als auch als Reduktionsmittel zu reagieren.

Salpetrige Säure findet Verwendung für *Diazotierungsreaktionen* (s. S. 264). Die übermäßige Verwendung von Nitriten als Pökelsalz[1] zur Erhaltung der roten Farbe von Fleischwaren kann schwere Vergiftungen hervorrufen, da $NO_2^-$-Ionen zur Methämoglobinbildung (s. S. 147) führen. 4 bis 5 g Nitrit wirken tödlich.

Die *Salpetersäure* ist eine starke Säure und gehört zu den Mineralsäuren. Ihre Salze, die *Nitrate,* sind gut wasserlöslich. Salpetersäure entsteht durch Umsetzung von $NO_2$ (Ammoniakverbrennung!) mit Wasser in Gegenwart von Sauerstoff (62).

$$2\ NO_2 + \tfrac{1}{2}\ O_2 + H_2O \rightarrow 2\ HNO_3 \qquad (62)$$

Auch durch Einwirkung von Schwefelsäure auf Nitrate kann $HNO_3$ gewonnen werden (63).

$$NaNO_3 + H_2SO_4 \rightarrow HNO_3 + NaHSO_4 \qquad (63)$$

Da Salpetersäure ein starkes Oxidationsmittel ist, vermag sie auch Metalle aufzulösen, die in der elektrochemischen Spannungsreihe (s. S. 105) unterhalb des Wasserstoffs stehen (64).

$$\overset{\pm 0}{Ag} + 2\ H\overset{5+}{N}O_3 \rightarrow \overset{+1}{Ag}\overset{+5}{N}O_3 + \overset{+4}{N}O_2 + H_2O \qquad (64)$$

Salpetersäure reagiert mit Eiweißen unter Gelbfärbung *(Xanthoproteinreaktion),* hervorgerufen durch Nitrierung von Phenylresten aromatisch substituierter Aminosäuren (s. S. 326). Nitrate können im Organismus durch Bakterien zu Nitriten reduziert werden und verursachen daher gleichfalls Methämoglobinbildung. Da ein Teil des Nitrates unverändert ausgeschieden wird, sind Nitrate weniger giftig als Nitrite. Nitratbelastetes Trinkwasser ist wegen der mikrobiellen Nitritbildung unzulässig und insbesondere für Säuglinge gefährlich, da in fetalem Hämoglobin ein Mangel an Enzymen vorliegt, die Methämoglobin zu reduzieren vermögen.

## 3.3.2. Phosphor und seine Verbindungen

Phosphor wurde 1669 von dem Alchimisten *Brand* entdeckt, als er Harn unter Luftabschluß erhitzte. Ende des 17. und Anfang des 18. Jahrhunderts war die Aufarbeitung von Harn die einzige Methode der Phosphorherstellung.

Phosphor kommt in mehreren *Modifikationen* vor. Man unterscheidet die Existenz von Modifikationen bei Elementen, die sogenannte *Allotropie,* und bei Verbindungen (*Polymorphie).*

Im *weißen Phosphor*, der bei weitem reaktionsfähigsten Modifikation, liegt ein aus $P_4$-Tetraedern aufgebautes Molekülgitter vor. Weißer Phosphor ist bei Zimmertemperatur eine wachsweiche Substanz, die sich in Wasser nur spurenweise, jedoch gut in Schwefelkohlenstoff ($CS_2$) und Tetrachlorkohlenstoff ($CCl_4$) löst. Da sich weißer Phosphor bereits bei Zimmertemperatur an der Luft entzündet, muß er unter Wasser aufbewahrt werden.

Das charakteristische Leuchten des Phosphors ist auf die Oxidation von Phosphortrioxid ($P_4O_6$) zu Phosphorpentoxid ($P_4O_{10}$) zurückzuführen, die unter Lichtemission (*Chemilumineszenz*, nicht zu verwechseln mit *Phosphoreszenz*!) verläuft (65).

$$P_4O_6 + 2\ O_2 \rightarrow P_4O_{10} + h \cdot \nu \qquad (65)$$

Elementarer weißer Phosphor bewirkt im menschlichen und tierischen Organismus wegen seiner außerordentlichen Reaktionsfähigkeit schwere Schädigungen. Insbesondere stört er intrazelluläre Oxidationsvorgänge. 0,1 g weißer Phosphor wirken tödlich. Weißer Phosphor kann durch Einwirkung von $CuSO_4$ (Disproportionierung zu Kupfer(II)-phosphid und Hypophosphoriger Säure) (66) oder oxidativ durch $KMnO_4$ entgiftet werden (67).

---

[1] Pökelsalz darf laut Gesetz maximal 0,5% $NaNO_2$ enthalten.

$$3\ Cu^{2+} + 8\ P + 12\ H_2O \rightarrow Cu_3P_2 + 6\ H_3PO_2 + 6\ H^+ \quad (66)$$

$$MnO_4^- + P \rightarrow PO_4^{3-} + Mn^{2+} \quad (67)$$

Daher werden bei Vergiftungen mit weißem Phosphor Magenspülungen mit 0,1 %iger Kupfersulfat- oder 0,1 %iger Kaliumpermanganatlösung empfohlen.

*Roter Phosphor*, ein Gemisch mehrerer Modifikationen, entsteht aus weißem Phosphor durch mehrstündiges Erhitzen unter Luftabschluß. Dabei polymerisieren die $P_4$-Tetraeder zu größeren Aggregaten, wodurch die Reaktionsfähigkeit des Phosphors verringert wird: Roter Phosphor entzündet sich erst oberhalb 300°C, ist in $CS_2$ unlöslich, leuchtet nicht und ist ungiftig. Roter Phosphor ist Bestandteil der Reibflächen von Sicherheitszündhölzern.

## 3.3.2.1. Phosphorverbindungen

Vom Phosphor sind wie vom Stickstoff Verbindungen aller Oxidationszahlen zwischen -3 und +5 bekannt: Am stabilsten sind Verbindungen der Oxidationszahl +5 (*Phosphorsäure* und *Phosphate*). Verbindungen der Oxidationszahl +3 sind daher Reduktionsmittel. Auch Phosphor-Wasserstoff-Verbindungen sind bekannt.

### 3.3.2.1.1. Phosphor-Wasserstoff-Verbindungen

Die wichtigsten Wasserstoffverbindungen des Phosphors sind *Phosphan* ($PH_3$) und *Diphosphan* ($P_2H_4$). Phosphan entsteht u. a. bei der Hydrolyse von *Phosphiden* (68).

$$Ca_3P_2 + 6\ H_2O \rightarrow 2\ PH_3 + 3\ Ca(OH)_2 \quad (68)$$

Da Calciumcarbid ($CaC_2$) als wichtiger Ausgangsstoff für die Acetylenherstellung stets etwas Calciumphosphid ($Ca_3P_2$) enthält, ist technisches Acetylen in Spuren mit dem extrem giftigen Phosphan verunreinigt (d. h. der typische, knoblauchartige "Acetylengeruch" rührt vom Phosphan her).

Reines Phosphan entzündet sich oberhalb 150°C. Das ungereinigte Gas entflammt an der Luft bereits bei Normaltemperatur, da es stets Spuren des selbstentzündlichen Diphosphans enthält. $PH_3$ ist in Wasser nur wenig löslich und eine schwächere Base als Ammoniak. Phosphoniumsalze ($PH_4^+$) sind instabiler als die vergleichbaren Ammoniumsalze.

### 3.3.2.1.2. Phosphor-Sauerstoff-Verbindungen

Phosphor bildet die Oxide $P_4O_6$ (oftmals vereinfachend als $P_2O_3$ angegeben), das Anhydrid der *Phosphorigen Säure* ($H_3PO_3$) und $P_4O_{10}$ (vereinfachend $P_2O_5$), das Anhydrid der *Phosphorsäure*. $P_4O_{10}$ entsteht bei der Phosphorverbrennung unter ausreichender Sauerstoffzufuhr. Es ist ein weißes, stark hygroskopisches Pulver und wird als Trockenmittel verwendet. Mit $P_4O_{10}$ kann man Gase bis zu einer Restwasserkonzentration von $2 \cdot 10^{-5}$ mol $H_2O$ je Liter Gas entwässern.

*Orthophosphorsäure* ($H_3PO_4$) entsteht als 85%ige *sirupöse Phosphorsäure* beim Einwirken von Schwefelsäure auf Phosphate oder beim Auflösen des Anhydrids $P_4O_{10}$ in Wasser. Sie ist eine mittelstarke, nicht oxidierende Säure.

Durch Ausbildung von P-O-P-Bindungen entstehen die *kondensierten Phosphate*, die Ketten- und Ringstrukturen bilden können. Phosphate mit linearer Kette heißen *Polyphosphate* (dazu gehören die Di- und Triphosphate, $P_2O_7^{4-}$, bzw. $P_3O_{10}^{5-}$). So wird aus $H_3PO_4$ unter Wasserabspaltung leicht *Diphosphorsäure* (Salze: *Diphosphate*) (69) bzw. *Triphosphorsäure* (Salze: *Triphosphate*) (70) gebildet.

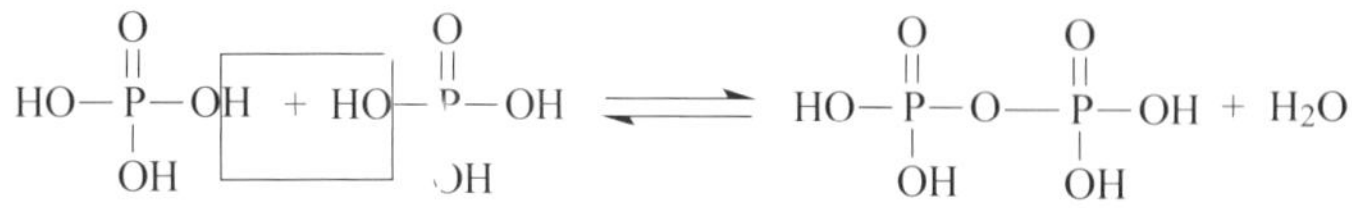
HO—P—OH + HO—P—OH ⇌ HO—P—O—P—OH + H2O

(69)

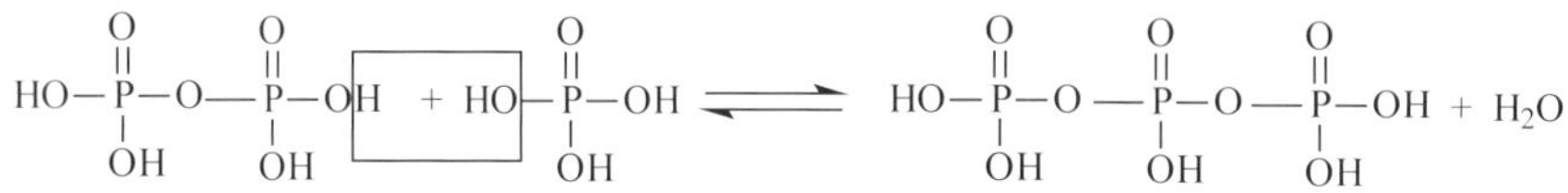
HO—P—O—P—OH + HO—P—OH ⇌ HO—P—O—P—O—P—OH + H2O

(70)

Auch im *Adenosintriphosphat* (ATP) liegen P-O-P-Strukturen vor, deren Aufbau und Spaltung biologisch von größter Bedeutung sind (*energiereiche Phosphatbindungen* s. S. 289). Ringstrukturen liegen in *Metaphosphaten*, z. B. im Trimetaphosphat $Me_4P_3O_9$, vor.

*Diphosphate* entstehen beim Erhitzen von Dialkalihydrogenphosphaten (*sekundäre Phosphate*) (71),

$$2\ Na_2HPO_4 \rightarrow Na_4P_2O_7 + H_2O \qquad (71)$$

*Metaphosphate* entsprechend aus Monoalkalidihydrogenphosphaten (*primäre Phosphate*) (72):

$$n\ NaH_2PO_4 \rightarrow (NaPO_3)_n + n\ H_2O \qquad (72)$$

Lösungen von Hydrogen- und Dihydrogenphosphaten haben große Bedeutung als Puffer, besonders im pH-Bereich 6 bis 8 (s. S. 93).

Ein Gemisch von wasserlöslichem primären *Calciumphosphat* - $Ca(H_2PO_4)_2$ - und Calciumsulfat ($CaSO_4$), das beim Aufschluß von mineralischen tertiären Calciumphosphaten - $Ca_3(PO_4)_2$ - mit Schwefelsäure entsteht (73), wird als *Superphosphat* bezeichnet und als Düngemittel verwendet.

$$Ca_3(PO_4)_2 + 2\ H_2SO_4 \rightarrow Ca(H_2PO_4)_2 + 2\ CaSO_4 \qquad (73)$$

Calcium- und in geringem Maße auch *Magnesiumphosphate* stellen den Hauptanteil der anorganischen Knochensubstanz dar. Da $Ca^{2+}$- und $PO_4^{3-}$-Ionen wichtige Stoffwechselaufgaben besitzen, ist das Knochensystem ein Reservoir für diese bei Bedarf mobilisierbaren Ionen.

*Hydroxylapatit* - $3\ Ca_3(PO_4)_2 \cdot Ca(OH)_2$ -, der mit dem *Fluorapatit* - $3\ Ca_3(PO_4)_2 \cdot CaF_2$ - in Beziehung steht, verleiht dem *Zahnschmelz* seine außerordentliche Festigkeit. *Magnesiumammoniumphosphat* ($MgNH_4PO_4$) - auch *Tripelphosphat* genannt - kann im harnableitenden System in Form sogenannter *Phosphatsteine* abgelagert werden.

Organische Phosphorsäureester haben toxikologische Bedeutung. Sie kommen in chemischen Pflanzenschutzmitteln und chemischen Kampfstoffen vor. Die Resorption erfolgt über Verdauungstrakt, die Atemwege und die Konjunktiven. Durch Blockierung des Enzyms Cholinesterase kommt es neben vegetativen Symptomen vor allem zu Muskelschwäche, Zuckungen, Krämpfen und Atemlähmung.

## 3.3.3. Arsen, Antimon und Bismut

Von *Arsen und Antimon* sind allotrope gelbe Modifikationen bekannt, die aus $As_4$- bzw. $Sb_4$-Tetraedern aufgebaut sind. Die wichtigsten Modifikationen von As und Sb zeigen jedoch, ebenso wie *Bismut* (veraltete Bezeichnung Wismut), metallische Eigenschaften. Beim Erhitzen an der Luft verbrennen sie zu den Oxiden (*Arsentrioxid – Arsenik –*, $As_2O_3$; *Antimontrioxid*, $Sb_2O_3$; *Bismuttrioxid*, $Bi_2O_3$). In Übereinstimmung mit den Gesetzmäßigkeiten des PSE nimmt der basische Charakter der Oxide in der Reihe Arsen - Antimon - Bismut zu. Zugleich bevorzugt Bismut die Wertigkeitsstufe +3. As, Sb und Bi bilden auch in stark saurer Lösung schwerlösliche Sulfide.

Arsen und Antimon bilden die Wasserstoffverbindungen *Arsan* ($AsH_3$) und *Stiban* ($SbH_3$). Analoge Ionen zu $NH_4^+$ werden von Arsen, Antimon und Bismut nicht gebildet.

Von den sogenannten Organoarsenverbindungen, die C-As-Bindungen enthalten, sind medizinhistorisch *Salvarsan*, *Neosalvarsan* sowie arsenhaltige Kampfstoffe (sogenannte *Lewisite*) von Interesse.

| **Element** | **Eigenschaften** | **Verbindungen** | **Biologisch-medizinische Bedeutung** |
|---|---|---|---|
| **Stickstoff** (Fp.: -210°C) | Gas: farb-, geruch- und geschmacklos; reaktionsträge; Verbindungen mit nahezu allen Elementen des PSE bekannt<br>Haupt-OZ: -3, +3, +5<br>Neben-OZ: -2, -1, +1, +2, +4 | Ammoniak ($NH_3$) und organische Derivate (Aminosäuren, Amine, Heterocyclen usw.); Salpetersäure ($HNO_3$) und Nitrate, Salpetrige Säure ($HNO_2$) und Nitrite; organische Nitroverbindungen | im Organismus von $NH_3$ abgeleitete N-Verbindungen weitverbreitet (z. B. Aminosäuren); biologische Fixierung von Luft-$N_2$ und Reduktion zu $NH_3$ durch bestimmte Metalloenzyme in Knöllchenbakterien, Stickstoffkreislauf; $^{15}N$-Markierung in klinischer Forschung; zahlreiche N-haltige Verbindungen als Arzneimittel; Lachgas ($N_2O$) in der Narkose; NO wichtiger Neurotransmitter; NO und $NO_2$, Nitrite und Nitrate toxisch: Methämoglobinbildung |
| **Phosphor** (Fp.: +44,1 °C, $P_{weiß}$) | Modifikationen: schwarzer, roter, weißer P; weißer P: wachsweich, selbstentzündlich, sehr giftig; sehr reaktiv, andere Modifikationen reaktionsträger;<br>Haupt-OZ: -3, +5<br>Neben-OZ: +3 | Phosphan ($PH_3$), Phosphorsäure ($H_3PO_4$) und ihre Salze sowie durch Kondensation entstehende Polyphosphate, ATP; organische P-Verbindungen | Phosphor im Organismus vorwiegend als Derivat der Phosphorsäure verbreitet: Hydroxylapatit (Knochensubstanz), Fluorapatit (Zahnsubstanz); Phosphate im Blutpuffer, Phosphatide, Lecithine, Ganglioside (s. S. 316); P-O-P-Bindungen als energiereiche Bindungen in ATP; weißer Phosphor stark toxisch, wie auch bestimmte organische Phosphorsäureester (Insektizide, Herbizide; Kampfstoffe) |
| **Arsen** (Fp.: +814 °C) | instabile, stabile metallische Modifikationen; wenig reaktiv, Oxidation zu $As_2O_3$; Legierungsbildner;<br>Haupt-OZ: +3<br>Neben-OZ:-3, +5 | Arsan ($AsH_3$), Arsenik ($As_2O_3$) | As-Anreicherung im Organismus (Vergiftung, Doping) führt zu irreversibler Schädigung von Leberzellen; früher As-haltige Arzneimittel (Salvarsan, Neosalvarsan); Kampfstoffe auf As-Basis (Organoarsen-Verbindungen, Lewisite) |
| **Antimon** (Fp.: +603 °C) | neben instabilen, stabile metallische Modifikation; wenig reaktiv;<br>HOZ: -3, +3<br>NOZ: +5 | Antimontrioxid ($Sb_2O_3$) | Organoantimonverbindungen Bestandteil von Pharmaka gegen Tropenkrankheiten (Schistosomiasis, Leishmaniose) |
| **Bismut** (Fp.: +271 °C) | Metall: wenig reaktiv, spröde;<br>Haupt-OZ: +3<br>Neben-OZ: +5 | schwerlösliche Bismutylverbindungen ($BiONO_3$) | Bi-haltige Pharmaka |

***Tab. 3.4:*** Ausgewählte Eigenschaften der Elemente der fünften Hauptgruppe des PSE.

Mit der *Marshschen Probe* wurden früher in der Gerichtsmedizin As und Sb nachgewiesen (74 - 77):

$$As_2O_3 + 6\ H_2 \rightarrow 2\ AsH_3 + 3H_2O \qquad (74)$$

Bei ausreichender Luftzufuhr verbrennen $AsH_3$ bzw. $SbH_3$ zu den entsprechenden Trioxiden (Arsenik bzw. Antimontrioxid) (75).

$$2\ AsH_3 + 3\ O_2 \rightarrow As_2O_3 + 3\ H_2O \qquad (75)$$

Beim Abschrecken der Flamme, z. B. an einer kalten Porzellanschale, bleibt die Oxidation auf der Stufe des Metalls stehen, das als schwarzer Spiegel abgeschieden wird (76).

$$2\ AsH_3 + 3/2\ O_2 \rightarrow 2\ As + 3\ H_2O \qquad (76)$$

$AsH_3$ kann thermisch zersetzt und anschließend quantitativ bestimmt werden *(Marsh*-Apparatur) (77).

$$AsH_3 \rightarrow As + 3/2\ H_2 \qquad (77)$$

Obwohl Vergiftungen mit Arsenverbindungen (Arsenik, $As_2O_3$) heute selten geworden sind, treten jedoch noch berufsbedingte Arsenschädigungen auf, da Arsenverbindungen in der Glasindustrie, zum Metallbeizen und zur Fellpräparation verwendet werden.

Bismut(III)-Salze hydrolysieren unter Bildung von Bismutylkationen ($BiO^+$), die schwerlösliche Salze bilden (78).

$$Bi^{3+} + H_2O \rightarrow BiO^+ + 2\ H^+ \qquad (78)$$

Bismutylverbindungen, z. B. das Nitrat *Bismutum subnitricum* ($BiONO_3$), können deshalb innerlich (als Emulsionen) und äußerlich (z. B. in Pudern und Salben) angewendet werden, ohne daß Schwermetallvergiftungen befürchtet werden müssen.

Eine Übersicht über die Eigenschaften der Elemente der fünften Hauptgruppe des PSE gibt Tab. 3.4.

## 3.4. Elemente der vierten Hauptgruppe

Die Elemente der vierten Hauptgruppe haben die Valenzelektronenkonfiguration $ns^2p^2$. Durch Hybridisierung (s. S. 155) von Kohlenstoff- bzw. Siliciumatomen erfolgt eine symmetrische Ladungsverteilung und eine gerichtete Anordnung der Bindungspartner in C- und Si-Verbindungen. Die maximale Wertigkeit der Elemente *Kohlenstoff* (C), *Silicium* (Si), *Germanium* (Ge), *Zinn* (Sn) und *Blei* (Pb) gegenüber Wasserstoff und Sauerstoff beträgt vier, jedoch zeigen auch in dieser Gruppe die schweren Elemente eine Bevorzugung der Oxidationszahl +2 (zwei Einheiten geringer als die Gruppennummer).

Kohlenstoff ist ein typisches Nichtmetall; Silicium verhält sich überwiegend wie ein Nichtmetall. Germanium wird zu den Halbmetallen gerechnet, während Zinn und Blei Metalle sind.

### 3.4.1. Kohlenstoff und seine Verbindungen

Vom Element Kohlenstoff sind mehrere Modifikationen bekannt, von denen *Diamant*, *Graphit* und *Fullerene* (*Buckminsterfulleren*, $C_{60}$, Abb. 3.1 c) die größte Bedeutung besitzen.

Im Diamant, der unter Normalbedingungen metastabilen Form, ist jedes C-Atom tetraedrisch von vier anderen umgeben (Abb. 3.1 b). Aus der großen Festigkeit dieser C-C-Bindungen resultiert die Härte von Diamant als dem härtesten Stoff überhaupt. Da im Diamantgitter keine beweglichen Elektronen vorhanden sind, ist Diamant ein elektrischer Nichtleiter. Dagegen bildet die stabile Kohlenstoffmodifikation Graphit ein Schichtgitter (Abstand der einzelnen C-Schichten 335 pm). Die Kohlenstoffatome sind in Form von Sechsecken innerhalb jeder Schicht angeordnet (s. Abb. 3.1 a).

Innerhalb der Schichten ist jedes Kohlenstoffatom nur von drei C-Atomen umgeben. Zwischen den Schichten bestehen lediglich schwache Wechselwirkungen (Größenordnung von *van-der-Waals*schen Kräften). Ein Außenelektron jedes Kohlenstoffatoms besitzt eine gewisse Beweglichkeit. Daraus resultiert die elektrische Leitfähigkeit des Graphits. Die schwachen Bindungskräfte zwischen den Schichtebenen verursachen die leichte Beweglichkeit der Schichten gegeneinander. Darauf beruht die Anwendung von Graphit als Schmiermittel und in Bleistiftminen.

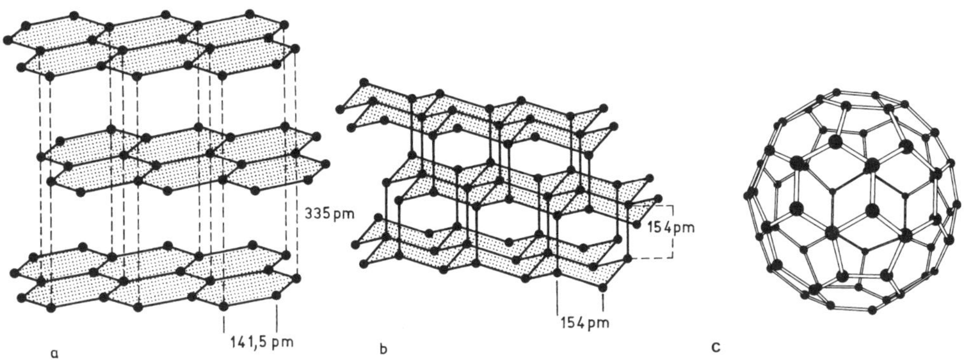


***Abb. 3.1:*** Anordnung der C-Atome in Graphit (a), Diamant (b) und Buckminsterfulleren (c).

Fullerene sind kugelförmige Moleküle, deren Aufbau man sich durch partiellen Ersatz von Kohlenstoffsechsringen des Graphitgitters durch Fünfringe vorstellen kann. Der Einbau von Fünfringen führt zu einer Krümmung der ebenen Graphitschichten, bis es beim Buckminsterfulleren $C_{60}$ zu einem dem Fußball vergleichbaren Oberflächenmuster kommt (Abb. 3.1 c). Diese strukturellen Besonderheiten bewirken keine prinzipiellen Veränderungen der Bindungsverhältnisse der Kohlenstoffatome, allerdings führt die Aufhebung der Schichtstrukturen im Vergleich zu Graphit zu veränderten physikalischen und chemischen Eigenschaften. Fullerene sind keine elektrischen Leiter, sondern Halbleiter, und sie sind in zahlreichen organischen Lösungsmitteln schwach löslich. Ihr partieller Doppelbindungscharakter führt zu einer Vielzahl von Substitutions- (s. S. 204) bzw. Additionsreaktionen (s. S. 199), wie sie für aromatische bzw. ungesättigte organische Verbindungen typisch sind.

Alle weiteren Formen des Kohlenstoffs, wie Ruß, Aktivkohle, Tier-, Knochenkohle oder Koks stellen mikrokristallinen Graphit dar.

Kohlenstoff bildet überwiegend kovalente Verbindungen. Die große Vielzahl von Kohlenstoffverbindungen hat historisch zur Herausbildung der organischen Chemie geführt. Zu den anorganischen Kohlenstoffverbindungen werden lediglich *Carbide, Kohlenstoffoxide* und einige wenige andere gezählt. *Carbide* sind Verbindungen des Kohlenstoffs mit anderen, vorwiegend metallischen Elementen. Man unterscheidet salzartige und kovalente Carbide. Zu den ersteren gehört Calciumcarbid ($CaC_2$), ein Ausgangsprodukt für die Acetylengewinnung (79).

$$CaC_2 + 2\,H_2O \rightarrow HC{\equiv}CH + Ca(OH)_2 \qquad (79)$$

Zur zweiten Gruppe zählt unter anderem Siliciumcarbid (SiC), das wegen seiner speziellen Materialeigenschaften zunehmende Anwendung findet. Weitere Carbide entstehen durch Einlagerung von C in Metallgitter. Viele von ihnen zeichnen sich durch große Härte (Schleifmittel!) und elektrische Leitfähigkeit aus.

Die wichtigsten Oxide des Kohlenstoffs sind *Kohlenmonoxid* (CO) und *Kohlendioxid* ($CO_2$). Kohlenmonoxid entsteht bei der unvollständigen Verbrennung von Kohlenstoff und Kohlenwasserstoffen (z. B. in Verbrennungsmotoren). CO ist Bestandteil der technischen Gase Wassergas (CO + $H_2$), Generatorgas (CO + $N_2$) und des heute kaum noch genutzten Leuchtgases (etwa 50% $H_2$, 30% $CH_4$, 9% CO sowie $CO_2$, $N_2$ u. a.). Zu beachten ist, daß $CO/O_2$-Mischungen in einem breiten Mischungsverhältnis explosiv sind.

Kohlenmonoxid verbrennt mit bläulicher Flamme zu Kohlendioxid. Im Laboratorium kann es durch Reaktion von Ameisensäure mit konzentrierter Schwefelsäure hergestellt werden (80):

$$HCOOH \xrightarrow{H_2SO_4} C{\equiv}O + H_2O \qquad (80)$$

CO hat die gleiche Anzahl von Atomen und Elektronen wie molekularer Stickstoff (81).

:C:::O: :N:::N: (81)

Diese Erscheinung wird als *Isosterie* bezeichnet. *Isostere Verbindungen* zeigen häufig ein ähnliches physikalisches und chemisches Verhalten.

Kohlenmonoxid vermag aufgrund seiner freien Elektronenpaare mit Übergangsmetallen Komplexe zu bilden. Auf der koordinativen Bindung von CO an das Eisen(II)-Zentralion im Hämoglobin bzw. in Enzymen der Atmungskette beruht seine Wirkung als Atemgift (s. S. 147).

Kohlendioxid ($CO_2$) ist Bestandteil der Luft (mittlerer Gehalt 0,03 bis 0,04 Vol-%; s. a. S. 61). In die Luft gelangt es aus tieferen Erdschichten (Vulkane, $CO_2$-haltiges Quellwasser) sowie durch Verbrennung, Atmung oder Gärung.

Kohlendioxid kann durch Druck leicht verflüssigt werden, da seine kritische Temperatur ($T_k$ = +31,1°C) hoch liegt. Beim Verdampfen von flüssigem Kohlendioxid tritt so starke Abkühlung (hohe Verdampfungswärme) auf, daß der Sublimationspunkt (-78,5°C) erreicht wird. Dabei geht ein Teil des Kohlendioxids in $CO_2$-Schnee über, der als Kühlmittel verwendet werden kann (Handelsprodukt: *Trockeneis*).

Wäßrige Lösungen von $CO_2$ reagieren sauer (82 - 84).

$$CO_2 + H_2O \rightleftarrows H_2CO_3 \qquad (82)$$

$$H_2CO_3 \rightleftarrows HCO_3^- + H^+ \qquad K_{S_1} = 2\cdot10^{-4} \qquad (83)$$

$$HCO_3^- \rightleftarrows CO_3^{--} + H^+ \qquad K_{S_2} = 2{,}8 \cdot 10^{-11} \qquad (84)$$

Der $pK_{S_1}$-Wert von *Kohlensäure* ($H_2CO_3$) entspricht dem einer mittelstarken Säure. Da jedoch in wäßrigem Milieu nur ein Bruchteil von $CO_2$ mit Wasser zu $H_2CO_3$ reagiert - der Rest liegt physikalisch gelöst vor -, wirkt Kohlensäure als schwache Säure.

Kohlensäure bildet als zweibasige Säure zwei Reihen von Salzen: *Carbonate* und *Hydrogencarbonate* (oft noch als Bicarbonate bezeichnet). Die meisten Metallcarbonate sind in Wasser schwerlöslich (Ausnahme z. B. Alkalimetalle), während die Hydrogencarbonate zumeist löslich sind.

Durch die Einwirkung von $CO_2$ und Wasser auf die schwerlöslichen Erdalkalicarbonate entstehen wasserlösliche Hydrogencarbonate (85), die die sogenannte *temporäre Härte des Wassers* bedingen.

$$CaCO_3 + H_2O + CO_2 \rightarrow Ca(HCO_3)_2 \qquad (85)$$

Das korrespondierende Säure-Base-Paar $HCO_3^-/CO_3^{--}$ weist Puffereigenschaften auf (s. S. 93). Diese Tatsache ist für die Konstanz des Blut-pH-Werts von Bedeutung.

Zur Entfernung von $CO_2$ aus der Atemluft (z. B. in geschlossenen Beatmungssystemen in der Narkosetechnik) dient sogenannter *Atemkalk* (Calciumoxid, CaO) (86).

$CaO + CO_2 \rightarrow CaCO_3$ (86)

Kohlendioxidkonzentrationen höher als 10% sind für den menschlichen Organismus schädigend. Auf die äußere Haut wirkt $CO_2$ hyperämisierend (durchblutungssteigernd). Darauf beruht die Wirkung von $CO_2$-Bädern.

## 3.4.2. Silicium

Silicium ist nach Sauerstoff das häufigste Element der Erdrinde (etwa 25%). Von Silicium, einem reaktionsträgen Element, sind zahlreiche Verbindungen bekannt. Die wichtigste Verbindung ist *Siliciumdioxid* ($SiO_2$, *Quarz*).

*Quarzglas*, das aufgrund seiner thermischen Eigenschaften (niedriger thermischer Ausdehnungskoeffizient, daher ohne Zerstörung extremen Temperaturschwankungen aussetzbar), seines optischen Verhaltens (im Gegensatz zu normalem Glas für UV-Strahlen durchlässig) und wegen seiner Resistenz gegen aggressive chemische Substanzen ein wichtiger Rohstoff für Laborgeräte ist, besteht aus Siliciumdioxid.

Vom Siliciumdioxid leiten sich die hinsichtlich ihrer Struktur außergewöhnlich vielfältigen *Silicate* ab. So entsteht z. B. beim Schmelzen von $SiO_2$ mit überschüssigem Natriumcarbonat ein wasserlösliches Natriumsilicat (*Wasserglas*), das kettenförmig verknüpfte $SiO_3^{--}$-Einheiten enthält. Andere Schmelzzusammensetzungen führen zu den hinsichtlich ihrer Material- und Gebrauchseigenschaften sehr variablen *Gläsern* und *Glaskeramiken*.

Den strukturellen Grundbaustein aller Silicate bilden $SiO_4^{4-}$-Tetraeder. Die Vielfalt der bekannten Silicate beruht darauf, daß diese Strukturelemente zu cyclischen Silicaten, Kettenstrukturen, Schichtgittern und Raumnetzstrukturen verknüpft sein können. Besonders interessante Silicate mit Raumnetzstruktur sind die *Zeolithe*, die definierte Hohlräume im Kristallgitter aufweisen. Letztere können von Molekülen bestimmter Größe reversibel besetzt werden[1]. Auf dieser Eigenschaft beruht das Prinzip der Molekültrennung mittels sogenannter *Molsiebe* (Natriumaluminiumsilicate vom Zeolithtyp).

*Asbest* ist die Sammelbezeichnung für Silicate mit Faserstruktur, die aufgrund ihrer Materialeigenschaften (Festigkeit, Elastizität, Hitze- und Säurebeständigkeit) breite Anwendung gefunden haben. Durch Verschleiß entstehen Asbeststäube, die die sog. *Asbestose*, eine Staublungenerkrankung hervorrufen können. Sie führt zu einer Fibrose der Lunge mit Schrumpfungsneigung. Daher ist die Anwendung von Asbest verboten. Als *Silikose* wird eine Berufserkrankung bezeichnet, die durch Ablagerung von $SiO_2$-haltigen Stäuben in der Lunge entsteht.

*Silicone* (*Polysiloxane*) haben ausgedehnte Anwendung als Implantate gefunden, da sie sich im Organismus relativ inert verhalten. Silicone sind Polymere, die aus Dimethylsiliciumchlorid durch Einwirkung von Wasser entstehen. Dabei wird zunächst Dimethylsilandiol gebildet, das zum entsprechenden Silicon kondensiert (87).

$$(H_3C)_2SiCl_2 + 2\ H_2O \rightarrow (H_3C)_2Si(OH)_2 + 2\ HCl$$

$$n\ (H_3C)_2Si(OH)_2 \rightarrow ((H_3C)_2SiO)_n + n\ H_2O \quad (87)$$

Die physikalischen und chemischen Eigenschaften der Silicone können durch unterschiedliche funktionelle Gruppen (z. B. längerkettige Substituenten anstelle von $H_3C$-Resten am Si) variiert werden. Mit zunehmender Kettenlänge der Substituenten am Silicium erhält man Siliconöle, Siliconlacke, Siliconkautschuk bzw. Siliconharze.

[1] Zeolithe können z. B. $Ca^{++}$-Ionen in ihren Hohlräumen binden. Sie werden daher in mikrokristalliner Form in modernen Waschmitteln als Wasserenthärter eingesetzt. Damit werden die früher verwendeten Phosphate ersetzt, die die unerwünschte Nebenwirkung einer *Eutrophierung* von Gewässern durch Düngemittelwirkung auf Algen und Wasserpflanzen nach sich zogen.

Silicium hat Bedeutung als Spurenelement; Siliciummangel bedingt Störungen der Knorpelstruktur.

### 3.4.3. Germanium, Zinn und Blei

Germanium und Zinn sind biologisch weniger interessant. Dagegen sind Bleiverbindungen stark toxisch. Größere Mengen von Blei werden bei der Kohleverbrennung emittiert. Infolge des früher üblichen Zusatzes von Bleitetraethyl als Antiklopfmittel zu Vergaserkraftstoffen enthielten Pflanzen an Hauptverkehrsstraßen bis zur 10fachen Bleimenge gegenüber der normalen natürlichen Verteilung. Im Trinkwasser ist ein Bleigehalt bis zu 0,1 mg/l tolerierbar. Um gefährliche Bleivergiftungen zu vermeiden, werden alle Bleiwasserleitungen sukzessive durch bleifreies Material ersetzt.

Zinn(II)-Salze sind starke Reduktionsmittel und gehen leicht in entsprechende Zinn(IV)-Verbindungen über, während Blei bevorzugt zweiwertig auftritt. Blei- und Zinnsalze bilden mit $H_2S$ bereits in saurer Lösung schwerlösliche Sulfide. In gleicher Weise reagieren diese Metallionen mit funktionellen SH-Gruppen in Proteinen, worauf in erster Linie ihre giftige Wirkung zurückzuführen ist.

## 3.5. Elemente der dritten, zweiten und ersten Hauptgruppe

Zahlreiche verwandte Eigenschaften dieser Elemente und ihrer Verbindungen rechtfertigen eine zusammenfassende Darstellung. In Abhängigkeit von der Stellung im PSE stufen sich die Eigenschaften dieser Elemente und ihrer Ionen wie folgt ab:

1. Die *Atomradien* nehmen von der ersten zur dritten Gruppe ab, innerhalb jeder Gruppe zu. Fr weist den größten Atomradius auf, B den kleinsten. Sprunghafte Änderungen der Atomradien erfolgen beim Übergang vom ersten Element jeder Hauptgruppe zu den folgenden.
2. Aufgrund ihrer Atom- und Ionenradien sind die Elemente Li dem Mg, Be dem Al und B dem Element Si in ihren physikalischen und chemischen Eigenschaften ähnlicher als ihren Homologen. Diesen Sachverhalt bezeichnet man als *Schrägbeziehung* im PSE.
3. Aufgrund der hohen *Anregungsenergie*, die für Elektronenübergänge in höhere Energieniveaus erforderlich ist, sind Verbindungen dieser Elemente zumeist farblos (d. h., sie absorbieren nur energiereiche ultraviolette Strahlen). In der dritten Hauptgruppe werden vereinzelt farbige Verbindungen angetroffen.
4. Die Elemente der ersten, zweiten und dritten Hauptgruppe sind Metalle. Ihr *metallischer Charakter* nimmt von der ersten zur dritten Hauptgruppe ab, innerhalb jeder Gruppe zu. Bor weist bereits vorwiegend die Eigenschaften eines *Nichtmetalls* auf.
5. Alle Elemente der dritten, zweiten und ersten Hauptgruppe (Ausnahme Bor) bilden untereinander und mit anderen Metallen *Legierungen.*
6. Die *Härte* der Metalle nimmt von der ersten (wachsweiche schneidbare Elemente) zur dritten Gruppe hin zu. Auch hinsichtlich dieser Eigenschaft weist Bor eine bemerkenswerte Sonderstellung auf: B ist nach C (Diamant) das härteste Element.
7. Alle Vertreter dieser drei Gruppen zeichnen sich durch hohe Reaktivität aus (Ausnahme Bor). Die Elemente der ersten Hauptgruppe sind reaktiver als die der folgenden Gruppen; sie reagieren alle - teilweise explosiv - mit Wasser.
8. Chemische Umsetzungen führen unter Abgabe der Außenelektronen zu ionischen Verbindungen. Daher bilden die Elemente der ersten Hauptgruppe nur positiv einwertige, die der zweiten Gruppe nur positiv zweiwertige und die ersten Elemente der dritten Gruppe positiv dreiwertige Ionen. Nur die schweren Homologe der dritten Hauptgruppe

vermögen neben dreiwertigen auch einwertig positive Ionen – Thallium(I)-Verbindungen – zu bilden. Es gilt die Regel: die Ionenwertigkeit entspricht der Gruppennummer.

9. Verbindungen der Metalle der ersten Gruppe sind fast ausnahmslos ionisch, während B und Al bereits kovalente Bindungen bevorzugen.
10. Die Elemente der ersten und zweiten Hauptgruppe sind vorzügliche *Salzbildner*. Bor bildet aufgrund des hohen Kovalenzgrades seiner Bindungen ähnlich vielfältige Verbindungen wie das Element Kohlenstoff. Aluminium bildet *potentielle Salze*. So verhält sich z. B. $AlCl_3$ in Wasser als Elektrolyt, in Benzol aber als Nichtelektrolyt.
11. Alle genannten Elemente sind in der Lage, den Wasserstoff von CH-Bindungen unter Bildung sogenannter *metallorganischer Verbindungen* zu substituieren. Im Unterschied zu den Nebengruppenelementen und zu den Homologen des Bors weisen *Alkali-* und *Erdalkalimetallorganyle* (metallorganische Verbindungen dieses Typs werden auch als Organyle bezeichnet) ionischen Charakter auf.
12. Der ausgeprägt elektropositive Charakter dieser Elemente bedingt ihre Eigenschaften als Reduktionsmittel. Die reduzierenden Eigenschaften nehmen von der dritten zur ersten Hauptgruppe zu. Auch innerhalb jeder Gruppe nehmen die reduzierenden Eigenschaften jedes Elements - bedingt durch die Lockerung der Valenzelektronen - zu. Daraus folgt die Stellung dieser Elemente in der elektrochemischen Spannungsreihe (s. S. 105).
13. Die *Komplexbildungstendenz* dieser Elemente ist schwach ausgeprägt, nimmt jedoch von der ersten zur dritten Hauptgruppe zu.

## 3.5.1. Elemente der dritten Hauptgruppe

*Bor* (B), *Aluminium* (Al) und *Thallium* (Tl) (Valenzelektronenkonfiguration $ns^2p^1$) unterscheiden sich untereinander in ihren physikalischen und chemischen Eigenschaften stärker als die homologen Elemente der ersten und zweiten Hauptgruppe.

Bor bildet bevorzugt kovalente Verbindungen. $B(OH)_3$ hat in wäßrigen Lösungen die Eigenschaften einer schwachen Säure (weiteres Beispiel für eine *Lewis*-Säure) (88).

$$B(OH)_3 + H_2O \rightarrow B(OH)_4^- + H^+ \quad (88)$$

*Borsäure* und ihre Salze (kondensierte *Borate*; z. B. $Na_2B_4O_7{\cdot}10\,H_2O$, *Borax*) finden als *Antiseptika* Anwendung. *Peroxoborate* (sog. *Perborate*, $Na_2[(HO)_2B\text{-}O\text{-}O\text{-}B(OH)_2]$) sind Bestandteil von Wasch-, Bleich- und Desinfektionsmitteln.

Die Vielfalt der Borwasserstoffverbindungen (Stammsubstanz *Boran*, $BH_3$) ist sehr groß und in mancher Hinsicht mit den Kohlenwasserstoffen vergleichbar. In der letzten Zeit sind gemischte Bor-Kohlenwasserstoffe (*Carborane*) interessant geworden; ihre technische Bedeutung ist noch nicht abzusehen.

Aluminium ist das erste amphotere Metall des PSE. *Aluminiumhydroxid* reagiert sowohl mit Säuren als auch mit Basen unter Salzbildung (89, 90):

$$Al(OH)_3 + 3\,H^+ \rightarrow Al^{3+} + 3\,H_2O \quad (89)$$

$$Al(OH)_3 + 3\,OH^- \rightarrow Al(OH)_6^{3-} \quad (90)$$

Als unedles Metall vermag Aluminium sowohl mit Säuren als auch mit Basen unter Wasserstoffentwicklung zu reagieren (91, 92).

$$Al + 3\,H^+ \rightarrow Al^{3+} + 3/2\,H_2 \quad (91)$$

$$Al + 3\,OH^- + 3\,H_2O \rightarrow Al(OH)_6^{3-} + 3/2\,H_2 \quad (92)$$

Gegen Wasser ist Al jedoch beständig, da durch *Passivierung* der Metalloberfläche durch Bildung einer dünnen Hydroxid-/Oxid-Schicht das Metall vor weiterer Reaktion mit Wasser geschützt wird.

Aluminium ist von medizinischem Interesse, da es als Aluminiumhydroxid - $Al(OH)_3$ - als Antazidum zur Therapie von Gastritiden und von Magen- und Zwölffingerdarmgeschwüren verwendet wird. Es bewirkt eine Neutralisation der Magensäure. Im Gegensatz zu dem auch häufig als Antazidum verwendeten Natriumhydrogencarbonat entsteht kein $CO_2$, wodurch Blähungen als Nebenwirkung vermieden werden können. Auch andere Aluminiumverbindungen werden therapeutisch angewendet (z. B. *essigsaure Tonerde*, $Al(OH)(CH_3COO)_2$; $Al(OH)_3$- und $AlPO_4$-Suspensionen zur Herstellung von Adsorbatimpfstoffen).

Aluminium ist auch in sogenannten *Phosphatfängern* in Dialyseflüssigkeiten vorhanden. Bei Niereninsuffizienz kommt es durch verminderte Phosphatausscheidung zu erhöhten Phosphatkonzentrationen und erniedrigten Calciumkonzentrationen im Blut. Dies hat eine Mobilisierung von Calcium aus dem Knochen zur Folge (*renale Osteopathie*). Um dies zu vermeiden, reduziert man die Phosphatkonzentration der Dialyseflüssigkeit mittels Aluminiumverbindungen, die als Phosphatfänger wirken. Allerdings besteht dabei die Gefahr von Aluminiumablagerungen im Gehirn (*Dialysedemenz*). In jüngster Zeit wird eine mögliche Rolle von Aluminium bei der Pathogenese des *M. Alzheimer* diskutiert.

Thallium(III)-Ionen können leicht zu Thallium(I) reduziert werden, die in vielen Eigenschaften (schwerlösliche Halogenide) den Silber(I)-Ionen ähneln. Thallium(I)-Verbindungen sind sehr toxisch und führen bei Kontakt mit der Haut zur Haarausfall. Künstliche Thalliumisotope werden für die szintigraphische Darstellung des Herzens verwendet.

## 3.5.2. Elemente der zweiten Hauptgruppe

Auch *Magnesium* (Mg), *Calcium* (Ca) und *Barium* (Ba) gehören zu den reaktiven Elementen (Außenelektronenkonfiguration $ns^2$). Jedoch ist ihre Neigung, mit Wasser und anderen kovalenten Wasserstoffverbindungen zu reagieren, weniger ausgeprägt als bei Alkalimetallen. Sie verbrennen mit Sauerstoff zu normalen Oxiden, die sich mit Wasser zu entsprechenden Hydroxiden umsetzen. So wird aus Branntkalk (CaO) Löschkalk - $Ca(OH)_2$ - (93). Löschkalk bindet an der Luft unter Reaktion mit $CO_2$ zu Calciumcarbonat ($CaCO_3$) ab (Prinzip des Luftmörtels).

$$CaO + H_2O \rightarrow Ca(OH)_2 \qquad (93)$$

Während Magnesiumhydroxid in Wasser schwerlöslich ist, sind $Ca(OH)_2$ und $Ba(OH)_2$ unter Dissoziation löslich. *Baryt*- und *Kalkwasser* - $Ba(OH)_2$ bzw. $Ca(OH)_2$ - reagieren alkalisch, jedoch schwächer als Alkalihydroxide. Daher wirken $CaCl_2$-Lösungen infolge Hydrolyse als *Brønsted*-Säuren.

Calcium- und Bariumhydroxidlösungen bilden mit Kohlendioxid schwerlösliche *Erdalkalicarbonate* (Nachweis von $CO_2$ in der Atemluft) (94).

$$Ba(OH)_2 + CO_2 \rightarrow BaCO_3 + H_2O \qquad (94)$$

Sie reagieren mit überschüssigem Kohlendioxid zu leichtlöslichen Hydrogencarbonaten (95).

$$BaCO_3 + CO_2 + H_2O \rightarrow Ba(HCO_3)_2 \qquad (95)$$

Mit Ausnahme der Carbonate und Sulfate (außer $MgSO_4$) sind die meisten Erdalkalisalze wasserlöslich. Calciumsalze vieler organischer Säuren (Fettsäuren, Oxalsäure u. a.) sind dagegen in Wasser unlöslich. Deswegen bildet hartes Wasser mit Kern- oder Schmierseife (Alkalisalze langkettiger Fettsäuren, s. S. 283, 314) schwerlösliche Kalkseifen. Mit Flüssigseife tritt dieser Effekt nicht auf, da deren Calciumsalze wasserlöslich sind.

Die Erdalkalimetallionen neigen stärker zur Komplexbildung als die Alkaliionen. Mit stark koordinierenden, mehrzähnigen Liganden werden Metallchelate der Erdalkalimetalle gebildet, so z. B. mit der sechszähnigen *Ethylendiamintetraessigsäure* (Kurzbezeichnung EDTA) (96).

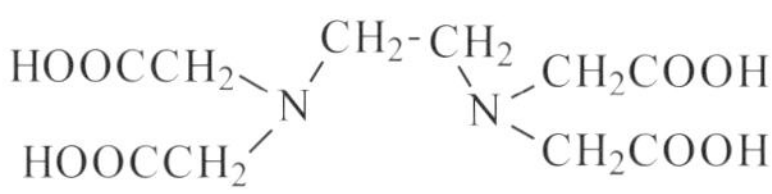


EDTA (96)

Die Chelatbildung mit EDTA wird zur analytischen Bestimmung der Erdalkaliionen sowie anderer Metalle ausgenutzt (*komplexometrische Titration*). Analog werden Calcium und Magnesium (z. B. im *Chlorophyll*, s. S. 239) komplex an koordinativ besonders wirksame biochemische Ligandensysteme (z. B. Enzyme) gebunden. Calcium und besonders Magnesium bilden leicht metallorganische Verbindungen, die in der organisch-chemischen Synthese große Bedeutung erlangt haben (*Grignard-Verbindungen*) (97).

$C_2H_5Br + Mg \rightarrow C_2H_5MgBr$ (97)

Calcium- und Magnesiumionen bestimmen wesentlich den Mineralstoffwechsel mit. Ebenso wie $Na^+$- und $K^+$-Ionen sind $Ca^{++}$ und $Mg^{++}$ im Zusammenwirken mit Chlorid- und Phosphationen für konstante Säure/Base- und osmotische Verhältnisse im menschlichen und tierischen Organismus maßgebend. Darüber hinaus sind $Mg^{++}$ und $Ca^{++}$ am Aufbau der Knochensubstanz sowie an der Aktivierung von Enzymen beteiligt (über die Toxizität von Bariumverbindungen s. S. 94). $Mg(OH)_2$ findet Verwendung als Antazidum.

## 3.5.3. Elemente der ersten Hauptgruppe

*Kalium* und *Natrium* gehören zu den reaktivsten Metallen. Nicht nur mit Wasser, sondern auch mit anderen kovalenten Wasserstoffverbindungen reagieren sie unter Wasserstoffentwicklung (98 - 100):

$Na + H_2O \rightarrow NaOH + ½\ H_2$ (98)

$C_2H_5OH + Na \rightarrow C_2H_5ONa + ½\ H_2$ (99)

$NH_3 + Na \rightarrow NaNH_2 + ½\ H_2$ (100)

Darüber hinaus sind Alkalimetallsalze aller anorganischen und organischen Säuren bekannt, die sich durch gute Wasserlöslichkeit auszeichnen. Davon macht man bei der Arzneimittelherstellung Gebrauch: Anionische Pharmaka werden in wasserlösliche Natriumsalze überführt (Kaliumsalze scheiden aufgrund physiologischer Nebenwirkungen der $K^+$-Ionen aus), um ihre Resorptionseigenschaften zu verbessern.

Obwohl $Na^+$- und $K^+$-Ionen in wäßriger Lösung hydratisiert vorliegen, neigen sie wenig zur Komplexbildung, da energetisch geeignete Elektronenzustände für koordinative Bindungen fehlen. In diesem Zusammenhang ist jedoch zu erwähnen, daß bestimmte bioaktive Verbindungen, die sogenannten *Ionophore*, stabile Komplexverbindungen mit Alkalimetallionen zu bilden vermögen.

Zu den wichtigen Kationen gehört auch das Ammonium-Ion, das ähnliche Eigenschaften wie das $K^+$-Ion zeigt. Natrium- und Kaliumionen spielen eine wichtige Rolle im Mineralstoffwechsel. Unterschiede in ihrer intra- und extrazellulären Konzentration sind die Grundlage elektrophysiologischer Phänomene.

Viele Verbindungen der Elemente der ersten, zweiten und dritten Hauptgruppe sind unter Trivialnamen bekannt; ihre exakten Bezeichnungen und Formeln sind Tab. 3.5 zu entnehmen.

| Trivialname | Exakte Bezeichnung | Formel |
|---|---|---|
| **Calcinierte Soda** | Natriumhydroxid | $NaOH$ |
| **Natrium chloricum** | Natriumchlorat | $NaClO_3$ |
| **Natrium chloratum, Kochsalz, Steinsalz** | Natriumchlorid | $NaCl$ |
| **Glaubersalz** | Natriumsulfat | $Na_2SO_4 \cdot 10\ H_2O$ |
| **Soda** | Natriumcarbonat | $Na_2CO_3$ |
| **Natrium bicarbonicum, doppeltkohlensaures Natron** | Natriumhydrogencarbonat | $NaHCO_3$ |
| **Kalignost** | Natriumtetraphenylborat | $Na[B(C_6H_5)_4]$ |
| **Kalium chloricum** | Kaliumchlorat | $KClO_3$ |
| **Kalium chloratum** | Kaliumchlorid | $KCl$ |
| **Pottasche** | Kaliumcarbonat | $K_2CO_3$ |
| **Salmiak** | Ammoniumchlorid | $NH_4Cl$ |
| **Salmiakgeist** | Ammoniak in Wasser | $NH_3 + H_2O$ |
| **Hirschhornsalz** | Ammoniumcarbaminat und Ammoniumhydrogencarbonat | $NH_4CO_2NH_2/NH_4HCO_3$ |
| **Magnesiumchloridlauge** | Magnesiumchlorid in $H_2O$ | $MgCl_2$ |
| **Bittersalz** | Magnesiumsulfat | $MgSO_4 \cdot 7\ H_2O$ |
| **Salpeter** | Kaliumnitrat | $KNO_3$ |
| **Kalkstein, Marmor** | Calciumcarbonat | $CaCO_3$ |
| **Kalkwasser** | Calciumhydroxidlösung | $Ca(OH)_2$ |
| **Kalk** | Calciumoxid | $CaO$ |
| **Gips** | Calciumsulfat | $CaSO_4 \cdot 2\ H_2O$ |
| **Flußspat** | Calciumfluorid | $CaF_2$ |
| **Schwerspat, Baryt** | Bariumsulfat | $BaSO_4$ |
| **Barytwasser** | Bariumhydroxidlösung | $Ba(OH)_2$ |
| **Borax** | Natriumtetraborat | $Na_2B_4O_7 \cdot 10\ H_2O$ |
| **Borwasser** | Borsäurelösung | $H[B(OH)_4]$ |
| **Tonerde** | Aluminiumoxid | $Al_2O_3$ |
| **Essigsaure Tonerde** | Aluminium-hydroxid-acetat | $Al(OH)(CH_3COO)_2$ |
| **Alaun** | Kalium-aluminium-sulfat | $KAl(SO_4)_2 \cdot 12\ H_2O$ |

***Tab. 3.5:*** Trivialnamen und exakte Bezeichnung einiger Verbindungen der Elemente der ersten, zweiten und dritten Hauptgruppe.

## 3.6. Übergangselemente (d-Elemente)

Als *Übergangselemente* (auch *Nebengruppenelemente* bzw. *Übergangsmetalle*) werden solche Elemente bezeichnet, bei denen freie d- bzw. f-Orbitale mit Elektronen besetzt werden. Wie im Kapitel 1.1.5.5. (S. 23) dargelegt, erfolgt der Aufbau des PSE für höhere Perioden so, daß nach Besetzung von s-Zuständen innere d- bzw. f-Orbitale aufgefüllt werden. Davon leitet sich die Bezeichnung d- bzw. f-Elemente ab (4f-Elemente: *Seltene Erden, Lanthanoide,* 5f-Elemente: *Actinoide*; auf beide Gruppen soll hier wegen ihrer untergeordneten biologischen und medizinischen Bedeutung nicht näher eingegangen werden). Die Elektronenkonfiguration der d-Elemente ist in Abb. 3.2 vereinfacht wiedergegeben. Gewisse Unregelmäßigkeiten ergeben sich aus der besonders begünstigten $d^5$- und

$d^{10}$-Konfiguration. Die in Abb. 3.2 hervorgehobenen Elemente werden eingehender berücksichtigt, da sie als Spurenelemente bzw. anderweitig medizinisch von Interesse sind.

| n | $d^1$ | $d^2$ | $d^3$ | $d^4$ | $d^5$ | $d^6$ | $d^7$ | $d^8$ | $d^9$ | $d^{10}$ |
|---|---|---|---|---|---|---|---|---|---|---|
| 3 | Sc | Ti | V | Cr | Mn | Fe | Co | Ni | Cu | Zn |
| 4 | Y | Zr | Nb | Mo | Tc | Ru | Rh | Pd | Ag | Cd |
| 5 | La | Hf | Ta | W | Re | Os | Ir | Pt | Au | Hg |

Abb. 3.2: Elektronenkonfiguration der Übergangselemente (3d, 4d, 5d) (Spurenelemente mit dunklem, weitere medizinisch relevante Elemente mit hellerem Hintergrund).

## 3.6.1. Chemisches und physikalisches Verhalten der d-Elemente aufgrund ihrer Stellung im PSE

Da die d-Elemente einer Periode in der Regel die gleiche Außenelektronenkonfiguration ($ns^2$) aufweisen und nur innere Zustände besetzen, haben sie ähnliche physikalische und chemische Eigenschaften.

Alle Übergangselemente sind Metalle, die zumeist bei hohen Temperaturen schmelzen und sieden sowie gute *Wärme-* und *Stromleitfähigkeit* aufweisen. In Abhängigkeit von der Auffüllung der d-Zustände sind sie in der Lage, in stark wechselnden Oxidationsstufen aufzutreten (Tab. 3.6). Die meisten ihrer Verbindungen sind farbig und zeichnen sich durch charakteristische *magnetische Eigenschaften* aus. Das optische und magnetische Verhalten dieser Verbindungen ist abhängig von der Anzahl der d-Elektronen des betreffenden Metallions. Die Übergangselemente bilden im Unterschied zu den Metallen der ersten und zweiten Hauptgruppe auch kovalente Verbindungen; im besonderen Maße werden koordinative Bindungen (s. S. 35) bevorzugt. Hydratisierte Übergangsmetallionen (*Aqua-Komplexe*) werden für die niedrigen Oxidationsstufen beobachtet. Höchste Oxidationszahlen werden in Übergangsmetallverbindungen mit stark elektronegativen Elementen erreicht. Übergangsmetalle sind weniger reaktiv als die $s^2$- und $s^1$-Elemente und zumeist von härterer Konsistenz als diese.

## 3.6.2. Biologische interessante Übergangsmetalle und ihre Eigenschaften

Zahlreiche Übergangsmetallionen konnten bisher im menschlichen Organismus nachgewiesen werden. Ihre biologische Funktion hängt von der oben erwähnten Fähigkeit ab, koordinative Bindungen zu bilden. Proteine, Enzyme und andere biologisch aktive Stoffe enthalten funktionelle Gruppen mit freien Elektronenpaaren, z. B. $-NH_2$, $-COO^-$, -C=O, -SH, die gegenüber d-Metallionen koordinativ wirksam werden. Neben *Eisen* (Fe) sind die Elemente *Vanadium* (V), *Chrom* (Cr), *Mangan* (Mn), *Cobalt* (Co), *Nickel* (Ni), *Kupfer* (Cu), *Zink* (Zn) und *Molybdän* (Mo) in Spuren *(Spurenelemente)* nachgewiesen und als biochemisch wirksam erkannt worden. Die Eigenschaften dieser und einiger weiterer Übergangsmetalle sollen daher kurz beschrieben werden (s. a. Tab. 3.6).

*Vanadium*

Vanadium, ein Spurenelement, konkurriert in Form von Vanadat(V) ($VO_4^{3-}$) enzyminhibierend bzw. -stimulierend mit $PO_4^{3-}$ im P-Stoffwechsel und findet sich z. B. in den Mitochondrien von Leber, Milz und Nieren.

Vanadium ist ein hartes, sehr korrosionsbeständiges Metall (Vanadinstähle). In seinen Verbindungen vermag es alle Oxidationsstufen zwischen +1 und +5 zu erreichen. Eine sehr beständige Vanadiumverbindung ist das Vanadium(IV)-oxid, $VO_2$. Von dieser Oxidationsstufe leiten sich die Vanadylverbindungen ab, z. B. Vanadylsulfat, $VOSO_4 \cdot 2H_2O$. Vanadium(V)-oxid, $V_2O_5$, das als Analogon zum $P_2O_5$ aufgefaßt werden kann, entsteht beim Erhitzen von Ammoniumvanadat(V) (101).

$$2\ NH_4VO_3 \rightarrow V_2O_5 + 2\ NH_3 + H_2O \qquad (101)$$

$V_2O_5$ ist in sauren Lösungen ein starkes Oxidationsmittel, in alkalischen Lösungen sind komplexe Kondensationsreaktionen zu beobachten, die zu unterschiedlichen Polyvanadaten(V) führen. Komplexverbindungen des Vanadiums zeichnen sich in Gegenwart geeigneter Reaktionspartner durch leicht wechselnde Oxidationszahlen aus.

*Chrom*

Chrom ist ein essentielles Spurenelement. Ihm wird Bedeutung als Glucose-Toleranzfaktor sowie beim Diabetes mellitus zugemessen. Wegen der Verbreitung von Chrom und Chromverbindungen kommt der Überempfindlichkeit vieler Menschen (Chromallergie) wachsende Bedeutung zu. Außerdem sind Chromate karzinogen.

Chrom, ein sprödes, reaktionsträges Schwermetall, vermag in entsprechenden Verbindungen alle Oxidationszahlen zwischen +2 und +6 zu erreichen. Am stabilsten sind Chrom(III)- und Chrom(VI)-Verbindungen.

Typische Verbindungen der Oxidationszahl +6 sind $CrO_3$, das Anhydrid der *Chromsäure* ($H_2CrO_4$) und die Salze dieser Säure, die *Chromate(VI)* (z. B. $K_2CrO_4$). Chromat(VI) kondensiert in saurer Lösung sehr leicht zu *Polychromaten* bzw. zu $CrO_3$ (102).

$$n\ CrO_4^{--} \xrightarrow{+H^+,\ -H_2O} n/2\ Cr_2O_7^{--} \xrightarrow{+H^+,\ -H_2O} n/3\ Cr_3O_{10}^{--} \ldots \xrightarrow{+H^+,\ -H_2O} CrO_3 \qquad (102)$$

Chromate(VI) sind starke Oxidationsmittel und reagieren mit entsprechenden reduzierenden Substanzen zu Chrom(III)-Verbindungen (103).

$$Cr_2O_7^{--} + 3\ H_2O_2 + 8\ H^+ \rightarrow 2\ Cr^{3+} + 3\ O_2 + 7\ H_2O \qquad (103)$$

Chrom(III)-Ionen bilden mit zahlreichen Liganden (z. B. $H_2O$, $NH_3$, Amine u. a.) sehr inerte, d. h. kinetisch stabile Komplexverbindungen, wie z.B. Chrom(III)-hexammin-Komplexe (104).

$$Cr^{3+} + 6\ NH_3 \rightleftharpoons [Cr(NH_3)_6]^{3+} \qquad (104)$$

Eine interessante Möglichkeit zur Darstellung der Stammverbindung aller Chrom(III)-Salze, des Chrom(III)-oxids ($Cr_2O_3$), ist die thermische Zersetzung von Ammoniumdichromat (105).

$$(NH_4)_2Cr_2O_7 \rightarrow N_2 + Cr_2O_3 + 4\ H_2O \qquad (105)$$

Die meisten Chrom(III)-Salze sind ebenso wie die Alkalichromate(VI) gut in Wasser löslich.

*Molybdän*

Molybdän zählt zu den lebenswichtigen Spurenelementen und spielt eine Rolle in Enzymen der Atmungskette. Außerdem ist Molybdän in *Nitrogenasen* bei der Fixierung und Aktivierung des Luftstickstoffs wirksam. Wie sein Homologes Chrom vermag Molybdän Verbindungen der Oxidationszahlen +2 bis +6 zu bilden, von denen letzteren die größere Bedeutung zukommt.

Die Stammverbindung der Oxidationsstufe +6 ist Molybdän(VI)-oxid ($MoO_3$). $MoO_3$ ist in Alkalilaugen unter Bildung entsprechender *Molybdate(VI)* löslich (106):

$$MoO_3 + 2\ NaOH \rightarrow Na_2MoO_4 + H_2O \qquad (106)$$

Im Vergleich zu den Chromaten sind Molybdate schwächere Oxidationsmittel, da innerhalb einer Nebengruppe die Stabilität der höchsten Oxidationsstufe zunimmt. Jedoch unterliegen Molybdate(VI) wesentlich komplizierteren Kondensationsreaktionen als Chromate(VI) (Bildung sogenannter *Iso-* und

*Heteropolysäuren*), wovon man beim Nachweis von Phosphat mittels Ammoniummolybdat Gebrauch macht (Bildung von Salzen einer Heteropolysäure - Molybdatophosphat).

*Mangan*

Auch Mangan gehört zu den lebenswichtigen Spurenelementen. Im Organismus konnte es in Form zwei- bzw. dreiwertiger, zumeist komplex gebundener Ionen nachgewiesen werden, meist in Enzymen, die hydrolytische Prozesse katalysieren (*Hydrolasen*). Bei der Photosynthese der Pflanzen kommt Mangan-Komplexen eine essentielle Bedeutung bei der Bildung von $O_2$ aus $H_2O$ zu.

Zwischen +1 und +7 sind entsprechende Manganverbindungen in allen Oxidationsstufen bekannt; die stabilsten sind +2, +4 und +7. $Mn^{2+}$-Ionen weisen ausgeprägte Neigung zur Komplexbildung auf; in wäßriger Lösung liegen sie, wie die meisten Übergangsmetallionen, als *Hexaquakomplexe* vor (107).

$$MnCl_2 + 6\,H_2O \rightarrow [Mn(H_2O)_6]^{2+} + 2\,Cl^- \qquad (107)$$

*Mangan(II)-Salze* können mit geeigneten Oxidationsmitteln in Verbindungen der Oxidationszahlen +4 bzw. +7 überführt werden (108, 109).

$$Mn^{2+} + 2\,OH^- + H_2O_2 \rightarrow MnO_2 + 2\,H_2O \qquad (108)$$

$$2\,Mn^{2+} + 5\,PbO_2 + 4\,H^+ \rightarrow 2\,MnO_4^- + 5\,Pb^{2+} + 2\,H_2O \qquad (109)$$

*Mangandioxid* ($MnO_2$, Trivialname *Braunstein*) ist das Produkt der Permanganatreduktion sowohl im neutralen als auch alkalischen Milieu. Auch bei der Anwendung von Kaliumpermanganatlösung als Desinfektionsmittel bildet sich auf der Haut braunes Mangandioxid (110).

$$MnO_4^- + \text{biologisches Substrat} \rightarrow MnO_2 + \text{Oxidationsprodukte} \qquad (110)$$

Kaliumpermanganatlösungen unterliegen - besonders bei Lichteinwirkung - sehr leicht dem Zerfall unter Bildung von Braunstein und Sauerstoff (111):

$$4\,MnO_4 + 4\,H^+ \xrightarrow{h \cdot \nu} 4\,MnO_2 + 3\,O_2 + 2\,H_2O \qquad (111)$$

*Eisen*

Eisen(II)/(III)-Zentralionen sind in zahlreichen Metalloenzymen, insbesondere den Hämproteinen anzutreffen. Sie übernehmen u.a. wichtige Funktionen bei $O_2$-Transport und -aktivierung (s. S. 146). Die Menge des Körpers an Eisen beträgt 4-5 g. Daraus ergibt sich ein täglicher Eisenbedarf von 1 mg für Männer, 2 mg für Frauen und 3 mg für Schwangere. Eisenmangel führt zu Blutbildungsstörungen (Anämie). Bei der oralen Substitution von Eisen ist zu beachten, daß nur Eisen(II)-Verbindungen resorbiert werden können. Durch Vitamin C (reduzierende Wirkung) wird die Oxidation zu dreiwertigem Eisen verhindert und so die Resorption von Eisen verbessert.

Die wichtigsten Oxidationszahlen des Fe sind +2 und +3. Metallisches Eisen löst sich in Säuren in Abwesenheit von Sauerstoff unter Oxidation zu $Fe^{2+}$, während bei Gegenwart von Luft dreiwertige Ionen gebildet werden (112, 113):

$$Fe + 2\,HCl \rightarrow Fe^{2+} + 2\,Cl^- + H_2 \qquad (112)$$

$$2\,Fe + 6\,HCl + 1/2\,O_2 \rightarrow 2\,Fe^{3+} + 6\,Cl^- + 2\,H_2 + H_2O \qquad (113)$$

Von dieser Reaktion wurde bei der Therapie von *Eisenmangelkrankheiten* Gebrauch gemacht (orale Gabe von *Ferrum reductum* zusammen mit einem Salzsäurepräparat). Eisen(II)-Verbindungen sind leicht oxidierbar und gehen dabei in entsprechende Eisen(III)-Salze über (114).

$$Fe^{2+} \rightleftharpoons Fe^{3+} + e^- \qquad (114)$$

Gleichgewicht (114) hat große Bedeutung für die Resorption von Eisensalzen im Organismus.

Ein gut lösliches, gegen Sauerstoff bemerkenswert stabiles Eisen(II)-Salz ist Eisen(II)-ammoniumsulfat (Trivialname: *Mohrsches Salz*, $(NH_4)_2Fe(SO_4)_2 \cdot 6\ H_2O$). Die meisten anderen Eisen(II)-Verbindungen verwittern an der Luft unter Oxidation zu entsprechenden Eisen(III)-Salzen. Koordinative Bindungen stabilisieren den Oxidationszustand +2. Ein Beispiel für die Stabilisierung der Oxidationsstufe +2 durch Komplexbildung ist die Verbindung Kalium-hexacyano-ferrat(II) (Trivialname: *gelbes Blutlaugensalz*). Nur durch starke Oxidationsmittel kann diese Verbindung in den analogen Komplex mit dreiwertigem Eisen überführt werden. Gelbes Blutlaugensalz $K_4[Fe(CN)_6]$ ist so beständig, daß in wäßrigen Lösungen dieser Verbindung keine $CN^-$-Ionen in merklicher Konzentration nachweisbar sind und toxische Wirkungen ausbleiben. Diese bemerkenswerte Stabilität von $K_4[Fe(CN)_6]$ kann mit der Ausbildung einer Edelgaskonfiguration (Kr-Konfiguration, s. S. 27) erklärt werden. Wegen dieser Stabilität von Eisen(II)-Komplexen kann $Na_2[Fe(CN)_5NO]$ (Dinatrium-pentacyanonitrosylferrat(II), NIPRUSS®) zur kurzfristigen Blutdrucksenkung bei operativen Eingriffen genutzt werden, ohne daß eine toxische Wirkung von Cyanid auftritt. Zudem wird $Na_4[Fe(CN)_6]$ als Trennmittel z. B. in Iodsalz (mit $KIO_3$ versehenes Kochsalz) benutzt.

Eisen(III)-Verbindungen sind sehr beständig und zumeist gut in Wasser löslich, jedoch unter Hydrolyseerscheinungen (s. S. 88). Bei Zugabe schwacher Basen zu solchen Lösungen fällt das amphotere Eisen(III)-hydroxid aus (115), das sowohl in Säuren (116) als auch Basen löslich ist (117).

$$Fe^{3+} + 3\ OH^- \rightarrow Fe(OH)_3 \qquad (115)$$

$$Fe(OH)_3 + 3\ H^+ \rightarrow Fe^{3+} + 3H_2O \qquad (116)$$

$$Fe(OH)_3 + 3\ OH^- \rightarrow [Fe(OH)_6]^{3-} \qquad (117)$$

Auch Eisen(III)-Ionen bilden zahlreiche Komplexverbindungen. Am bekanntesten ist Kaliumhexacyanoferrat(III) (Trivialname: *rotes Blutlaugensalz).* Hier wird bei der Komplexbildung keine ideale Edelgaskonfiguration erreicht, da ein Elektron zur Oktettauffüllung fehlt (35 anstelle von 36 Elektronen einer Kryptonkonfiguration). $K_3[Fe(CN)_6]$ ist daher reaktionsfreudiger als der entsprechende Eisen(II)-Komplex und dissoziiert in wäßrigen Lösungen stärker unter Bildung von $CN^-$-Ionen. Lösungen von rotem Blutlaugensalz wirken deshalb im Unterschied zu solchen von gelbem Blutlaugensalz toxisch.

*Osmium*

Osmium vermag die höchst mögliche Oxidationszahl von +8 zu erreichen. Osmiumtetroxid ($OsO_4$) reagiert mit oxidablen organischen Substanzen unter Bildung von feinverteiltem $OsO_2$. Diese Reaktion dient, am biologischen Material ausgeführt, zur *Kontraststeigerung* in der Elektronen- und Lichtmikroskopie (118).

$$OsO_4 + \text{biologisches Substrat} \rightarrow OsO_2 + \text{Oxidationsprodukte} \qquad (118)$$

$OsO_4$ ist in Wasser unter Bildung von Osmat(VIII) etwas löslich.

*Cobalt*

Die wichtigsten Oxidationsstufen dieses Spurenelements sind +2 und +3. Cobalt(III)-Verbindungen können jedoch fast ausschließlich nur in Form von Komplexen stabilisiert werden. Auch im *Vitamin $B_{12}$* (s. S. 147) liegt koordinativ gebundenes Cobalt(III) vor. Dagegen sind Cobalt(II)-Salze der meisten Säuren bekannt.

Mit Wasser und anderen Liganden bildet $Co^{2+}$ Komplexe der Koordinationszahl 6, die in Gegenwart von Sauerstoff sehr leicht zu entsprechenden Cobalt(III)-Komplexen oxidiert werden (119).

$$2\ Co^{2+} + 12\ NH_3 + \tfrac{1}{2}\ O_2 + H_2O \rightarrow 2\ [Co(NH_3)_6]^{3+} + 2\ OH^- \qquad (119)$$

*Nickel*

Nickel ist ein lebensnotwendiges Spurenelement. Seine Funktion im menschlichen Organismus ist bislang nicht aufgeklärt (Beteiligung am Kohlenhydratstoffwechsel?). Nickel und Nickelverbindungen sind toxisch (kanzerogen) und wirken stark allergen (z. B. nickelhaltiger Schmuck).

Im Unterschied zu den bisher beschriebenen Übergangsmetallen sind wechselnde Oxidationsstufen für Nickel nicht ausgeprägt; dieses Element bevorzugt die Oxidationszahl +2. Nickelsalze sind gleichfalls vorzügliche Komplexbildner. Sie reagieren mit entsprechenden Liganden unter Bildung *quadratisch ebener*, *tetraedrischer* oder *oktaedrischer Komplexe* (Abb. 3.3).

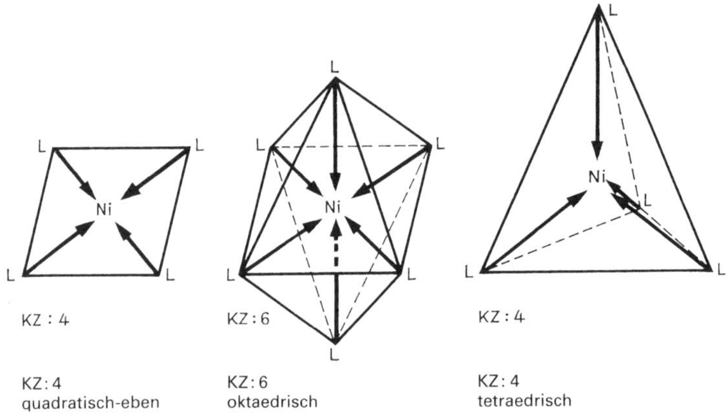


***Abb. 3.3:*** Schematische Darstellung quadratisch-ebener, oktaedrischer und tetraedrischer Anordnung von Liganden (L) in Komplexverbindungen des Nickel(II).

*Kupfer*

Kupfer - ein lebenswichtiges Spurenelement (Enzymbestandteil; *Wilsonsche Krankheit* s. S. 37) - zeigt bevorzugt die Oxidationszahlen +1 und +2. Metallisches Kupfer löst sich bei Gegenwart von Luft spurenweise in Wasser (120).

$$Cu + 7\ H_2O + \tfrac{1}{2}\ O_2 \rightarrow [Cu(H_2O)_6]^{2+} + 2\ OH^- \qquad (120)$$

Da Kupfer(II)-Ionen keimtötend wirken, nutzt man diese Reaktion zur Wasserdesinfektion aus. Reaktion (120) läuft aufgrund der Bildungstendenz des Kupfer(II)-aqua-Komplexes ab. Stärkere Komplexbildner begünstigen diese Umsetzung (121).

$$Cu + 4\ NH_3 + \tfrac{1}{2}\ O_2 + H_2O \rightarrow [Cu(NH_3)_4]^{2+} + 2\ OH^- \qquad (121)$$

Die Tendenz von Kupfer(II)-Ionen zur Komplexbildung ist allgemein ausgeprägt. Wie die meisten Übergangsmetallionen liegt auch $Cu^{2+}$ in Wasser hydratisiert vor. Das koordinierte Wasser kann jedoch leicht durch andere Liganden substituiert werden: In Gegenwart von Salzsäure gehen Kupfer(II)-aqua-Komplexe leicht in entsprechende Chlorokomplexe über, erkennbar an einem Farbwechsel von Blau nach Grün (122).

$$\underset{\text{Blau}}{[Cu(H_2O)_6]^{2+}} + 4\ HCl \rightleftharpoons \underset{\text{Grün}}{[CuCl_4]^{2-}} + 4\ H^+ + 6\ H_2O \qquad (122)$$

Die Abhängigkeit der Lage dieses Gleichgewichts von $c_{H_2O}$ bzw. $c_{HCl}$ läßt sich mit Hilfe des MWG erklären. Die blaue Farbe der meisten Kupfer(II)-Salze und ihrer Lösungen in Wasser ist auf die Bildung des Hexaquakomplexes zurückzuführen. Wasserfreie Kupfer(II)-Verbindungen sind farblos.

Kupfer(II)-Halogenide und andere Salze vermögen in Wasser als starke *Brønsted*-Säuren zu reagieren, da der Aquakomplex als Protonendonor fungiert (123).

$[Cu(H_2O)_6]^{2+} \rightleftarrows [Cu(H_2O)_5(OH)]^+ + H^+$ (123)

Auch andere Übergangsmetallionen neigen zur Bildung solcher Kationsäuren (s. S. 142).

Die Anordnung der 6 Wasser-Liganden in $[Cu(H_2O)_6]^{2+}$ erfolgt oktaedrisch (Abb. 3.4). Die beiden an den Oktaederspitzen gebundenen Wassermoleküle weisen einen größeren Bindungsabstand zum Zentralmetallion auf als die vier anderen und werden daher leichter abgespalten.

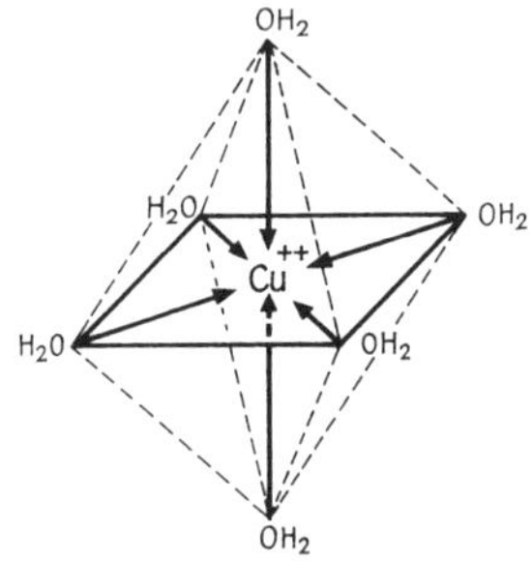


***Abb. 3.4:*** Struktur (schematisch) des oktaedrischen $[Cu(H_2O)_6]^{2+}$-Komplexes.

Kupfer(II)-Verbindungen können leicht zu Kupfer(I) reduziert werden. Das reversible Redoxsystem $Cu^{2+}/Cu^+$ ist ein guter Katalysator für viele Redoxreaktionen. So ist beispielsweise die enzymatische Aktivierung von $O_2$ im Organismus an die Anwesenheit von Kupferverbindungen gebunden.

Kupfer(I)-Verbindungen sind instabiler als solche mit Cu im zweiwertigen Zustand. Sie sind darstellbar durch Reduktion entsprechender Kupfer(II)-Salze (124) und anschließende Ausfällung in Form schwerlöslicher Verbindungen, z. B. als Rhodanid (125).

$2\ Cu^{2+} + SO_3^{--} + H_2O \rightarrow 2\ Cu^+ + SO_4^{--} + 2\ H^+$ (124)

$2\ Cu^+ + 2\ SCN^- \rightarrow 2\ CuSCN$ (125)

Neben Rhodanid (Thiocyanat) ist eine Reihe weiterer Anionen in der Lage den einwertigen Zustand des Kupfers zu stabilisieren, so z. B. Iodid und Cyanid. Daher erfolgt beim Zusammengeben von Kupfer(II)-Salzlösungen mit solchen Anionen spontaner Übergang zu entsprechenden Kupfer(I)-Verbindungen, die als schwerlösliche und beständige Niederschläge ausfallen (126).

$2\ Cu^{2+} + 4\ CN^- \rightarrow 2\ CuCN + (CN)_2$ (126)

Die meisten Kupfer(I)Verbindungen sind farblos (Ausnahme: z. B. rotes $Cu_2O$).

*Silber*

Da die $d^{10}$-Konfiguration des Silbers besonders stabil ist, bildet dieses Element bevorzugt positiv einwertige Ionen.

Silber(I)-Salze sind farblos und zumeist in Wasser schwerlöslich (Ausnahme z. B. $AgNO_3$). Da das Löslichkeitsprodukt (s. S. 94) der Silberhalogenide sehr klein ist, fallen diese Verbindungen aus $AgNO_3$-Lösungen bei Zugabe von Halogeniden aus (127).

$Ag^+ + X^- \rightarrow AgX$ $X^- = Cl^-, Br^-, I^-$ (127)

Silberhalogenide sind unter Komplexbildung in Ammoniak-, Thiosulfat- (Fixierwirkung in der Fotografie, s. S. 118) bzw. Cyanidlösungen löslich (128 - 130).

$AgCl + 2\ NH_3 \rightleftarrows [Ag(NH_3)_2]^+ + Cl^-$ (128)

$AgBr + 2\ S_2O_3^{--} \rightleftarrows [Ag(S_2O_3)_2]^{3-} + Br^-$ (129)

$AgI + 2\,CN^- \rightleftarrows [Ag(CN)_2]^- + I^-$ (130)

Während AgCl sowohl mit $NH_3$ als auch mit $CN^-$ unter Komplexbildung löslich ist, vermag AgI nur mit $CN^-$ zu reagieren (130). Dieses unterschiedliche Verhalten von AgCl und AgI kann mit Hilfe des MWG erklärt werden (131). Die Dissoziationskonstante $K_D$ wird als *Instabilitätskonstante* und $1/K_D$ als *Stabilitätskonstante* der entsprechenden Komplexverbindungen bezeichnet und ist ein Maß für deren thermodynamische Instabilität bzw. Stabilität.

$$[Ag(NH_3)_2]^+ \rightleftarrows Ag^+ + 2\,NH_3 \qquad K_D = \frac{[Ag^+]\cdot[NH_3]^2}{[Ag(NH_3)_2^+]} = 10^{-9}$$

$$[Ag(CN)_2]^- \rightleftarrows Ag^+ + 2\,CN^- \qquad K_D = \frac{[Ag^+]\cdot[CN^-]^2}{[Ag(CN)_2^-]} = 10^{-21} \qquad (131)$$

Aus (131) ergibt sich daher, daß der $[Ag(CN)_2]^-$-Komplex wesentlich stabiler ist als $[Ag(NH_3)_2]^+$. Demnach genügen wenige $Ag^+$-Ionen in einer Lösung, um bei Gegenwart von $CN^-$ vollständige Komplexbildung zu erreichen. Umgekehrt muß das Angebot an $Ag^+$-Ionen zur Silber(I)-diammin-Komplexbildung größer sein. Ein Vergleich der Löslichkeitsprodukte von AgCl und AgI ergibt, daß die Silberionenkonzentration in einer Silberchloridsuspension (132) in Wasser größer ist als bei einer solchen von Silberiodid (133).

$L_{AgCl} \approx 10^{-10}\ mol^2 \cdot l^{-2} \qquad [Ag^+] \approx 10^{-5}\ mol \cdot l^{-1}$ (132)

$L_{AgI} \approx 10^{-16}\ mol^2 \cdot l^{-2} \qquad [Ag^+] \approx 10^{-8}\ mol \cdot l^{-1}$ (133)

Daher vermag $NH_3$ mit AgCl unter Komplexbildung zu reagieren, mit AgI dagegen nicht.

Die Kenntnis der Stabilitätskonstanten von Komplexverbindungen gestattet wichtige Aussagen über die Lage von *Komplexbildungsgleichgewichten*. Diese thermodynamischen Konstanten ergeben jedoch keine Anhaltspunkte über den zeitlichen Verlauf dieser Reaktion. Daher unterscheidet man zwischen thermodynamischer und kinetischer Stabilität (*Inertheit*) von Komplexverbindungen. Kinetisch stabil sind solche, die ihre komplex gebundenen Liganden nur sehr langsam gegen andere austauschen, d. h. sich hinsichtlich ihrer Reaktivität inert verhalten.

Silberhalogenide sind lichtempfindlich und zerfallen bei Lichteinstrahlung in Ag und elementares Halogen. Diese Reaktion ist die Grundlage der Schwarzweiß- und Farbfotografie.

Silber(I)-Verbindungen sind wegen der Gefahr des *Argyrismus* (irreversible AgS-Ablagerungen) pharmakologisch nur noch von untergeordnetem Interesse. Die keimtötende Wirkung von $Ag^+$-Ionen wird zur Aufbereitung von Trinkwasser angewendet (134).

$2Ag + \frac{1}{2}\,O_2 + H_2O \rightarrow 2\,Ag^+ + 2\,OH^-$ (134)

*Gold*

Gold wird wegen seines elektropositiven Charakters und seiner guten Formbarkeit als *Werkstoff* in der Stomatologie und in der plastischen Chirurgie neben Palladium, Silber und anderen Metallen - vorwiegend Legierungen dieser Elemente - angewendet. Einige Goldverbindungen sind von pharmakologischem Interesse. So werden bestimmte Goldkomplexe zur Therapie der Rheumatoiden Arthritis verwandt.

Gold zeigt im Unterschied zu seinen Homologen Kupfer und Silber die Oxidationszahlen +1 und +3. *Gold(III)-Verbindungen* sind starke Oxidationsmittel (135).

$2\,Au^{3+} + 3\,Sn^{2+} \rightarrow 2\,Au + 3\,Sn^{4+}$ (135)

$Au^{3+}$-Verbindungen sind vorwiegend als Halogenide stabil; *Gold(III)-Halogenide* unterliegen sehr leicht der Komplexbildung mit überschüssigen Halogenidionen (136).

$$AuCl_3 + HCl \rightarrow H[AuCl_4] \qquad (136)$$

Die gebildete *Tetrachlorogoldsäure* ($H[AuCl_4]$) gehört zu den starken Säuren. Gold(I)-Verbindungen sind vorwiegend als Komplexe oder schwerlösliche Halogenide bekannt (137).

$$[AuCl_4]^- + 3I^- \rightarrow AuI + I_2 + 4\,Cl^- \qquad (137)$$

Reaktion (136) weist auf ähnliche Eigenschaften von $Cu^+$-, $Ag^+$- und $Au^+$-Verbindungen hin.

*Zink*

Zinkionen sind komplex im Eiweißhormon Insulin, im Enzym *Carboanhydrase* sowie einer Vielzahl weiterer Enzyme gebunden und essentiell für deren Funktion. Als *Zinkfinger* werden $Zn^{2+}$-haltige Abschnitte von Proteinen bezeichnet, die häufig nukleinsäurebindende Eigenschaften haben. Bestimmte Zinkverbindungen spielen eine Rolle bei der Wundheilung und werden daher zur Herstellung von Salben verwendet ($ZnCO_3$, ZnO, Zinksalze von längerkettigen Carbonsäuren).

Zink und seine Homologen ähneln aufgrund ihrer Elektronenkonfiguration ($d^{10}s^2$) bereits den Elementen der zweiten Hauptgruppe. Viele typische Übergangsmetalleigenschaften sind bei diesen Elementen nicht mehr nachweisbar (keine farbigen Ionen, vorwiegend zweiwertig, unedler Charakter, niedrige Schmelzpunkte usw.). Lediglich Quecksilber weicht in seinem Verhalten etwas ab.

Zink bildet nur Verbindungen der Oxidationszahl +2. Die meisten Zinksalze sind gut wasserlöslich und zeichnen sich durch amphoteres Verhalten aus (138, 139).

$$Zn(OH)_2 + 2\,H^+ \rightarrow Zn^{2+} + 2H_2O \qquad (138)$$

$$Zn(OH)_2 + 2\,OH^- \rightarrow [Zn(OH)_4]^{--} \qquad (139)$$

*Cadmium*

Cadmiumionen sind stark toxisch. Sie werden in Leber und Niere gespeichert. Trinkwasser darf bis zu 0,01 mg Cadmium pro Liter enthalten. Cadmium(II)-haltiges Wasser, das zur Bewässerung von Reisfeldern diente, hat zu tödlichen Vergiftungen geführt.

*Quecksilber*

Quecksilber und seine Verbindungen sind seit dem Altertum als Arzneimittel angewendet worden. Bei Verwendung von Quecksilber als Amalgambildner in der Stomatologie und von Quecksilbersalzen als Desinfektionsmittel ist die Giftigkeit zu beachten. Chronische Quecksilbervergiftungen (z. B. *Minamata*-Syndrom, als Folge hochgradig mit Quecksilber belasteter Nahrungsmittel) sind u. a. an der Ausbildung eines sogenannten Quecksilbersaums am Zahnfleisch zu erkennen, der aus Quecksilbersulfid besteht. Wegen der Gefahr der Quecksilbervergiftung durch Einatmen des bei Zimmertemperatur flüchtigen Quecksilbers, z. B. aus zerbrochenen Thermometern, enthalten heute Fieberthermometer kein Quecksilber mehr.

Quecksilber tritt in seinen Verbindungen positiv ein- und zweiwertig auf. Quecksilber(I)-Verbindungen sind dimer, bedingt durch *Metall-Metall-Bindungen*: Quecksilber(I)-chlorid (*Kalomel*), $Hg_2Cl_2$: Cl-Hg-Hg-Cl.

Quecksilber(I)-Halogenide sind schwerlöslich und disproportionieren in Gegenwart von Ammoniak leicht zu elementarem Quecksilber und $Hg^{2+}$ (140).

$$Hg_2Cl_2 + 2\,NH_3 \rightarrow Hg + Hg(NH_2)Cl + NH_4Cl \qquad (140)$$

*Quecksilber(II)-Halogenide* (z. B. $HgCl_2$, Trivialname *Sublimat*) sind dagegen in Wasser gut löslich. Die Bindungen der meisten Quecksilber(II)-Verbindungen sind bereits so kovalent, daß sie in wäßriger Lösung nur schwach dissoziieren. Unter Koordination von Wasser erfolgt daher Bildung von Säuren (141, 142).

$$HgCl_2 + 2\,H_2O \rightarrow [HgCl_2(H_2O)_2] \qquad (141)$$

$$[HgCl_2(H_2O)_2] \rightleftharpoons [HgCl_2(H_2O)(OH)]^- + H^+ \qquad (142)$$

Um diese Säurewirkung auszuschalten, wurde Sublimat bei Verwendung als Desinfektionsmittel mit Natriumchlorid vermischt (143).

$$HgCl_2 + 2\,NaCl \rightarrow Na_2[HgCl_4] \qquad (143)$$

Quecksilber(II)-Verbindungen können leicht zu metallischem Quecksilber oder $Hg_2^{2+}$-Salzen reduziert werden.

## 3.6.3. Beispiele biologisch wirksamer Komplexverbindungen

Biologisch wirksame Metallionen liegen im Organismus vorwiegend komplex gebunden vor. Die Hauptgruppenmetallionen bilden zumeist einfache Aquakomplexe (hydratisierte Ionen), die Nebengruppenelemente vorwiegend Metallchelate von komplizierter Struktur. Da Übergangsmetallionen bevorzugt mit *Ligatoratomen* wie N, O und S koordinative Bindungen bilden, werden sie leicht an bestimmte Proteine gebunden. Zahlreiche Enzyme enthalten komplex gebundene Übergangsmetallionen (V, Cr, Mn, Fe, Co, Ni, Cu, Mo, Zn) und werden daher als *Metalloenzyme* bezeichnet; andere werden durch Metallionen (z. B. $Mg^{2+}$ und $Ca^{2+}$) aktiviert. Für die Aufklärung der Wirkungsweise von Enzymen sind Metalloenzyme besonders wichtig, da die koordinativ gebundenen Metallionen als Sonden für spezielle physikalisch-chemische Untersuchungen genutzt werden können.

An ausgewählten Beispielen soll die biochemische Bedeutung von *Übergangsmetallchelaten* und die pharmakologische bzw. therapeutische Anwendung von *Chelatbildnern* demonstriert werden.

### 3.6.3.1. Porphyrin-Metallchelate

In vielen Lebewesen sind Metallchelate nachweisbar, die sich von *Porphin* und seinen Derivaten, den *Porphyrinen*, ableiten (Abb. 3.5).

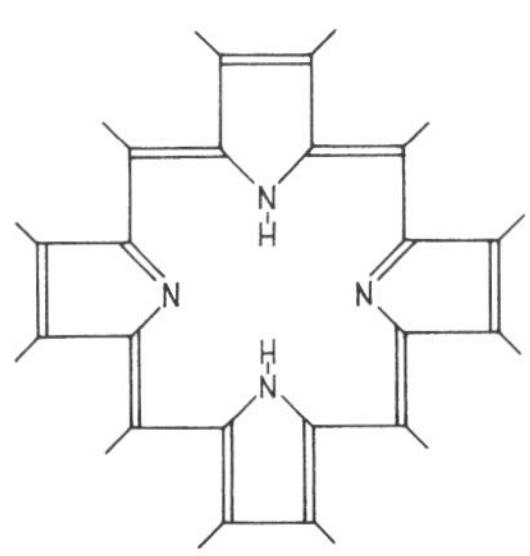


***Abb. 3.5:*** Strukturformel des makrocyclischen vierzähnigen Liganden Porphyrin.

Porphyrine, makrocyclische Ligandensysteme mit vier N-Haftgruppen (sogenannte *Ligatoren*), vermögen Metallionen koordinativ sehr fest zu binden. Die Vielfalt der biologischen Wirksamkeit dieser Verbindungen erklärt sich aus der mannigfachen Variation des Zentralmetallions sowie dessen Wertigkeit (z. B. $Fe^{2+}$, $Fe^{3+}$, $Mg^{2+}$, $Co^{3+}$ usw.), aus der unterschiedlichen Substitution am Porphinring, aufgrund struktureller Besonderheiten des makrocyclischen Ligandensystems (z. B. *Corrin*ring im *Vitamin $B_{12}$*) sowie der zusätzlichen Bindung dieser Metallchelate an unterschiedliche Proteine (Abb. 3.6).

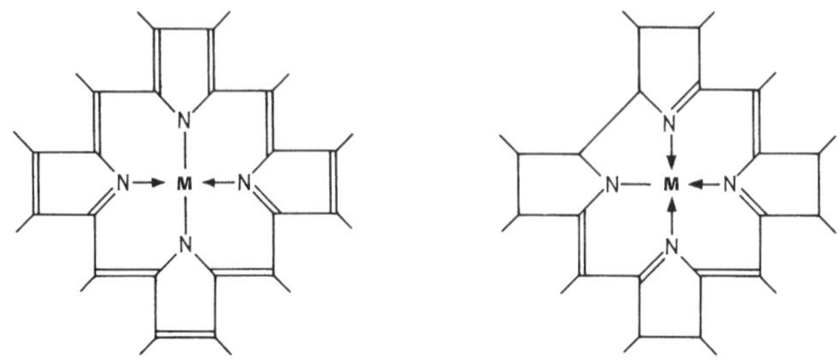


***Abb. 3.6:*** Beispiel für ein Metallchelat des Porphyrins (links) und des Corrins (rechts).

Porphyrinkomplexe mit Eisen(II) als Zentralion liegen in den Proteinen *Hämoglobin* und *Myoglobin* vor, die $O_2$-Transport bzw. -Speicherung im Organismus bewirken. Das ist auf ihre Fähigkeit zurückzuführen, Sauerstoff reversibel koordinativ zu binden. *Häm,* der Komplexbestandteil von Hämoglobin und Myoglobin, kann zwei weitere Liganden binden, da das Zentralion die Koordinationszahl 6 bevorzugt.

Der Abstand dieser zusätzlichen Liganden zum Zentralion ist größer als die Bindungslänge zwischen Eisen(II) und Porphyrinstickstoff. Daher ist die Bindung dieser Liganden schwächer. Im Hämoglobin bzw. in anderen Hämoproteinen erfolgt die Bindung von Häm über seine fünfte bzw. sechste Koordinationsstelle an Elektronendonoren bestimmter Eiweiße, z. B. an den heterocyclischen Stickstoff von *Histidin* (s. S. 327), das im *Globin* enthalten ist. Aufgrund der sterischen Anordnung dieser Aminosäure im Globin ist dieses Molekül in der Lage, vier Hämkomplexe (*Ankergruppen*) zu fixieren, die Sauerstoff binden können.

Durch Röntgenkristallstrukturuntersuchungen (Beugung von Röntgenstrahlen am Hämoglobin und mathematische Auswertung der erhaltenen Beugungsbilder) konnte nicht nur die Aminosäuresequenz des Globinteils, sondern auch dessen genaue Faltung nachgewiesen, sowie die Art der Bindung von Häm an die Eiweißkomponente ermittelt werden. Danach ist das zentrale Eisenion etwas aus der Porphyrinringebene herausgehoben, wodurch die eine Histidinstickstoff-Eisen(II)-Bindung verkürzt, die andere verlängert wird (s. Abb. 3.7).

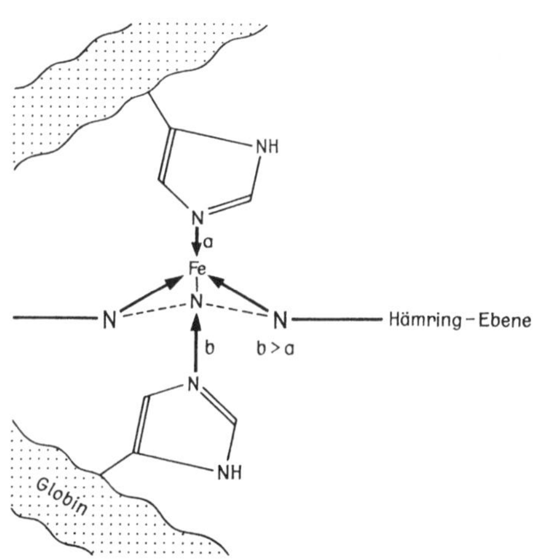


***Abb. 3.7:*** Schematische Darstellung der Bindungsverhältnisse von $Fe^{2+}$ in einer Hämoglobineinheit.

Wenn auch der genaue Mechanismus der Sauerstoffbindung an das Hämoglobin noch nicht vollständig geklärt ist, kann man sich vorstellen, daß $O_2$ anstelle des schwächer gebundenen Histidin-N koordinativ fixiert wird. Nachdem das erste Molekül Sauerstoff an einem Hämoglobinmolekül koordiniert ist, wird durch sterische Effekte über den Globinrest hinweg die Bindung weiterer $O_2$-Moleküle bis zur Sättigung begünstigt (Abb. 3.7).

Im Oxyhämoglobin sind die koordinativen Bindungen an der fünften und sechsten Koordinationsstelle gleichfalls schwächer als die Porphyrin-N-Fe-Bindungen. Daher erfolgt leichte Abgabe des $O_2$ von Oxyhämoglobin im Gewebe unter entsprechenden pH- und Konzentrationsbedingungen bzw. hydrolytische Abspaltung des Globinrestes von Häm bei Einwirkung von Säuren.

Die koordinative $O_2$-Bindung führt nicht zur Oxidation des Zentralions. Sowohl Hämoglobin als auch Oxyhämoglobin enthalten als Zentralmetallion Eisen der Oxidationszahl +2. Obwohl Häm sehr leicht zu *Hämin* mit dreiwertigem Eisen als Zentralion oxidiert werden kann, findet dieser Vorgang im Blut normalerweise nicht statt. Unter dem Einfluß starker Oxidationsmittel kann es jedoch zu einer irreversiblen Methämoglobinbildung ($Fe^{3+}$ als Zentralion) kommen (144).

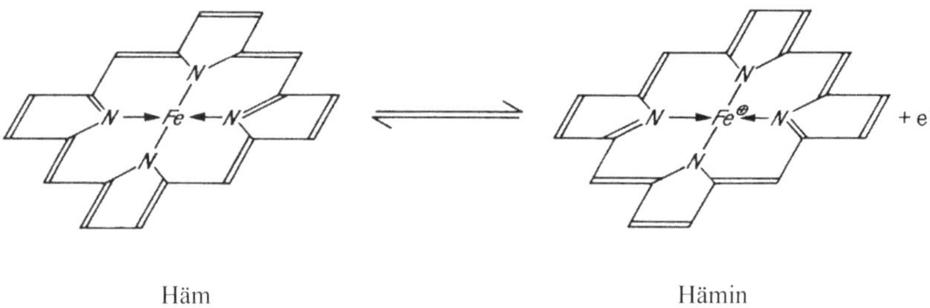


(144)

Da die Bindung anderer Liganden als $O_2$ an Hämoglobin sehr fest sein kann, besteht die Gefahr der Blockierung des Sauerstofftransports. Solche Liganden sind z. B. Kohlenmonoxid (CO) und Cyanid ($CN^-$) (145). Die detaillierte Aufklärung der Bindungsverhältnisse in Hämoproteinen und anderen biologisch wirksamen Chelatverbindungen, insbesondere auch die Änderung wichtiger physikalisch-chemischer Eigenschaften beim Übergang von Hämoglobin zu Oxyhämoglobin, ist nach wie vor Gegenstand der Forschung.

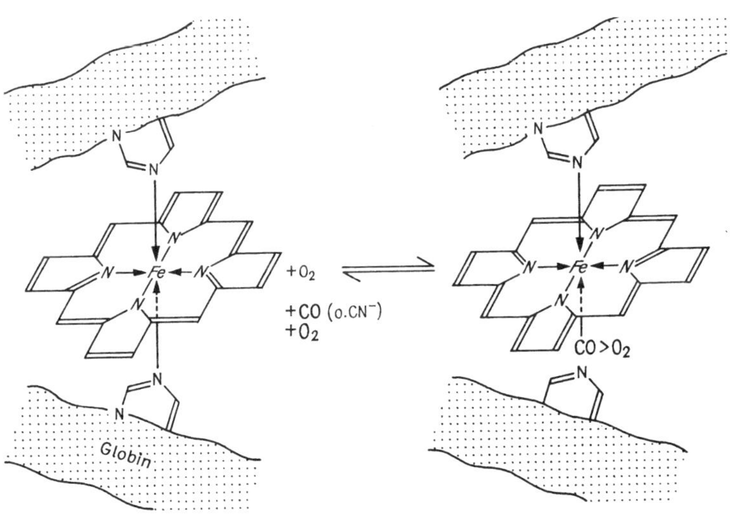


(145)

Vitamin $B_{12}$ (Abb. 3.8) unterscheidet sich von Hämoglobin und anderen Hämoproteinen durch ein anderes Zentralmetallion, durch ein modifiziertes makrocyclisches Lingandensystem und vor allem auch dadurch, daß zwischen dem Zentralion $Co^{3+}$ und dem zusätzlichen Liganden eine Co-C-Bindung geschlossen wird.

Vitamin $B_{12}$ katalysiert Umlagerungsreaktionen und ist an der Regeneration der Erythrozyten beteiligt. Zur Synthese sind nur bestimmte Mikroorganismen z. B. der Darmflora von Wiederkäuern in der Lage. Streng vegetarische Ernährung kann daher zur perniziösen Anämie, einer Vitamin $B_{12}$-Mangelkrankheit führen.

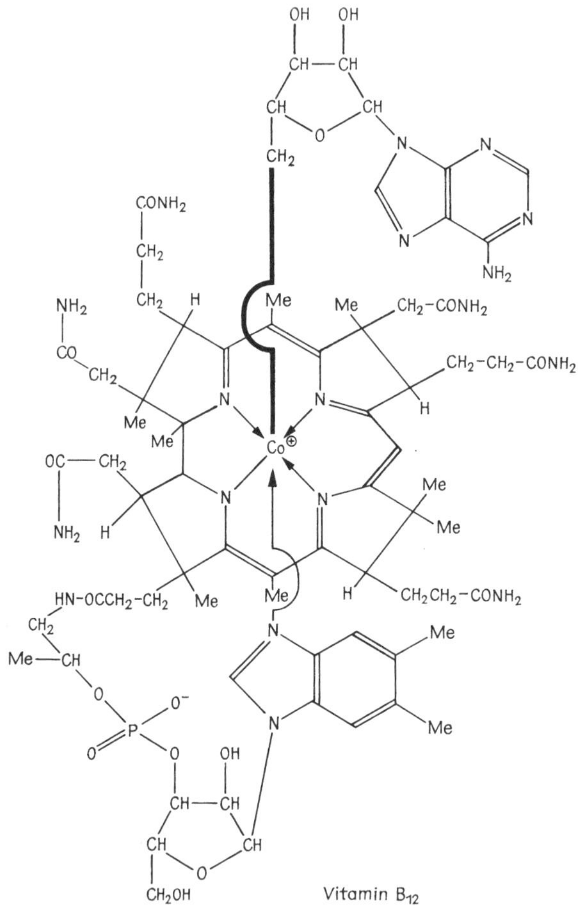


***Abb. 3.8:*** Schematische Darstellung der Strukturformel von Vitamin $B_{12}$.

Vitamin $B_{12}$ ist ein Beispiel für eine in der Natur vorkommende metallorganische Verbindung. Wenn die Metall-Kohlenstoff-Bindungen schwach sind, können sie unter Bildung anderer Komplexe aufgespalten werden. So geht Vitamin $B_{12}$ (*Cobalamin*) bei Einwirkung von $CN^-$-Ionen in Cyanocobalamin über.

## 3.6.3.2. Beispiele für die medizinische Anwendung von Chelatbildnern

Die Komplexchemie hat in der Medizin Anwendung gefunden, z. B. um störende Metallionen aus dem Organismus zu entfernen (bei Vergiftungen oder krankhaften Veränderungen).

Ein klassischer Chelatbildner zur Entfernung toxischer Metallionen (z. B. $Hg^{2+}$, $Pb^{2+}$) aus dem Organismus ist *Dithioglycerin* (Trivialname BAL, von **B**ritish **A**nti **L**ewisit, ein *Antidot*, das zur Entgiftung arsenhaltiger Kampfstoffe entwickelt wurde). BAL vermag zahlreiche Schwermetallionen komplex zu binden *(maskieren)* (146).

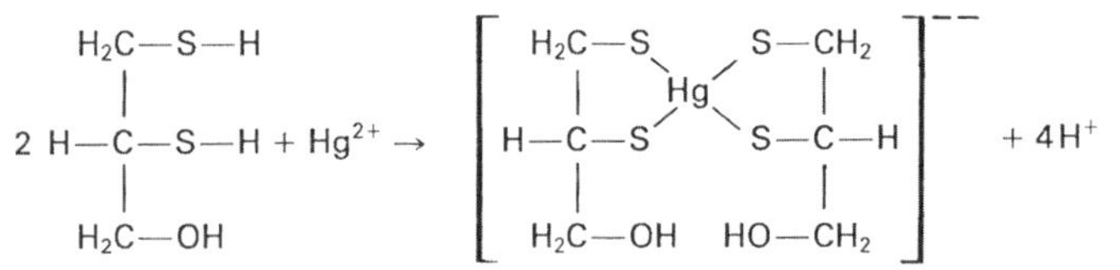

(146)

Die auf diese Weise gebundenen Metallionen werden als Metallchelate ausgeschieden, ohne daß sie infolge koordinativer Fixierung an funktionellen Gruppen (z. B. SH-Gruppen in Proteinen) toxisch wirksam werden können. Chelatbildner, die als Antidot wirken sollen, müssen mit den entsprechenden Metallionen sehr rasch stabile Komplexe bilden. Diese Bedingung ist bei BAL erfüllt. Zahlreiche weitere BAL-Derivate, z. B. *Dimaval®*, werden als Antidots bei Schwermetallvergiftungen, insbesondere mit Quecksilber angewendet.

Auch zur Therapie von *Morbus Wilson, einer* erblichen Erkrankung mit Störung des Kupferstoffwechsels, die zur Degeneration von Ganglien- und Leberzellen führt (Leberzirrhose), werden erfolgreich Chelatbildner eingesetzt, um überschüssige und damit zu krankhaften Veränderungen führende $Cu^{2+}$-Ionen aus dem Organismus zu entfernen. D-Penicillamin reagiert unter Chelatbildung mit $Cu^{2+}$ und wird als Kupfer(II)-Chelat aus dem Organismus wieder ausgeschieden, wodurch zugleich überschüssiges Kupfer entfernt wird (147).

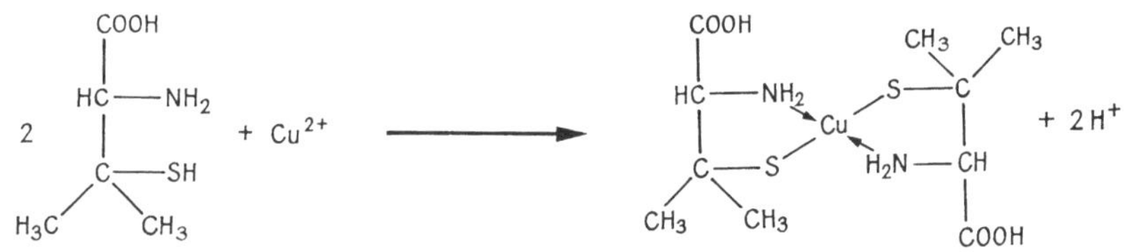

D-Penicillamin — Bis-D-penicillaminato-kupfer (II)

(147)

Die Untersuchung dieser und anderer Verbindungen ist Gegenstand der *bioanorganischen Chemie*, die in den letzten Jahrzehnten eine rasche Entwicklung erfahren hat. Die Untersuchungsgegenstände der bioanorganischen Chemie sind mannigfach und reichen von der Aufklärung der Wirkung von Metallionen im Körper über die Antidotwirkung chemischer Verbindungen bis zur Entwicklung anorganischer Arzneistoffe, wie z. B. gegenwärtig die klinische Anwendung bestimmter Platin(II)-Komplexverbindungen in der Krebstherapie zeigt (*Cis-Platin*: $[Pt(NH_3)_2Cl_2]$). Darüber hinaus stellt sich die bioanorganische Chemie speziellen Problemen des Umweltschutzes und der Landwirtschaft, und ihre Themen reichen bis zur Hydrometallurgie, wo bestimmte Bakterienstämme erfolgreich zur Erzaufbereitung genutzt werden (z. B. zur mikrobiellen Oxidation wasserunlöslicher CuS-Erze zu wasserlöslichem und damit technologisch leichter handhabbaren $CuSO_4$).

| **Element** | **Eigenschaften** | **Fp. (°C)** | **Haupt-OZ**<br>**Neben-OZ** | **Wichtige Verbindungen** |
|---|---|---|---|---|
| **Vanadium** | Metall, hart, silbern glänzend | 1700 | +4, +5<br>+1, +2, +3 | $VO_2$, $VOSO_4 \cdot H_2O$, $VCl_4$, $NH_4VO_3$, $V_2O_5$ |
| **Chrom** | Metall, hart, weiß glänzend, spröde; wenig reaktiv | 1890 | +3, +6<br>+2, +4, +5 | $K_2CrO_4$, $K_2Cr_2O_7$, Cr(III)-Salze, $KCr(SO_4)_2 \cdot 12\ H_2O$: Chromalaun |
| **Molybdän** | Metall, silbern glänzend; wenig reaktiv, | 2610 | +6<br>+ 2 bis + 5 | $(NH_4)_2MoO_4$ |
| **Mangan** | Metall, eisenähnlich; wenig reaktiv | 1247 | +2, +4, +7<br>+3, +5 | Mn(II)-Salze, $MnO_2$, $KMnO_4$ |
| **Eisen** | zweithäufigstes (nach Al) Metall; reaktiv | 1528 | +2, +3<br>+4, +6 | $(NH_4)_2Fe(SO_4)_2$, $FeCl_3$, $K_3[Fe(CN)_6]$, $K_4[Fe(CN)_6]$ |
| **Osmium** | Metall, silberweiß, hart; wenig reaktiv | 3050 | +4, +6, +8<br>+2, +3 | $OsO_4$, $OsO_2$ |
| **Zink** | Metall, silberweiß, weich; reaktiv | 419 | +2 | Zn-Salze, ZnO, $ZnCO_3$, ZnS |
| **Cadmium** | Metall, weiß, glänzend | 321 | +2 | $CdSO_4$, CdS |
| **Cobalt** | Metall, hart; wenig reaktiv | 1490 | +2, +3 | Co(II)-Salze, Co(III)-Komplexe |
| **Nickel** | Metall, silberweiß; wenig reaktiv | 1452 | +2 | Ni(II-Salze, Ni(II)-Komplexe |
| **Kupfer** | Metall, rötlich; wenig reaktiv | 1082 | +1, +2<br>+3 | Kupfer(II)-Salze und -Komplexe, Cu(I)-Halogenide |
| **Silber** | Edelmetall, weich, glänzend; wenig reaktiv | 961 | +1<br>+2 | $AgNO_3$, Ag(I)-Halogenide |
| **Gold** | Edelmetall, weich, glänzend; wenig reaktiv | 1063 | +1, +3 | $AuCl_3$, $K[AuCl_4]$ |
| **Quecksilber** | Metall, flüssig; wenig reaktiv | -38,87 | +1, +2 | $HgCl_2$ (Sublimat), $Hg_2Cl_2$ (Kalomel) |

***Tab. 3.6:*** Eigenschaften ausgewählter Übergangselemente.

| **Farbe hydratisierter Ionen (Aquakomplexe)** | **Chemische Eigenschaften** | **Biologisch-medizinische Bedeutung** |
|---|---|---|
| $VO^{2+}$: blau | $V^{4+}$: in zahlreichen Komplexen, $V_2O_5$: Oxidationsmittel | Spurenelement, (Metalloenzyme) |
| $Cr^{3+}$: violett | $Cr^{3+}$: Zentralion in vielen Komplexen; $CrO_4^{-}$: Oxidationsmittel | Spurenelement; Cr-Verbindungen toxisch; spezielle Isotope für Transport-Untersuchungen |
| | Bildung von Iso- und Heteropolysäuren (Molybdatophosphat) | Spurenelement (Metalloenzyme); Mo-Verbindungen stark toxisch |
| $Mn^{2+}$: blaßrosa | $KMnO_4$: starkes Oxidationsmittel | Spurenelement (Metalloenzyme), $KMnO_4$ als Desinfektionsmittel; toxisch: Manganpneumonie |
| $Fe^{2+}$: blaßgrün<br>$Fe^{3+}$: gelb | Fe(II)-Salze starke Reduktionsmittel; zahlreiche Komplexverbindungen | lebenswichtiges Element (Hämproteine); Fe-Verbindungen zur Therapie von Fe-Mangelkrankheiten |
| | $OsO_4$: starkes Oxidationsmittel | Kontraststeigerung in Mikroskopie; $OsO_4$ sehr toxisch |
| $Zn^{2+}$: farblos | $Zn^{2+}$: redoxinertes Zentralion | Spurenelement; ZnO, $ZnCO_3$ und Zn-Fettsäuresalze Salbenbestandteile |
| $Cd^{2+}$: farblos | ähnliches Reaktionsverhalten wie Zink | toxisch: Ursache von Lebensmittelvergiftungen |
| $Co^{2+}$: rosa | Bildung von $Co^{3+}$-Komplexen begünstigt | Spurenelement (Vitamin $B_{12}$) |
| $Ni^{2+}$: grün | Ni(II)-Komplexe: biologisch relevante Modellverbindungen | gewerbetoxikologisch von Interesse, Allergienentwicklung |
| $Cu^{2+}$: blau | $Cu^{2+}/Cu^{+}$ Modell für Elektronen-Übertragungsprozesse | Spurenelement (Metalloenzyme); bakterizide Wirkung von $Cu^{2+}$-Ionen |
| $Ag^{+}$: farblos | Ag(I)-Halogenide schwerlöslich; $Ag^{+}$: Oxidationsmittel | Argyrismus; bakterizide Wirkung; Lichtempfindlichkeit von AgBr: Grundlage der Fotografie |
| $Au^{3+}$: gelb | Au(III)-Verbindungen starke Oxidationsmittel, Au(I)-Verbindungen schwerlöslich | pharmakologisch interessantes Element; Werkstoff in der Medizin |
| $Hg_2^{2+}$, $Hg^{2+}$: farblos | $Hg^{2+}$: Oxidationsmittel, Hg(I)-Salze dimer: $Hg_2^{2+}$ | Salze stark toxisch; Amalgambildung |

***Tab. 3.6:*** Eigenschaften ausgewählter Übergangselemente (Fortsetzung).

# 4. Grundlagen der Organischen Chemie

Die Alchimisten des Mittelalters teilten die in der Natur vorkommenden Stoffe in mineralische, pflanzliche und tierische ein. Bis zum Ende des 18. Jahrhunderts hatte *Scheele* Stoffe, wie Äpfelsäure, Citronensäure, Harnsäure, Milchsäure und Oxalsäure aus natürlichen Quellen isoliert. Es war z. B. auch schon bekannt, daß Urin Harnstoff enthält. 1784 hatte *Lavoisier* festgestellt, daß alle Substanzen, die aus Tieren oder Pflanzen stammen, Kohlenstoff und Wasserstoff enthalten. Man entschloß sich zu einer neuen Einteilung der Stoffe in die von lebenden Organismen produzierten *organischen Verbindungen* und die übrigen *anorganischen Verbindungen*.

1807 prägte *Berzelius* den Begriff *Organische Chemie* für die Lehre von den organischen Verbindungen. Er vertrat die Auffassung, daß solche Verbindungen allein durch die im lebenden Organismus wirkende Lebenskraft (*vis vitalis*) entstehen und nicht künstlich hergestellt werden können. Da der Anschein für diese These sprach, wurde sie allgemein akzeptiert und gelangte in den fatalen Rang eines Dogmas.

1828 gelangte *Wöhler* durch bloßes Erhitzen der anorganischen Verbindung Ammoniumcyanat zu Harnstoff. Er war mit dem aus Urin isolierbaren Harnstoff völlig identisch. Damit hatte er etwas als unmöglich Erklärtes zustande gebracht[1]. Ein Sturm der Entrüstung, aber auch der Begeisterung erhob sich - das Dogma war jedenfalls gebrochen. Man bezeichnete daher ab der Mitte des 19. Jahrhunderts die Chemie der Kohlenstoffverbindungen als *Organische Chemie*. Dies gilt prinzipiell noch heute so, allerdings ordnet man einige Kohlenstoffverbindungen, wie Kohlenmonoxid, Kohlendioxid, Carbide, Carbonyle, Carbonate, Schwefelkohlenstoff, Cyanide, Cyanate, Thiocyanate (Rhodanide) und die entsprechenden Säuren den anorganischen Verbindungen zu.

Gegenwärtig sind etwa 10 Millionen organische Verbindungen bekannt. Die meisten sind synthetischen Ursprungs, nur etwa 100.000 sind Naturstoffe. Erstaunlich ist die geringe Zahl von Elementen, die zum Aufbau dieser strukturellen Vielfalt ausreicht. Neben Kohlenstoff und Wasserstoff sind am Aufbau biologisch wichtiger Verbindungen vor allem Sauerstoff, Stickstoff, Schwefel, Phosphor und Halogene beteiligt. Eigentlicher Träger der strukturellen Diversität ist dabei das Element Kohlenstoff, das besonders vielfältige Verbindungen mit sich selbst und anderen Elementen bildet. Jede *Struktur*, die dabei entsteht, besitzt eine charakteristische *Reaktivität*, die man aus dem Charakter der *chemischen Bindung* zwischen den Atomen verstehen kann. So ist es letztlich kein Zufall, daß sich im Laufe der Evolution der komplexe Prozeß des Lebens gerade aus der Welt der Kohlenstoffverbindungen herausbildete.

Das Wissen der Organischen Chemie kann man auf verschiedene Weise darstellen. In diesem Buch soll zunächst die *Struktur* organischer Verbindungen ausgehend von den Bindungsverhältnissen am Kohlenstoffatom diskutiert werden. Danach werden grundlegende *Reaktionsarten* organischer Verbindungen im Überblick vorgestellt. An wichtigen *funktionellen Stoffklassen* von Kohlenstoffverbindungen werden grundlegende chemische Stoffeigenschaften und Reaktionen behandelt, um prinzipiell die Grundkonzepte der Organischen Chemie darzustellen und später das Eindringen in das Lehrgebiet Biochemie zu ermöglichen. Eine Übersicht über wichtige *Naturstoffe* wird im abschließenden Kapitel gegeben.

Diese Gliederung soll es dem Leser insbesondere ermöglichen, Material zu den Gegenständen Struktur - Reaktion - Stoffklasse in kompakter, wenig verstreuter Form wiederzufinden.

---

[1] Im Januar 1828 schrieb *Wöhler* dem befreundeten Chemiker *Berzelius* nach Stockholm: "Ich kann sozusagen mein chemisches Wasser nicht halten und muß Ihnen sagen, daß ich Harnstoff machen kann, ohne dazu Nieren oder überhaupt ein Tier, sei es Mensch oder Hund, nöthig zu haben".

# 4.1. Zur Struktur organischer Verbindungen

Das Verständnis der Struktur organischer Verbindungen bietet den wesentlichen Zugang zum Erfassen ihrer typischen Reaktionen.

> **Die *Struktur* einer chemischen Verbindung zu kennen, heißt allgemein, die Ordnung der in ihr verbundenen Atome zu verstehen. *Summenformel* und *Strukturformel* spiegeln die drei grundlegenden Aspekte der Struktur chemischer Verbindungen wieder, indem sie**
> - **die *Konstitution*,**
> - **die *räumliche Struktur***
> - **und die *elektronische Struktur* beschreiben.**
>
> **Der Begriff *Konstitution* umfaßt die Art und Anzahl der im Molekül enthaltenen Atome und die zwischen ihnen bestehenden kovalenten Bindungen, die durch Valenzstriche dargestellt werden.**

Einen Teilaspekt der Konstitution beschreibt die *Summenformel*, die allein die Art und Anzahl der in einer Verbindung enthaltenen Atome angibt. Sie wird durch Addition aller Atome, die das jeweilige Molekül bilden, erhalten. Die Anzahl der Atome wird durch eine indizierte Ziffer nach dem Elementsymbol angezeigt.

Die Konstitution wird durch die *Konstitutionsformel* (auch: *Valenzstrichformel*) wiedergegeben, die aber keine Auskunft über die tatsächliche räumliche Anordnung der Atome liefert. Ein zwischen zwei Atome geschriebener Valenzstrich repräsentiert dabei zwei Elektronen der gerichteten kovalenten Bindung. Als *Bindigkeit* eines Elementes bezeichnet man die Anzahl der kovalenten Bindungen, die von einem Atom dieses Elements in der Konstitutionsformel eines Moleküls ausgehen. Zwei Valenzelektronen, die keine Bindung eingehen, bezeichnet man als *freies Elektronenpaar*. Es wird ebenfalls durch einen Valenzstrich gekennzeichnet, der an das betreffende Atom geschrieben werden kann (wie in Abb. 4.1 am Br, O und N), aber in Konstitutionsformeln meist weggelassen wird.

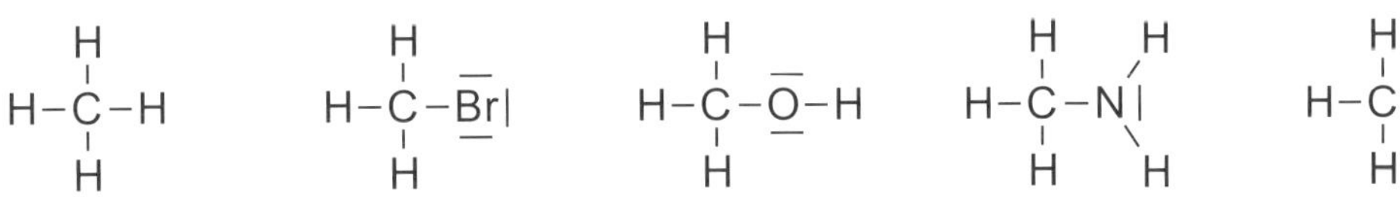

| $CH_4$ | $CH_3Br$ | $CH_4O$ | $CH_5N$ | $CH_3$ |
|---|---|---|---|---|
| Methan | Brommethan | Methanol | Methylamin | Methylradikal |

***Abb. 4.1:*** Konstitutions- und Summenformeln einfacher organischer Verbindungen.

Elektrisch neutrale Teilchen mit einem ungepaarten Elektron heißen *Radikale* (s. 4.4.1.1.). Diese Beispiele zeigen, daß Kohlenstoff vierbindig, Stickstoff dreibindig, Sauerstoff zweibindig, Wasserstoff und Brom einbindig sind. Für Elemente der zweiten Periode gilt die Oktettregel (s. S. 27) (maximal zugelassen sind 8 Elektronen auf der äußeren Schale eines Atoms), für Elemente höherer Perioden ist eine Oktettaufweitung möglich (z. B. $PCl_5$: 10 Elektronen, $SF_6$: 12 Elektronen).

> **Die *räumliche Struktur* beinhaltet die Molekülgeometrie, also die Bindungslängen und Bindungswinkel, die Auskunft über die exakte Anordnung der Atome im dreidimensionalen Raum geben.**

Einzelheiten dazu werden durch die Begriffe *Konfiguration* und *Konformation* beschrieben, die weiter unten erklärt werden.

**Die *elektronische Struktur* beschreibt die Elektronenverteilung im Molekül, die durch die verschiedenen miteinander wechselwirkenden Atome hervorgerufen wird.**

Ihre Kenntnis ist oft ein wesentlicher Schlüssel, um das Reaktionsverhalten einer Verbindung verstehen zu können.

Vom Ermitteln der Summenformel einer Verbindung bis zum Aufstellen ihrer exakten Strukturformel legte die Organische Chemie einen weiten Weg zurück, der nur unter Zuhilfenahme theoretischer Modellvorstellungen absolviert werden konnte, da es lange Zeit nicht möglich war, sich durch physikalische Methoden ein direktes Abbild eines Moleküls zu verschaffen. Bahnbrechend waren dabei Arbeiten zur Erklärung der unterschiedlichen am Kohlenstoffatom möglichen Bindungsverhältnisse.

# 4.2. Bindungsverhältnisse am C-Atom

Zusammenhänge zwischen Bindungsverhältnissen und Strukturen organischer Moleküle lassen sich aus der Anwendung des wellenmechanischen Atommodells auf die Bindung zwischen Kohlenstoffatomen sowie zwischen Kohlenstoff und anderen Elementen ableiten.

## 4.2.1. Das C-Atom im Grundzustand und im angeregten Zustand

Im Grundzustand weist das C-Atom die Elektronenkonfiguration $1s^2\ 2s^2\ 2p_x^1\ 2p_y^1\ 2p_z^0$ auf. Im $2p_z$-Orbital befindet sich also kein Elektron. Demzufolge stehen im Grundzustand nur die beiden einfach besetzten $2p_x$- und $2p_y$-Orbitale mit ungepaarten Elektronen für kovalente Bindungen zur Verfügung. Kohlenstoff ist aber in organischen Verbindungen im allgemeinen vierbindig. Um die Modellvorstellung von der Elektronenhülle in Einklang mit der Realität zu bringen, postuliert man daher unter dem Einfluß des Bindungspartners den Übergang des C-Atoms in einen angeregten (promovierten) Zustand der Elektronenkonfiguration $1s^2\ 2s^1\ 2p_x^1\ 2p_y^1\ 2p_z^1$. Für diesen Übergang ist Energie zum Entkoppeln der beiden im $2s^2$-Orbital befindlichen Elektronen und zum Anheben eines Elektrons in das $2p_z$-Orbital erforderlich.

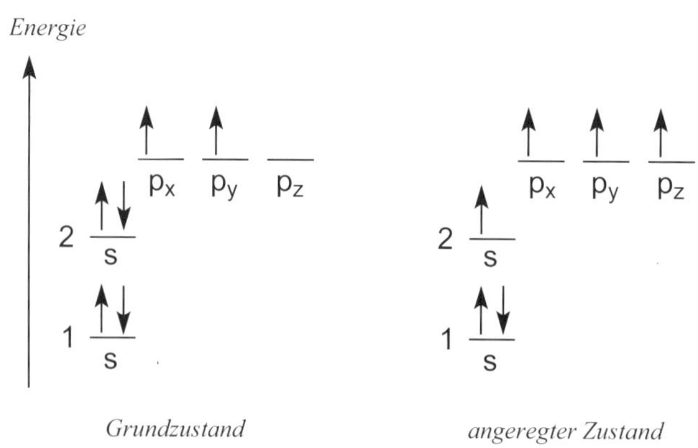


***Abb. 4.2:*** Elektronenkonfiguration des C-Atoms im Grundzustand und angeregten Zustand.

Nun besitzt das C-Atom im angeregten Zustand vier ungepaarte Elektronen (Abb. 4.2). Zunächst wäre damit eine geeignete Voraussetzung gegeben, um die Vierbindigkeit zu verstehen. Jedoch wären nach diesem Modell die vier Orbitale des angeregten Zustands wegen ihrer energetisch unterschiedlichen Lage nicht äquivalent, eine Erklärung der z. B. beim Methan $CH_4$ tatsächlich gefundenen Geometrie wäre nicht möglich. Dieses Problem wird durch die Modellvorstellung von der Hybridisierung der Atomorbitale gelöst.

## 4.2.2. Hybridisierung der Atomorbitale des C-Atoms

Um alle unterschiedlichen, an vierbindigen C-Atomen möglichen räumliche Anordnungen von Bindungspartnern erklären zu können, wurde das Modell von drei verschiedenen, aus dem angeregten Zustand erfolgenden *Hybridisierungen* der Atomorbitale entwickelt.

### 4.2.2.1. $sp^3$-Hybridisierung

In diesem Fall vermischen sich das kugelsymmetrische 2s-Orbital und die drei rechtwinklig zueinander stehenden 2p-Orbitale des angeregten Zustands unter Energieaustausch. Es entstehen vier energetisch gleichwertige *$sp^3$-Hybridorbitale*. Diese Orbitale besitzen die gleiche räumliche Gestalt (Keulenform), sind räumlich streng orientiert und mit je einem Elektron besetzt. Sie erstrecken sich in Richtung der vier Ecken eines regulären Tetraeders, bilden also untereinander einen Winkel von 109°28′ aus.

Mit Hilfe des Modells von der $sp^3$-Hybridisierung des C-Atoms läßt sich die tetraedrische Struktur gesättigter Kohlenstoffverbindungen ebenso zwanglos erklären, wie die den Chemikern lange bekannte Gleichwertigkeit der vier kovalenten Bindungen des C-Atoms im Methan (Abb. 4.3).

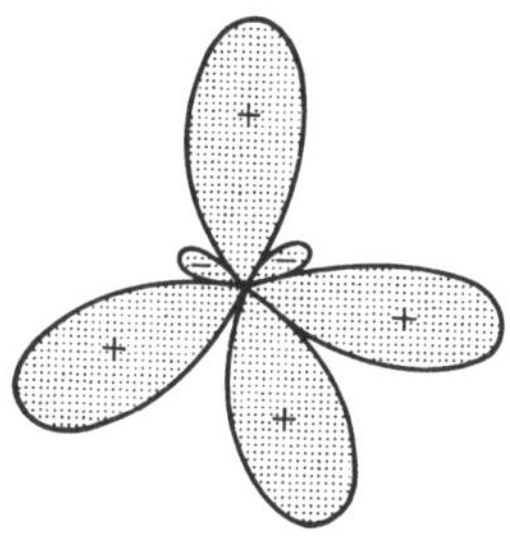


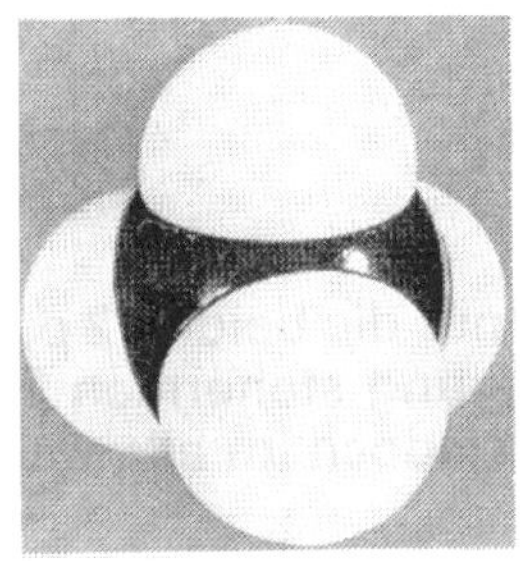

***Abb. 4.3:*** C-Atom im $sp^3$-hybridisierten Zustand und Kalotten-Modell des Methans.

### 4.2.2.2. $sp^2$-Hybridisierung

In diesem Hybridisierungsmodell wird eine Vermischung des 2s-Atomorbitals mit dem $2p_x$- und dem $2p_y$-Atomorbital angenommen. Es entstehen drei energetisch gleichwertige *$sp^2$-Hybridorbitale* (Abb.4.5). Diese Orbitale haben die gleiche Form, sind mit einem Valenzwinkel von 120° trigonal in einer Ebene angeordnet und mit je einem Elektron besetzt. Das ebenfalls einfach besetzte $2p_z$-Atomorbital bleibt davon unberührt. Es ist senkrecht zur Ebene der $sp^2$-Hybridorbitale orientiert (Abb. 4.4).

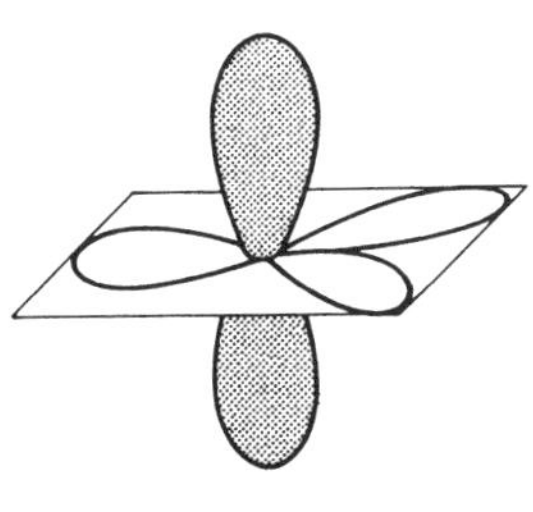

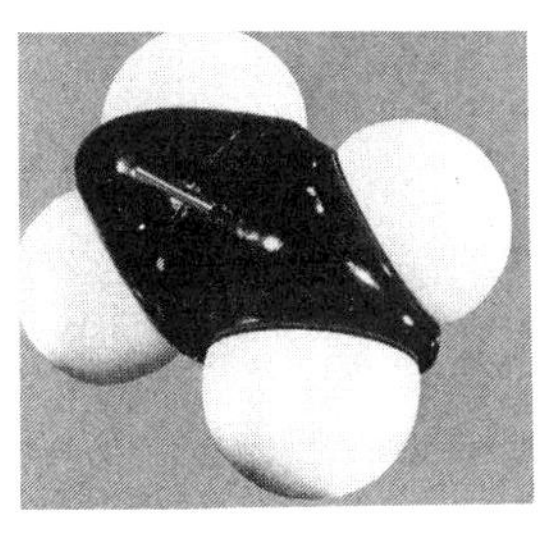

***Abb. 4.4:*** C-Atom im $sp^2$-hybridisierten Zustand und Kalotten-Modell des Ethens.

Das Modell von der $sp^2$-Hybridisierung des C-Atoms liefert die theoretische Grundlage für die räumliche und elektronische Struktur der C=C-Doppelbindung, wie sie in den Alkenen vorkommt.

## 4.2.2.3. sp-Hybridisierung

Das Konzept der sp-Hybridisierung geht von der Überlagerung des 2s-Orbitals mit dem $2p_x$-Orbital aus, die zu zwei gleichwertigen *sp-Hybridorbitalen* führt (Abb. 4.5), die linear angeordnet und mit je einem Elektron besetzt sind. Die beiden übrigen Elektronen verbleiben im $2p_y$- und im $2p_z$-Orbital. Diese Orbitale stehen senkrecht zueinander und senkrecht zu den beiden sp-Hybridorbitalen (Abb. 4.6).

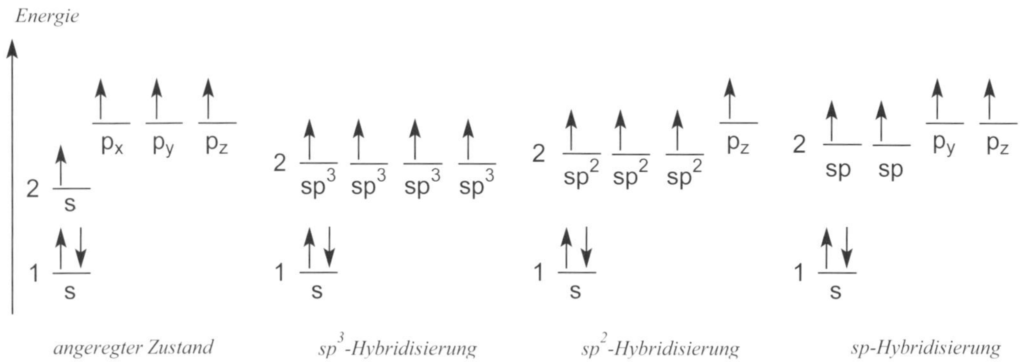


***Abb. 4.5:*** Drei Hybridisierungsmodelle des angeregten C-Atoms.

Die Vorstellung von der sp-Hybridisierung des C-Atoms ermöglicht es, die in den Alkinen vorkommende Dreifachbindung zwischen zwei C-Atomen räumlich und elektronisch zu verstehen (Abb. 4.6).

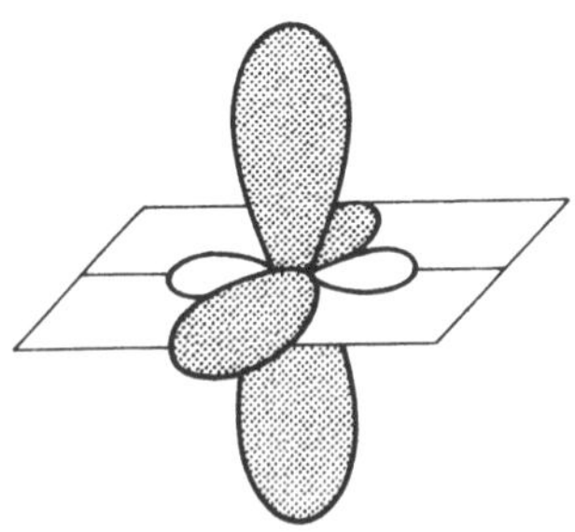

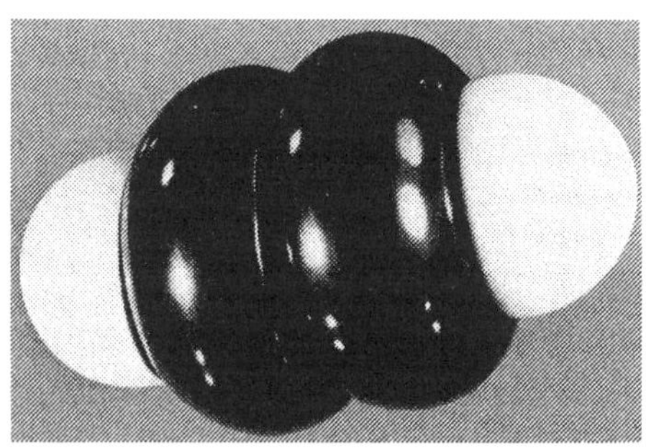

***Abb. 4.6:*** C-Atom im sp-hybridisierten Zustand und Kalotten-Modell des Ethins.

## 4.2.3. Modelle für Bindungen des C-Atoms

Besonders charakteristisch ist die Fähigkeit des Kohlenstoffs, mit sich selbst kettenförmige Verbindungen beliebiger Kettenlänge, verzweigte Ketten und ringförmige Verbindungen beliebiger Ringgröße ausbilden zu können. Außerdem kann Kohlenstoff sowohl mit elektropositiven als auch mit elektronegativen Elementen kovalente Bindungen eingehen, da er selbst eine mittlere Stellung im Periodensystem einnimmt. Aus beiden Umständen resultiert letztlich die strukturelle Vielfalt der organischen Verbindungen. Einfache Bindungsmodelle, die die Hybridorbitale einbeziehen, erlauben ein Verständnis der unpolaren und der polarisierten Atombindung am Kohlenstoff.

### 4.2.3.1. C-C- und C-H-Bindungen als unpolare Atombindungen

Nach der wellenmechanischen Vorstellung von der Atombindung (s. S. 31) führt die Durchdringung zweier mit je einem Elektron besetzter Atomorbitale der Bindungspartner zu zwei Molekülorbitalen, dem bindenden und dem antibindenden Molekülorbital (MO). Das bindende MO ist energieärmer, das antibindende MO energiereicher als die Atomorbitale. Im Fall einer Bindungsbildung besetzt das Bindungselektronenpaar das energieärmere bindende MO, d. h. der Energieinhalt des bindenden MO ist geringer als die Summe der Energieinhalte der Atomorbitale vor der Bindung. Der aus der Überlappung erhaltene Energiegewinn entspricht der frei werdenden *Bindungsenergie* und ist ein Maß für die Festigkeit der Bindung. Maximaler Energiegewinn und damit hohe Stabilität des Moleküls werden bei maximaler Überlappung der Atomorbitale erzielt, die aber nur unter bestimmten räumlichen Verhältnissen möglich ist.

#### 4.2.3.1.1. σ-Bindung und einfache σ-Bindungssysteme

Im *Methan* überlappt jedes der vier $sp^3$-Hybridorbitale des C-Atoms mit einem 1s-Orbital eines H-Atoms. Es entstehen vier bindende MO, die mit je zwei Elektronen besetzt sind. Zwischen C und H wird eine $sp^3$-s-σ-Bindung ausgebildet, die eine Einfachbindung darstellt. Aus der Anordnung der $sp^3$-Hybridorbitale des C-Atoms ergibt sich die tetraedrische Struktur des Methans[1].

> **Charakteristisch für eine *σ-Bindung* sind die rotationssymmetrische Verteilung der Elektronendichte um die Bindungsachse zwischen den Atomkernen und die freie Drehbarkeit von Atomgruppen um diese Achse.**

Da Kohlenstoff nur wenig elektronegativer ist als Wasserstoff, ist das Bindungselektronenpaar nahezu symmetrisch zwischen C und H verteilt. Die C-H-Bindung ist eine unpolare Atombindung. Naturgemäß ist auch die Bindung zwischen zwei C-Atomen eine unpolare kovalente Bindung. Ein einfacher Vertreter dafür ist *Ethan*. Die Bindung zwischen den C-Atomen ist eine $sp^3$-$sp^3$-σ-Bindung. Daneben liegen sechs $sp^3$-s-σ-Bindungen zwischen C und H vor. Die beiden Methylgruppen ($CH_3$) sind frei um die zentrale C-C-Bindung drehbar (Abb. 4.7).

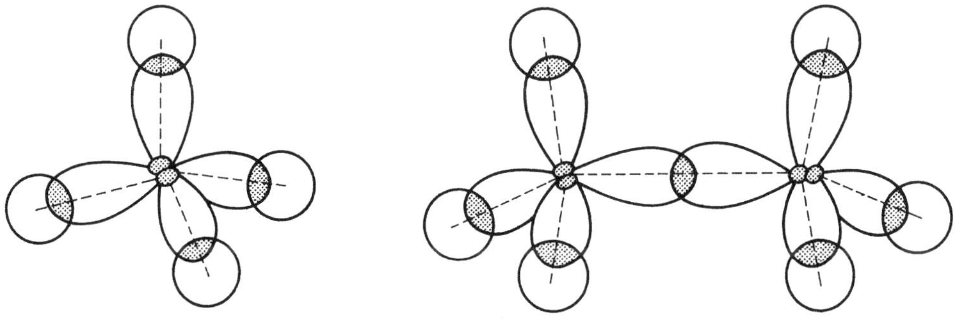

***Abb. 4.7***: Räumlicher Bau von Methan und Ethan und Orbitalmodell des Bindungsgerüstes.

[1] Das *Tetraedermodell* für die Struktur der vom gesättigten Kohlenstoffatom ausgehenden Bindungen wurde 1874 von den Chemikern *van't Hoff* und *Le Bel* aus der chemischen Erfahrung postuliert. Es stieß anfangs keineswegs auf ungeteilte Zustimmung, da man es zum Teil für unmöglich hielt, jemals überhaupt etwas Konkretes über die räumliche Anordnung so kleiner Teilchen wie Atome herausfinden zu können. Das Modell fand aber seine glänzende Bestätigung und markiert den Beginn der Untersuchung der Raumstruktur der Moleküle.

Verlängert man di C-Kette, so führt die tetraedrische Anordnung der $sp^3$-Hybridorbitale an den C-Atomen zu einer zick-zack-förmigen Anordnung der Atomkette, wie z. B. bei n-Heptan (Abb. 4.8).

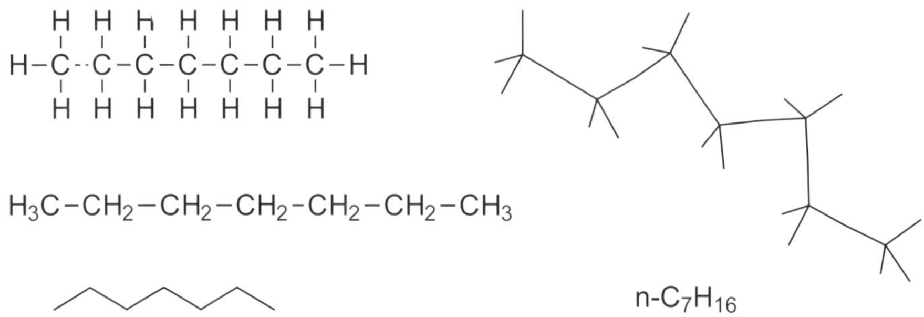


***Abb. 4.8***: Verschiedene Formeldarstellungen des Kohlenwasserstoffs n-Heptan n-$C_7H_{16}$.

Interessant ist ein Vergleich der Bindungslängen (ca. 100 - 200 pm) in organischen Verbindungen mit der Dimension biologischer Strukturen, wie einem Virus (ca. 20 nm, also 100mal länger), einem Bakterium (ca. 5 µm, also 20.000mal länger) oder einem Erythrozyten (Durchmesser ca. 7,5 µm, also 30.000 mal länger). Dies erhellt die molekularen Dimensionen.

## 4.2.3.1.2. π-Bindung und Mehrfachbindungen

Außer der σ-Bindung tritt in organischen Verbindungen eine zweite Bindungsart auf.

> **Als *π-Bindung* wird die Überlappung zweier nicht hybridisierter p-Atomorbitale bezeichnet. Eine solche Überlappung ist nur dann möglich, wenn beide p-Orbitale die gleiche räumliche Orientierung haben. Da das Ausmaß der Überlappung geringer ist als bei der Bildung einer σ-Bindung, ist die aus einer π-Bindung resultierende Bindungsenergie geringer als die einer σ-Bindung. Die π-Bindung ist daher weniger stabil und folglich auch reaktiver als eine σ-Bindung** (Tab. 4.1). **π-Bindung und σ-Bindung treten stets in Kombination auf.**

Liegt eine π-Bindung zusammen mit einer σ-Bindung vor, so spricht man von einer *Doppelbindung*. Die Kombination zweier π-Bindungen mit einer σ-Bindung führt zu einer *Dreifachbindung*. Beide Mehrfachbindungstypen werden hier am Beispiel von zwei C-Atomen besprochen. Sie sind jedoch nicht darauf beschränkt, sondern können auch zwischen C und N oder C und O ausgebildet werden.
*Ethen* ist das einfachste organische Molekül mit einer *C=C-Doppelbindung*. Beide C-Atome liegen $sp^2$-hybridisiert vor. Sie sind miteinander durch eine $sp^2$-$sp^2$-σ-Bindung verknüpft und bilden vier $sp^2$-s-σ-Bindungen zu den H-Atomen aus. Wegen der $sp^2$-Hybridisierung der C-Atome liegen alle sechs Atome des Ethens und die fünf σ-Bindungen in einer Ebene (Abb. 4.9).

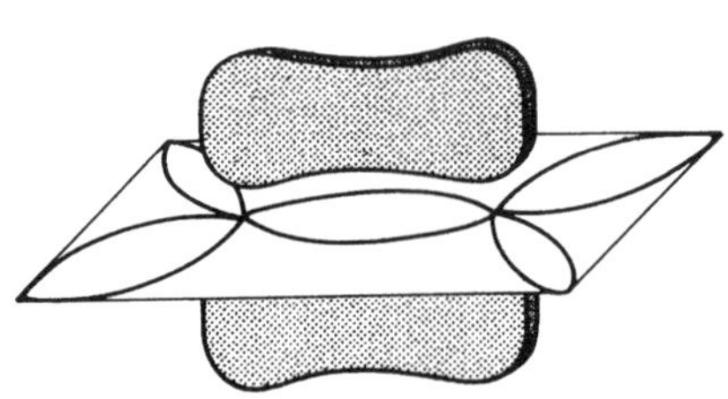

***Abb. 4.9***: Modell der C=C-Doppelbindung im Ethen.

Die Valenzwinkel betragen jeweils 120°. Die C-Atome werden zusätzlich durch eine p-p-π-Bindung verknüpft. Sie resultiert aus der Überlappung der senkrecht zur Molekülebene ausgerichteten beiden $p_z$-Orbitale.

Im Unterschied zur freien Drehbarkeit der $CH_3$-Gruppen im Ethan um die C-C-Bindung sind die beiden $CH_2$-Einheiten im Ethen nicht um die C=C-Doppelbindung drehbar. Ursache dafür ist, daß eine Verdrehung beider Molekülhälften zu einer Verminderung der Überlappung der $p_z$-Orbitale führen würde. Ein derartiger Vorgang ist möglich, erfordert aber die Zufuhr der Energiemenge, die der Bindungsenergie der π-Bindung entspricht, um die π-Bindung entkoppeln zu können. Dies erfolgt unter Normalbedingungen nicht, kann aber durch Energiezufuhr in Form von UV-Strahlung oder Wärme prinzipiell erreicht werden. Bei entkoppelter π-Bindung und geschlossener σ-Bindung kann dann z. B. eine Drehung der Molekülhälften um 180° erfolgen. Da in diesem Zustand beide p-Orbitale wieder maximal überlappen können, kann sich die π-Bindung erneut schließen. Es gibt also zwei bevorzugte energiearme Anordnungen der beiden C-Atome zueinander. Für das Molekül Ethen mit vier Wasserstoffatomen hat dies keine Konsequenzen, da das Molekül vor und nach der genannten Drehoperation eine identische Struktur aufweist.

Für viele Moleküle mit anderen *Substituenten* (also Atomen oder Atomgruppen) an der C=C-Doppelbindung ist diese Rotationshinderung um die C=C-Doppelbindung aber die Ursache einer Form der Isomerie, der *Konfigurationsisomerie* ( speziell der *π-Diastereomerie*, s. Kap. 4.3.2.2.3.). Unter dieser Form der Isomerie (s. S. 192) versteht man das Phänomen, daß sich chemische Verbindungen bei gleicher Summenformel und gleichartiger Verknüpfung ihrer Atome durch deren räumliche Anordnung unterscheiden.

Die im Vergleich zur C-C-Einfachbindung erhöhte Elektronendichte einer C=C-Doppelbindung führt zu einer gesteigerten Reaktivität von Alkenen im Vergleich zu Alkanen. Reaktive Zentren sind die C-Atome der Doppelbindung.

Im *Ethin*, dem einfachsten organischen Molekül mit einer C≡C-Dreifachbindung liegen beide C-Atome sp-hybridisiert vor. Die vier Atome des Ethins sind linear angeordnet. Zwischen C und H existieren jeweils sp-s-σ-Bindungen. Eine sp-sp-σ-Bindung verbindet die C-Atome. Das Überlappen der nicht hybridisierten $2p_y$- und $2\text{-}p_z$-Orbitale beider C-Atome führt zu zwei zusätzlichen π-Bindungen, die senkrecht zueinander und senkrecht auf der Achse der sp-sp-σ-Bindung stehen (Abb. 4.10).

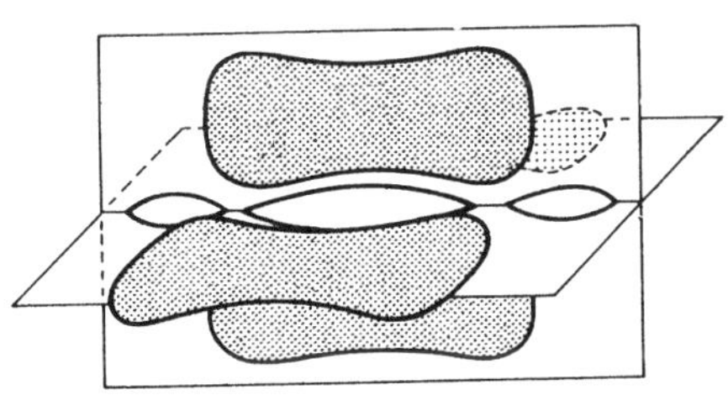

***Abb. 4.10***: Modell der C≡C-Dreifachbindung im Ethin.

Im Vergleich zur C=C-Doppelbindung ist die Elektronendichte zwischen den Atomen einer C≡C-Dreifachbindung noch höher. Alkine sind daher noch reaktionsfreudiger als Alkene.

Aus der Spalte Bindungsenergie von Tab. 4.1 wird ersichtlich, welchen Anteil σ- und π-Bindung(en) an der Bindungsenergie der gesamten Bindung haben.

Deutlich wird, daß die σ-Bindung am festesten ist und daß der Beitrag der ersten π-Bindung größer ist als der der zweiten. Strukturelles Merkmal ist die sich verkürzende Bindungslänge. Auch hier bewirkt die erste π-Bindung eine größere Kontraktion als die zweite.

| Bindung | Bindungsenergie [$kJ \cdot mol^{-1}$] | Bindungslänge [pm] |
|---|---|---|
| C-C | 347 | 154 |
| C=C | 607 | 133 |
| C≡C | 803 | 121 |

***Tab. 4.1**: Vergleich von Daten für Bindungen zwischen C-Atomen.*

## 4.2.3.1.3. Bindungssysteme mit mehreren π-Bindungen

Sind in einem Molekül zwei oder mehr C=C-Doppelbindungen (bzw. C≡C-Dreifachbindungen) vorhanden, so können diese in ihrer Stellung zueinander auf verschiedene Weise angeordnet sein. Befindet sich zwischen ihnen mindestens ein $sp^3$-hybridisiertes C-Atom, so spricht man von *isolierten Mehrfachbindungen*, wie beim 1,4-Pentadien. Sind sie, wie im 1,3-Butadien, durch eine Einfachbindung miteinander verbunden, handelt es sich um *konjugierte Mehrfachbindungen*. Gehen, wie beim *Allen* (Propadien), von einem C-Atom zwei Doppelbindungen aus, so liegen *kumulierte Doppelbindungen* vor. In diesem Fall liegt das mittlere C-Atom sp-hybridisiert vor. Da $p_y$- und $p_z$-Orbitale, aus denen beide π-Bindungen der mittleren C-Atome gebildet werden, senkrecht aufeinander stehen, ergibt sich als Konsequenz eine um 90° verdrehte Anordnung der an diese gebundenen $CH_2$-Gruppen mit $sp^2$-hybridisierten C-Atomen. Daher befinden sich die H-Atome der $=CH_2$-Gruppen in senkrecht aufeinander stehenden Ebenen (Abb. 4.11).

Kumulierte Dreifachbindungen sind logischerweise unmöglich, da Kohlenstoff nicht mehr als vierbindig auftreten kann.

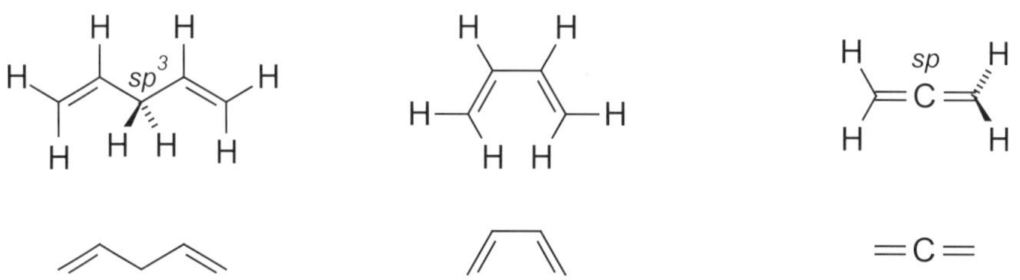

1,4-Pentadien isoliert | 1,3-Butadien konjugiert | Allen (Propadien) kumuliert

***Abb. 4.11**: Prinzipielle Varianten der Anordnung zweier Doppelbindungen relativ zueinander.*

Die Verbindungen der einzelnen Klassen zeichnen sich durch eine unterschiedliche Reaktivität aus. Am wichtigsten sind die *konjugierten Bindungssysteme* mit alternierenden Doppel- und Einfachbindungen, da hierbei ein Sprung zu qualitativ neuen Eigenschaften des Gesamtmoleküls beobachtet wird.

**Bei konjugierten π-Bindungssystemen wird zwischen offen und cyclisch konjugierten Systemen unterschieden. Die Konjugation bewirkt für beide Arten charakteristische Eigenschaften.**

Zunächst soll ein offen konjugiertes π-Bindungssystem dargestellt werden. Verbindungen wie 1,3-Butadien liegen ausschließlich $sp^2$-hybridisierte C-Atome vor. Dieses Strukturmerkmal führt dazu, daß eine Überlappung der $p_z$-Orbitale auch über die formal in der Valenzstrichformel nur einfach verbundenen Atome C-2 und C-3 in der Mitte des Moleküls erfolgt. Damit bilden alle vier $p_z$-Orbitale eine gemeinsame π-Elektronenwolke aus, die oberhalb und unterhalb der Bindungsebene angeordnet und über das Gesamtmolekül delokalisiert ist.

**Diese *Delokalisation* führt zu einem energetisch begünstigten, stabilisierten Zustand des Moleküls. Ein System mit konjugierten Doppelbindungen (z. B. 1,3-Pentadien) ist energieärmer und damit stabiler als ein vergleichbares System mit isolierten Doppelbindungen (z. B. 1,4-Pentadien).**

Aus der Delokalisation der π-Elektronenwolke über den konjugierten Bereich folgt, daß hier die formale C-C-Einfachbindung etwas kürzer als eine normale C-C-Einfachbindung und die formale C=C-Doppelbindung etwas länger als eine isolierte C=C-Doppelbindung sein muß. Genau das ist beim der Bindungslängenvergleich von 1,3-Butadien mit Ethan und Ethen auch festzustellen (Abb. 4.12).

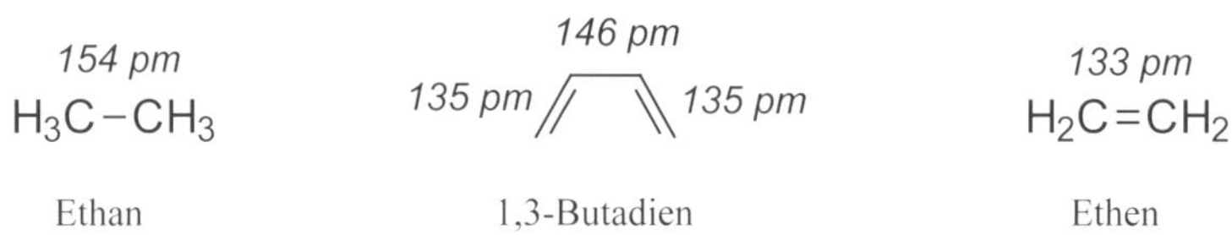


***Abb. 4.12***: Bindungslängenvergleich als Beleg des Konjugationseffektes am 1,3-Butadien.

Die spezielle elektronische Struktur konjugierter Diene führt zu charakteristischen Reaktionen wie Cycloadditionen (s. S. 201 in 4.4.4.2.1.3.) und 1,4-Additionen (s. S. 229).

Das wichtigste cyclisch konjugierte π-Bindungssystem liegt im *Benzol* $C_6H_6$[1] als Stammverbindung der sogenannten *aromatischen Kohlenwasserstoffe* vor (Abb. 4.13).

**Im Benzol sind alle sechs C-Atome $sp^2$-hybridisiert und cyclisch planar angeordnet. Die sechs $p_z$-Orbitale überlappen zu π-Molekülorbitalen, die mit einem π-Elektronensextett besetzt sind. Diese π-Elektronenwolke befindet sich oberhalb und unterhalb der Ringebene und ist gleichmäßig über das Gesamtmolekül delokalisiert. Strukturell wird so eine neue Qualität, die *Aromatizität* bzw. der *aromatische Bindungszustand* erreicht.**

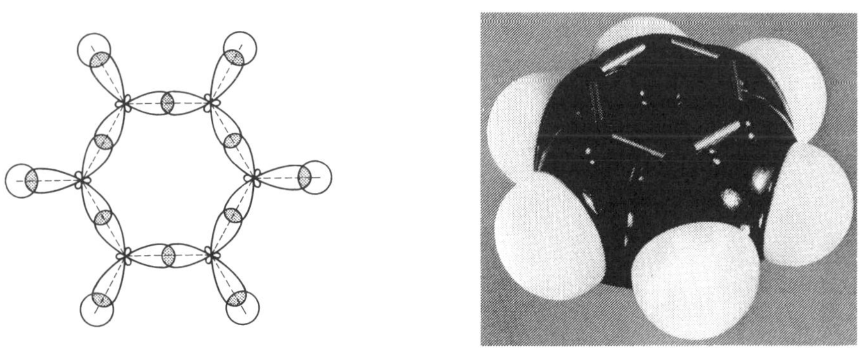

***Abb. 4.13***: Benzol: links: σ-Bindungsgerüst; rechts: Kalottenmodell

[1] Die ersten 3 g Benzol wurden 1825 durch den englischen Naturforscher *Faraday* aus dem Leuchtgas eines Londoner Gaswerks isoliert. Er stellte die Summenformel CH auf, die das Verhältnis von C und H richtig wiedergibt. Erstaunlich war daran der geringe Wasserstoffanteil im Benzol. Eine korrekte Strukturformel blieb lange Zeit ein Rätsel. 1865 gelang es *Kekulé*, diesen gordischen Knoten zu zerschlagen, indem er die prinzipiell neue Hypothese einer cyclischen, dreifach ungesättigten Struktur aufstellte und später verfeinerte. Die wegen ihrer Symmetrie auch ästhetisch reizvolle Benzolformel wurde bald zum Inbegriff der chemischen Formelsprache überhaupt. Als Bestandteil von Firmenlogos ist der Benzolring auch dem Laien bekannt.

Das Benzolmolekül ist ein reguläres, spannungsfreies Sechseck mit Valenzwinkeln von 120°, in dem alle C-Atome und alle C-H-Bindungen gleichwertig sind (Abb. 4.13). Die Symmetrie ist Ausdruck des vollständigen Bindungslängenausgleichs zwischen den C-Atomen. Die C-C-Bindungslänge beträgt 139 pm und liegt damit zwischen der einer normalen C-C-Einfachbindung (154 pm) und einer C=C-Doppelbindung (133 pm). Eine korrekte Formeldarstellung des Benzols erweist sich wegen dieses Eigenschaftssprungs, der durch den vollständigen Bindungslängenausgleich verursacht wird, als problematisch.

So beschreibt die in Abb. 4.14 links stehende Formel nach *Kekulé* streng genommen das (hypothetische) Molekül 1,3,5-Cyclohexatrien mit alternierenden Einfach- und Doppelbindungen. Dies gilt auch für die Formel in der Mitte.

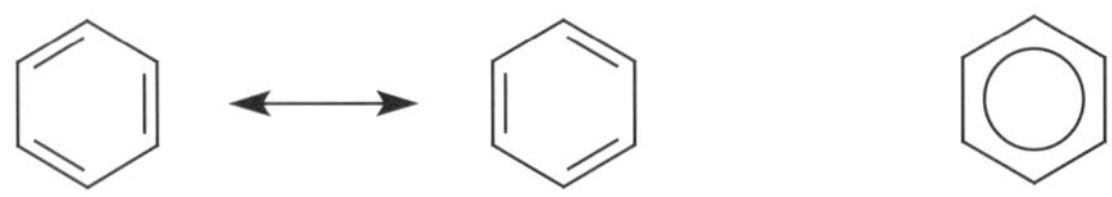

***Abb. 4.14***: Formeldarstellung von Benzol $C_6H_6$.

Der realen Benzolstruktur kommt man durch Anwenden des Konzepts von der *Mesomerie* näher.

**Bei der *Mesomerie* werden gedanklich die durch Delokalisierung des π-Elektronensystems geprägten Bindungsverhältnisse in konjugierten Systemen mittels mehrerer Konstitutionsformeln, den *mesomeren Grenzstrukturen*, beschrieben. Sie unterscheiden sich in der Elektronenverteilung. Der als *mesomerer Grundzustand* bezeichnete reale Zustand des Moleküls wird durch die *Mesomerie* genannte Überlagerung der oft auch als *Resonanzstrukturen* bezeichneten Grenzstrukturen beschrieben, die Grenzformeln der π-Elektronenverteilung sind.**

Formales Kennzeichen dieser Abstraktion ist der mit zwei Spitzen versehene *Mesomeriepfeil* ↔ (Abb. 4.14). Er darf nicht mit dem Doppelpfeil ⇌ verwechselt werden, der eine Gleichgewichtsreaktion kennzeichnet. Gut beschrieben werden die äquivalenten Verhältnisse im Benzol auch durch die modernere Benzolformel mit einem Kreis im Sechseck, der das delokalisierte π-Sextett symbolisiert. Dennoch ist es weiterhin üblich, Strukturformeln aromatischer Verbindungen der Einfachheit halber mit drei lokalisierten Doppelbindungen zu schreiben. Man sollte sich darüber im Klaren sein, daß damit stets der delokalisierte aromatische Zustand gemeint ist.

Bisher wurden Planarität, Bindungslängenausgleich und Elektronendelokalisation als Kennzeichen des *aromatischen Zustands* vorgestellt. Das für Reaktionen der Aromaten wesentliche Merkmal ist jedoch die aus der Delokalisation der π-Elektronen resultierende energetische Stabilisierung des Moleküls. Sie übertrifft in ihrem Ausmaß bei weitem den bei offen konjugierten Systemen auftretenden Effekt. Den stabilisierenden Energiebetrag bezeichnet man als *Mesomerieenergie* oder *Resonanzenergie*. Er ist experimentell meßbar, wenn man die Wärmemengen vergleicht, die bei der katalytischen Hydrierung (Addition von 3 $H_2$ an die π-Bindungen) von 3 mol Cyclohexen zu 3 mol Cyclohexan im Vergleich zu der von Benzol zu Cyclohexan frei werden (Abb. 4.15).

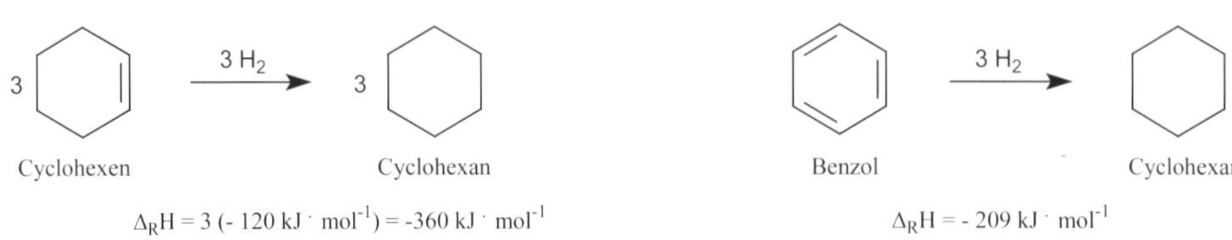


***Abb. 4.15***: Resonanzenergie des Benzols (-151 kJ·mol$^{-1}$) durch Reaktionsenthalpievergleich ($\Delta_R H$ = Reaktionsenthalpie).

Beim Hydrieren des Benzols werden 151 kJ·mol$^{-1}$ weniger Wärme frei als bei der Hydrierung der dreifachen Stoffmenge Cyclohexen. Dieser Energiebetrag entspricht der *Mesomerieenergie*, die die Ursache für die besondere Stabilität des Benzols ist.

Nur bei einer bestimmten Anzahl cyclisch konjugierter π-Elektronen kommt es zur Mesomeriestabilisierung des Moleküls.

**Nach der *Hückel*-Regel für aromatische Verbindungen ist ein cyclisch konjugiertes System immer dann energieärmer als das analoge offen konjugierte System, wenn die Zahl der π-Elektronen 4n + 2 beträgt (n = 1, 2, 3 ...).**

Bei Benzol ist n also 1. Die energetische Stabilisierung der Aromaten führt zu einem typischen Reaktionsverhalten, das durch Substitutionen geprägt wird, da dabei der stabile aromatische Zustand im Produkt erhalten bleibt. Darauf wird im Kapitel zu den Stoffklassen näher eingegangen (s. S. 233).

**Strukturelle Kennzeichen des stabilisierten aromatischen Zustands bei cyclisch konjugierten Systemen mit (4n+2) π-Elektronen sind: Planarität, Elektronendelokalisation, Bindungslängenausgleich und Abgabe von Resonanzenergie. Dies führt zur Bevorzugung von Substitutionsreaktionen unter Erhalt der Aromatizität.**

## 4.2.3.2. Polare Atombindungen

Wenn Atome gleicher oder sehr ähnlicher Elektronegativität Partner einer Atombindung sind, dann sind die Bindungselektronen symmetrisch oder nahezu symmetrisch zwischen den Atomen verteilt (s. S. 31). Beispiele dafür sind die meisten Bindungen zwischen C und C oder C und H.

**Unterscheidet sich die Elektronegativität des an den Kohlenstoff gebundenen, sogenannten *Heteroatoms* (alle anderen Atome als C und H) deutlich von der des C-Atoms, so kommt es zu einer Polarisierung der Atombindung. Das Bindungselektronenpaar ist nicht mehr symmetrisch zwischen den Bindungspartnern verteilt, sondern in Richtung auf den elektronegativeren Partner verschoben. Ein Dipol wird ausgebildet. Solche *polaren Atombindungen* sind charakteristische Bestandteile sehr vieler organischer Verbindungen und Zentren ihrer Reaktivität.**

Aus dem Vergleich der Elektronegativitäten läßt sich die *Polarisierungsrichtung* des Dipols abschätzen (s. S. 38). Im Periodensystem rechts vom Kohlenstoff stehende Elemente, wie Stickstoff, Sauerstoff und die Halogene sind deutlich elektronegativer. In polaren Atombindungen mit Kohlenstoff stellen sie den negativen Pol des Bindungsdipols dar, während das C-Atom den positiven Pol bildet. Bei Bindung des Kohlenstoffs an elektropositivere Elemente im Periodensystem links vom C, wie Lithium, Magnesium, oder Bor sind diese dagegen der positive Pol und das C-Atom ist negativ polarisiert. Wegen seiner speziellen Elektronenkonfiguration und der aus der Mittelstellung im Periodensystem der Elemente ablesbaren mittleren Elektronegativität kann Kohlenstoff so viele verschiedenartige chemische Bindungen mit sich selbst und anderen Elementen eingehen, wie kein weiteres Element. Aus dieser strukturellen Vielfalt schöpfte die Evolution alle biologisch bedeutsamen chemischen Strukturen. Die durch geeignete Bindungspartner gezielt mögliche Variation der Eigenschaften des C-Atoms, durch die dessen Reaktivität gesteuert werden kann, bildet auch die Basis der präparativen organischen und metallorganischen Chemie, die die Grundlage der Synthese pharmazeutischer Wirkstoffe ist.

Es ist in bestimmten Fällen, wie bei der Darstellung von Reaktionsmechanismen, üblich, polare Atombindungen in den Strukturformeln durch die Angabe von *Partialladungen* $\delta^{(+)}$ oder $\delta^{(-)}$ besonders zu kennzeichnen (s. S. 32). Das Ausmaß der *Bindungspolarität* hängt vom Elektronegativitätsunterschied ab. Mit seiner Hilfe kann die Reaktionsfähigkeit eines Moleküls beurteilt und mit der anderer Moleküle verglichen werden. Wie in Kap. 1.2.2 erläutert, nimmt die *Elektronegativität* in einer Periode von links nach rechts zu, während sie in einer Gruppe von oben nach unten abnimmt. Aus diesem Grund ist eine C-F-Bindung stärker polar als eine C-O-Bindung, die wiederum polarer als eine C-N-Bindung ist.

$$\overset{\delta^{(+)}}{\mathrm{C}}-\overset{\delta^{(-)}}{\mathrm{N}} \quad < \quad \overset{\delta^{(+)}}{\mathrm{C}}-\overset{\delta^{(-)}}{\mathrm{O}} \quad < \quad \overset{\delta^{(+)}}{\mathrm{C}}-\overset{\delta^{(-)}}{\mathrm{F}}$$

$$\overset{\delta^{(+)}}{\mathrm{C}}-\overset{\delta^{(-)}}{\mathrm{F}} \quad > \quad \overset{\delta^{(+)}}{\mathrm{C}}-\overset{\delta^{(-)}}{\mathrm{Cl}} \quad > \quad \overset{\delta^{(+)}}{\mathrm{C}}-\overset{\delta^{(-)}}{\mathrm{Br}} \quad > \quad \overset{\delta^{(+)}}{\mathrm{C}}-\overset{\delta^{(-)}}{\mathrm{I}}$$

$$\overset{\delta^{(-)}}{\mathrm{C}}-\overset{\delta^{(+)}}{\mathrm{Li}} \quad > \quad \overset{\delta^{(-)}}{\mathrm{C}}-\overset{\delta^{(+)}}{\mathrm{Mg}} \quad > \quad \overset{\delta^{(-)}}{\mathrm{C}}-\overset{\delta^{(+)}}{\mathrm{B}}$$

***Abb. 4.16***: Abstufung der Polaritäten von Bindungen des C-Atoms mit anderen Elementen.

Die Polarität der C-Halogen-Bindungen nimmt vom Fluor zum Iod hin ab. Im Bereich der metallorganischen Verbindungen ist das C-Atom in einer Bindung zu Lithium stärker negativiert als in einer C-Mg- oder C-B-Bindung (Abb. 4.16). Wichtige polare Atombindungen in organischen Molekülen sind die O-H- und die N-H-Bindung, in denen der Wasserstoff die positive Seite des Dipols bildet.

***Funktionelle Gruppen*, also Kombinationen von Heteroatomen mit C und/oder H (z. B. Carbonylgruppe -C=O, Carboxylgruppe -COOH, Aldehydgruppe -CHO, Hydroxygruppe -OH, Methoxygruppe -$OCH_3$, Cyanogruppe -CN, Aminogruppe -$NH_2$, Sulfonsäuregruppe -$SO_3H$, Mercaptogruppe -SH) oder reine Kombinationen von Heteroatomen, wie die Nitrogruppe -$NO_2$, üben als *Substituenten* auf das C-Atom, an das sie gebunden sind, ebenso einen polarisierenden Einfluß aus wie ein einzelnes Atom.**

## 4.2.3.3. Substituenteneffekte

Um das Reaktionsverhalten von Molekülen zu verstehen, ist es wichtig zu wissen, daß der polarisierende Effekt, den ein Substituent auf ein C-Atom ausübt, sowohl über das σ-Bindungsgerüst als auch über π-Bindungen auf weiter entfernte Atome im Molekül übertragen und an ihnen *Elektronenüberschuß* oder *Elektronenmangel* hervorrufen kann. Die Modellvorstellungen vom *induktiven* und *mesomeren Effekt* erklären die elektronenschiebende oder elektronenziehende Wirkung der Substituenten. Darüber hinaus hat jeder Substituent noch einen *sterischen Effekt*, der bei Reaktionen wirksam werden kann. Er ergibt sich aus dem Raumbedarf der Substituenten selbst, der unterschiedlich groß ist und Reaktionsabläufe z. B. dadurch beeinflussen kann, daß *Reaktionszentren* räumlich abgeschirmt werden oder daß die räumliche Lage anderer Substituenten im Molekül verändert wird.

### 4.2.3.3.1. Induktiver Effekt

Ein induktiver Effekt tritt bei allen Substituenten auf.

**Als *induktiven Effekt* (I-Effekt) bezeichnet man den Substituenteneinfluß auf die Elektronendichte an vom Substituenten entfernten Atomen, der über das σ-Bindungsgerüst zu ihnen weitergeleitet wird. Da in jedem Molekül ein σ-Bindungsgerüst existiert, wird ein induktiver Effekt in allen organischen Verbindungen mit Heteroatomen oder funktionellen Gruppen wirksam, gleichgültig ob diese an ein $sp^3$-, $sp^2$- oder sp-hybridisiertes C-Atom gebunden sind. Elektronenziehende Substituenten verursachen einen −I-Effekt, elektronenschiebende einen +I-Effekt.**

Kennzeichnend ist, daß die Polarität der Bindung C-X (X = Heteroatom oder funktionelle Gruppe) gleichsinnig, aber in mit der Entfernung abgeschwächter Form auf benachbarte Bindungen übertragen wird. Als Bezugsbindung für die Art des I-Effektes dient die relativ unpolare C-H-Bindung.

**Typische Substituenten, die einen −I-Effekts auslösen, sind z. B.:**

**-F, -Cl, -Br, -I, -$NH_2$, -$NR_2$, -$NO_2$, -OH, -OR, -CN, >C=O, -COOH, -$C_6H_5$, -CH=$CH_2$, -C≡CH und kationische Substituenten, wie -$NR_3^{\oplus}$ oder -$OR^{\oplus}$ (R = Alkylrest).**

**Der +I-Effekt wird z. B. durch folgende Substituenten hervorgerufen:**

**Alkylreste, wie -$CH_3$, -$CH_2R$, -$CHR_2$, -$CR_3$, -Li, -MgBr, -$AlR_2$, -$SiR_3$, Anionen wie -$O^-$, -$S^-$.**

Es leuchtet ein, daß im Vergleich zu polarisierten Substituenten negativ oder positiv geladene Substituenten (d. h. kationische oder anionische) einen besonders starken induktiven Effekt verursachen. Eine charakteristische Eigenschaft, an der induktive Substituenteneffekte erkennbar sind, ist z. B. die Acidität von Carbonsäuren oder Phenolen oder die Basizität von Aminen, deren Stärke substituentenabhängig ist. Diese Effekte werden bei den entsprechenden Substanzklassen besprochen (s. S. 261, 286).

## 4.2.3.3.2. Mesomerer Effekt

Im Unterschied zum induktiven Effekt beobachtet man einen mesomeren Effekt nur bei bestimmten Bindungssituationen.

**Ein *mesomerer Effekt* (M-Effekt, Resonanzeffekt) tritt dann auf, wenn ein mesomer wechselwirkungsfähiger Substituent an ein $sp^2$- oder sp-hybridisiertes C-Atom gebunden ist. Der mesomere Effekt besteht in der konjugativen elektronischen Wechselwirkung des Substituenten mit einer einzelnen π-Bindung oder einem System konjugierter π-Bindungen, wie z. B. einem aromatischen System. Elektronenziehende Substituenten verursachen einen −M-Effekt, elektronenabstoßende (elektronenschiebende) Substituenten einen +M-Effekt:**

**Substituenten mit −M-Effekt:**

**Verursacher des notwendigen *Elektronenzugs* am π-System sind π-Bindungen enthaltende funktionelle Gruppen mit C-C-; C-Heteroatom- oder Heteroatom-Heteroatom-Mehrfachbindungen, oder extreme Akzeptoren, wie Kationen:**

**-CHO, >C=O, -COOH, -COOR, -COCl, -CH=CH-, -C≡C-, -CN, -$NO_2$, -$SO_3H$**

Die Struktur von $H_2C$=CH-CHO Propenal (Trivialname Acrolein) kann durch eine der in Abb. 4.17 stehenden mesomeren Grenzstrukturen allein nur unzureichend beschrieben werden.

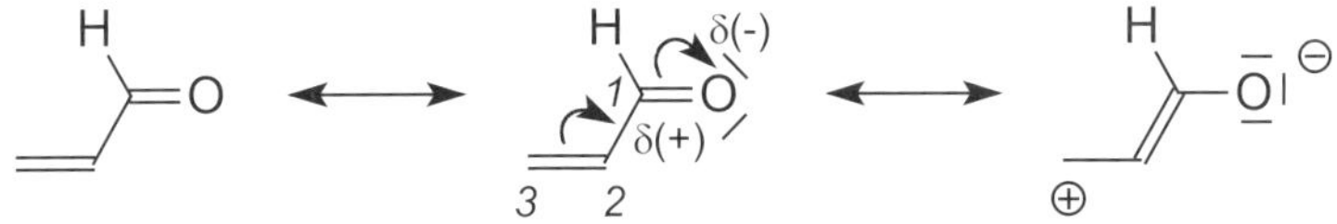


***Abb. 4.17***: −M-Effekt bei Propenal.

Der Elektronenzug des O-Atoms der Carbonylgruppe >C=O verlagert das konjugierte π-Elektronenpaar zwischen C-2 und C-3. Die Richtung der Elektronenverlagerung wird in der Formel einer Grenzstruktur mit geschwungenen Pfeilen angedeutet. In der rechts stehenden Grenzstruktur ist das O-Atom durch Aufnahme des π-Elektronenpaars aus der C=O-Doppelbindung negativ geladen, die C=C-Doppelbindung ist zwischen C-1 und C-2 verschoben und C-3 ist positiv geladen. Eine Mischung beider Grenzstrukturen beschreibt die Struktur des Moleküls besser und hilft seine Eigenschaften in chemischen Reaktionen zu verstehen. So greifen z. B. elektronenreiche Reaktionspartner dieses Molekül an C-3 an und nicht an C-1.

**Dieser Effekt wird als *Vinylogieprinzip* bezeichnet: Eine oder mehrere Vinylgruppen (>C=C<), die in Konjugation mit einem mesomeriefähigen Substituenten stehen, leiten dessen M-Effekt über die C-Kette weiter.**

Substituierte Aromaten unterliegen dem M-Effekt ihrer Substituenten. So entzieht die Nitrogruppe ($-NO_2$) in Nitrobenzol dem π-Sextett des aromatischen Kerns partiell Elektronendichte (Abb. 4.18).

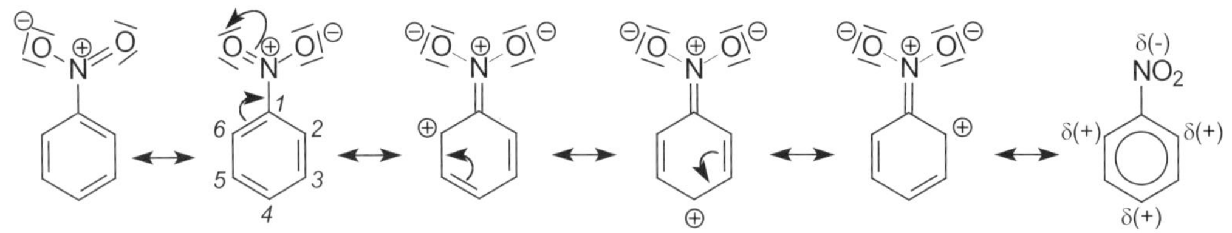


***Abb. 4.18***: -M-Effekt bei Nitrobenzol

Dieser Entzug kommt nicht gleichförmig an allen Positionen des Rings zur Geltung, sondern ist besonders auf die C-Atome 2, 4 und 6 lokalisiert (vgl. rechte Strukturformel in Abb. 4.18 mit Partialladungsangabe). Dies deckt sich mit der Beobachtung, daß bei Nitrobenzol im Vergleich zu Benzol a) der Angriff elektronendichtearmer Teilchen generell erschwert ist, und b) wenn überhaupt, dann an den C-Atomen 3 und 5 erfolgt, die nur vom -I-Effekt der $NO_2$-Gruppe betroffen sind, der über das σ-Bindungsgerüst ebenfalls wirksam ist (vgl. Kapitel 4.4.2.3.2.). Ein -M-Substituent übt damit einen *dirigierenden Einfluß auf die Zweitsubstitution* an Aromaten aus. Die vier mittleren Mesomerieformeln (Abb. 4.18) erklären den Effekt auf der Basis des Elektronenzuges einer N=O-Bindung auf das zu ihr in Konjugation stehende Elektronensextett des Aromaten. Von links beginnend entsteht jede Grenzstruktur durch formales sukzessives Umklappen eines konjugierten Elektronenpaares der *Kekulé*-Formel des Benzolrings. Man erkennt, daß positive Ladungen nur an C-2, C-4 und C-6 lokalisierbar sind. In jeder Grenzstruktur ist die Summe der Ladungen 0, wie es für ein neutrales Molekül erforderlich ist. Erst die gedankliche Überlagerung der Grenzstrukturen widerspiegelt die Struktur von Nitrobenzol, dies wird durch die rechte Formel in Abb. 4.18 ausgedrückt.

**Substituenten mit +M-Effekt:**

**Typische +M-Substituenten, die einen *Elektronenschub* auf das π-System ausüben, sind neutrale Substituenten, die über wenigstens ein freies Elektronenpaar verfügen, das in mesomere Wechselwirkung mit π-Elektronen treten kann, und Anionen:**

**$-NH_2$, -OH, -SH, $-NR_2$, -OR, -SR, Halogenatome, $-O^-$.**

Im dargestellten Beispiel (Abb. 4.19) ist das strukturelle Merkmal der *Enamine* zu erkennen, die Konjugation einer (hier dimethylsubstituierten) Aminogruppe mit einer C=C-Doppelbindung.

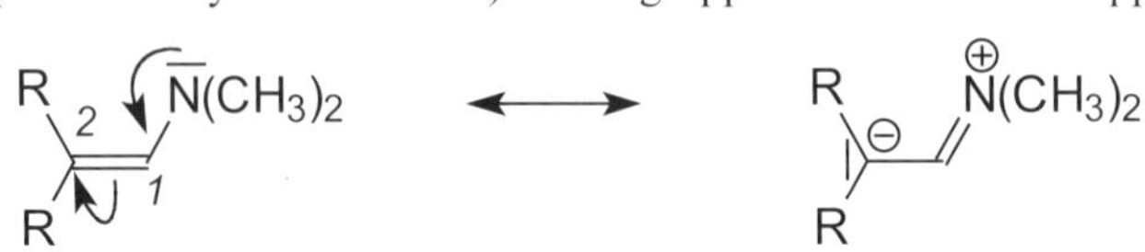


***Abb. 4.19***: +M-Effekt bei einem Enamin.

Wie bei Acrolein dargestellt, wirkt auch hier das Vinylogieprinzip. Das freie Elektronenpaar des Stickstoffs wird vom Substituenten in Richtung π-System verschoben, das π-Elektronenpaar der C=C-Bindung gelangt komplett zu C-2 (erkennbar am senkrechten Strich, der dieses Elektronenpaar symbolisiert). Dadurch weist die rechte mesomere Grenzstruktur zwei Ladungen auf. Erst die Überlagerung aller Grenzstrukturen charakterisiert die Bindungsverhältnisse des Moleküls. Tatsächlich greifen elektronenarme Reaktionspartner am negativierten C-2 und nicht am N-Atom an.

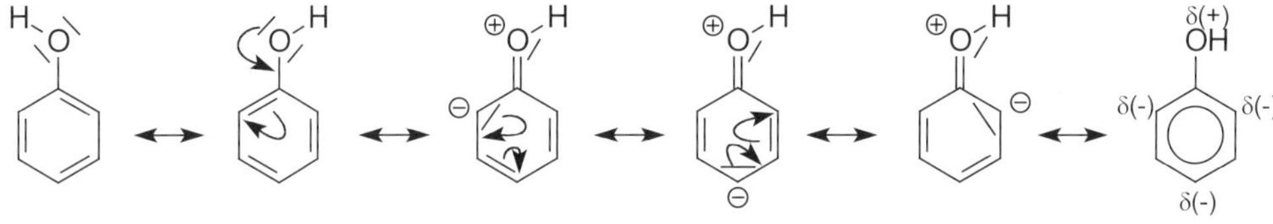

***Abb. 4.20***: +M-Effekt bei Phenol.

Eines der beiden freien Elektronenpaare der OH-Gruppe des Phenols tritt in Konjugation mit dem Elektronensextett des Aromaten (Abb. 4.20). Von links nach rechts betrachtet ist zu erkennen, wie eine Mesomerieformel durch Umlagern von Elektronenpaaren aus der vorherigen ableitbar ist. Dadurch erhöht sich die Elektronendichte an den C-Atomen 2, 4 und 6. Beginnt man mit der alternativen Elektronenpaaranordnung im Ring nach der Art der anderen Grenzstruktur des Benzolrings, so gelangt man zum gleichen Ergebnis. Für den mesomeren Grundzustand von Phenol ist die durch den +M-Substituenten -OH an den Positionen 2, 4 und 6 erhöhte Elektronendichte im Ring typisch, wie sie in der rechten Strukturformel mit Partialladungsangabe symbolisiert ist. Damit kann z. B. erklärt werden, warum Reaktionen wie die elektrophile Substitution (s. S. 205) leichter ablaufen als bei Benzol und an welchen Stellen sie erfolgen, denn ein +M-Substituent übt ebenfalls einen *dirigierenden Einfluß auf die Zweitsubstitution* am Aromaten aus. Daß Phenol acider als Alkohol ist (vgl. Stoffkapitel), wird durch die Positivierung von O und die dadurch geschwächte O-H-Bindung verständlich, aus der ein Proton leichter abspaltbar ist als bei einem Alkohol.

Das Analogon in der anorganischen Chemie ist die höhere Acidität von $H_3O^+$ im Vergleich zu der des $H_2O$.

Wird die acide -OH-Gruppe durch eine basische Aminogruppe $-NH_2$ ersetzt, so liegt das Molekül Anilin vor. Auch hier ist infolge der Mesomerie das freie Elektronenpaar des Stickstoffs in das aromatische Konjugationssystem des Benzolkerns einbezogen. Aus diesem Grund sind aromatische Amine wesentlich weniger basisch als Ammoniak oder aliphatische Amine (s. S. 261).

## 4.3. Isomerie organischer Verbindungen

Die Kenntnis der Isomerie trägt zum Verstehen der Struktur und Reaktivität bioaktiver Moleküle bei.

**Unter *Isomerie* versteht man, daß sich chemische Verbindungen bei gleicher Summenformel entweder durch die zwischen ihren Atomen bestehenden chemischen Bindungen oder durch die räumliche Anordnung der Atome unterscheiden.**

**Solche Verbindungen werden *Isomere* genannt. Sie zeigen Unterschiede in bestimmten chemischen und physikalischen Eigenschaften.**

Der Begriff *Isomerie* ist hierarchisch in die Bereiche *Konstitutionsisomerie* und *Stereoisomerie* gegliedert, da Stereoisomerie nur bei Verbindungen gleicher Konstitution auftritt. Im Bereich der Stereoisomerie unterscheidet man anhand geometrischer Eigenschaften der Isomere zwischen *Enantiomerie* und *Diastereomerie*. Enantiomerie und Diastereomerie treten in bestimmten Formen auf, die in Übersicht 4.1 zusammengestellt sind.

Im Interesse der Klarheit wird die Isomerie als Ganzes separat vor den Stoffkapiteln behandelt. Dazu wird auf bestimmte organische und biochemisch wichtige Verbindungen vorgegriffen, die zunächst allein unter strukturellem Aspekt behandelt werden.

| **Isomeriearten** | |
|---|---|
| ♦ **Konstitutionsisomerie,** und (bei gleicher Konstitution der Isomeren) Möglichkeit der | |
| ♦ **Stereoisomerie** als | |
| **Enantiomerie**<br>• Synonyme Begriffe: Spiegelbildisomerie, optische Isomerie<br>Konfigurationsangabe allgemein mit (*R*, *S*)-Nomenklatur, speziell mit D,L-Nomenklatur<br>• Atropisomerie<br>Spezialfall!: trennbare enantiomere Konformere | oder **Diastereomerie**<br>• σ-Diastereomerie<br>Konfigurationsangabe über (*R*, *S*)-, D,L- und *cis-trans*-Nomenklatur<br>• π-Diastereomerie<br>Konfigurationsangabe allgemein mit *Z*/*E*-, speziell mit *cis-trans*-Nomenklatur<br>• Konformationsisomerie<br>Rotamere, Ringinversionen |

***Übersicht 4.1***: Das Prinzip der Isomerie organischer Verbindungen.

Am Ende von Kapitel 4.3 befindet sich Übersicht 4.2 mit typischen Beispielen dazu.

## 4.3.1. Konstitutionsisomerie

Bereits in Kapitel 4.1. wurde der Begriff der *Konstitution* verwendet (s. S. 153), der die Art und Anzahl der im Molekül enthaltenen Atome und die zwischen ihnen bestehenden kovalenten Bindungen umfaßt.

Schon frühzeitig erkannte man, daß es oft Verbindungen mit gleicher Summenformel, aber unterschiedlicher Konstitution gibt.

**Als *Konstitutionsisomere* (synonym auch: *Regioisomere*) werden Verbindungen mit gleicher Summenformel, aber unterschiedlicher Konstitution bezeichnet.**

**Es liegt dann eine *Konstitutionsisomerie* (auch: *Regioisomerie*) vor.**

So weisen z. B. n-Pentan, Isopentan und Neopentan die Summenformel $C_5H_{12}$ auf, die 17 Atome sind aber in unterschiedlicher Weise miteinander verbunden (Abb. 4.21).

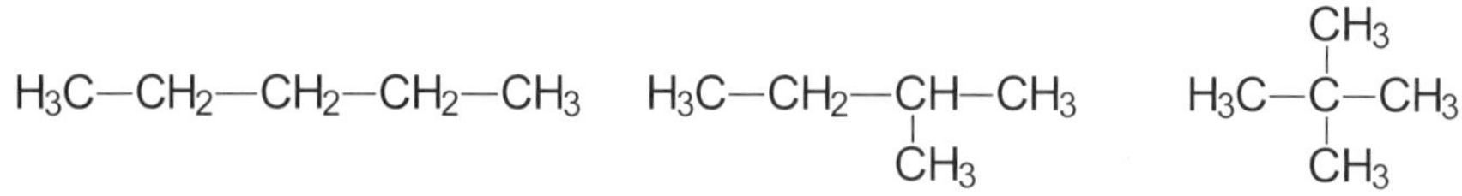

n-Pentan Isopentan Neopentan

***Abb. 4.21***: Konstitutionsisomere der Summenformel $C_5H_{12}$.

Diese Konstitutionsisomere unterscheiden sich in physikalischen Eigenschaften, wie z. B. dem Siedepunkt. n-Pentan siedet unter Normalbedingungen bei 36,0 °C, Isopentan bei 27,8 °C und Neopentan bei 9,4 °C.

Das Spektrum der Isomeren erweitert sich mit der Zahl und Art der in der Summenformel enthaltenen Atome, wie am Beispiel von $C_4H_{10}O$ gezeigt werden soll (Abb. 4.22).

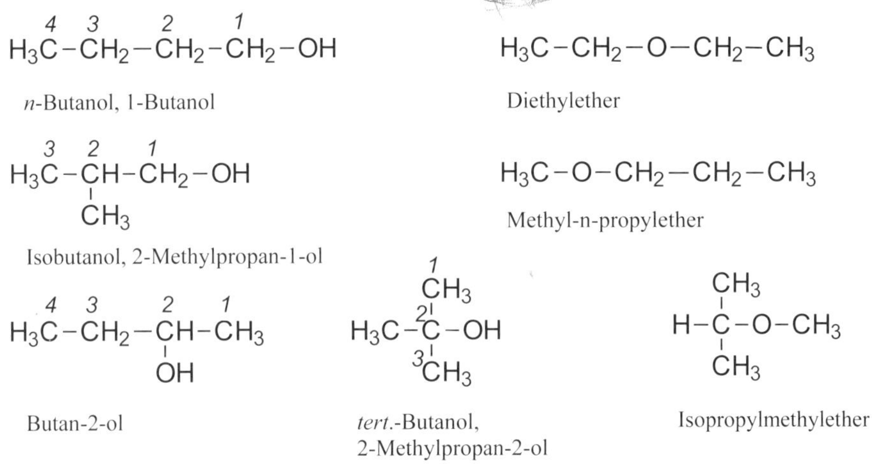


***Abb. 4.22***: Konstitutionsisomere der Summenformel $C_4H_{10}O$.

Die vier Verbindungen mit OH-Gruppe gehören zur Stoffklasse der Alkohole. Sie unterscheiden sich untereinander in ihren physikalischen und chemischen Eigenschaften. Viel größer ist jedoch der Eigenschaftsunterschied zu den drei rechts angeführten Vertretern aus der Stoffklasse der Ether, da ihnen die polare funktionelle Gruppe -OH fehlt.

## 4.3.2. Stereoisomerie

Bestimmte Verbindungen mit gleicher Konstitution können sich in ihrer übrigen Struktur voneinander unterscheiden.

**Als *Stereoisomere* werden Verbindungen bezeichnet, die die gleiche Konstitution, aber eine unterschiedliche räumliche Anordnung der Atome aufweisen. Dies wird als *Stereoisomerie* bezeichnet.**

**Stereoisomere sind nicht kongruent. Sie können nicht zur Deckung gebracht werden.**

Ein einfacher Symmetrietest entscheidet darüber, ob es sich bei einer konkreten Form der Stereoisomerie um *Enantiomerie* (s. 4.3.2.1.) oder *Diastereomerie* (s. 4.3.2.2.) handelt. Er besteht darin, zu prüfen, ob sich zwei Stereoisomere zueinander wie Bild und Spiegelbild verhalten (Enantiomere) oder nicht (Diastereomere).

Ehe darauf eingegangen wird, ist es notwendig, mit *Konfiguration* und *Konformation* zwei weitere Begriffe zu erklären, die sowohl Enantiomeren als auch Diastereomeren zugeordnet werden können. Sie beinhalten beide nähere Aussagen über den räumlichen Unterschied im Bau von Stereoisomeren. Weiterhin ist es möglich zu erkennen, auf welche Weise und mit welchem Aufwand die Umwandlung eines Stereoisomeren in ein anderes zustande kommen kann.

**Die *Konfiguration* eines Moleküls mit festgelegter Konstitution beschreibt die räumliche Anordnung seiner Atome oder Atomgruppen, ohne daß Anordnungen berücksichtigt werden, die sich durch Rotation um formale Einfachbindungen ineinander umwandeln können.**

***Konfigurationsisomere*, also Stereoisomere mit unterschiedlicher Konfiguration, treten sowohl im Bereich der Enantiomere als auch der Diastereomere auf. Die auf einem Konfigurationsunterschied beruhende Art von Stereoisomerie heißt *Konfigurationsisomerie*.**

Charakteristisch ist, daß konfigurativ unterschiedliche Moleküle im allgemeinen nicht ohne weiteres ineinander umgewandelt werden können. Dazu ist prinzipiell der Bruch einer σ- oder π-Bindung, die Änderung der räumlichen Anordnung der Bruchstücke und das erneute Knüpfen der Bindung erforderlich. Dies bedingt meist einen so hohen Energieaufwand, daß Konfigurationsisomere bei Raumtemperatur stabil sind und sich nicht ineinander umwandeln.

Beispiele zur Konfigurationsisomerie werden in den Kapiteln zur Enantiomerie (4.3.2.1.) und zur Diastereomerie (4.3.2.2.) erörtert.

In bestimmten Fällen weisen Stereoisomere bei gleicher Konfiguration weitere strukturelle Unterschiede auf, die mit dem Begriff der *Konformation* erklärt werden können.

**Als *Konformationen* eines Moleküls mit festgelegter Konfiguration werden räumliche Anordnungen seiner Atome oder Atomgruppen bezeichnet, die durch Rotation um formale Einfachbindungen ineinander überführbar sind.**

***Konformationsisomere* (*Konformere*), also Stereoisomere mit unterschiedlicher Konformation, treten im Bereich der Diastereomere, als Sonderfall auch unter Enantiomeren, auf. Die auf einem Konformationsunterschied beruhende Art von Stereoisomerie heißt *Konformationsisomerie*.**

Die Bezeichnungen *Rotationsisomere* bzw. *Rotamere* für Konformationsisomere sind synonym, ebenso bedeutet *Rotationsisomerie* dasselbe wie Konformationsisomerie.

Charakteristisch ist, daß konformativ unterschiedliche Moleküle im allgemeinen leicht ineinander umgewandelt werden können, da die für die Rotation um Einfachbindungen notwendige Energie in den meisten Fällen schon durch die thermische Energie der Moleküle bei Zimmertemperatur aufgebracht wird. Dies führt zu einer permanenten Umwandlung von Rotationsisomeren ineinander, die deshalb gewöhnlich nicht isolierbar sind. Nur in strukturellen Ausnahmefällen (*Atropisomerie*) sind Rotamere stofflich trennbar.

Beispiele zur Konformationsisomerie werden ebenfalls in den Kapiteln zur Enantiomerie (4.3.2.1.) und zur Diastereomerie (4.3.2.2.) erörtert. All diese abstrakt wirkenden, aber unerläßlichen Begriffe werden im folgenden an konkreten Beispielen erläutert.

## 4.3.2.1. Enantiomerie (Spiegelbildisomerie, optische Isomerie) und Chiralität

Diese Form der Stereoisomerie tritt bei vielen biochemisch wichtigen Verbindungen auf.

**Als *Enantiomere* bezeichnet man Stereoisomere, die sich zueinander wie Bild und Spiegelbild verhalten** (griechisch: *enantio* für gegenüber)**. Sie bilden ein *Enantiomerenpaar*. In einer ausschließenden Definition werden Stereoisomere, die sich nicht wie Bild und Spiegelbild zueinander verhalten, als *Diastereomere* bezeichnet (s. 4.3.2.2.).**

**Die *Enantiomerie* genannte Art der Stereoisomerie ist auch unter den Namen *Spiegelbildisomerie* oder *optische Isomerie* bekannt. Enantiomere werden auch *optische Antipoden* genannt. Als *Racemat* wird das 1:1-Gemisch aus beiden Enantiomeren bezeichnet.**

Um den räumlichen Bau von stereoisomeren Molekülen optisch zweifelsfrei in der zweidimensionalen Papierebene und sprachlich exakt in Worten darzustellen zu können, wurden verschiedene Formeldarstellungen und verschiedene Arten der stereochemischen Nomenklatur entwickelt (Abb. 4.23). In der linken Hälfte der ersten Zeile von Abb. 4.23 sind die beiden Enantiomeren von *Milchsäure*, die beide die Konstitution von 2-Hydroxypropansäure aufweisen, in *perspektivischen Stereoformeln* dargestellt. Dabei kennzeichnen normale Valenzstriche die beiden in der Ebenen liegenden Bindungen, die vom tetraedrischen Atom C-2 abgehen. Der fette Keilstrich kennzeichnet die nach vorn, die Strichlinie die nach hinten gerichtete Bindung. Zwischen beide Formeln kann gedanklich eine Spiegelebene gelegt werden, die aus einem Molekül sein Spiegelbild erzeugt. Die optische Isomerie wurde von *Pasteur*[1] erkannt.

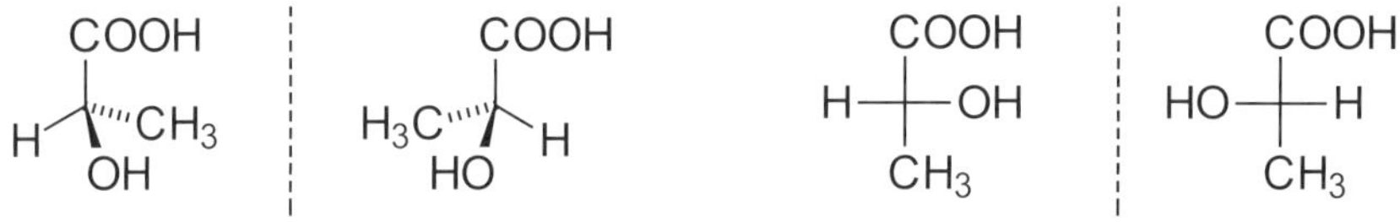

perspektivische Stereoformeln — Fischer-Projektionsformeln

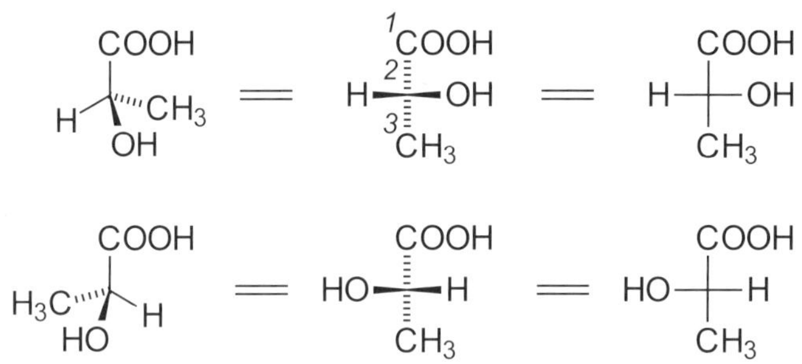

***Abb. 4.23***: Verschiedene Formeldarstellungen der enantiomeren Formen der Milchsäure.

Nach *E. Fischer*[2], der bahnbrechende Arbeiten auf dem Gebiet der Kohlenhydrate leistete, wurden die *Fischer-Projektionsformeln* benannt, die zur Darstellung bestimmter kettenförmiger Moleküle geeignet und üblich sind (rechte Hälfte der ersten Zeile in Abb. 4.23).

Um diese allein mit normalen Valenzstrichen gezeichneten Formeln räumlich verstehen und zeichnen zu können, muß man nur die wenigen Konventionen für *Fischer-Projektionsformeln* kennen:

> **Die Hauptkette des Moleküls wird senkrecht geschrieben. Das Ende mit der nach der rationellen Nomenklatur kleinsten Ziffer befindet sich oben (häufig sind dies in der organischen Chemie oxidierte funktionelle Gruppen, wie -CHO oder -COOH). Die beiden Substituenten, die von einem tetraedrischen C-Atom der Kette nach rechts und links abgehen, weisen aus der Projektionsebene heraus. Die beiden nach oben und unten zeigenden Bindungen weisen nach hinten.**

Im Fall von Milchsäure liegt also nur das Atom C-2 selbst in der Ebene. In den Zeilen 2 und 3 kann man durch gedankliches Kippen und Drehen der Stereoformel die mittlere Molekülansicht erzeugen, aus der man die *Fischer*-Projektionsformel direkt ablesen kann.

Die Enantiomeren von Milchsäure sind nicht kongruent. Beide Moleküle verhalten sich zueinander wie die linke Hand zur rechten, d. h. wie Bild und Spiegelbild. Rechte und linke Hand kann man zwar

---

[1] *Louis Pasteur* (1822-1895), der als Entdecker der Kleinstlebewesen und Begründer der Mikrobiologie gilt, war ein interdisziplinär arbeitender Naturforscher. Er untersuchte Gärung und Fäulnis, entwickelte Impfstoffe, z. B. gegen Tollwut und Milzbrand, und ist durch das Verfahren der Pasteurisierung zur Keimabtötung allgemein bekannt. 1848 entdeckte er die Erscheinung der optischen Isomerie am Beispiel von Salzen der beiden Enantiomeren von Weinsäure (siehe auch unter Racemat-Trennung und Weinsäure).

[2] Der Chemiker *Emil H. Fischer* (1852-1919) arbeitete in Erlangen, Würzburg und Berlin grundlegend über die Struktur und Reaktionen von Kohlenhydraten, Eiweißen und deren Aminosäure-Bausteinen, aus denen ihm die chemische Synthese von Polypeptiden gelang. Für seine Arbeiten zur Synthese von Zucker- und Purinverbindungen erhielt er 1902 den zweiten für Chemie vergebenen Nobelpreis.

spiegelbildlich aneinander legen, aber nicht durch Übereinanderlegen zur Deckung bringen. Diesen Sachverhalt der Nichtkongruenz spiegelbildlicher Moleküle nennt man *Chiralität* (Händigkeit, griechisch: *cheir* für Hand).

> ***Chiral*** **heißt jedes Molekül, das mit seinem Spiegelbild nicht zur Deckung gebracht werden kann, also nicht kongruent ist. Die Erscheinung selbst heißt** ***Chiralität.*** **Ist ein Molekül mit seinem Spiegelbild kongruent, dann ist es achiral.**

Alle chiralen Moleküle unterscheiden sich in bestimmten Strukturmerkmalen von achiralen. Chiralität kann aber verschiedene strukturelle Ursachen haben, wie ein

- *Chiralitätszentrum* als Ursache *zentraler Chiralität*, eine
- *Chiralitätsachse* als Ursache *axialer Chiralität*, eine
- *Chiralitätsebene* als Ursache *planarer Chiralität*, insbesondere aber den
- *Schraubensinn* als Ursache der *Helizität.*

Hier wird im wesentlichen die *zentrale Chiralität* besprochen. Auf axiale und planare Chiralität wird am Beispiel des therapeutisch herausragenden Antibiotikums *Vancomycin* kurz am Ende von 4.3.2.2. (s. S. 181) eingegangen. Die Erscheinung der *Helizität* tritt bei schraubenförmig gewundenen Molekülen auf, zu denen viele Biopolymere, wie Polypeptide, Proteine, Polysaccharide, Polynucleotide und die schraubenförmige DNA-Doppelhelix zählen.

Eine Helix ist stets chiral, da ihr Schraubensinn entweder rechts- oder linksgängig ist. Daß zwei enantiomere Helices nicht kongruent sind, ist jedem aus der Alltagserfahrung bekannt, da es unmöglich ist, eine Schraube mit Rechtsgewinde anstelle einer Schraube mit Linksgewinde einzusetzen.

Moleküle mit Chiralitätszentren, wie z. B. Aminosäuren, Hydroxycarbonsäuren, Kohlenhydrate und Steroide, bilden wichtige Klassen biologisch aktiver Verbindungen.

> **Als** ***asymmetrisches C-Atom*** **wird ein C-Atom mit vier verschiedenen Substituenten bezeichnet. Es wird auch** ***Chiralitätszentrum*** **genannt und verursacht** ***zentrale Chiralität.***

Ein Molekül kann leicht auf das Vorhandensein von C-Atomen mit vier verschiedenen Substituenten überprüft werden. So ist in Milchsäure C-2 $sp^3$-hybridisiert und trägt vier verschiedene Substituenten, es ist also ein asymmetrisches C-Atom (Abb. 4.23).

> **Achirale Moleküle, die durch eine chemische Reaktion in chirale Moleküle überführbar sind, werden als** ***prochiral*** **bezeichnet. Der Sachverhalt heißt** ***Prochiralität.*** **Prochiralität kann aus einem** ***Prochiralitätszentrum*** **resultieren.**

Propionsäure und Brenztraubensäure haben als gemeinsames Merkmal, daß sie ein *Prochiralitätszentrum*, d. h. eine unterschiedliche linke und rechte Molekülseite haben. Das Prochiralitätszentrum ist bei Propionsäure die $CH_2$-Gruppe und bei Brenztraubensäure die C=O-Gruppe (Abb. 4.24).

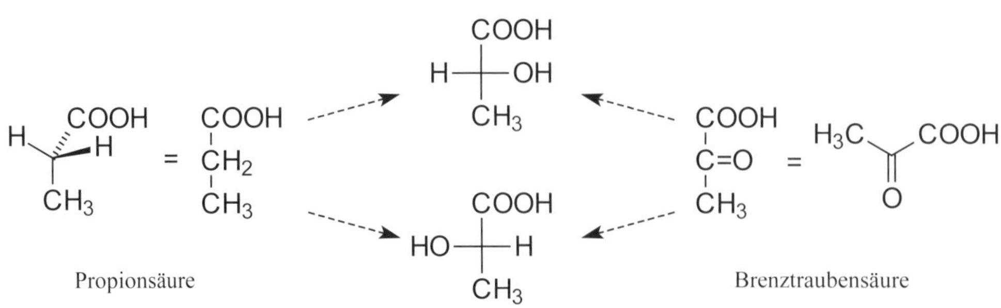


***Abb. 4.24***: Prochiralität von Propionsäure und Brenztraubensäure.

So kann man sich leicht vorstellen, daß aus Propionsäure beide Enantiomeren der Milchsäure entstehen können, je nachdem, welches H-Atom der $CH_2$-Gruppe durch eine OH-Gruppe ersetzt wird. Ebenso kann die C=O-Gruppe in Brenztraubensäure durch Reduktion (+2 H) prinzipiell in beide Milchsäure-Enantiomere umgewandelt werden (Abb. 4.24).

Ob eine $CH_2$-Gruppe bzw. eine C=O-Gruppe ein Prochiralitätszentrum darstellt, hängt aber von ihren Substituenten ab. Bei gleichen Substituenten ist dies nicht der Fall. So führt der Austausch sowohl des einen als auch anderen H-Atoms der $CH_2$-Gruppe in Propan $H_3C$-$CH_2$-$CH_3$ gegen eine OH-Gruppe stets zu achiralem Isopropanol $H_3C$-CH(OH)-$CH_3$.

Um Stereoisomere näher zu charakterisieren, wurde Nomenklaturen entwickelt, die die räumliche Anordnung der Substituenten am Chiralitätszentrum exakt wiedergeben. Von *E. Fischer* stammt die historisch ältere *D,L-Nomenklatur* (1891), die noch heute oft im Bereich der biochemisch wichtigen Kohlenhydrate, Hydroxycarbonsäuren und α-Aminocarbonsäuren angewendet wird (Abb. 4.25).

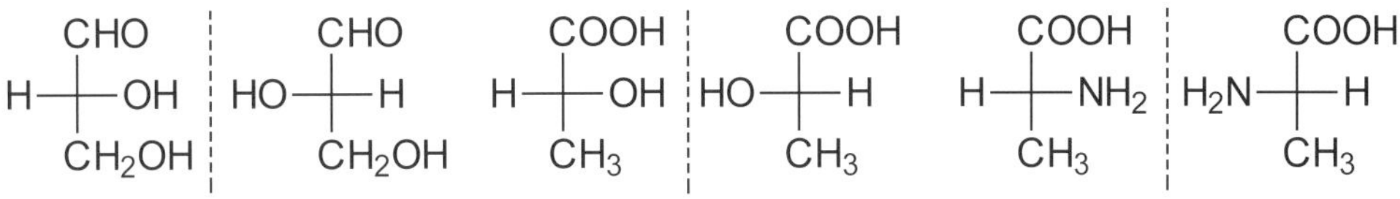

D-(+)- L-(-)- D-(-)- L-(+)- D-(-)- L-(+)-

Glycerinaldehyd Milchsäure Alanin

***Abb. 4.25***: Beispiele zur D,L-Nomenklatur nach *E. Fischer*.

Die physikalische Bedeutung der Angaben (+) oder (-) wird auf S. 176 erläutert.

*E. Fischer*, dem noch keine Mittel zur Verfügung standen, um die tatsächliche räumliche Anordnung der Atome aufklären zu können, kennzeichnete zunächst intuitiv das Enantiomer des Glycerinaldehyds, in dem die OH-Gruppe in der *Fischer*-Projektionsformel auf der rechten Seite liegt, mit dem Buchstaben D (lateinisch: *dexter* für rechts), das andere Enantiomer mit L (lateinisch: *laevus* für links). Dadurch war eine Konfiguration für die einfachsten Kohlenhydrate *D-Glycerinaldehyd* und *L-Glycerinaldehyd* postuliert worden. Damit bestand eine Bezugssubstanz für die Angabe der *relativen Konfiguration* (s. dazu auch S. 184) höherer, d. h. mehrere CHOH-Einheiten enthaltender Zucker, die sich von den beiden Glycerinaldehyden in Form von D-Reihen und L-Reihen ableiten ließen.

Lange war es unmöglich, die *absolute Konfiguration* einer chiralen Verbindung zu ermitteln.

**Unter der *absoluten Konfiguration* einer chiralen Verbindung wird die tatsächliche räumliche Anordnung aller ihrer Atome verstanden.**

*Bijvoet* gelang dies erst 1951 durch den Nachweis einer anomalen Röntgenstreuung. Es zeigte sich, daß *E. Fischer* bei seiner intuitiven Zuordnung das Glück des Tüchtigen hatte: Dem in der *Fischer*-Projektionsformel geschriebenen D-Glycerinaldehyd kommt tatsächlich die gemäß der perspektivischen Stereoformel zugeordnete Struktur zu (zur Raumanordnung vgl. auch Abb. 4.23).

In zu Kohlehydraten oder Hydroxycarbonsäuren analoger Weise wird die D,L-Nomenklatur auch auf α-Aminocarbonsäuren (Beispiel *Alanin* in Abb. 4.25) angewendet, die die Bausteine der Proteine bilden. Hier bildet die Stellung der Aminogruppe $NH_2$ am Chiralitätszentrum das Kriterium für die D- oder L-Kennzeichnung.

Für strukturell komplizierte chirale Verbindungen wie Alkaloide (5.2.4.2.) oder Steroide (6.2.5.) ist die D,L-Nomenklatur nicht anwendbar. 1966 führten die Chemiker *Cahn*, *Ingold* und *Prelog* ein Nomenklatursystem ein, das heute als *R,S*-System oder *CIP-System* (in Abkürzung ihrer Namen) bekannt ist. Seine Regeln erlauben eine umfassende Beschreibung aller Stereoisomeren, darunter auch solcher aus den oben genannten Naturstoffklassen.

**Die Bezeichnung *R* oder *S* für die *absolute Konfiguration* an vierbindigen asymmetrischen Atomen als *stereogenen Zentren*, z. B. einem C-Atom mit vier verschiedenen Substituenten, wird nach zwei Regeln vergeben, der *Sequenzregel* und der *Chiralitätsregel*.**

**Nach der *Sequenzregel* wird zunächst eine *Prioritätsreihenfolge* der vier Substituenten ermittelt, nach der sie in einer Sequenz fallender Priorität a > b > c > d eingeordnet werden.**

Zum Ermitteln der Prioritätsreihenfolge gelten folgende Unterregeln:

(1) Bei den direkt an das Chiralitätszentrum gebundenen Atomen wächst die Priorität mit der Ordnungszahl des Elementes im Periodensystem, also gilt z. B.:

$_{53}I > _{35}Br > _{17}Cl > _{16}S > _{15}P > _{9}F > _{8}O > _{7}N > _{6}C > _{1}H$

(2) Sind direkt an das Chiralitätszentrum gebundene Atome identisch, so werden die Ordnungszahlen der mit ihnen verbundenen Atome in zweiter, dritter oder weiterer Nachbarschaft der Substituenten herangezogen, solange bis ein Unterschied zu ermitteln ist. Es gilt:

$-CH_2-CH_2-CH_2-CH_3 > -CH_2-CH_2-CH_3 > -CH_2-CH_3 > -CH_3$ und

$-CH=O > -CH=N-CH_3 > -CH=CH_2$

(3) Sind zwei Atome durch eine Doppel- oder Dreifachbindung verbunden, so werden für die Prioritätsermittlung beide Atome verdoppelt. Diese Regel ist wichtig zur Beurteilung von C=C-, C=O-, C=N-, C≡C- und C≡N-Bindungen, die häufig in organischen Verbindungen vorkommen. So entspricht $-CH=CH_2$ formal einer Struktur $-CH(-C)-CH_2-C)$ und -C=O wird formal zu -C(-O)-O-C. Damit ergeben sich z. B. diese Prioritätsreihenfolgen:

$-CHO > -CH_2OH > -CH_3$

$-CO-OCH_3 > -CO-OH > -CO-NH_2 > -CO-CH_3 > -CHO$

$-C\equiv N > -C_6H_5 > -C=CH_2$

(4) Beim Vorliegen von isotopen Atomen ordnet man in der Reihenfolge abnehmender Massenzahlen, dies gilt z. B. für die schweren Wasserstoffisotope Tritium $^3H$ = T und Deuterium $^2H$ = D im Vergleich zum normalen $^1H$-Isotop:

T > D > H sowie $-CD_3 > -CD_2H > CDH_2 > CH_3$.

Aus der Sequenz wird mit der *Chiralitätsregel* die Konfiguration ermittelt (Abb. 4.26).

**Nach der *Chiralitätsregel* wird das *stereogene Zentrum* so im Raum orientiert, daß der Substituent niedrigster Priorität d vom Betrachter weg zeigt. Schaut man dann entlang der Bindung vom asymmetrischen C-Atom zu d, so gibt es zwei Möglichkeiten, eine Wanderung von a über b nach c zu vollziehen: im Uhrzeigersinn (rechtsherum, lateinisch *rectus* für rechts) oder, bei anderer Anordnung von a, b und c, entgegen dem Uhrzeigersinn (linksherum, lateinisch *sinister* für links). Im ersten Fall wird die absolute Konfiguration des asymmetrischen C-Atoms mit dem Deskriptor *R*, im zweiten Fall mit dem Deskriptor *S* gekennzeichnet.**

Für Moleküle mit einem asymmetrischen C-Atom kann prinzipiell aus der Konfigurationsbezeichnung D- oder L- kein Analogieschluß auf die gleichsinnige Anwendung der Deskriptoren *R* oder *S* gezogen werden.

Bei einem Molekül mit mehr als einem Chiralitätszentrum muß diese Analyse zur Ermittlung der *R*- oder *S*-Konfiguration für jedes Zentrum einzeln durchgeführt werden.

Fischer-Projektionsformeln mit Konfigurationsangabe nach dem D/L-System:

Milchsäure | Glycerinaldehyd

D- L- D- L-

perspektivische Stereoformeln mit Prioritätsreihenfolge (Sequenz):

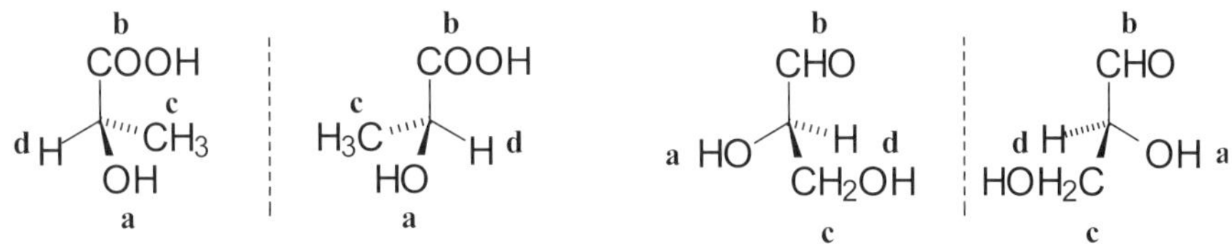


Sequenzregel: **a** > **b** > **c** > **d**

OH > COOH > $CH_3$ > H     OH > CHO > $CH_2OH$ > H

Chiralitätsregel:
Blick entlang der senkrecht zur Papierebene nach hinten orientierten C-**d**-Bindung und Ermitteln der Richtung für den Gang von **a** über **b** nach **c**

Konfigurationsbezeichnung nach dem *R,S*-System:

*R*- *S*- *R*- *S*-

***Abb. 4.26***: Ermitteln der *R,S*-Konfiguration nach dem CIP-System.

**Es ist prinzipiell möglich, ein reines Enantiomer in sein Spiegelbild umzuwandeln. Diesen Vorgang bezeichnet man als *Inversion*. Die Umkehr der Konfiguration eines Chiralitätszentrums in einem Molekül mit mehreren asymmetrischen C-Atomen wird ebenfalls als *Inversion* bezeichnet.**
**Kennzeichen aller chiralen Moleküle ist ihre optische Aktivität. Darunter versteht man die Fähigkeit, in Lösung die Schwingungsebene eines durchfallenden, linear polarisierten Lichtstrahls zu drehen.**

Die physikalische Eigenschaft der optischen Aktivität wird experimentell bei einer bestimmten Temperatur in Form der *optischen Drehung* $\alpha$ einer Lösung bekannter Konzentration in einer Küvette variabler Länge im *Polarimeter* gemessen. Daraus kann über eine einfache Gleichung eine Normierung zur *spezifischen Drehung* $[\alpha]_D^{20}$ erfolgen.

$[\alpha]_D^{20} = \alpha \cdot 100 / l \cdot c$ wobei gilt:

| | |
|---|---|
| $\alpha$ | Drehwert der optischen Drehung |
| l | Schichtdicke der Lösung in dm |
| c | Konzentration der Lösung in g/100 ml Lösung |

Zahl und Buchstabe rechts ober- und unterhalb der Klammer bedeuten: Bei der Temperatur von 20 °C wurde mit dem monochromatischen Licht der D-Linie (Wellenlänge $\lambda$ = 589 nm) einer Natriumdampflampe gemessen.

Die spezifische Drehung ist eine, die reine chirale Verbindung charakterisierende Stoffkonstante, wenn man die Konzentration und das Lösungsmittel mit angibt:

(+)-Milchsäure: $[\alpha]_D^{20} = + 3{,}8°$ (c = 10, $H_2O$) und: (-)-Milchsäure: $[\alpha]_D^{20} = - 3{,}8°$ (c = 10, $H_2O$).

Ein in die Klammer gesetztes Pluszeichen bedeutet, daß die Ebene des polarisierten Lichts im Uhrzeigersinn (rechtsdrehend) gedreht wurde, ein Minuszeichen bedeutet eine Drehung entgegen dem Uhrzeigersinn (linksdrehend).

Die Zeichen (+) und (-) werden häufig vor den Namen von chiralen Verbindungen geschrieben, um Verbindungen durch eine qualitative Aussage über ihr Drehvermögen zu charakterisieren. Dabei muß im Prinzip auch das Lösungsmittel angegeben werden, da es beim Wechsel des Lösungsmittels zur Drehrichtungsänderung kommen kann.

Um die Struktur der chiralen Verbindung exakt zu kennzeichnen, muß die physikalische Angabe durch die stereochemische Nomenklatur ergänzt werden. Aus der Angabe der Konfigurationsbezeichnung D oder L bzw. R oder S kann allerdings keinerlei Rückschluß auf das Vorzeichen der spezifischen Drehung einer chiralen Verbindung gezogen werden. Daß L-Glycerinaldehyd linksdrehend ist, L-Milchsäure[1] und L-Alanin dagegen rechtsdrehend sind, ist Zufall und nicht durch einen Blick auf die Strukturformel zu erkennen (vgl. Abb. 4.25).

**Die Angaben für die Konfiguration und das Vorzeichen der spezifischen Drehung einer chiralen Verbindung sind voneinander unabhängig und nicht auseinander ableitbar.**

Unser Beispiel zeigt, daß die spezifische Drehung von optischen Antipoden bei gleicher Konzentration (hier 10 g in 100 ml wäßriger Lösung) vom Betrag her gleich und nur in der Drehrichtung verschieden ist. Dieser Effekt war namensgebend für den Begriff *optische Antipoden*. Es leuchtet ein, daß ein Racemat als 1:1-Mischung beider Enantiomeren die Schwingungsebene linear polarisierten Lichts nicht dreht, da sich die mikroskopischen Drehungen von Molekülen jeder Enantiomerensorte makroskopisch gesehen aufheben. Man sagt, das Racemat ist *optisch inaktiv*.

Ebenfalls optisch inaktiv sind natürlich alle achiralen und prochiralen Verbindungen.

Interessanterweise zeigen Enantiomere keine Unterschiede in den übrigen skalaren physikalischen Eigenschaften, die zur Charakterisierung organischer Verbindungen herangezogen werden, wie z. B. Schmelzpunkt, Siedepunkt, Brechungsindex und Dichte. Dies erschwert ihre Trennung erheblich.

Enantiomere verhalten sich in chemischen Reaktionen gegenüber achiralen Reaktionspartnern gleich, jedoch unterschiedlich gegenüber chiralen Reagenzien. Diesen Umstand nutzt man bei der *Racemat-Trennung* in die einzelnen Enantiomeren aus.

Gerade für pharmazeutische und medizinische Anwendungen ist es unerläßlich, solche racemischen Gemische trennen zu können, um reine Enantiomere anzuwenden. Dazu muß man bedenken, daß körpereigene Proteine und Nucleinsäuren selbst chiral sind, da sie aus chiralen Bausteinen aufgebaut

[1] Die sogenannte rechtsdrehende L-(+)-Milchsäure wird wegen ihres Vorkommens im Blut, im Muskelserum und den Organen von Säugetieren auch Fleisch-Milchsäure genannt. Sie entsteht durch anaeroben Glucoseabbau (Glycolyse). Die racemische DL-Milchsäure (Gärungsmilchsäure) wurde schon 1780 durch *Carl W. Scheele* in saurer Milch entdeckt. Sie entsteht durch Mikroorganismen und macht Sauerkraut, saure Gurken oder auch Silage als Tierfutter haltbar. Das Prinzip des Konservierens besteht darin, daß Milchsäure so sauer ist, daß der pH-Wert auf unter 5 gesenkt wird, wodurch das Wachstum von anaeroben Bakterien gehemmt wird. Jährlich werden etwa 15.000 t reine Milchsäure durch bakterielle Fermentationsverfahren aus Glucose oder Maltose hergestellt und als Nahrungsmittelzusatz eingesetzt.

sind. Es ist daher prinzipiell zu erwarten, daß z. B. die Wechselwirkung eines biologischen Rezeptors mit einem reinen Enantiomeren deutlich anders ausfällt als mit seinem Antipoden, da der Rezeptor räumlich gut nur für ein Enantiomeres paßt.

Ein Gebiet, in dem unterschiedliche Sinneseindrücke von Enantiomeren qualitativ schon zeitig festgestellt wurden, ist die Riechstoff-Forschung. Dies soll an zwei Beispielen verdeutlicht werden (Abb. 4.27). Neben der Konfiguration ist die Art des Heteroatoms (O, S) wichtig.

*Terpineol* *p-Menthen-8-thiol*

| | | | |
|---|---|---|---|
| (+)-Enantiomer | (-)-Enantiomer | (+)-Enantiomer | (-)-Enantiomer |
| blumig, süß, schwer, wie Flieder | Teergeruch, wie kalte Pfeife | Grapefruit[1] | abscheuliche Schwefelnote |

***Abb. 4.27***: Geruchsunterschiede bei Enantiomeren.

Im harmlosen Fall unterscheiden sich zwei Enantiomere vielleicht nur in ihrem Geruch[1].

Wie jedoch die Geschichte der Arzneimittelentwicklung zeigt, ist es heute unabdingbar, die Wirkung beider Enantiomeren eines optisch aktiven Arzneimittels zu kennen, da ein Enantiomeres eine erwünschte Wirkung haben kann und das andere ggf. keine oder eine unangenehme, toxische oder sogar mutagene Wirkung.

Dies wurde an den schrecklichen Folgen im Fall des ehemaligen Schlafmittels *Contergan*®[2] (Wirkstoff: Thalidomid) deutlich (Abb. 4.28).

Aus diesem Grund ist bei der Zulassung eines neuen chiralen Wirkstoffs der Nachweis über die physiologische Wirkung beider Enantiomeren zu erbringen. Bei einem Racemat muß durch aufwendige Untersuchungen zur biologischen Wirkung sichergestellt werden, daß der optische Antipode des

---

[1] Das (+)-Enantiomer des p-Menthen-8-thiols ist die Leitaromasubstanz der Grapefruit. Diese Substanz ist auch der Stoff, den die menschlichen Geschmacksnerven noch in der geringsten Konzentration wahrnehmen können. So werden von diesem geschmacksintensiven Stoff noch 0,000 000 02 g, also 20 ng, in 1 l Wasser wahrgenommen. Beachtenswert sind auch die gänzlichen anderen Geruchseigenschaften von Terpineol, dessen einziger struktureller Unterschied der Ersatz des S-Atoms durch ein O-Atom ist.

[2] 1957 wurde das neu entwickelte Schlafmittel *Contergan*, das den Wirkstoff Thalidomid als Racemat enthielt, als Arzneimittel zugelassen. Es erschien als großer Fortschritt, da es im Gegensatz zu den Barbiturat-Schlafmitteln, nahezu unmöglich ist, mit Thalidomid einen Suizid zu begehen, weil auch hohe Dosen nicht zum Tode führen. Sehr bald stellte sich aber heraus, daß etwa 3000 Schwangere, die das Mittel eingenommen hatten, mißgebildete Kinder zur Welt brachten. Untersuchungen haben ergeben, daß zwar beide Enantiomere als Schlafmittel wirken, das *S*-(-)-Enantiomer aber auch teratogen (fruchtschädigend) ist. Die Zulassung wurde daraufhin 1961 entzogen. Auf Schadenersatzklagen folgte die Gründung einer Contergan-Stiftung, die bis heute Renten an Contergan-Geschädigte zahlt. Das menschliche Leid dieses dramatischen Falls führte zu einem tieferen Verständnis der biologischen Wirkung chemischer Strukturen, zu Untersuchungen der Wirkung reiner Stereoisomere und schlug sich in den Anforderungen zur Arzneimittelzulassung nieder.

Wirkstoffs keine unerwünschten Effekte auslöst. Dazu muß das Racemat in beide Enantiomeren getrennt werden und ihre Eigenschaften müssen einzeln untersucht werden.

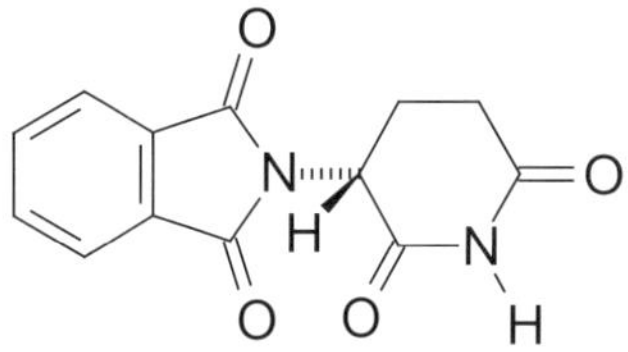

(*R*)-Thalidomid
Schlafmittelwirkung

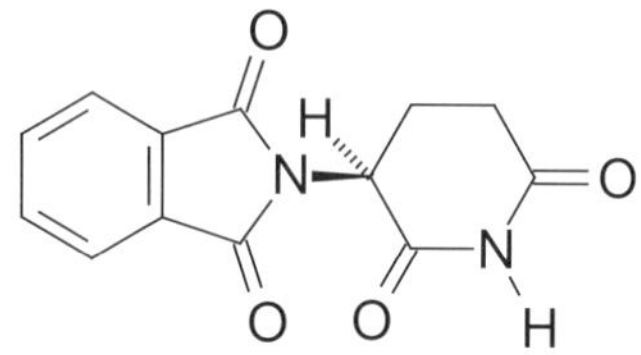

(*S*)-Thalidomid
teratogen
Schlafmittelwirkung

***Abb. 4.28***: Enantiomerie und biologische Wirkung bei Thalidomid.

Wie komplex dieses Gebiet ist und wie fließend die Übergänge sind, zeigt Abb. 4.29 mit weiteren Beispielen zu Enantiomerie und biologischer Wirkung.

Wie bei *Ketamin* zu sehen ist, unterscheidet sich die Wirkung der beiden Enantiomeren nicht immer dramatisch. Hier wirken beide optische Antipoden in gleicher Art, das (*S*)-(+)-Enantiomer jedoch dreimal so stark wie sein Antipode. Deshalb wird neuerdings allein die (*S*)-Form in der Intensiv- und Notfallmedizin als schmerzstillendes und narkoseeinleitendes Mittel eingesetzt. Bekannt ist auch, daß natürliches (*R*)-(-)-Adrenalin, ein Hormon des Nebennierenmarks, physiologisch etwa 15mal wirksamer ist als sein rechtsdrehender Antipode (Abb. 4.29).

Wegen der unterschiedlichen pharmakologischen Potenz von Enantiomeren wurde von Pharmazeuten vorgeschlagen, das pharmakologisch wirksamere der beiden Enantiomeren als das *Eutomer*, das weniger wirksame als das *Distomer* zu bezeichnen. Die Verwendung dieser in der organischen Chemie nicht verwendeten Begriffe differenziert Enantiomere klar nach experimentell nachweisbaren Unterschieden hinsichtlich einer spezifischen biologischen Aktivität und läßt Spielraum von Fällen mit gleichartiger, aber verschieden stark ausgeprägter Wirkung von Enantiomeren bis hin zu Beispielen, in denen ein Enantiomer ohne Wirkung ist, entgegengesetzt wirkt, oder eine gänzlich andere Wirkung hat.

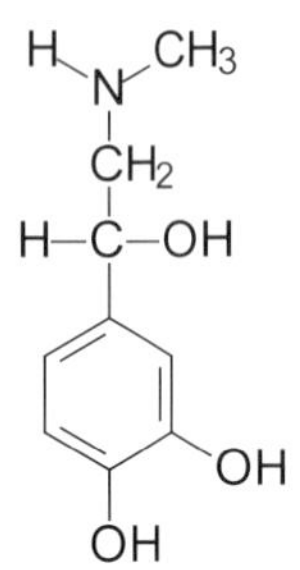

(R-)-(-)-Adrenalin:
Hormonwirkung, u.a.
blutdrucksteigernd
(Enantiomer: vgl. Text)

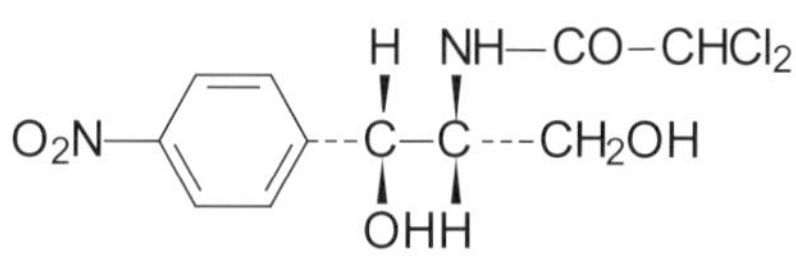

(*R,R*)-Chloramphenicol: Antibiotikum
Enantiomer ist nicht antibiotisch wirksam.

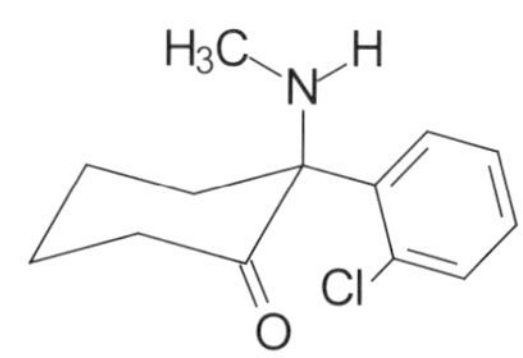

(*S*)-(+)-Ketamin: dreifach
stärker analgetisch und
anästhetisch wirksam als
das (*R*)-(-)-Enantiomer

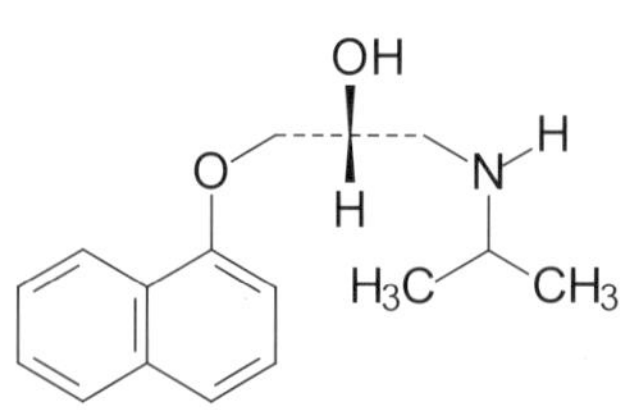

(*R*)-Propanolol: wirkt
empfängnisverhütend;
das Enantiomer wirkt
blutdrucksenkend

***Abb. 4.29***: Enantiomere mit unterschiedlicher, oder gleichartiger, aber verschieden starker biologischer Aktivität.

Untersuchungen zu *Struktur-Wirkungs-Beziehungen* von Pharmaka sind ein aktueller Forschungsgegenstand. Dabei geht es insbesondere darum, neben der relativ leicht aufzuklärenden Struktur des niedermolekularen Pharmakons die Struktur des mit ihm wechselwirkenden, aber häufig hochmolekularen und viel komplizierter aufgebauten Rezeptors, der z. B. Bestandteil eines Proteins sein kann, aufzuklären. Erst dadurch gelingt es, die Wirkungsweise auf der molekularen Ebene zu verstehen und möglicherweise gezielt pharmazeutische Wirkstoffe zu entwickeln (Konzept des *rational drug design*).

Ist es nicht möglich oder zu aufwendig, durch eine sogenannte asymmetrische Synthese nur ein Enantiomer herzustellen, so müssen Methoden der *Racemat-Trennung* angewandt werden. Dies ist auf chemische, biochemische oder physikalisch-chemische Weise möglich. In jedem Fall beruht der Trenneffekt auf der Wechselwirkung jedes der Enantiomeren mit einer weiteren chiralen und konfigurativ einheitlichen Verbindung, was zu diastereomeren Produkten führt, die einen großen Eigenschaftsunterschied aufweisen, auf dem die Trennung beruht.

Folgende Trennverfahren können dabei zur Anwendung kommen:

- *Enzymatische Racemat-Trennung*

  Enzyme als biokatalytisch aktive Proteine sind selbst chiral und können als chirale Reagenzien mit einem Enantiomeren sehr viel schneller reagieren als mit dem anderen, da die Paßgenauigkeit der Bindung des Substrates (Schlüssel) an das aktive Zentrum (Schloß) des Enzyms für ein Enantiomeres perfekt sein kann und für das andere nicht existent oder sehr unvollkommen (*Schlüssel-Schloß-Prinzip* nach *E. Fischer*). Der Übergangszustand der ersten, enzymkatalysierten Reaktion hat dann eine so stark erniedrigte Aktivierungsenthalpie, daß diese Reaktion sehr schnell abläuft und die andere praktisch gar nicht. Solche Reaktionen bezeichnet man als *kinetisch kontrollierte Reaktionen*. Enzymatisch kann so aus einer *Racemform* vorzugsweise ein Enantiomeres abgebaut und das andere zurückbehalten und isoliert werden.

  Einen solchen Fall beobachtete *Pasteur* schon 1858. Ihm fiel auf, daß der Schimmelpilz *Penicillium glaucum* aus der Lösung des Racemats zweier optisch aktiver Ammoniumsalze der Weinsäure eines viel schneller abbaute als das andere, wodurch *Pasteur* die Isolierung des langsamer abgebauten Enantiomeren gelang.
  In analoger Weise kann man den Enzymapparat anderer Mikroorganismen, wie Hefen oder Bakterien, oder auch isolierte Enzyme selbst für enzymatische Racemat-Trennungen heranziehen. Nachteilig ist allerdings, daß auf diese Weise nur eines der beiden Enantiomeren rein zu gewinnen ist.

- *Chemische Racemat-Trennung*

  Mit Hilfe eines chiralen Hilfsreagenses einheitlicher Konfiguration werden die Enantiomeren des Racemates zu einem Paar von Diastereomeren umgesetzt. Diese diastereomeren Derivate unterscheiden sich nun in physikalisch-chemischen Eigenschaften, wie Löslichkeit, Siedepunkt, oder Adsorptionsverhalten voneinander und können durch verschiedene Trennverfahren, wie fraktionierte Kristallisation, Destillation oder Chromatographie getrennt werden.

  Spaltet man nach der Trennung das chirale Hilfsreagens chemisch wieder ab, so ist es prinzipiell möglich, nicht nur beide Enantiomeren in reiner Form zu erhalten, sondern auch das chirale Hilfsreagens zurückzugewinnen. Wegen ihrer Effektivität ist diese Methode an sehr vielen Beispielen ausgearbeitet worden. Entscheidend für den Erfolg ist es, mit einem möglichst preiswerten chiralen Reagens einen möglichst großen Eigenschaftsunterschied zu erzielen.

  Das generelle Prinzip soll an der Racemat-Trennung einer optisch aktiven Säure dargestellt werden (Abb. 4.30).

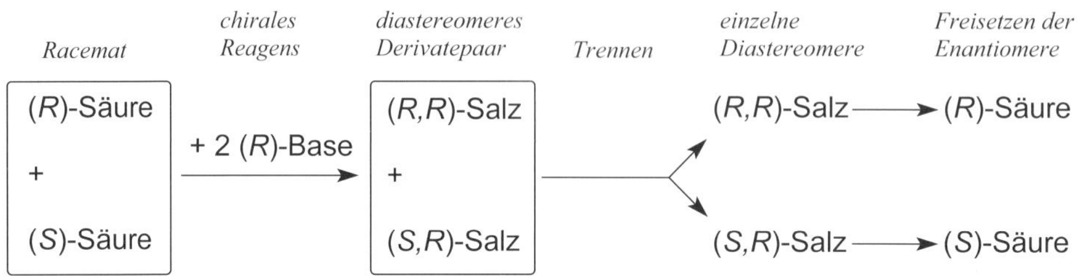


***Abb. 4.30***: Prinzip einer chemischen Racemat-Trennung.

- *Chromatographische Racemat-Trennung*

  Diese moderne Methode nutzt den Umstand aus, daß Enantiomere mit optisch aktiven Adsorbentien diastereomere Adsorbate ausbilden, die unterschiedlich stabil sind. Daher verläßt das Enantiomere des Racemats, das schwächer an das chirale Trägermaterial einer Trennsäule gebunden wird, die Säule als erstes wieder.

  Diese Methode ist unter wirtschaftlichen Erwägungen effizienter als die chemische Racemat-Trennung, da anstelle mehrerer chemischer Reaktionsschritte, die auszuführen sind, eine automatisierbare Säulenchromatographie (z. B. *Hochleistungs-Flüssigchromatographie HPLC*, vgl. dazu Kap. 4.5.1.) ausreicht. Diese ursprünglich aus der analytischen Chemie stammende Methode wird daher heute weiterentwickelt, um optisch aktive Pharmaka in präparativen Mengen abtrennen zu können.

  Der Trenneffekt hängt vom Auffinden einer zur Wechselwirkung mit der Probe befähigten chiralen Verbindung (Beispiel β-Cyclodextrin), ihrer dauerhaften Immobilisierung am achiralen, meist anorganischen Trägermaterial (z. B. Silicagel), und einem geeigneten Lösungsmittelsystem für die Elution ab. Vorteilhaft ist, daß eine Säule prinzipiell für viele gleichartige Trennvorgänge genutzt werden kann. Industrielle Trennsäulen haben Dimensionen bis zu einem Meter Durchmesser (!) und sind sehr teuer. Dieser Aufwand wird aber durch den Wert des enantiomerenrein aus dem Racemat abtrennbaren Wirkstoffs wettgemacht.

- *Racemat-Trennung durch mechanische Auslese*

  Kurioserweise führte diese sehr spezielle Methode zur Entdeckung der optischen Isomerie durch *Pasteur*.[1] Sie beruht, darauf, daß manche Racemate beim Kristallisieren aus einer Lösung zwei Arten von sich spiegelbildlich zueinander verhaltenden Kristallen bilden, die die beiden Enantiomeren repräsentieren. Sind die Kristalle groß genug, ist mechanisches Trennen beider Sorten möglich. Das Auslesen ist aber für größere Mengen Substanz zu aufwendig. Außerdem kristallisieren Racemate häufig als 1:1-Molekülverbindungen beider Enantiomere.

Stereoisomerie ist nichts Esoterisches, wie das Antibiotikum *Vancomycin* (Abb. 4.31) zeigt. Dieses teure, mikrobiell gewonnene, tricyclische Glycopeptid (Isolierung aus Streptomyceten 1956) wird seit 1958 als letzte Waffe im Kampf gegen schwierige bakterielle Infektionen eingesetzt, deren Erreger resistent gegen alle anderen Antibiotika (vgl. 5.2.4.3.) geworden sind.

In *Vancomycin* liegen neben den Chiralitätszentren der Aminosäuren und Monosaccharide zwei Chiralitätsebenen und eine Chiralitätsachse vor. Bei Ihnen liegt jeweils eine Rotationshinderung um

---

[1] Als exzellentem Beobachter fiel *Pasteur* auf, daß sich aus einer racemischen Lösung der Natriumammoniumsalze von L-(+)-Weinsäure und D-(-)-Weinsäure ein Gemisch enantiomorpher, also spiegelbildlich gebauter Kristalle abschied, die groß genug waren, um durch mechanisches Aussortieren getrennt zu werden. Gleichkonzentrierte Lösungen drehten linear polarisiertes Licht um denselben Betrag, aber in entgegengesetzte Richtung. Dieser spezielle Kristallisationseffekt tritt nicht bei jedem Racemat auf und mechanisches Auslesen ist äußerst aufwendig. Daher ist diese Methode nur noch von historischem Interesse.

Einfachbindungen in Diarylether- bzw. Biaryl-Strukturelementen vor, die durch *ortho*-Substituenten (Cl bzw. OH) der Phenylringe verursacht wird. Bezogen auf ein solches Element bedeutet dies, daß sein Spiegelbild ein enantiomeres und (ausnahmsweise) stofflich abtrennbares Konformationsisomer, ein sogenanntes *Atropisomer* darstellt. Für *Vancomycin* (mit n = 3 bezüglich dieser Strukturelemente) existieren damit schon 8 Diastereomere (s. 4.3.2.2.1.) allein infolge nichtaxialer Chiralität, die sich um die Vielzahl der sich aus den Chiralitätszentren ergebenden Möglichkeiten erweitern. Die volle antibiotische Wirkung ist aber an die abgebildete Konformation gebunden. Die Totalsynthese von *Vancomycin* war eine extreme Herausforderung an die organische Synthese und gelang erst 1998. Es ist ernüchternd, daß 1998 auch erstmals über *Vancomycin*-resistente Bakterien berichtet wurde.

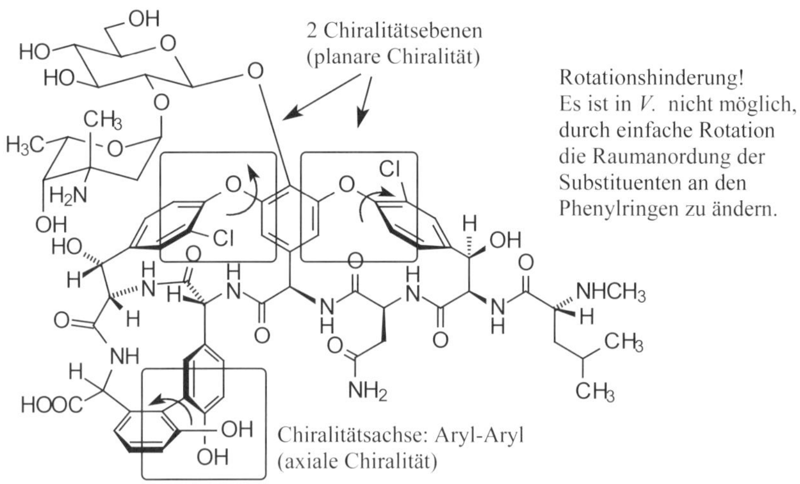


***Abb. 4.31***: 2 Chiralitätsebenen und 1 Chiralitätsachse im Antibiotikum *Vancomycin*.

## 4.3.2.2. Diastereomerie

Im Bereich der Stereoisomere existieren zwei Klassen: Enantiomere und Diastereomere.

**Als *Diastereomere* werden in einer ausschließenden Definition Stereoisomere bezeichnet, die sich nicht wie Bild und Spiegelbild zueinander verhalten. Diastereomere besitzen die gleiche Konstitution, aber unterschiedliche Konfiguration oder Konformation. Zwischen ihnen liegt *Diastereomerie* vor.**

***Epimerisierung* wird die Umwandlung eines Diastereomeren in ein anderes genannt.**

Nach der Art der Epimerisierung lassen sich drei Arten von Diastereomeren unterscheiden:

- **σ-diastereomere Konfigurationsisomere (*σ-Diastereomere*)**, die durch Lösen und Neuknüpfen von σ-Bindungen ineinander überführbar sind,
- **π-diastereomere Konfigurationsisomere (*π-Diastereomere*)**, die durch Lösen und Neuknüpfen einer π- Bindung ineinander überführbar sind,
- und **diastereomere Konformere (Rotamere)**, die durch Rotation um σ-Bindungen oder, bei Cyclen, durch eine Ringinversion epimerisierbar sind.

Diese Arten der Diastereomerie sollen nun im Detail vorgestellt werden.

## 4.3.2.2.1. σ-Diastereomerie bei aliphatischen Molekülen mit mehreren Chiralitätszentren

In offenkettigen Molekülen läßt sich die Anzahl der möglichen Stereoisomere aus der Zahl der Asymmetriezentren ableiten.

**Für aliphatische Moleküle, die n asymmetrische C-Atome enthalten, die konstitutionell verschieden sind (sich also in mindestens zwei Substituenten unterscheiden), gibt es $2^n$ chirale Konfigurationsisomere, die in Form von $2^{n-1}$ diastereomeren Enantiomerenpaaren auftreten.**

Diese Regel soll zusammen mit weiteren Begriffen aus der Nomenklatur von Diastereomeren am Beispiel der Erythrosen und Threosen erläutert werden, die aus der Reihe der von *E. Fischer* untersuchten Zucker stammen. Setzt man gedanklich in die Kette der C-Atome des D- bzw. L-Glycerinaldehyds eine weitere Hydroxymethyleneinheit CHOH zwischen C-1 und C-2 ein, so gelangt man zu insgesamt vier Verbindungen, da es möglich ist, die OH-Gruppe in der *Fischer*projektion entweder rechts oder links anzuordnen (Abb. 4.32).

Erneut gilt, daß in den in der zweiten Ebene gezeichneten *Fischer*-Projektionsformeln dieser vier zu den Monosacchariden gehörenden Tetrosen alle Substituenten, die von einem tetraedrischen C-Atom der Kette nach rechts und links abgehen, aus der Projektionsebene herausweisen, während nach oben und unten gehende Bindungen nach hinten weisen. Nach der D,L-Nomenklatur bekommt nun jede Tetrose, an deren in der Kette am weitesten unten stehendem Chiralitätszentrum die OH-Gruppe rechts steht, die Konfigurationsbezeichnung D. Von D-Glycerinaldehyd leiten sich so D-Erythrose und D-Threose ab, vom L-Enantiomer analog die L-Erythrose und die L-Threose. Daß in beiden Fällen D mit dem Drehsinn (-) und L mit (+) übereinstimmen, ist Zufall.

Es ist leicht vorstellbar, daß sich durch weiteren Einschub von CHOH-Einheiten die Anzahl der Stereoisomeren verdoppelt, so resultieren für die Pentosen (s. S. 294) mit n = 3 Chiralitätszentren $2^n$ = 8 und für die Hexosen mit n = 4 asymmetrischen C-Atomen $2^n$ = 16 Stereoisomere (die offenkettigen Formen, wie in der *Fischer*-Projektion geschrieben, vorausgesetzt).

An den senkrechten, gestrichelten Linien in Abb. 4.32 ist zu erkennen, daß sich D- und L-Erythrose zueinander wie Enantiomere verhalten. Dies resultiert aus der Konfigurationsumkehr aller, d. h. hier beider Chiralitätszentren. Dasselbe gilt für D- und L-Threose. Zueinander stehen Erythrose und Threose im Verhältnis von diastereomeren Enantiomerenpaaren. Zu einem dieser Zucker stellt jedes Mitglied eines anderen Paars ein Diastereomeres dar.

So sind z. B. D-Threose und L-Threose Diastereomere zu sowohl zu D-Erythrose als auch zu L-Erythrose. Wie zu sehen ist, verfügt prinzipiell jedes chirale Molekül nur über ein Enantiomeres, es kann aber mehrere Diastereomere geben (Abb. 4.32).

Zur besseren Veranschaulichung des räumlichen Baus enthält die dritte Ebene des Schemas *perspektivische Formeln* („Sägebockformeln"), die aus der direkten Übersetzung der *Fischer*-Projektionsformeln resultieren. Unter diesen Formeln ist die Konfigurationsangabe nach der *R,S*-Nomenklatur angeführt. Beim Vergleich innerhalb eines Enantiomerenpaars ist zu erkennen, daß sich die Konfiguration aller asymmetrischen C-Atome ändert. Zwischen Diastereomeren muß dagegen mindestens die Konfiguration eines Chiralitätszentrums erhalten bleiben.

Um zum Verständnis einer weiteren Formeldarstellung für den räumlichen Bau von Molekülen, den *Newman-Projektionsformeln* (fünfte Ebene) zu gelangen, sind in der vierten Ebene perspektivische Formeln dargestellt, die sich durch eine 180°-Drehung des hinteren Molekülteils mit C(2) und C(1) um die Bindung zwischen C(2) und C(3) ergeben. Diese Rotation um eine Einfachbindung bedeutet nur eine Änderung der Konformation, die ohne Bruch einer Bindung und normalerweise mit wenig Energieaufwand möglich ist.

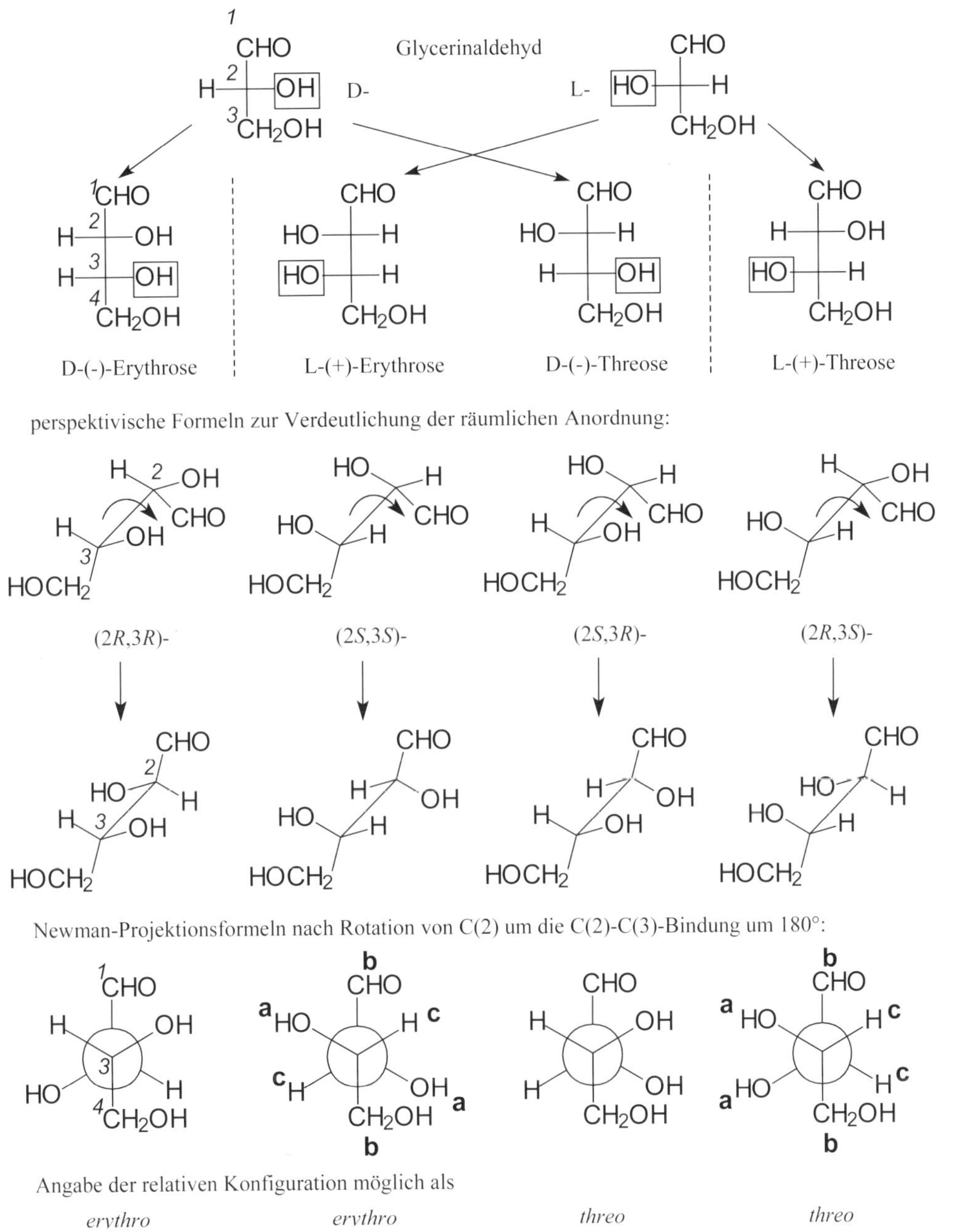


***Abb. 4.32***: Absolute und relative Konfiguration von Diastereomeren und Enantiomeren.

Betrachtet man ein Molekül in der *Newman-Projektion*, so schaut man entlang der Bindung zwischen zwei Atomen (hier von C(3) nach C(2)) und projiziert gedanklich alle anderen von diesen Atomen ausgehenden Bindungen auf die eine Ebene, die senkrecht zur Bindungsachse gedacht wird. Um die bildliche Darstellung zu verstehen, muß man wissen, daß das vordere der beiden Atome (hier C(3)) durch einen Kreis repräsentiert wird, von dessen Mittelpunkt aus die am Atom befindlichen drei weiteren Bindungen gezeichnet werden. Das hintere Atom (hier C(2)) wird durch das vordere quasi verdeckt. Die von ihm ausgehenden Bindungen werden daher erst vom Rand des Kreises aus gezeichnet. *Newman*-Projektionen mit versetzt angeordneten Bindungen am vorderen und hinteren Atom haben den Vorteil, daß sie die Substituentenanordnung übersichtlicher als solche mit einander überdeckenden Bindungen erkennen lassen, wie sie sich z. B. durch die direkte Umzeichnung der perspektivischen Formeln der dritten Ebene ergeben würden.

Man kann nun nach der Sequenzregel die Prioritäten der drei Substituenten von C(2) und C(3) festlegen. An der *Newman*-Projektion von L-Erythrose und L-Threose wurden diese eingetragen. Durch Drehung um die σ-Bindung der beiden aufeinander projizierten Atome kann man nun feststellen, ob alle drei Substituenten gleicher Priorität an beiden Atomen paarweise zur Deckung gebracht werden können. Dies ist nur bei beiden Erythrosen der Fall, nicht aber bei den Threosen. Die daraus ableitbare Aussage bezeichnet man als *relative Konfiguration*.

**Die *relative Konfiguration* gibt die Konfiguration an jedem Chiralitätszentrum bezogen auf die Konfiguration jedes anderen Chiralitätszentrums im Molekül an.**

Führt der beschriebene Überlagerungstest zur Kongruenz aller drei Prioritäten, so liegt ein *erythro*-Diastereomer vor. Sind, wie bei den Threosen, nicht alle drei Prioritäten kongruent, handelt es sich um ein *threo*-Diastereomer.

Aus dem Umstand, daß beide enantiomeren Erythrosen *erythro*-konfiguriert und beide enantiomeren Threosen *threo*-konfiguriert sind, erkennt man außerdem, daß die Spiegelung, durch die man ein Enantiomer jedes Paars aus dem anderen erzeugen kann, die relative Konfiguration nicht verändert, während sie natürlich die absolute Konfiguration jedes vorhandenen Chiralitätszentrums umkehrt.

Wie Abb. 4.33 zeigt, tritt bei der Konfigurationsisomerie der Weinsäure ein besonderes Phänomen auf. Die Atome C(2) und C(3) sind zwar beide Chiralitätszentren, weisen aber die gleichen Substituenten auf, sie sind konstitutionell gleich. Die Sequenz ist: OH > COOH > CHOH > H. Zunächst existiert das Paar der enantiomeren (+)- und (-)-Weinsäuren. In jedem Enantiomer weisen beide Chiralitätszentren dieselbe absolute Konfiguration auf. Aus der *Newman*-Projektion erkennt man, daß die optisch aktiven Weinsäuren *threo*-Formen hinsichtlich ihrer relativen Konfiguration sind.

Das Besondere besteht nun darin, daß das aus (2*R*,3*S*)-Weinsäure erzeugte Spiegelbild der (2*S*,3*R*)-Weinsäure durch Drehung mit dieser zur Deckung gebracht werden kann. Diese beiden Moleküle sind also strukturell identisch. Sie enthalten beide eine innere Spiegelebene, die senkrecht zur Bindung zwischen C(2) und C(3) verläuft und die Ursache dafür ist, daß diese stereoisomere Form der Weinsäure achiral ist. Man kann sich dazu vorstellen, daß ein „inneres Racemat" vorliegt. Tatsächlich weist ein asymmetrisches C-Atom *R*- und das andere *S*-Konfiguration auf.

Hinsichtlich der Drehung der Schwingungsebene von linear polarisiertem Licht löscht daher ein asymmetrisches C-Atom den Effekt, der durch das andere Asymmetriezentrum hervorgerufen wird, exakt wieder aus. Die achirale, sogenannte *meso*-Form ist tatsächlich optisch inaktiv. Die *meso*-Weinsäure ist diastereomer zu den beiden enantiomeren *threo*-Formen.

Die $2^n$-Regel für die aus der Anzahl der Chiralitätszentren berechenbaren Zahl der Konfigurationsisomeren gilt also nur, wenn keine Symmetrieebene im Stereoisomer selbst vorhanden ist, d. h. wenn die asymmetrischen C-Atome konstitutionell verschieden sind.

Auch das Racemat aus (+)- und (-)-Weinsäure ist optisch inaktiv, aber aus einem völlig anderen Grund, nämlich deshalb, weil gleiche Mengen der optischen Antipoden vorliegen.

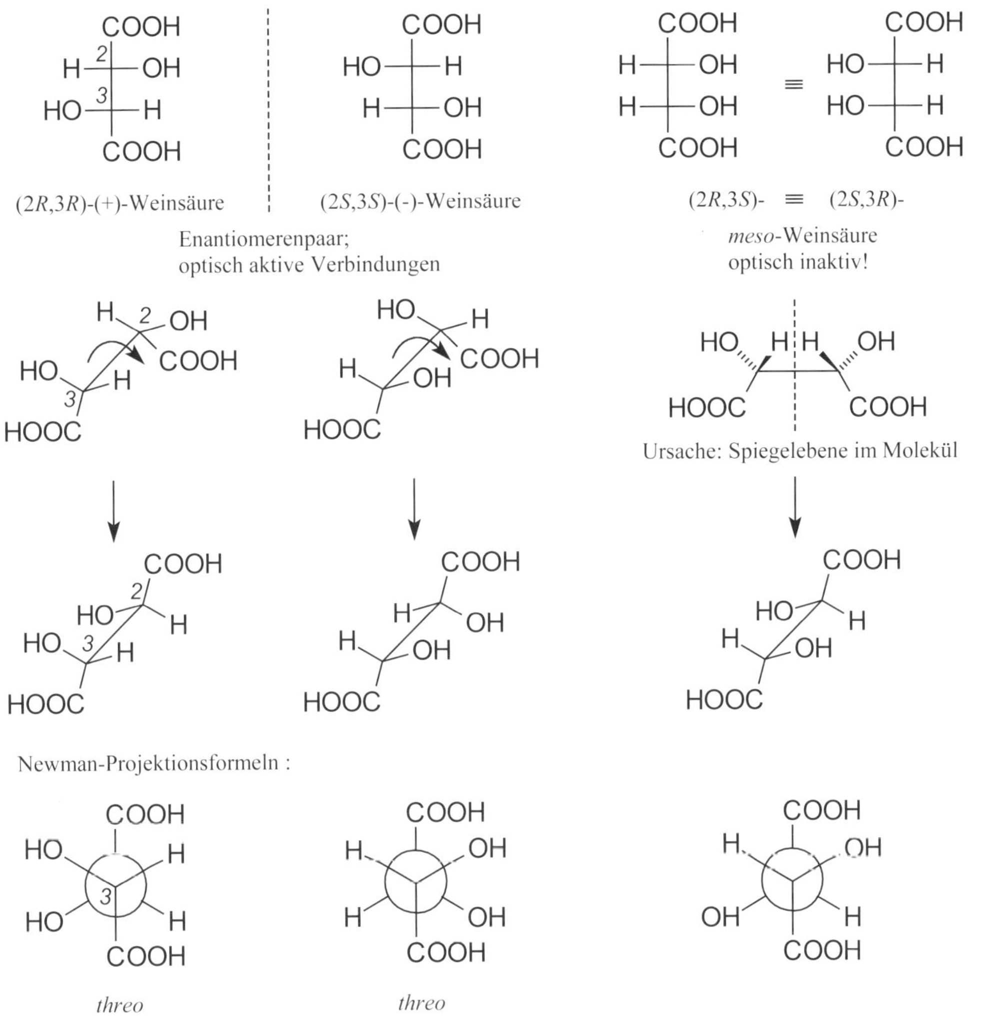


***Abb. 4.33***: Stereoisomerie der Weinsäure – ein Sonderfall.

## 4.3.2.2.2. σ-Diastereomerie bei Cyclohexan-Derivaten

σ-Diastereomerie ist auch bei Cyclohexan-Derivaten möglich, zu denen biologisch interessante Stoffklassen, wie Steroide und Kohlenhydrate gehören. Das zugrundeliegende Prinzip wird zunächst am Kohlenwasserstoff Cyclohexan erklärt.

Die energieärmste Form des Cyclohexans ist die sogenannte Sesselform. Der Sechsring besteht aus spannungsfrei verknüpften tetraedrischen C-Atomen und ist daher nicht eben gebaut.

Betrachtet man die 12 H-Atome, so lassen sie sich in zwei Gruppen von je 6 H einteilen. Alle H-Atome, die senkrecht nach oben oder unten stehen, werden als ***axial*** (*a*) bezeichnet. H-Atome, die seitlich vom Ring weg stehen, heißen ***äquatorial*** (*e*) (nach dem englischen *equatorial*) (Abb. 4.34).

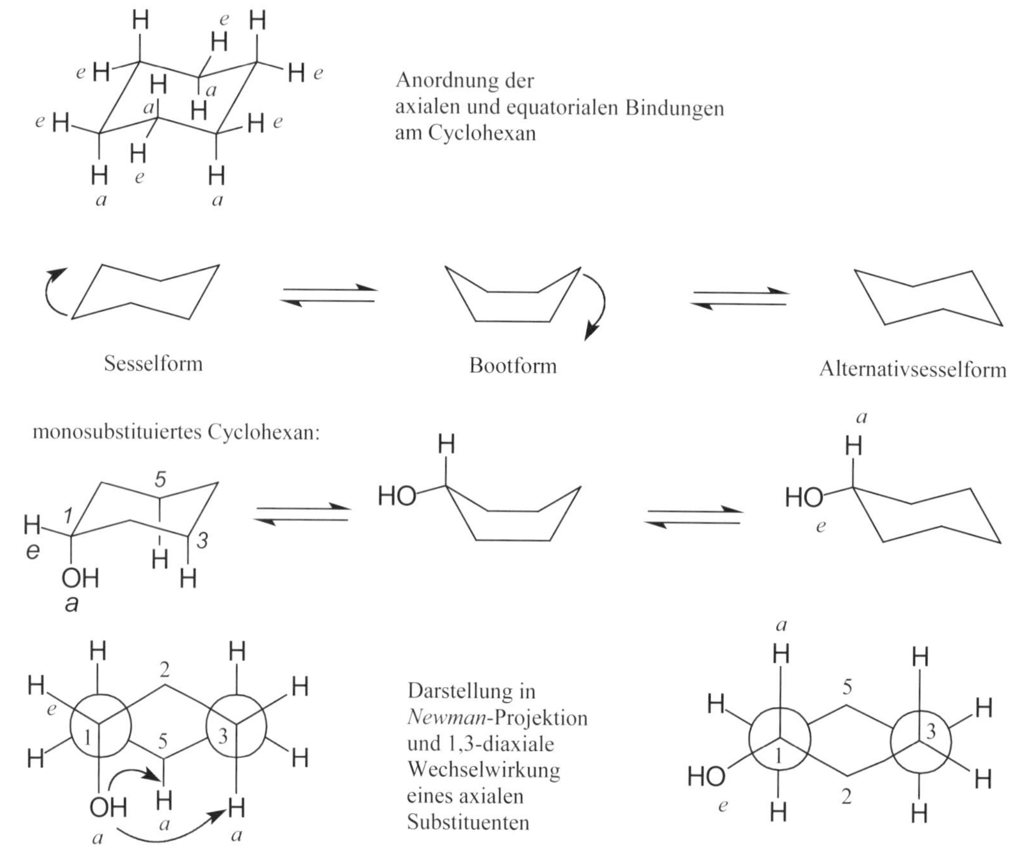


***Abb. 4.34***: Konformationsumwandlung des Cyclohexans und Cyclohexanols durch Ring-inversion.

Die *Sesselform* ist die stabilste Konformation des Cyclohexans. Diese Konformation unterliegt aber einer Umwandlung, der *Ringinversion*. Es ist schon durch die bei Raumtemperatur zur Verfügung stehende thermische Energie leicht möglich, das Molekül über energiereichere Konformationen in einen Alternativsessel umzuwandeln. Bindungen müssen dazu nicht gebrochen werden, da eine Torsion bestimmter Bindungen ausreichend ist.

Die Energiebarriere dieser Ringinversion genannten Konformationsumwandlung beträgt ca. 45 $kJ \cdot mol^{-1}$. Das bedeutet, daß ein Cyclohexanmolekül etwa 100.000 mal pro Sekunde zwischen Sesselform und Alternativsesselform hin und her wechselt. Unter den energiereicheren Konformeren, die dabei durchlaufen werden, hat die *Bootform* (auch: *Wannenform*) besondere Bedeutung (Abb. 4.34).

Man sieht, wie sich die räumliche Stellung von Substituenten bei der Ringinversion ändert. Ein Substituent in axialer Position wechselt in die äquatoriale Lage und umgekehrt. Für Cyclohexan $C_6H_{12}$ selbst hat dies keine Konsequenzen, da Edukt und Produkt der Umwandlung identisch sind. Bei einem einfach substituierten Derivat wie Cyclohexanol kann die OH-Gruppe aber axial oder äquatorial stehen. Das Konformere mit der äquatorial (*e*) angeordneten OH-Gruppe ist etwas energieärmer als das mit der axialen (*a*) OH-Gruppe.

Wendet man die auf S. 190 bei den Konformeren des Ethans bzw. n-Butans diskutierte Denkweise auf die *Newman*-Projektion beider Konformeren an, erkennt man die Ursache: Im *e*-Konformeren befinden sich die OH-Gruppe und die Atome C(3) und C(5) in der günstigen anti-periplanaren

Anordnung. In der *a*-Konformation dagegen handelt es sich um zwei weniger günstige *gauche*-Anordnungen. Außerdem kommt es zu zwei sterischen Wechselwirkungen mit den axialen H-Atomen an C(3) und C(5) (siehe Pfeile in Abb. 4.34) die den Energieinhalt des *a*-Konformers etwas erhöhen.

Auf diesen Effekt der *1,3-diaxialen Wechselwirkung* von Substituenten über den Ring hinweg wird bei der Diskussion der Vorzugskonformation von D-Glucose (s. S. 300) erneut eingegangen. Dennoch ist die Energiebarriere bei den meisten monosubstituierten Cyclohexanen gering und auch beim Cyclohexanol sind beide Konformere nicht trennbar.

Allerdings nehmen sehr große Substituenten, wie die *tert.* Butylgruppe $-C(CH_3)_3$, wegen desselben Effekts ausschließlich die äquatoriale Lage ein. Die Energiebarriere für eine solche Ringinversion ist so hoch, daß sie praktisch nicht mehr stattfindet. Somit wird eine Konformation fixiert, so daß man einen solchen Substituenten als *Ringanker* bezeichnet.

Ersetzt man zwei H-Atome an zwei unterschiedlichen C-Atomen durch zwei Substituenten, z. B. durch OH-Gruppen, so kann man prinzipiell drei Konstitutionsisomere erhalten, das 1,2-, das 1,3- und das 1,4-Cyclohexandiol. Zu jedem Konstitutionsisomer existieren zwei konfigurationsisomere σ-Diastereomere, die sich durch die unterschiedliche Anordnung der beiden OH-Gruppen im Raum unterscheiden. Dies soll am Beispiel des 1,2-Cyclohexandiols erläutert werden (Abb. 4.35).

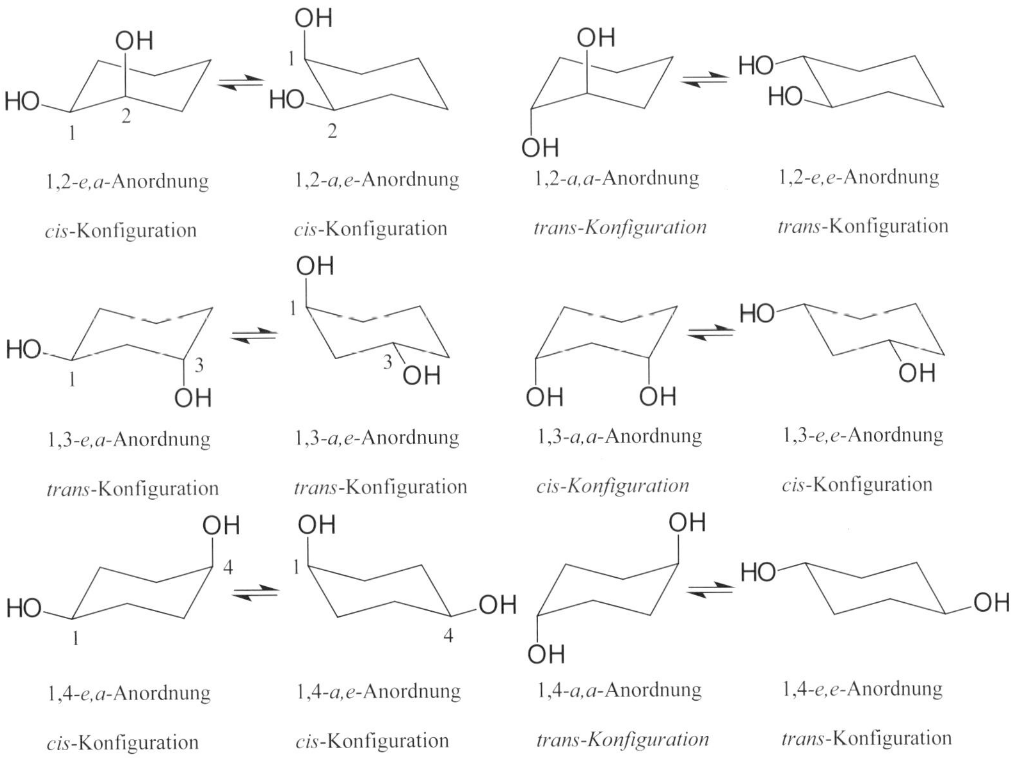


***Abb. 4.35***: *cis-trans*-Isomerie beim disubstituierten Cyclohexan.

Die beiden Substituenten können in den Stellungen *e,a*, *a,e*, *a,a*, und *e,e* angeordnet sein. Vergleicht man diese Anordnungen, so fällt auf, daß die räumliche Distanz der OH-Gruppen verschieden groß ist. Diesen chemisch wichtigen Umstand kennzeichnet man in einer Gruppe von Konfigurationsisomeren mit dem Deskriptoren *cis* für die engere räumliche Nachbarschaft und *trans* für die größere räumliche Entfernung zweier Substituenten.

Bei einer 1,2-Konstitution liegt demnach eine *cis*-Konfiguration vor, wenn die Substituenten entweder in *e,a*- oder *a,e*-Anordnung stehen. Eine *trans*-Konfiguration besteht, wenn die Anordnung der Substituenten *a,a*- oder *e,e*- ist. Die *cis*- und *trans*-Konfigurationsisomere sind σ-diastereomer zueinander. Sie sind demzufolge nicht kongruent, und prinzipiell erst mit erheblichem Aufwand durch Lösen und Neuknüpfen von σ-Bindungen ineinander überführbar.

Anders liegen die Verhältnisse beim Vergleich von 1,n-*e,a*- und 1,n-*a,e*-Anordnungen bzw. von 1,n-*a,a*- und 1,n-*e,e*-Anordnungen (n = 2, 3, oder 4) untereinander, die sich durch Umklappen des Cyclohexanrings leicht ineinander umwandeln können.

Während *e,a*- und *a,e*-Konformere energiegleich sind, existiert bei den *a,a*- und *e,e*-Konformeren ein geringer Energieunterschied. Wegen der geringeren Wechselwirkung eines *e*-Substituenten mit dem restlichen Molekül ist die *e,e*-Konformation die energieärmere.

Wie zu sehen ist, sind die Begriffe *cis* und *trans* nicht fest mit den Konfigurationen *e,a*- und *a,a* zu verknüpfen. Es hängt von der Konstitution, also der Stellung beider Substituenten am Ring ab, ob z. B. die *e,a*-Anordnung, wie beim 1,2- und beim 1,4-Cyclohexandiol eine *cis*-Konfiguration, oder wie beim 1,3-Cyclohexandiol eine *trans*- Konfiguration bedeutet.

σ-Diastereomere Moleküle dieses Typs unterscheiden sich deutlich in ihren physikalischen und chemischen Eigenschaften, wie ein Beispiel aus der Welt der Riechstoffe zeigt (Abb. 4.36).

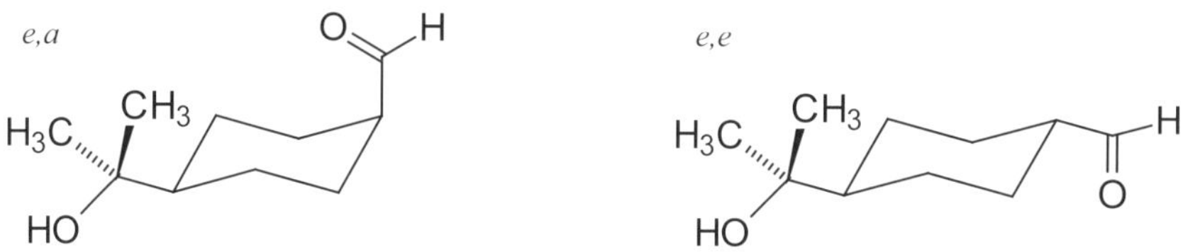


*cis*-Isomer — Maiglöckchengeruch

*trans*-Isomer — geruchlos

***Abb. 4.36***: Geruchsunterschied zweier diastereomerer Cyclohexanderivate.

Daß das *cis*-Isomer nach Maiglöckchen riecht und das *trans*-Isomer geruchlos ist, führt man auf den sehr unterschiedlichen Abstand beider Sauerstoffatome zurück. Er beträgt beim *cis*-Isomer ca. 220 pm und beim *trans*-Isomer ca. 600 pm, so daß offenbar keine Wechselwirkung mit dem verantwortlichen Geruchsrezeptor mehr stattfindet. Solche Befunde helfen, das immer noch stark empirische Züge tragende Gebiet der Geruchsempfindung rational zu verstehen.

Erhöht sich die Zahl der Substituenten am Cyclohexanring, so nimmt die Zahl der Stereoisomeren zu. Bei sechs gleichen Substituenten sind 8 Diastereomere möglich, von denen eines chiral ist und ein Enantiomerenpaar bildet. In Molekülen mit mehr als zwei gleichen Substituenten gibt man die relative Konfiguration in Bezug auf einen Referenzsubstituenten *r* mit *c* für *cis* und *t* für *trans* an.

Ein Beispiel ist der Naturstoff *myo*-Inositol. Bei diesem Wachstumsfaktor für Mikroorganismen handelt es sich um 1*r*,2*c*,3*c*,4*t*,5*c*,6*t*-Hexahydroxycyclohexan. Von den Diastereomeren des Hexachlorcyclohexans wirkt eines, das 1*r*,2*c*,3*t*,4*c*,5*c*,6*t*-Isomer, als starkes Insektizid[1] (Abb. 4.37).

[1] Dieses Lindan® wird als Saatgutbeize gegen Bodenschädlinge, Forstschädlinge und Vorratsschädlinge, in Holzschutzmitteln und außerhalb Europas gegen Nutztierparasiten eingesetzt. Das Produkt enthält keine anderen Diastereomeren mehr. Es ist durch Mikroorganismen und Sonnenlicht abbaubar.

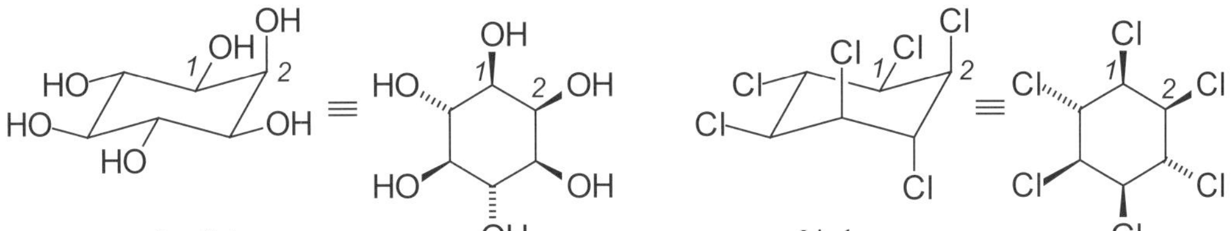


*myo*-Inositol Lindan

***Abb. 4.37***: Stereoisomere hexasubstituierte Cyclohexane mit biologischer Aktivität.

Die für 1,2-disubstituierte Cyclohexane mögliche *cis-trans*-Isomerie hat Konsequenzen für Moleküle mit *annelierten Ringen*, die zwei gemeinsame C-Atome haben. Dies ist am Beispiel des bicyclischen Kohlenwasserstoffs Decalin zu erkennen. Im *cis*-Diastereomer sind beide Ringe über eine äquatoriale und eine axiale Bindung verknüpft, im *trans*-Isomer über zwei äquatoriale Bindungen (Abb. 4.38).

Bei verknüpften Ringen sind nicht alle denkbaren Umwandlungen auch tatsächlich möglich. So unterliegt vom Decalin nur das *cis*-Diastereomer einer Ringinversion beider Ringe, nicht aber das *e,e*-Konformation aufweisende *trans*-Decalin, das sich starr verhält.

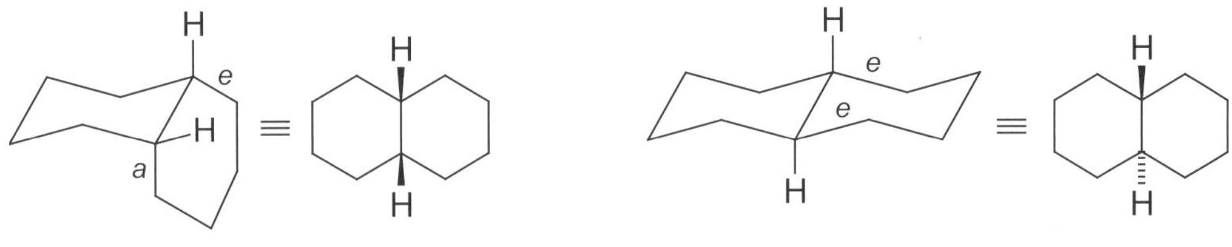


*cis*-Decalin *trans*-Decalin

***Abb. 4.38***: *cis-trans*-Isomerie beim Decalin.

Zum besseren Verständnis der nichtperspektivischen Moleküldarstellung wurden in die Perspektivformeln die beiden an der Ringverknüpfung sitzenden H-Atome mit eingezeichnet. Diese Motive der Ringverknüpfung finden sich in der wichtigen Naturstoffklasse der *Steroide* wieder, zu denen *Sterole*, *Gallensäuren* und *Steroidhormone* gehören. Ihr Gerüst hat die Konstitution des tetracyclischen Kohlenwasserstoffs *Gonan* (Perhydrocyclopenta[*a*]phenanthren) (Abb. 4.39).

Man bezeichnet die vier annelierten Ringe hier mit den Buchstaben A, B, C für die Cyclohexanringe und D für den Cyclopentanring. Für die Konfiguration gibt es nun verschiedene Diastereomere, da prinzipiell die Kombinationen von drei Ringverknüpfungen als jeweilige *cis*- oder *trans*-Verknüpfung analog zum Decalin möglich sind. Am häufigsten kommt die all-*trans*-Verknüpfung vor. Als konkretes Beispiel dient das 5α-Androstan-Gerüst. Während die Ringe B und C in Naturstoffen stets *trans*-verknüpft sind, ist dies bei der Verknüpfung der Ringe A und B sowie C und D nicht immer der Fall. Hier existieren auch Naturstoffe mit *cis*-Verknüpfung. Ein Beispiel dafür ist das 5β-Androstan-Skelett, in dem die Ringe A und B *cis*-anneliert sind (Abb. 4.39). Auf die spezielle Nomenklatur der Steroide soll an dieser Stelle nicht näher eingegangen werden.

Es wird deutlich, daß perspektivische Formeln die beste Information über den räumlichen Bau der Moleküle liefern. Dennoch ist es notwendig, mit der meist angewandten rationelleren Schreibweise umgehen zu können, in der nur die Bindungen an den ringverknüpfenden Atomen mit Keilstrichen bzw. Strichlinien wiedergegeben werden. Es versteht sich, daß die biologische Funktion einer Verbindung mit möglichen Diastereomeren nur dann gewährleistet ist, wenn sich jeder Substituent in der räumlich korrekten Position befindet. Schon der Wechsel einer Position führt zu einem anderen Diastereomeren, dessen Eigenschaften verschieden sind, was sich beträchtlich auf die biologische Wirksamkeit auswirken kann.

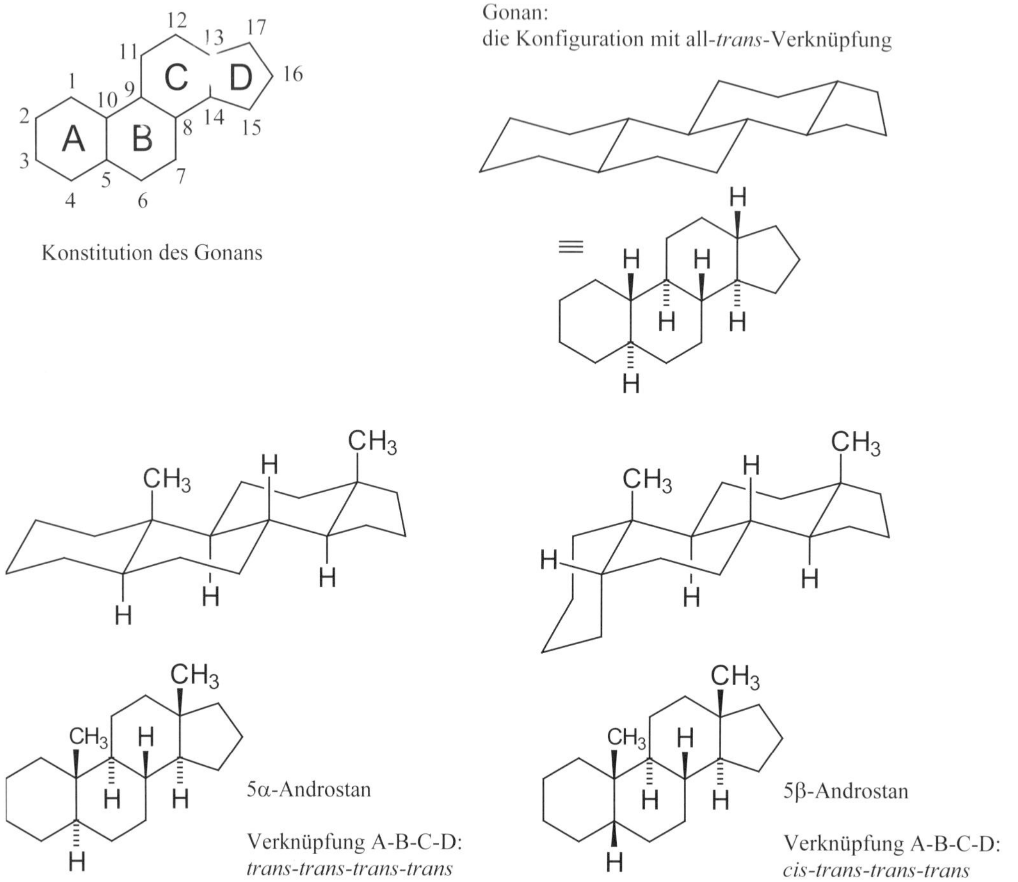


***Abb. 4.39***: Konstitution des Gonans und zwei Konfigurationsvarianten in Naturstoffen.

Bei aliphatischen Kohlenwasserstoffen kann von einer nahezu ungehinderten Drehbarkeit um die C-C-σ-Bindungen ausgegangen werden. Stellt man sich diese *innere Rotation* am Beispiel des Ethans mittels der *Newman*-Projektion vor, so resultieren prinzipiell unendlich viele Konformere, die sich durch minimale Unterschiede der Winkel zwischen den C-H-Bindungen am vorderen und hinteren C-Atom unterscheiden (Abb. 4.40).

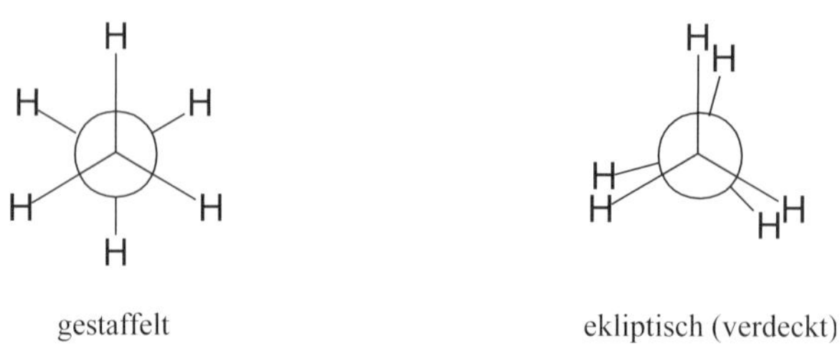


***Abb. 4.40***: Zwei Konformere des Ethans $H_3C\text{-}CH_3$.

Die energetischen Unterschiede zwischen ihnen sind geringfügig. Es ist leicht abzuleiten, welche beiden Konformationen den minimalen bzw. maximalen Energieinhalt aufweisen. Es sind dies die sogenannte *gestaffelte Konformation*, in der die H-Atome auf Lücke stehen bzw. die *ekliptische Konformation*, in der sie exakt verdeckt hintereinander stehen (in Formelbildern werden die Bindungsstriche in diesem Fall ganz leicht versetzt angeordnet, um den Sachverhalt verständlich machen zu können).

Das gestaffelte Konformer ist energieärmer, weil es den maximal möglichen Abstand der 6 H-Atome des Ethans voneinander garantiert. Im ekliptischen Konformeren behindern sich die H-Atome dagegen stärker. Dennoch ist die Rotationsbarriere von ca. 12 kJ · $mol^{-1}$ sehr niedrig und bei Raumtemperatur erfolgt einige tausendmal je Sekunde die Drehung der Methylgruppen um die C-C-Bindung. Eine Trennung der Vorzugskonformeren ist unmöglich.

Betrachtet man ein höheres Homologes, wie z. B. n-Butan, in der *Newman*-Projektion entlang der Bindungen zwischen den mittleren C-Atomen, so fällt auf, daß nun neben den Wasserstoffatomen vor allem die Behinderungen der viel raumerfüllenderen $CH_3$-Gruppen in Betracht zu ziehen sind. Dreht man entlang der mittleren Bindung in Schritten von 60° einmal um 360° so treten folgende Konformationen auf (Abb. 4.41):

0°: syn-periplanare Konformation; energetisch ungünstigster Fall, da sich in der ekliptischen Anordnung beide $CH_3$-Gruppen behindern;

60°: syn-clinale oder gauche-Konformation, lokales energetisches Minimum, da die Substituenten gestaffelt stehen, jedoch sind die Methylgruppen nicht maximal distanziert;

120°: anti-clinale Konformation: energetisch ungünstig, da die Substituenten wieder verdeckt stehen, jedoch nicht so ungünstig wie die syn-periplanare Anordnung, da es in der anti-clinalen Konformation nicht zu einer direkten Behinderung beider Methylgruppen kommt;

180: anti-periplanare Konformation, absolutes Energieminimum des n-Butans, da alle Substituenten gestaffelt stehen und beide Methylgruppen den maximalen Abstand voneinander haben.

In entsprechender Weise gestalten sich die energetischen Verhältnisse bei 240°, 300° und 360°.

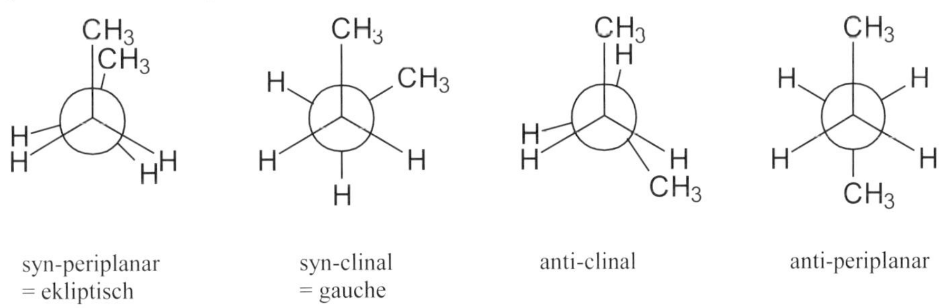


***Abb. 4.41***: Konformere des n-Butans $H_3C$-$CH_2$-$CH_2$-$CH_3$.

Die Energiebarriere für eine solche volle Rotation des n-Butans ist mit ca. 25 kJ · $mol^{-1}$ größer als beim Ethan. Dennoch ist die Rotation bei Raumtemperatur möglich. Unter diesen Umständen würde eine Momentaufnahme von n-Butan zeigen, daß etwa 80% der Moleküle in der anti-periplanaren und etwa 20% der Moleküle in der gauche-Konformation vorliegen. Für Moleküle mit längeren Kohlenstoffketten stellt eine zick-zack-förmige Anordnung der Atomkette die stabilste Konformation dar.

Wie für Cyclohexane und Alkane beschrieben, sind Konformere normalerweise nicht trennbar, da sie einen zu geringen Energieunterschied aufweisen.

Im Ausnahmefall kann jedoch aus räumlichen Gründen die freie Rotation um eine Einfachbindung oder eine Ringinversion gehindert sein, so daß σ-Diastereomere fixierter Konformation oder sogar zueinander enantiomere Konformere, sogenannte *Atropisomere* in Substanz isolierbar sind (vgl. ggf. *Atropisomerie* in Lehrbüchern der organischen Chemie).

## 4.3.2.2.3. π-Diastereomerie

Die Erscheinung der Diastereomerie ist nicht auf Moleküle beschränkt, in denen nur σ–Bindungen vorliegen. Bei bestimmten Verbindungen mit π-Bindungen kann ebenfalls Diastereomerie auftreten.

**Definitionsgemäß sind *π-Diastereomere* solche Konfigurationsisomere, die durch Lösen und Neuknüpfen einer π-Bindung ineinander überführbar sind.**

**Solche *π-Diastereomere* treten bei Alkenen auf, wenn jedes an der Doppelbindung beteiligte C-Atom zwei verschiedene Substituenten trägt. Das Muster der Substitution ist also: abC = Ccd, wobei a ≠ b und c ≠ d ist, und a = c oder d sowie b = c oder d sein kann.**

**Oft wird die π-Diastereomerie als Form der Konfigurationsisomerie auch als *cis-trans*-Isomerie bezeichnet** (obwohl es auch *cis-trans*-Isomerie bei Cycloalkan-Derivaten gibt).

Diese Bezeichnung ist historisch gewachsen. Wendet man sie an, so sind zwei Dinge zu bedenken:

(1) Die *cis-trans*-Nomenklatur versagt bei bestimmten Fällen der Substitution an der Doppelbindung, weshalb sie durch die allgemeingültige *Z*/*E*-Nomenklatur ergänzt bzw. ersetzt wurde (s. S. 193);

(2) auch für das Beschreiben der relativen Konfiguration zweier Substituenten am Cyclohexan oder an einer Pyranose ist die *cis-trans*-Bezeichnung üblich, was nicht verwechselt werden darf.

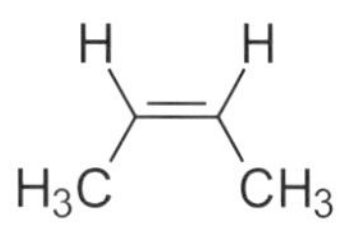


*cis*-2-Buten, (*Z*)-2-Buten

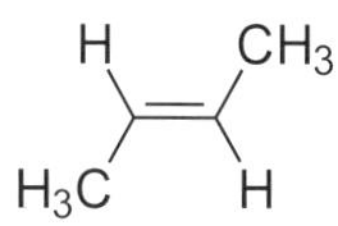


*trans*-2-Buten, (*E*)-2-Buten

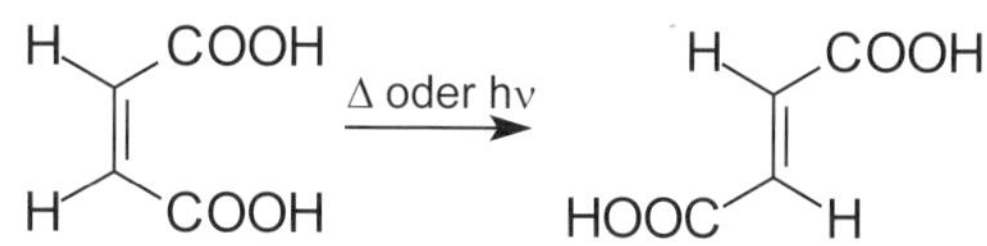


Maleinsäure Fumarsäure

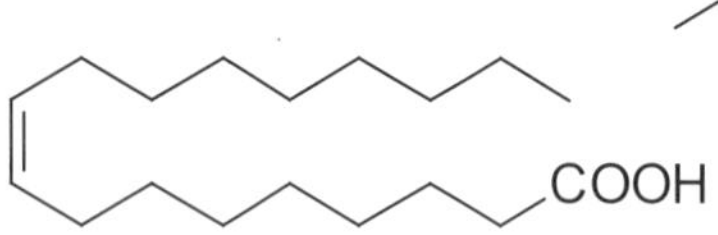


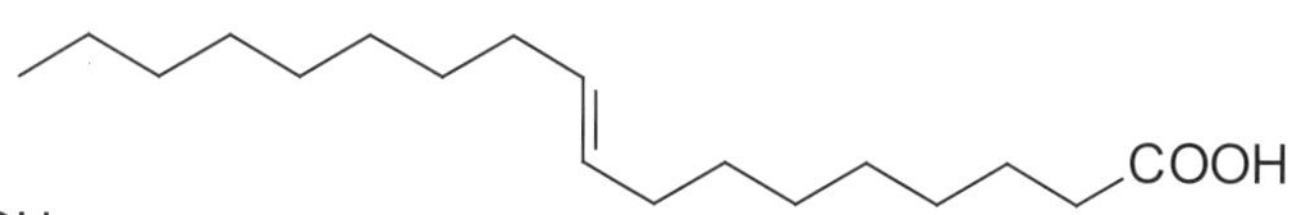


Elaidinsäure = *trans*- oder (*E*)-Octadec-9-ensäure

Ölsäure = *cis*- oder (*Z*)-Octadec-9-ensäure

***Abb. 4.42***: *cis-trans*-Isomerie an der substituierten C=C-Doppelbindung.

Die Zuordnung der Konfigurationsbezeichnungen *cis* und *trans* erfolgt also sowohl bei π- als auch σ-Diastereomeren nach der räumlichen Nähe der betrachteten Substituenten: *cis* für die engere Nachbarschaft und *trans* für die größere Distanz der Substituenten (Abb. 4.42).

Die Umwandlung des einen π-Diastereomeren in das andere ist nicht ohne weiteres möglich, sondern erfordert eine Energiezufuhr zum Lösen der π-Bindung und Entkoppeln ihrer Elektronen. Unter Erhalt der σ-Bindung ist nun eine Rotation um 180 ° möglich, bevor die π-Bindung wieder geschlossen wird. Dadurch kommt es zur Bildung des Isomeren mit geänderter Geometrie an der Doppelbindung. Thermodynamisch betrachtet haben beide Isomeren einen unterschiedlichen Energieinhalt. Das *trans*-Diastereomer ist meist etwas energieärmer, da sich die Substituenten hier räumlich weniger behindern. Die Energiezufuhr zur Isomerisierung ist thermisch möglich, häufig greift man aber auf die selektivere

Anregung durch Strahlung (UV oder sichtbares Licht) zurück, da diese Energie über die Wellenlänge exakt auf das Erfordernis der speziellen π-Bindung angepaßt werden kann.[1]

Zur Konstitution des 2-Butens existieren zwei π-Diastereomere (Abb. 4.42). Sie unterscheiden sich in ihren Eigenschaften. So siedet *cis*-2-Buten bei - 3,7 °C und *trans*-2-Buten bei 0,9 °C. Maleinsäure (Schmelzpunkt 135 °C) kann durch thermische oder photochemische Isomerisierung in die thermodynamisch stabile Fumarsäure (Schmp. 300 °C) isomerisiert werden.[2] Maleinsäure kann thermisch durch Dehydratisierung zu Maleinsäureanhydrid (s. S. 201) cyclisieren. Bei Fumarsäure ist dies wegen der räumlichen Entfernung der beiden -COOH-Gruppen unmöglich.

*Ölsäure* ist ein für die menschliche Ernährung wertvoller Naturstoff, der als Ester in Form eines fetten Öls z. B. im Olivenöl vorkommt und zwar ausschließlich in der *cis*-Konfiguration und nicht in Form der *trans*-isomeren *Elaidinsäure*.

In ihrer ursprünglichen Definition ist die *cis-trans-Nomenklatur für π-Diastereomere* nur dann eindeutig anwendbar, wenn zumindest ein Substituent an jedem C-Atom der Doppelbindung gleich ist. Ist dies nicht der Fall, treten Probleme auf. Daher ist man zu der universellen *E/Z-Nomenklatur* übergegangen, mit der alle geometrischen Situationen an jeglichen Doppelbindungen zwischen zwei Atomen erfaßt werden können (Abb. 4.43).

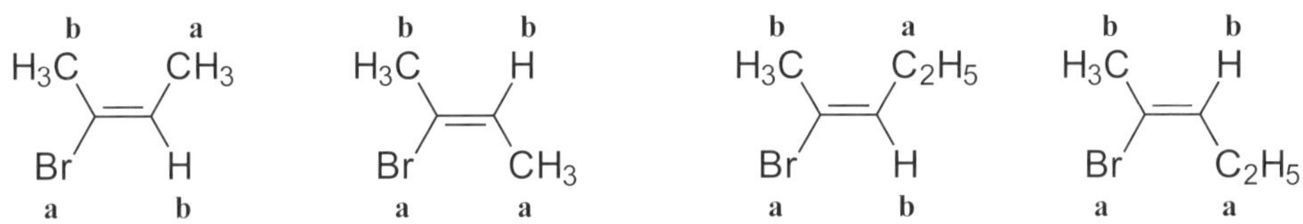


*cis*- und (*E*)-Konfiguration | *trans*- und (*Z*)-Konfiguration | *cis-trans*-Nomenklatur nicht anwendbar! (*E*)-Isomer | (*Z*)-Isomer

***Abb. 4.43***: Die universelle Anwendbarkeit der *E/Z*-Konfigurationsbezeichnung.

Nach der Vergabe der Konfigurations-Deskriptoren *E* (**e**ntgegen) und *Z* (**z**usammen) an die Diastereomeren wird dies als *E/Z*-Zuordnung bezeichnet. Um zu entscheiden, welcher Fall vorliegt, ermittelt man nach der schon bei der *R,S*-Nomenklatur vorgestellten Sequenzregel die Prioritäten der zwei Substituenten an jedem Atom der Doppelbindung. Nun prüft man, ob gleiche Prioritäten *zusammen* auf einer Seite der Doppelbindung liegen oder auf *entgegen*gesetzten Seiten. Danach ergibt sich die Konfiguration als (*Z*) oder (*E*).

Dieses Vorgehen führt bei einfachen Alkenen, wie 2-Buten, häufig dazu, daß das *cis*-Isomere die (*Z*)- und das *trans*-Isomere die (*E*)-Konfiguration hat. Dies ist jedoch nicht zwangsläufig so, wie das Beispiel der isomeren 2-Brombutene zeigt (Abb. 4.43). So ist *cis*-2-Brom-2-buten als (*E*)-2-Brom-2-buten zu bezeichnen, da Brom nach der Sequenzregel den Vorrang vor der $CH_3$-Gruppe bekommt. Analog ist das *trans*-Diastereomer hier (*Z*)-konfiguriert. Auf 2-Brom-2-penten schließlich ist die *cis-trans*-Nomenklatur gar nicht mehr anwendbar, da es keinen gleichen Substituenten auf beiden Seiten der

---

[1] Die Natur exerziert dies in vollendeter Form vor: So beruht die Ableitung eines Reizes, der den Sehvorgang in der Netzhaut (Retina) des Auges ermöglicht, auf der photochemischen Isomerisierung einer *cis*-Doppelbindung des Naturstoffs Retinal in die *trans*-Form. Dies ruft Strukturänderungen hervor, die letztlich in elektrische Impulse umgewandelt werden können, die einen Bildaufbau ermöglichen. Die Re-Isomerisierung ist möglich, so daß kein Verbrauch des „Sehpurpurs" erfolgt. (siehe auch Retinal).

[2] Bereits 1874 sagte *van't Hoff* aufgrund theoretischer Betrachtungen an Molekülmodellen die Existenz stereoisomerer Ethenderivate voraus. Der experimentelle Nachweis für die Richtigkeit dieser Vorhersage gelang 1877 *Wislicenus* am Beispiel von Maleinsäure und Fumarsäure. *van't Hoff* erhielt später den ersten Nobelpreis für Chemie (1901) für seine Arbeiten zur chemischen Dynamik und zur Osmose.

Doppelbindung mehr gibt. Mit der *E*/*Z*-Nomenklatur ist die Konfigurationszuordnung jedoch problemlos möglich.

In Übersicht 4.2 sind die Erscheinungsformen der Isomerie nochmals an typischen Substanzbeispielen zusammengestellt.

---

**♦ Konstitutionsisomerie**

$C_8H_{16}$ Dimethylcyclohexan: 1,2- 1,3- 1,4-

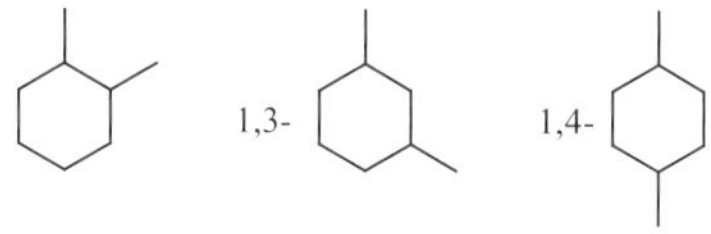

**♦ Stereoisomerie**

**Enantiomerie**

- Spiegelbildisomerie, optische Isomerie

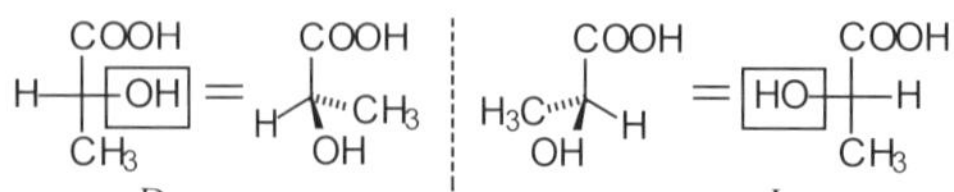


D- *R*- *S*- L-

Milchsäure

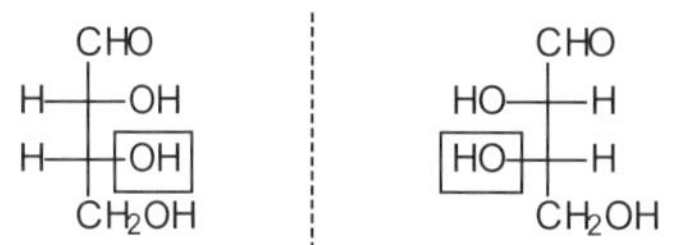


D-(-)-Erythrose
(2*R*,3*R*)-Konfiguration

L-(+)-Erythrose
(2S,3S)-Konfiguration

- Spezialfall Atropisomerie (Chiralitätsachse)

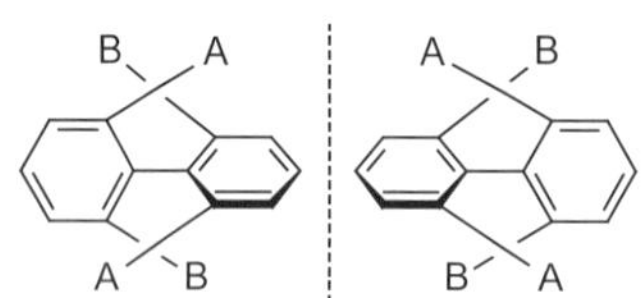


**Diastereomerie**

- σ-Diastereomerie

L-(+)-Erythrose
(2*S*,3*S*)-Konfiguration

D-(-)-Threose
(2*S*,3*R*)-Konfiguration

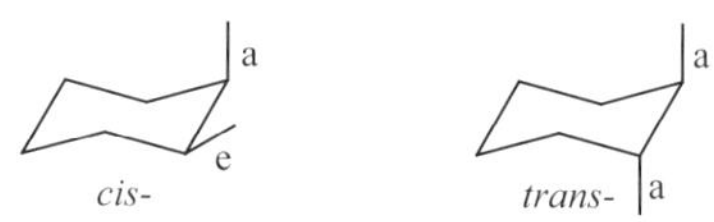


*cis*- *trans*-

1,2-Dimethylcyclohexan

- π-Diastereomerie

*cis*-2-Buten,
(*Z*)-2-Buten

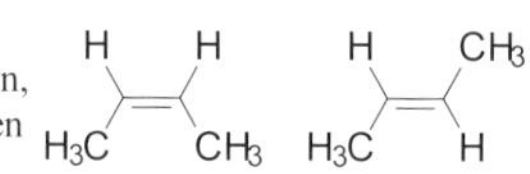


*trans*-2-Buten,
(*E*)-2-Buten

---

- Konformationsisomerie

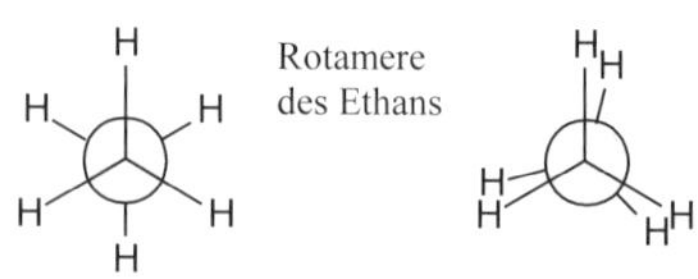


gestaffelt ekliptisch (verdeckt)

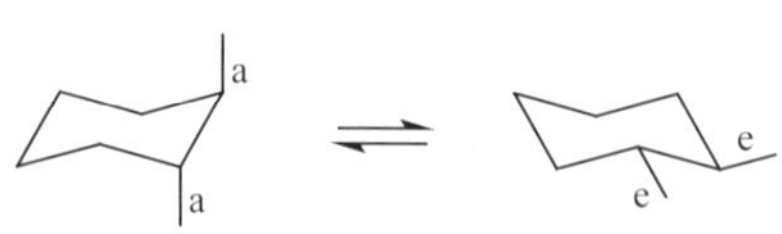


Konformere durch Sesselinversion
des *trans*-1,2-Dimethylcyclohexans

***Übersicht 4.2***: Beispiele zur Isomerie organischer Verbindungen.

Es wird deutlich, daß Analysen zur Struktur von Molekülen schon vorgenommen werden können, ohne daß man eine vertiefte Stoffkenntnis der jeweiligen Substanzklasse besitzen muß, da es sich zunächst um die formale Betrachtung unterschiedlicher Verknüpfungen von Atomen oder geometrische Aspekte der räumlichen Anordnung von Atomen und Bindungen handelt. In den Stoffkapiteln folgen weitere Beispiele zur Isomerie.

Wesentlich ist, daß die Kenntnis der molekularen Struktur den Schlüssel zum Verständnis chemischer und biochemischer Reaktionen und der biologischen Wirkung von Naturstoffen und Pharmaka bietet.

## 4.4. Wichtige Reaktionsarten organischer Verbindungen

Organisch-chemische Reaktionen verlaufen in der Regel zwischen elektrisch neutralen Molekülen. Sie werden durch den Zusammenstoß solcher Teilchen eingeleitet, die energiereich genug sind, um die für die jeweilige Elementarreaktion charakteristische Aktivierungsenergie aufzubringen. Unter Normalbedingungen handelt es sich dabei oft nur um einen Bruchteil der vorhandenen Moleküle (*Boltzmann*sche Energieverteilungskurve, s. S. 47). Daher laufen viele organische Reaktionen im Gegensatz zu den meist außerordentlich rasch und quantitativ erfolgenden Ionenreaktionen anorganischer Salze, Säuren und Basen vergleichsweise langsam ab (*Zeitreaktionen*). Sie müssen durch Zufuhr von Energie als Wärme und/oder Licht angeregt werden, neuerdings setzt man auch Ultraschall oder Mikrowellenstrahlung ein. Vorteilhaft ist es, wenn es gelingt, einen Katalysator zu finden, der die Aktivierungsenergie der Reaktion senkt.

Häufig verlaufen organische Reaktionen nicht quantitativ unter Produktbildung, sondern führen zur Einstellung eines Gleichgewichts mit bestimmten Anteilen an restlichen Edukten (z. B. Bildung des Esters aus einer Carbonsäure und einem Alkohol und Hydrolyse des Esters). Dann müssen die Reaktionsparameter so verändert werden, daß das Gleichgewicht auf die erwünschte Seite verschoben wird (Änderung von Konzentrationen, Temperatur, Druck oder Solvens).

Die nähere Betrachtung zeigt, daß die unterschiedlichen Stoffklassen von Kohlenstoffverbindungen beachtliche Unterschiede in ihrer Reaktionsfähigkeit gegenüber der Vielzahl möglicher Reaktionspartner aufweisen. Die Ursache dafür liegt in der außerordentlich großen strukturellen Vielfalt der über 10 Millionen bekannten organischen Verbindungen. Oberflächlich gesehen entsteht daraus der Eindruck einer verwirrenden Vielfalt von organisch-chemischen Reaktionen. Dennoch ist es möglich, solche Reaktionen auf wenige allgemeingültige Muster zurückzuführen, deren prinzipielles Verständnis es erlaubt, auch komplizierte Abläufe einer speziellen Reaktion schrittweise zu verstehen.

**Eine *chemische Reaktion* ist *makroskopisch* gesehen eine in einem chemischen System erfolgende Stoffwandlung, die mit einer Energie- und Entropieänderung verbunden ist. Auf *molekularer Ebene* handelt es sich um eine Änderung von Bindungen und *Strukturen*, die durch die Aspekte Konstitution sowie räumliche und elektronische Struktur gekennzeichnet sind.**

**Die *Aufklärung von Reaktionsmechanismen* befaßt sich mit dem Reaktionsablauf auf der molekularen Ebene** (s. S. 47).

Mechanistisch gesehen existieren zwei Arten von Reaktionsabläufen:

- ***Elementarreaktionen* bestehen aus nur einem Elementarprozeß.**

Zu diesen Reaktionen zählen *monomolekulare Prozesse* (Umwandlung eines Moleküls in ein oder mehrere Produkte), die sehr häufigen *bimolekulare Prozesse* (ausgelöst durch den Stoß von zwei gleichen oder unterschiedlichen Teilchen) und *trimolekulare Prozesse* (verursacht durch einen allerdings sehr unwahrscheinlichen Dreierstoß).

- ***Komplexe Reaktionen* sind aus zwei oder mehr Elementarreaktionen zusammengesetzt.**

Man unterscheidet hier:

1. *Reversible Elementarreaktionen* - die zu chemischen Gleichgewichtseinstellungen zwischen Edukten und Produkten führen. Die makroskopisch zu beobachtende Gleichgewichtslage hängt dann von der Geschwindigkeit von Hin- und Rückreaktion ab (s. S. 95).

2. *Folgereaktionen* (auch: *Stufenreaktionen*) - Mindestens zwei Elementarreaktionen laufen nacheinander ab. Da sich ihre Geschwindigkeiten unterscheiden, ist die langsamste Teilreaktion der sogenannte *geschwindigkeitsbestimmende Schritt*, d. h. kinetisch gesehen der Engpaß der gesamten Folgereaktion. In Folgereaktionen können kurzlebige reaktive Zwischenstufen (*Intermediate*) gebildet werden, die nicht in der Bruttogleichung der Reaktion erscheinen, da sie weiter zu den Endprodukten umgesetzt werden.

3. *Parallelreaktionen* (auch: *Konkurrenzreaktionen*) - Die vorhandenen Edukte (Ausgangsstoffe) reagieren gleichzeitig nach zwei oder mehr verschiedenen Elementarreaktionen. Im Ergebnis entstehen nebeneinander verschiedenartige Produkte im Gemisch. Die schnellste Reaktion ist die *Hauptreaktion*, alle langsameren sind *Nebenreaktionen*. Man spricht von *Haupt*- und *Nebenprodukten* der Reaktion. Oft sind die im Gemisch anfallenden Produkte einander strukturell ähnlich, also Konstitutionsisomere oder Stereoisomere. Die aus der Struktur der Reaktionspartner resultierende Bevorzugung bestimmter Elementarreaktionen führt zu verschiedenen Formen der *Selektivität* bei Parallelreaktionen (*Chemo-*, *Regio-* und *Stereoselektivität*), auf die weiter unten eingegangen wird.

## 4.4.1. Einteilung nach der Bindungsumgruppierung

Für die Aufspaltung einer Atombindung gibt es zwei Möglichkeiten, die als *Homolyse* und *Heterolyse* bezeichnet werden. Nach vollzogener Spaltung werden dadurch entweder zwei Radikale als elektrisch neutrale Bruchstücke mit je einem ungepaarten Elektron oder je ein Kation und Anion erhalten.

### 4.4.1.1. Homolyse und Heterolyse

Die homolytische Bindungsspaltung entläßt jeden Bindungspartner mit einem Elektron der Elektronenpaarbindung (1).

**Bei der Homolyse einer Atombindung wird das Bindungselektronenpaar entkoppelt, so daß jeder der beiden Bindungspartner über ein ungepaartes Elektron verfügt, also als Radikal vorliegt.**

$$A{:}B \longrightarrow A^{\bullet} + {.}B \qquad (1)$$

Zur *Entkopplung* des bindenden Elektronenpaars sind relativ hohe Energiebeträge erforderlich, die dem Molekül in Form von Strahlung oder Wärme zugeführt werden müssen. Die dadurch gebildeten Radikale (s. S. 123) sind energiereich, sehr reaktionsfähig und daher meist kurzlebig.

**Die Homolyse ist die Voraussetzung einer *radikalischen Reaktion*, in deren Verlauf mitunter auch weitere Radikale gebildet werden können. Die wichtigste Radikalreaktion ist die *radikalische Substitution* (Symbol $S_R$) (s. S. 204).**

Diese homolytische Reaktion ist wichtig für die Aufspaltung der stabilen, unpolaren C-C-σ- und C-H-σ-Bindungen in gesättigten Kohlenwasserstoffen. Sie ermöglicht die Funktionalisierung dieser (abgesehen von der Verbrennung) chemisch reaktionsträgen Substanzklasse.

Es gibt auch radikalische Additionen und Polymerisationen, auf deren Darstellung jedoch in diesem Buch verzichtet wird.

***Radikale* sind elektrisch neutrale Teilchen mit einem ungepaarten Elektron. Sie sind paramagnetisch und haben wegen des Elektronenspins ein magnetisches Moment. Ursache ihrer Reaktivität ist das Bestreben, dieses Elektron wieder in eine Elektronenpaarbindung einzubringen.**

Radikalischen Charakter haben z. B. Stickstoffdioxid $^{\cdot}NO_2$, Stickstoffmonoxid $^{\cdot}NO$, Chlor- oder Bromatome aus der Homolyse von molekularem $Cl_2$ oder $Br_2$ und das Methylradikal $^{\cdot}CH_3$.

**Bei der *Heterolyse* einer Atombindung wird das Bindungselektronenpaar vollständig von einem der beiden Bindungspartner übernommen, so daß Ionen mit entgegengesetzten Ladungen entstehen, ein Kation und ein Anion. Es existieren prinzipiell zwei Varianten.**

$$A{:}B \longrightarrow A{:}^{\ominus} + B^{\oplus} \qquad \text{oder} \qquad A{:}B \longrightarrow A^{\oplus} + B{:}^{\ominus} \qquad (2)$$

Es hängt von der Struktur der Molekülteile A und B und ihrer polarisierenden Wirkung auf die Bindung zwischen A und B ab, ob A oder B zum Kation oder Anion (2) wird und wie groß der Energieaufwand für die Heterolyse ist. Ein geringer Energiebetrag ist z. B. dann erforderlich, wenn die Bindung von vornherein stark polarisiert ist. Dies kann durch einen großen Elektronegativitätsunterschied der Bindungspartner hervorgerufen werden. Wenn sich die gebildeten Ionen mit einer Lösungsmittelhülle umgeben (*Solvatation*!) und dadurch stabilisieren können, ist die Heterolyse begünstigt. Ladungsstabilisierend wirken polare Lösungsmittel wie z. B. Wasser oder Alkohole. Diese heterolytisch gebildeten Ionen sind wie die Radikale reaktiv und kurzlebig. Sie lösen sehr rasch chemische Reaktionen aus, die als *polare*, *ionische* oder *heterolytische Reaktionen* bezeichnet werden.

### 4.4.1.2. Reaktive Teilchen: Nucleophile und Elektrophile

Zur Diskussion polarer Reaktionen werden die reaktiven Teilchen in zwei Gruppen eingeteilt, in *Nucleophile* und *Elektrophile*.

***Nucleophile* haben nucleophile, also "kernfreundliche" Eigenschaften, da sie nach einer Reaktion mit einer positiven bzw. positivierten Stelle in einem Ion bzw. Molekül streben.**

Diese Positivität wird mit dem Wort "nucleo" gekennzeichnet, das von "nucleus" für den positiven Atomkern entlehnt wurde. Natürlich geht es aber bei allen chemischen Reaktionen um Reaktionen in der Elektronen*hülle*!

***Elektrophile* haben elektrophile, also "elektronenfreundliche" Eigenschaften, da sie nach einer Reaktion mit einem Ort erhöhter Elektronendichte streben.**

Ob ein Teilchen in Reaktionen nucleophil oder elektrophil wirksam wird, kann man an allgemeinen Strukturmerkmalen erkennen, die sich auf das Säure-Base-Konzept von *Lewis* beziehen (s. S. 77 ):

**Nucleophile sind Elektronenpaardonatoren.**

**Zu den Nucleophilen zählen *Lewis*-Basen, wie**

***Carbanionen*, und andere Anionen, z. B. $OH^-$, $OR^-$, $SH^-$, $SR^-$, $CN^-$, $I^-$, $Br^-$, $Cl^-$, $F^-$;**

**neutrale Moleküle mit einem freien Elektronenpaar, wie $NH_3$, $R\text{-}NH_2$, $H_2O$, R-OH, $N_2H_4$, R-SH, $R_3P$; und**

**solche neutralen Moleküle mit erhöhter Elektronendichte in π-Bindungen, wie $C_2H_4$, $C_6H_6$, und CO, die elektrophil angreifbar sind.**

**Elektrophile sind Elektronenpaarakzeptoren.**

**Zu den Elektrophilen zählen *Lewis*-Säuren, wie**

***Carbeniumionen*, und andere Kationen, wie $H^+$ (sehr wichtig als Katalysator), $Li^+$, $Al^{+++}$, $NO^+$, $NO_2{}^+$, $Br^+$, $Cl^+$;**

**neutrale Moleküle mit Elektronenlücke, wie $BF_3$, $AlCl_3$, $FeCl_3$, $FeBr_3$, $ZnCl_2$; und**

**neutrale Moleküle mit verminderter Elektronendichte in $\pi$-Bindungen, wie Tetracyanoethen $(NC)_2C{=}C(CN)_2$, $SO_3$, $CO_2$, oder in $\sigma$-gebundenen Molekülen, wie z. B. $Br_2$ oder $I_2$, die sich leicht heterolytisch spalten lassen.**

*Carbanionen* und *Carbeniumionen* (3) und (4) sind spezielle Beispiele für Nucleophile und Elektrophile. Die Stabilität von Carbanionen hängt von den Substituenten am negativierten C ab. Elektronenakzeptorsubstituenten stabilisieren das Carbanion durch partielle Übernahme von Ladungsdichte (wie -CN in (3). Die Stabilität von Carbeniumionen hängt von den Substituenten am positivierten C ab, Elektronendonatorsubstituenten stabilisieren das Carbeniumion durch partielles Auffüllen der Elektronenlücke (wie $-CH_3$ in (4).

allgemein: konkretes Beispiel:

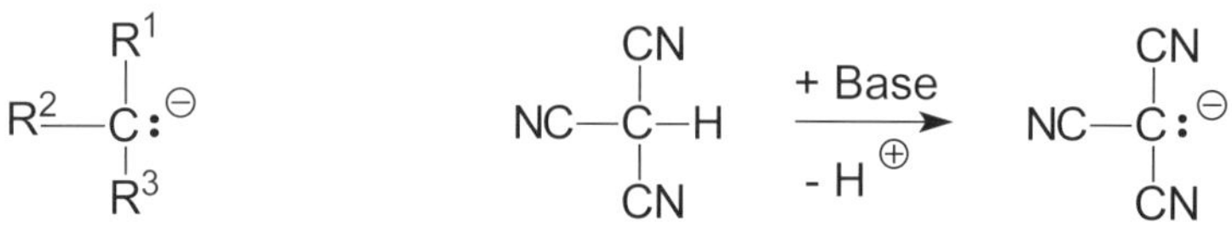


(3)

Carbanion Tricyanomethananion

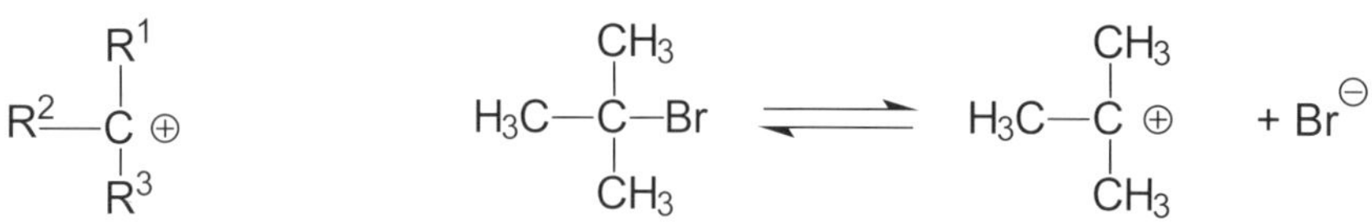


(4)

Carbeniumion tert.-Butylkation

$R^1$, $R^2$ und $R^3$ sind H oder andere Atome bzw. Reste, deren Art ebenso über die Fähigkeit zur Ausbildung und Stabilisierung eines Anions oder Kations entscheidet, wie die Natur des abgespaltenen Restes.

Nach den Eigenschaften der reaktiven Teilchen werden folgende Klassen von Reaktionen eingeteilt.

**Je nachdem, ob *polare Reaktionen* durch Nucleophile oder Elektrophile ausgelöst werden, unterscheidet man**

***nucleophile Reaktionen*, wie die *nucleophile Substitution* (Symbol $S_N$) und die *nucleophile Addition* (Symbol $A_N$), und**

***elektrophile Reaktionen*, von denen die *elektrophile Substitution* (Symbol $S_E$) und die *elektrophile Addition* (Symbol $A_E$) wesentlich sind.**

## 4.4.2. Einteilung nach dem Bruttoumsatz

Hierbei wird als ordnendes Prinzip die Art des chemischen Gesamtumsatzes gewählt. Ob der Reaktionsmechanismus über homolytische oder heterolytische Reaktionen verläuft, bleibt zunächst unberücksichtigt. Die Vielfalt aller Reaktionen folgt wenigen Mustern.

Vier wesentliche Reaktionsarten sind von Bedeutung:

| | |
|---|---|
| *Addition* | **Symbol A** |
| *Eliminierung* | **Symbol E** |
| *Substitution* | **Symbol S** |
| *Isomerisierung* (*Umlagerung*) | |

Im folgenden werden das Prinzip jeder Reaktionsart und wichtige Unterarten besprochen.

## 4.4.2.1. Addition

Gleichung (5) gibt das allgemeine Prinzip aller Additionen an.

**Unter *Additionsreaktionen* (Additionen, Anlagerungen) versteht man Umsetzungen, in deren Verlauf Stoffe an organische Verbindungen addiert werden, deren Moleküle Doppel- oder Dreifachbindungen oder freie Elektronenpaare enthalten.**

$$\underset{\text{Substrat}}{A} + \underset{\text{Reagens}}{B} \longrightarrow \underset{\text{Produkt}}{AB} \qquad (5)$$

Besonders wichtig sind Additionen an die C=C- und an die C=O-Doppelbindung. Die $sp^2$-hybridisierten Atome gehen dabei in $sp^3$-hybridisierte Atome über. Aus ungesättigten Molekülen entstehen dabei gesättigte. Additionen sind meist Folgereaktionen.

### 4.4.2.1.1. Elektrophile Addition

Elektrophile Additionen, z. B. von Brom, treten vorzugsweise an Alkenen auf.

**Von *elektrophilen Additionsreaktionen* (Symbol $A_E$) spricht man, wenn sich zuerst ein Elektrophil an die Mehrfachbindung addiert.**

In (6) ist der Ablauf einer solchen, nach einem $A_E$-Mechanismus verlaufenden Bromierung dargestellt. Nach der Ausbildung eines π-Komplexes kommt es zu einer Heterolyse des Brommoleküls in $Br^+$ und $Br^-$. Durch elektrophilen Angriff des Bromkations an der π-Bindung bildet sich dann ein cyclisches Bromoniumion. Im zweiten Schritt greift das Bromidion von der entgegengesetzten Seite nucleophil an einem C-Atom an und öffnet den Ring.

Aus dem Alken ist damit ein 1,2-Dibromalkan entstanden, in dem die Bromatome *vicinal* (d. h. an zwei benachbarten C-Atomen befindlich) angeordnet sind. Die aus dem Verbrauch des rotbraunen molekularen Broms resultierende Entfärbung der Reaktionslösung kann als Nachweis auf den ungesättigten Charakter des Substrates dienen.

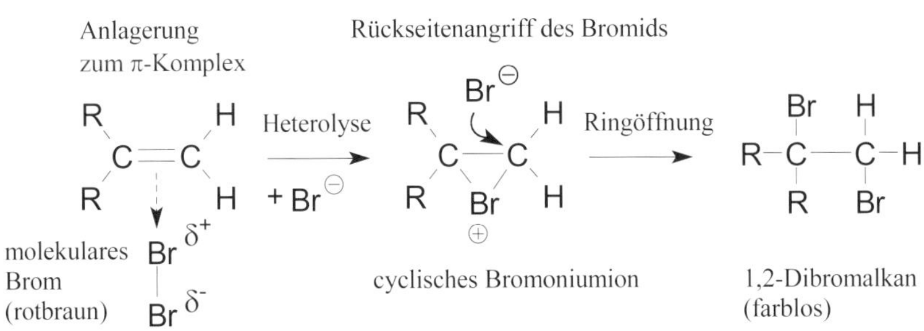


(6)

Analog erfolgt die Addition von Brom an 1,3-Diene. Dabei kann sowohl ein 1,2- als auch ein 1,4-Addukt entstehen. In polaren Lösungsmitteln überwiegt jedoch die 1,4-Addition (s. S. 229).

Die *Hydrierung* (Anlagerung von Wasserstoff) ist eine weitere wichtige Additionsreaktion an Alkene, die im Labor wegen der großen Aktivierungsenergie nur unter Einsatz eines Katalysators gelingt. Dazu dienen feinverteilte Metalle, wie z. B. Platin, Palladium oder Nickel. Die Hydrierung führt zu den gesättigten Alkanen (s. S. 220). Auch in biochemischen Reaktionen ist die Aufnahme von 2 H durch enzymatische Reduktion wichtig, dies gilt besonders für die Reduktion der Carbonylgruppe >C=O zur alkoholischen >CHOH-Funktion.

Als *Hydratisierung* wird die Addition von Wasser bezeichnet. Sie führt zu Alkoholen (s. S. 252) und muß durch Säurezusatz katalysiert werden. Die Hydratisierung ist ebenfalls eine biochemisch wichtige Reaktion.

*Hydrohalogenierung* wird die Addition von Halogenwasserstoff HX (X = Cl, Br, I) genannt, die zu *Alkylhalogeniden* (*Halogenalkanen*) (s. S. 251) führt.

## 4.4.2.1.2. Nucleophile Addition

Nucleophile Additionsreaktionen sind vor allem für Carbonylverbindungen (s. S. 266) charakteristisch.

> **Bei *nucleophilen Additionsreaktionen* (Symbol $A_N$) wird im 1. Schritt ein Nucleophil an die Doppelbindung addiert.**

Bei Carbonylverbindungen greifen nucleophile Reagenzien am positiv polarisierten C-Atom der Carbonylgruppe >C=O an. So wird *Chloral* (Trichloracetaldehyd, flüssig) von Wasser als Nucleophil angegriffen. Zunächst läßt sich ein zwitterionisches Intermediat formulieren. Nach Wanderung eines Protons entsteht *Chloralhydrat* (fest) als Additionsprodukt (7).

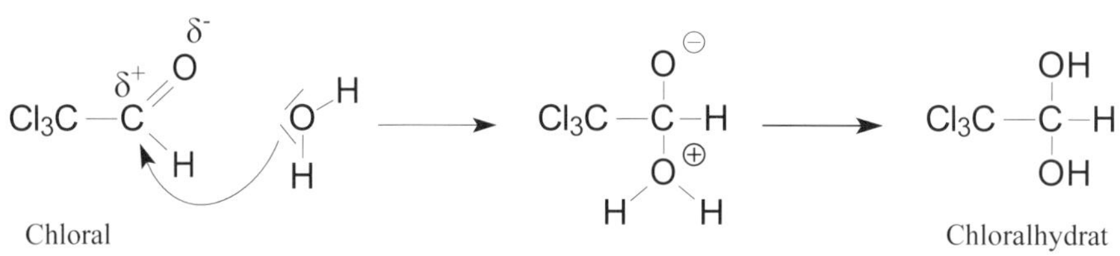


(7)

Diese Addition führt zu einer Dihydroxyverbindung mit *geminaler* Anordnung der OH-Gruppen (von lat. *gemini* = Zwillinge, d. h. beide OH-Gruppen sind an das selbe C-Atom gebunden). Solche *geminalen Diole* sind nur unter bestimmten strukturellen Voraussetzungen stabil. Im konkreten Beispiel (7) wirkt der starke Elektronenakzeptoreffekt der $Cl_3C$-Gruppe stabilisierend.

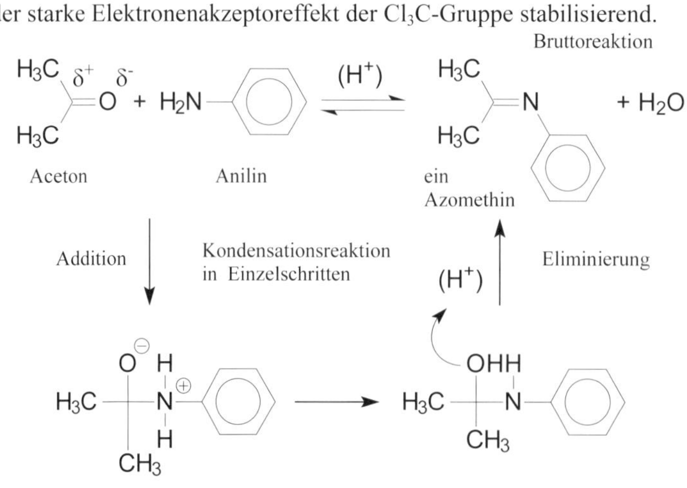


(8)

Bei der Mehrzahl nucleophiler Additionen an Carbonylverbindungen stabilisiert sich allerdings das zuerst gebildete Additionsprodukt unter Eliminierung von Wasser und Rückbildung einer Doppelbindung. Für eine solche, meist sauer katalysierte Folgereaktion aus Addition und Eliminierung unter Wasserabspaltung wird häufig der Begriff *Kondensation* verwendet.

Im Beispiel der Gleichung (8) reagiert Aceton mit *Anilin* (Aminobenzol) unter Kondensation zu einem Produkt aus der Stoffklasse der *Azomethine* (auch: *Schiff*sche Base), das strukturell an der C=N-Doppelbindung zu erkennen ist. Es ist möglich, die Reaktion durch Protonieren der Carbonylgruppe zu katalysieren, da dies deren Elektrophilie gegenüber dem Nucleophil Anilin steigert.

## 4.4.2.1.3. Cycloaddition

Es gibt eine große Vielzahl von Cycloadditionen, die zu ringförmigen Produkten unterschiedlicher Ringgröße führen.

> **Im Fall einer *Cycloaddition* erfolgt die Addition beider Reaktionspartner unter Ringschluß. Dabei sind durch [2+1]-, [2+2]-, [3+2]- und [4+2]-Cycloadditionen drei-, vier,- fünf- oder sechsgliedrige Ringe zugänglich.**

Hier soll lediglich das Prinzip der am längsten bekannten Cycloaddition dargestellt werden, der *Diels-Alder-Reaktion*[1] (sog. *Diensynthese*, 1928), die einer [4+2]-Cycloaddition entspricht (9) - (11).

Dabei vereinigt sich ein *1,3-Dien* mit einer geeignet substituierten ungesättigten Verbindung, die als *Dienophil* bezeichnet wird, zu einem *Cycloaddukt*, das einen sechsgliedrigen Ring enthält, der durch diese Reaktion gebildet wird.

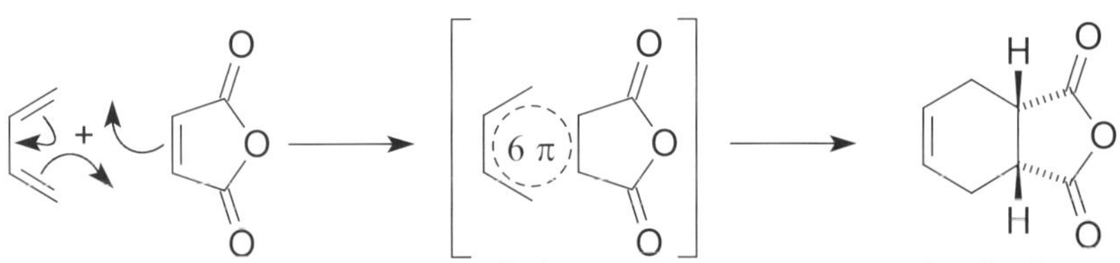


(9)

1,3-Butadien — Maleinsäure-anhydrid — cyclischer Übergangszustand — *cis*-konfiguriertes Cycloaddukt

Die Konfiguration der Substituenten im Dienophil (ggf. auch im Dien) bleibt erhalten:

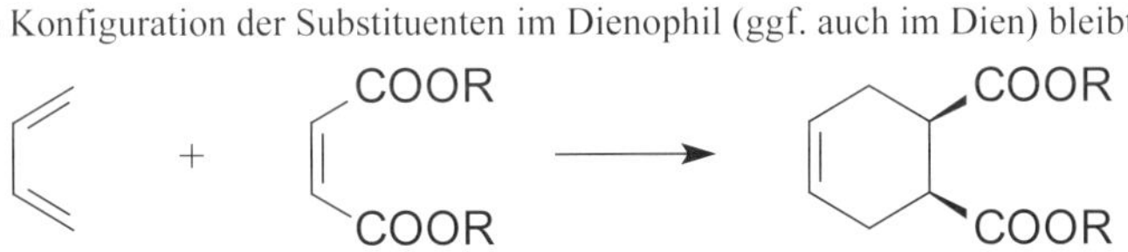


(10)

Maleinsäure-diester (*cis*) — *cis*-Cycloaddukt

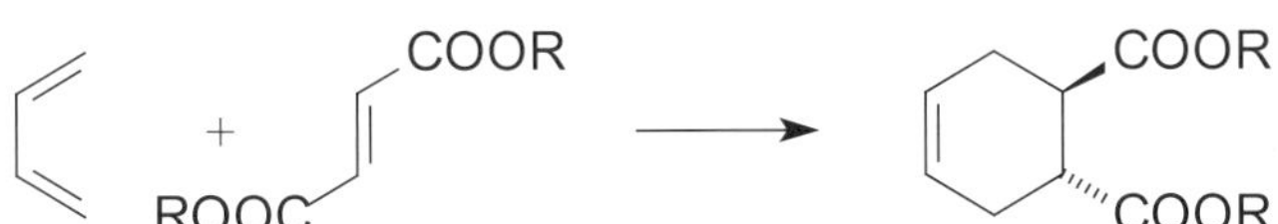


(11)

Fumarsäure-diester (*trans*) — *trans*-Cycloaddukt

---

[1] Zahlreiche Reaktionen der organischen Chemie sind nach ihren Entdeckern benannt, man spricht dann von *Namensreaktionen*. Die Benennung einer Reaktion nach ihrem Entdecker gilt als besondere Ehre. Sie erfolgt nicht durch den oder die Entdecker selbst oder durch ein offizielles Gremium, sondern bürgert sich im Lauf der Zeit in der Fachliteratur ein. Dies bringt die allgemeine Bedeutung der Reaktion und die besondere Wertschätzung der Fachleute zum Ausdruck.

Während der *konzertierten Reaktion*, d. h., während des synchron oder nahezu synchron erfolgenden Bindungswechsels von drei π-Bindungen in einem Ring von 6 Atomen wird ein cyclisch konjugierter Übergangszustand mit 6 π-Elektronen durchlaufen. Auf Kosten von 4 π-Elektronen werden zwei neue σ-Bindungen ausgebildet. Dadurch kommt es zur Addition unter Ringschluß. Die dritte π-Bindung wird in die Nachbarposition verlagert (9).

Im Beispiel (9) reagiert *1,3-Butadien* in Form einer sog. *s-cis*-Konformation (gleichseitige Anordnung beider Doppelbindungen in Bezug auf die Einfachbindung) mit *Maleinsäureanhydrid* zu *cis*-1,2,3,6-Tetrahydrophthalsäureanhydrid als Cycloaddukt. Die Diensynthese ist eine *cis*-Addition, daher bleiben evtl. im Dien und Dienophil enthaltene Konfigurationen von Substituentenanordnungen im Produkt erhalten, in den Beispielen (10) und (11) die Konfigurationen des Malein- bzw. Fumarsäurediesters.

Da der konzertierte Bindungswechsel innerhalb ringförmig angeordneter Atome erfolgt, zählt man die *Diels-Alder*-Reaktion zu den *pericyclischen Reaktionen*.

Die *Diels-Alder*-Reaktion zählt zu den am besten untersuchten organisch-chemischen Reaktionen überhaupt und sie verläuft stereoselektiv (siehe 4.4.3.3.1.). 1,3-Dien und Dienophil können beide cyclisch sein. Die Diensynthese ist flexibel hinsichtlich der Variation des Substituentenmusters an den $sp^2$-hybridisierten C-Atomen. Auch können solche C-Atome durch $sp^2$-hybridisierte Heteroatome (N, O) ausgetauscht werden. Dadurch werden neben Carbocyclen auch Heterocyclen zugänglich, so daß die *Diels-Alder*-Reaktion besonders wertvoll für Naturstoffsynthesen ist.

## 4.4.2.2. Eliminierung

Eine *Eliminierung* kann in Bezug auf die Bruttoreaktion als das Gegenteil der Addition angesehen werden.

> ***Eliminierungsreaktionen* sind *intramolekular* (d. h. innerhalb eines Moleküls) verlaufende Abspaltungen von Atomen oder Atomgruppen, die zu ungesättigten Verbindungen führen.**

Um die Eliminierung zu bewirken, ist es häufig notwendig, ein zusätzliches Reagens (Base, Säure) einzusetzen (12).

$$\underset{\text{Substrat}}{A} \xrightarrow{\left[\begin{array}{c}\text{B}\\ \text{Reagens}\end{array}\right]} \underset{\text{Produkte}}{C + D} \qquad (12)$$

Wegen ihrer Relevanz für Reaktionen biologisch wichtiger Verbindungen sollen nur sog. *β-Eliminierungen* vorgestellt werden, in denen die abgespaltenen Atome von zwei benachbarten C-Atomen des Substrates (C(α)-C(β)) stammen.

Typische Moleküle, die aus organischen Substraten eliminiert werden, sind Halogenwasserstoffe HX (HCl, HBr) (*Dehydrohalogenierung* von Alkylhalogeniden) und Wasser (*Dehydratisierung* von Alkoholen). Während HX durch Einsatz einer Base eliminierbar ist, da das Halogenidion eine gute *nucleofuge Abgangsgruppe* ("vom Kern flüchtend") Y ist, kann Dehydratisierung nur unter saurer Katalyse erfolgen, da das Hydroxidion selbst nicht nucleofug ist. Als Produktklassen sind auf diese Weise Alkene oder Alkine zugänglich.

Es folgen zwei mechanistische Grenzfälle der Reaktion, die von der Struktur des Substrates, der Art der nucleofugen Abgangsgruppe Y, dem Lösungsmittel und dem Reagens abhängen. Ihr Name (E1 und E2) leitet sich aus dem kinetischen Zeitgesetz der Reaktion, also von der Reaktionsordnung, ab.

### 4.4.2.2.1. ß-Eliminierung nach E1-Mechanismus

Eine nach dem *E1-Mechanismus* folgende Eliminierung läuft in zwei Schritten ab: Im ersten, langsam verlaufenden (und damit geschwindigkeitsbestimmenden) Schritt der Reaktion dissoziiert z. B. ein Alkylhalogenid in ein Carbeniumion und ein Halogenidion (13). Das Carbeniumion gibt im zweiten, schnelleren Schritt dann ein Proton vom β-C-Atom an eine Base (z. B. $OH^-$) ab, es entsteht eine ungesättigte Verbindung (14).

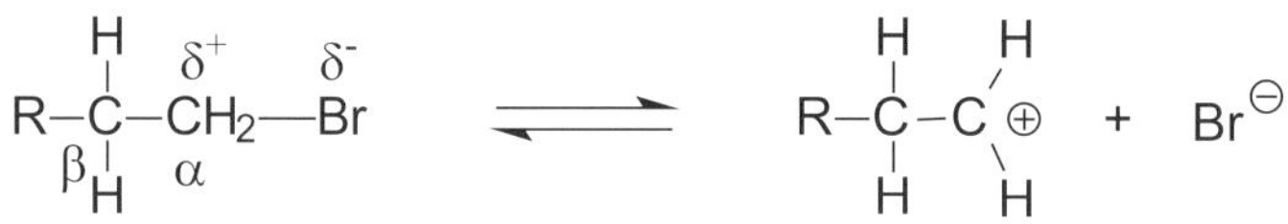

(13)

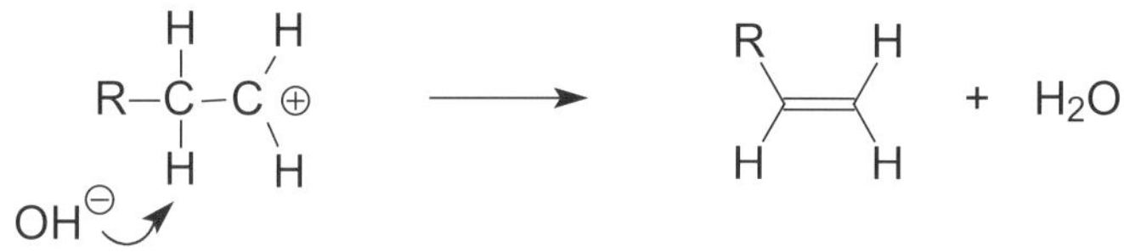

(14)

Auf der Stufe des Carbeniumions kann es zur nucleophilen Substitution nach $S_N1$ als Konkurrenzreaktion zur Eliminierung kommen (siehe 4.4.2.3.3.), da das Hydroxidion prinzipiell auch an das Carbenumion unter Bildung eines Alkohols gebunden werden kann.

Auch die säurekatalysierte Dehydratisierung von Alkoholen verläuft meist nach einem E1-Mechanismus (15). Die Reaktion wird durch Protonierung ($H^+$ als elektrophil wirkender Katalysator!) des nucleophilen O-Atoms der Hydroxygruppe eingeleitet. Es entsteht ein *Oxoniumkation*. In ihm ist die Elektronegativität des O-Atoms durch die Protonierung erhöht, d. h., da es positiv geladen ist, ist die elektronenanziehende Wirkung besonders ausgeprägt. In der Folge wird Wasser abgespalten, so daß ein Carbeniumion entsteht, das sich seinerseits unter Abspaltung des Protons (Rückbildung des Katalysators!) zum Alken stabilisiert (15).

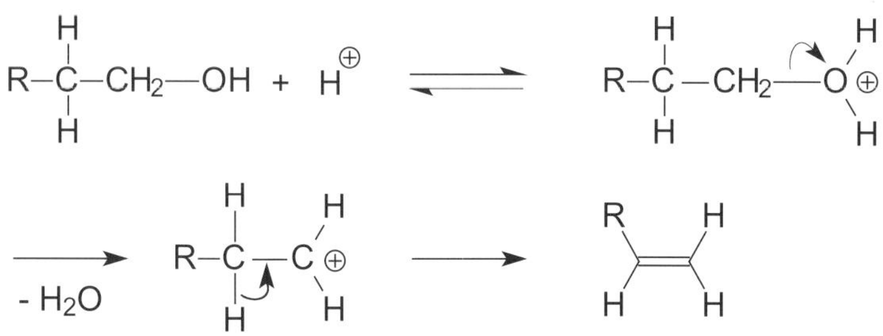

(15)

### 4.4.2.2.2. ß-Eliminierung nach E2-Mechanismus

Eine dem *E2-Mechanismus* folgende Eliminierung läuft in einem Schritt ab. Gleichzeitig erfolgen der deprotonierende Angriff der Base am β-C-Atom und der Austritt der nucleofugen Abgangsgruppe Y.

Ein typisches Beispiel für eine Eliminierung nach E2 ist die Abspaltung von Trimethylamin aus einem substituierten Tetraalkylammoniumiodid (16). Ein Hydroxidion wirkt als Base und reagiert unter Deprotonierung zu Wasser, simultan dazu wird Trimethylamin eliminiert.

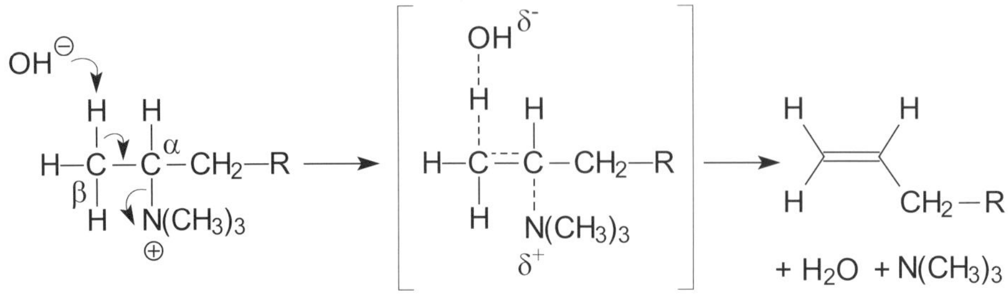

(16)

Bei strukturell geeigneten Substraten, die der Eliminierung zugänglich sind, können im Ergebnis der Reaktion Gemische aus konstitutions- oder konfigurationsisomeren Olefinen entstehen. Solche Reaktionen können z. B. durch Variation der Reaktionsbedingungen in ihrer Regioselektivität oder Diastereoselektivität beeinflußt werden, um die Bildung gewünschter Produkte zu begünstigen (zum Prinzip vgl. 4.4.3.2. und 4.4.3.3.).

## 4.4.2.3. Substitution

Gleichung (17) zeigt das allgemeine Prinzip der Substitutionsreaktionen.

> ***Substitutionsreaktionen* sind Umsetzungen, in deren Verlauf ein Atom oder eine Atomgruppe Y, die an ein Atom A des Substrates gebunden ist, durch ein anderes Atom oder eine andere Atomgruppe X ersetzt wird.**

$$\underset{\text{Substrat}}{\text{A-Y}} + \underset{\text{Reagens}}{\text{X}} \longrightarrow \underset{\text{Substitutionsprodukt}}{\text{A-X}} + \text{Y} \qquad (17)$$

### 4.4.2.3.1. Radikalische Substitution

Typische Beispiele der *radikalischen Substitution* sind die radikalische Chlorierung und Bromierung von Kohlenwasserstoffen.

> ***Radikalische Substitutionsreaktionen* (Symbol $S_R$) verlaufen meist nach einem Radikalketten-Mechanismus. Durch diese Reaktionen können gesättigte Kohlenwasserstoffe mit ihren unpolaren oder nur schwach polaren C-C- und C-H-Bindungen funktionalisiert werden.**

Als Beispiel dient die Chlorierung von Methan (18) - (22).

Start $$Cl_2 \xrightarrow{h\nu} 2\,Cl\cdot \qquad (18)$$

Kette $$CH_4 + Cl\cdot \longrightarrow CH_3\cdot + HCl \qquad (19)$$

$$CH_3\cdot + Cl_2 \longrightarrow CH_3Cl + Cl\cdot \qquad (20)$$

$$CH_4 + Cl\cdot \longrightarrow \ldots \qquad (21)$$

Abbruch $$CH_3\cdot + Cl\cdot \longrightarrow CH_3Cl \qquad (22)$$

Mechanistisch besteht eine solche *Kettenreaktion* aus drei Teilschritten: *Kettenstart*, *Reaktionskette* und *Kettenabbruch*.

Beim *Kettenstart* (18) erfolgt Homolyse des Halogenmoleküls (bei Chlor durch energiereiches blaues Licht oder UV-Strahlung (s. S. 109); bei Brom durch Hitze und Licht). Die Halogenradikale abstrahieren zu Beginn der Reaktionskette vom Kohlenwasserstoff ein H-Atom unter Bildung von Halogenwasserstoff (19). Dadurch wird ein Kohlenwasserstoffradikal gebildet, das seinerseits mit einem Molekül Halogen unter Bildung von Halogenkohlenwasserstoff (Chlormethan: Methylchlorid) und einem neuen Halogenradikal reagieren kann (20). Damit kann die Reaktionskette von neuem beginnen (21). Halogenradikal und Kohlenwasserstoffradikal werden als *Kettenträger* bezeichnet, da ihre Existenz die Reaktion aufrechterhält. Üblicherweise kommt es bei $S_R$-Reaktionen nach einer *Induktionsperiode*, in der die Reaktionsgeschwindigkeit niedrig ist zu einer starken Beschleunigung der Reaktion, die bis zur Explosion führen kann (Beispiel: Chlorknallgasreaktion von Wasserstoff und Chlor). Dies ist bei der Ausführung solcher Reaktionen zu beachten, um Gefährdungen auszuschließen. Nachdem die Hauptmenge des eingesetzten Kohlenwasserstoffs zum Halogenkohlenwasserstoff reagiert hat, erfolgt *Kettenabbruch* durch Vereinigung vorhandener Radikale zu neutralen reaktionsträgen Molekülen (22). Dadurch kommt die Reaktion schließlich zum Stillstand.

Im Fall von Methan kann man durch die in (23) beschriebene stufenweise Chlorierung nacheinander alle vier H-Atome durch Cl-Atome ersetzen und so über gasförmiges $CH_3Cl$ (*Methylchlorid*) zu den wichtigen organischen Lösungsmitteln $CH_2Cl_2$ (*Dichlormethan*, *Methylenchlorid*), $CHCl_3$ (*Trichlormethan*, *Chloroform*) und $CCl_4$ (*Tetrachlormethan*, *Tetrachlorkohlenstoff*, *Tetra*) gelangen.

$$CH_4 \xrightarrow{+\,Cl_2} CH_3Cl \xrightarrow{+\,Cl_2} CH_2Cl_2 \xrightarrow{+\,Cl_2} CHCl_3 \xrightarrow{+\,Cl_2} CCl_4 \qquad (23)$$

Bei der radikalischen Bromierung wird Toluol in der Siedehitze und bei Lichteinwirkung (Bildung von Bromradikalen) an der Methylgruppe bromiert, wobei Benzylbromid entsteht (24). Dabei wird in der Reaktionsgleichung die Wärmezufuhr mit dem Symbol Δ und die Strahlungsanregung mit dem Symbol hν über dem Reaktionspfeil angegeben.

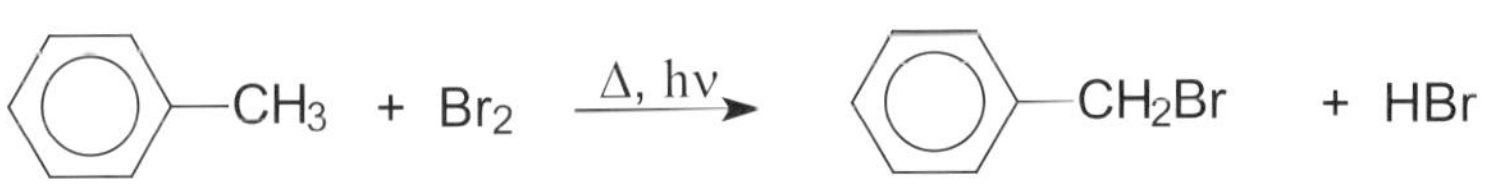

(24)

Es fällt auf, daß es bei Toluol eine prinzipiell andere Möglichkeit gibt, ein H-Atom durch Br zu substituieren, und zwar eines der am Kern, d. h. am Benzolring, befindlichen. Dies ist unter anderen Bedingungen (siehe 4.4.2.3.2. Elektrophile Substitution) möglich. Bei $S_R$-Halogenierungen gilt die *S-S-S-Faustregel*, die für Alkylbenzole die Reaktionsbedingungen und den Reaktionsort angibt (*S*iedehitze, *S*onnenlicht, *S*eitenkette).

## 4.4.2.3.2. Elektrophile aromatische Substitution

Zu den auch technisch wichtigen Reaktionen, die als *elektrophile aromatische Substitution* verlaufen, gehören *Chlorierung*, *Bromierung*, *Nitrierung* und *Sulfonierung von Aromaten* (s. S. 235).

> **_Elektrophile Substitutionsreaktionen_ (Symbol $S_E$) sind typisch für aromatische Verbindungen. Aromaten sind prinzipiell wegen ihrer π-Elektronendichte durch Elektrophile angreifbar und wirken selbst nucleophil. Im Unterschied zur elektrophilen Addition bleibt bei $S_E$-Reaktionen an Aromaten aber im Produkt die Anzahl der π-Elektronen und damit das energetisch begünstigte aromatische System erhalten.**
>
> **Ein bereits vorhandener erster Substituent kann die _Zweitsubstitution_ erleichtern oder erschweren und wirkt dirigierend auf den Eintrittsort des zweiten Substituenten.**

Als Beispiel zum Verständnis des mechanistischen Prinzips dient die Bromierung von Toluol, die hier im Unterschied zur radikalischen Substitution (vgl. 4.4.2.3.1.) am aromatischen Kern und nicht in der Seitenkette erfolgt (25) - (29). Nach der *K-K-K-Faustregel* erfolgt in der *K*älte mittels *K*atalysator eine Bromierung am *K*ern.

$$FeBr_3 + Br_2 \longrightarrow Br^{\oplus} + [FeBr_4]^{\ominus} \qquad (25)$$

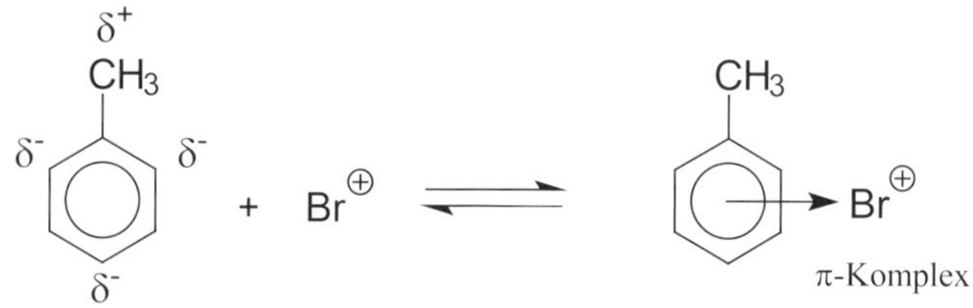


(26)

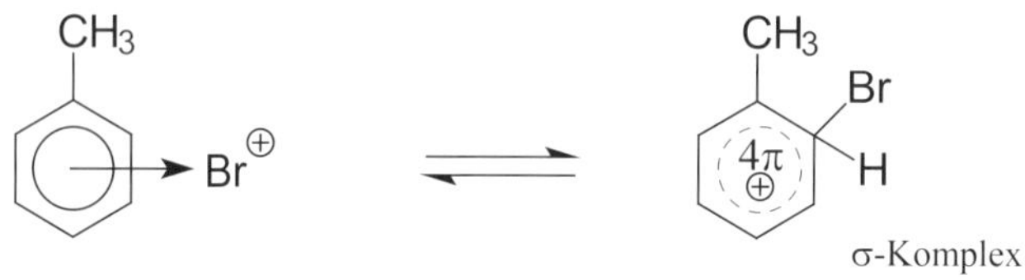


(27)

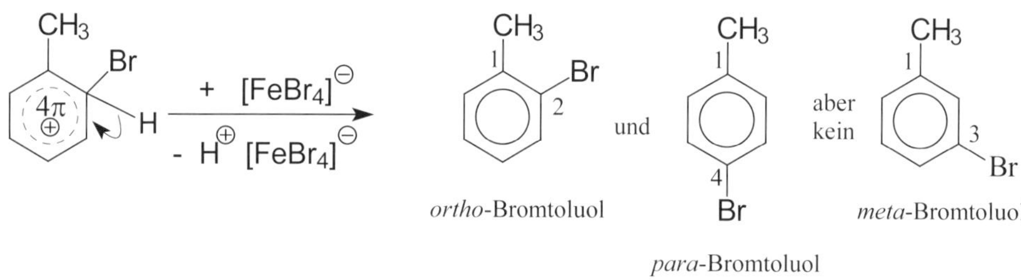


(28)

$$H^{\oplus}[FeBr_4]^{\ominus} \rightleftharpoons HBr + FeBr_3 \qquad (29)$$

Die Reaktion verläuft über mehrere Stufen: Zunächst erfolgt die Bildung des Elektrophils $Br^+$ (25). In dieser bei 0 °C ausgeführten Reaktion wird durch die Wirkung der *Lewis*-Säure $FeBr_3$ auf Brom das Elektrophil erzeugt. Eisen(III)-bromid ist eine Elektronenmangelverbindung (*Lewis*-Säure) und reagiert daher unter Anlagerung eines Bromidions (*Lewis*-Base), das aus der Heterolyse von molekularem Brom zugänglich wird, zum komplexen Anion $[FeBr_4]^-$. Das verbleibende Bromkation wirkt elektrophil. Die Addition des Elektrophils an den Aromaten bildet die zweite Stufe der Reaktion. $Br^+$ lagert sich im ersten, schnellen Reaktionsschritt an den elektronenreichen Kern an, wobei ein sogenannter π-Komplex entsteht (26). Dieser lagert sich langsam in einen σ-Komplex um (27), in dem das Bromatom nun kovalent an ein bestimmtes C-Atom des Benzolrings gebunden ist, das dadurch vierfach substituiert ist ($sp^3$-hybridisiert). Das Elektronenpaar für die C-Br-Bindung wird dabei zwangsläufig vom π-Elektronensextett zur Verfügung gestellt. Die positive Ladung wird auf den Kern, der noch vier π-Elektronen enthält, übertragen. Der σ-Komplex ist energiereich, nicht aromatisch und strebt nach energetischer Stabilisierung. Diese erfolgt im Unterschied zur elektrophilen Addition nicht durch Anlagerung eines Bromidions und Bildung von Dibromcyclohexadien (dies würde den Verlust der Aromatizität durch Aufgabe von zwei π-Elektronen bedeuten), sondern durch Abspaltung eines Protons und Bildung von Bromtoluol (28). Dadurch wird der energetisch begünstigte aromatische Zustand wieder hergestellt. Dieses Streben nach Rückgewinn der Aromatizität ist die Triebkraft aller genannten $S_E$-Reaktionen. Das Proton und $[FeBr_4]^-$ stehen im Gleichgewicht mit HBr (weiteres Endprodukt) und dem Katalysator $FeBr_3$ (29), der in der Bruttoreaktionsgleichung nicht erscheint.

Vergleicht man zunächst die beiden Arten der Bromierung von Toluol nach der S-S-S- bzw. K-K-K-Faustregel, so fällt auf, daß die Produkte in beiden Fällen die Summenformel $C_7H_7Br$ aber eine unterschiedliche Konstitution aufweisen, also Konstitutionsisomere sind. Das bevorzugte Entstehen einer Art von Konstitutionsisomeren wird durch den Begriff der *Regioselektivität* erklärt (s. S. 212).

Auch bei der Bromierung von Toluol entstehen die drei denkbaren Monosubstitutionsprodukte 2-Bromtoluol (*ortho*-Bromtoluol), 3-Bromtoluol (*meta*-Bromtoluol) und 4-Bromtoluol (*para*-Bromtoluol) nicht im statistisch erwarteten Verhältnis, sondern stark davon abweichend (28). Insbesondere entsteht praktisch kein 3-Bromtoluol. Dies ist darauf zurückzuführen, daß der erste Substituent die *Zweitsubstitution am Aromaten* nach Ort und Geschwindigkeit der Reaktion beeinflußt. Man spricht von einer *dirigierenden Wirkung* und unterteilt die Substituenten anhand ihrer elektronischen Effekte (I- und M-Effekt; vgl. Kapitel 4.2.3.3.) in *Substituenten 1. Ordnung* und *Substituenten 2. Ordnung*. Entscheidend ist insbesondere die Art des M-Effektes, durch den der aromatische Ring mit zusätzlicher Elektronendichte versehen (bei +M-Substitution) oder elektronisch verarmt (bei -M-Substitution) werden kann.

**Substituenten 1. Ordnung mit +M-Effekt (z. B. -OH, -OR, $-NH_2$, -NHR, $-NR_2$) und Alkylgruppen mit +I-Effekt erhöhen die Elektronendichte des aromatischen Systems, begünstigen dadurch die elektrophile Substitution am Aromaten und dirigieren den zweiten Substituenten in die Positionen 2 bzw. 6 (*ortho*-Stellung) und 4 (*para*-Stellung).**

Zur Erklärung der dirigierenden Wirkung können mesomere Grenzstrukturen herangezogen werden, wie für Phenol (+M-Substituent -OH) und Nitrobenzol (-M-Substituent $-NO_2$) formuliert (s. S. 166 und 167 im Kap. 4.2.3.3.).

Verbindungen mit elektronenschiebenden Substituenten, wie *Phenol*, *Anisol* ($C_6H_5$-O-$CH_3$), *Anilin* ($C_6H_5$-$NH_2$) oder *Toluol*, reagieren daher schneller als unsubstituiertes Benzol und regioselektiv unter Ausbildung eines Gemischs aus *ortho*- und *para*-Substitutionsprodukt.

**Substituenten 2. Ordnung mit -M- und -I-Effekt (z. B. -CHO, -COOH, -COOR, $-NO_2$, -CN, $-SO_3H$) senken die Elektronendichte des aromatischen Systems, erschweren die elektrophile Substitution am Aromaten und dirigieren den zweiten Substituenten in die Position 3 bzw. 5 (*meta*-Stellung).**

Verbindungen mit elektronenziehenden Substituenten, wie *Benzaldehyd*, *Benzoesäure*, *Benzoesäureester*, *Nitrobenzol* oder *Benzolsulfonsäure* reagieren deshalb langsamer als unsubstituiertes Benzol und regioselektiv unter Bildung des 3-Substitutionsprodukts.

## 4.4.2.3.3. Nucleophile Substitution nach $S_N1$- und $S_N2$-Mechanismus

*Alkylhalogenide* (Halogenalkane) sind typische Substrate, an denen nucleophile Substitutionsreaktionen ablaufen können (30).

**Bei Verbindungen, in denen an ein gesättigtes, also $sp^3$-hybridisiertes C-Atom, eine *nucleofuge Abgangsgruppe* Y gebunden ist, kann diese durch ein nucleophiles Reagens :Nu substituiert (ersetzt) werden und als Gruppe $Y^-$ austreten. Diesen Vorgang bezeichnet man als *nucleophile Substitution* (Symbol $S_N$)** (30).

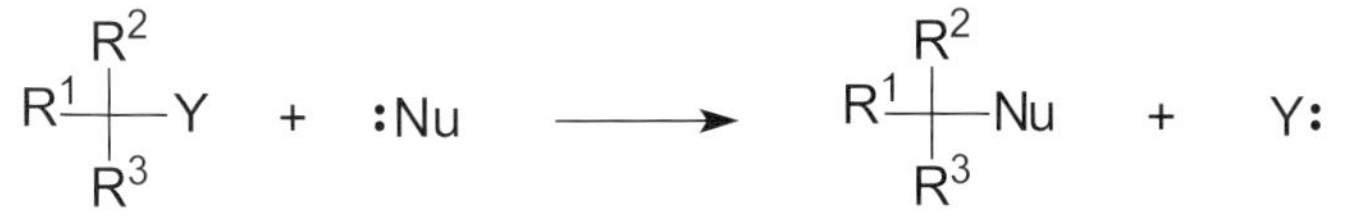


(30)

Typische nucleofuge Abgangsgruppen sind $Cl^-$, $Br^-$, $I^-$ und andere als Anion abspaltbare Substituenten, wie $R\text{-}SO_2\text{-}O^-$, z. B. 4-Toluolsulfonat ("*Tosylat*"). Substrate, die nach $S_N$ reagieren, sind also z. B. Alkylhalogenide (Halogenalkane). Mögliche Nucleophile wurden schon unter 4.4.1.2. vorgestellt. Es gibt zwei mechanistische Grenzfälle der Reaktion. Ihr Name leitet sich aus dem kinetischen Zeitgesetz der Reaktion, also von der Reaktionsordnung, ab.

- **$S_N$1-Reaktion: Monomolekulare nucleophile Substitution**

  *$S_N$1-Reaktionen* sind das Ergebnis von Folgereaktionen. Ihr geschwindigkeitsbestimmender, langsamer erster Schritt ist monomolekular. Dabei dissoziiert im Beispiel *tert.*-Butylbromid in ein Carbeniumion $(H_3C)_3C^+$, das *tert.*-Butylkation, und das Bromidanion (31).

  Diese Heterolyse wird durch den Elektronenzug des Bromatoms ausgelöst und durch ein polares Lösungsmittel (Methanol) gefördert. Im zweiten Schritt erfolgt eine rasche Reaktion mit einem Hydroxidion als nucleophilem Reagens zum neutralen Alkohol *tert.*-Butanol als Reaktionsprodukt (32). In der Bruttoreaktion ist am Substrat *tert.*-Butylbromid $Br^-$ durch $OH^-$ substituiert worden.

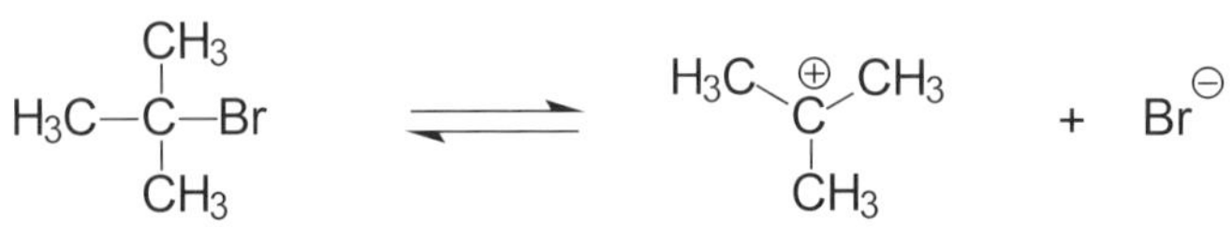

(31)

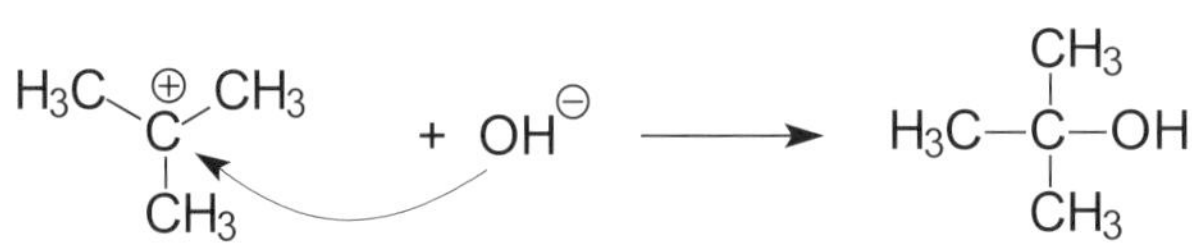

(32)

- **$S_N$2-Reaktion: Bimolekulare nucleophile Substitution**

  Dieser Mechanismus beruht auf der synchronen Ausbildung der neuen Bindung zwischen nucleophilem Reagens und Substrat und dem gleichzeitigen Lösen der bisherigen Bindung zwischen C-Atom und nucleofuger Abgangsgruppe. Ionische Intermediate treten dabei nicht auf (33).

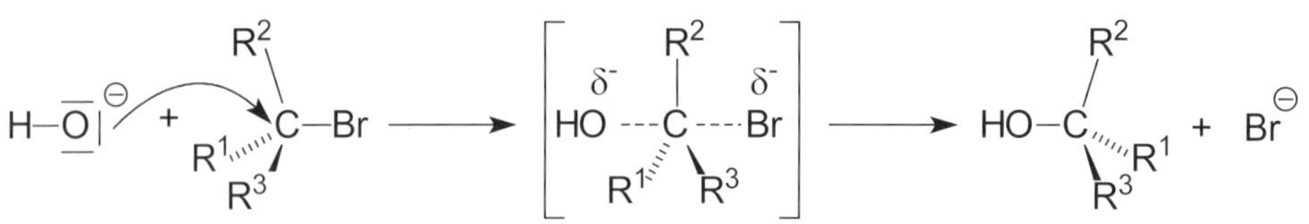

(33)

Übergangszustand

Man kann sich eine $S_N$2-Reaktion so vorstellen, daß sich das Nucleophil $OH^-$ dem C-Atom der Bindung C-Br in $R^1R^2R^3C\text{-}Br$ von der Rückseite her nähert (35). Im *Übergangszustand* haben Nucleophil und nucleofuge Abgangsgruppe $Br^-$ beide Kontakt zum C-Atom. Das Hydroxidion ist noch nicht sehr fest gebunden und das Bromidion noch nicht völlig gelöst. Sie liegen auf einer Achse. Die übrigen drei Substituenten liegen in einer Ebene. Das Nucleophil verdrängt schließlich auf der Gegenseite Brom unter Mitnahme des Bindungselektronenpaars als Bromidion $Br^-$. Dabei kommt es zu einem Umklappen der übrigen drei Bindungen am C-Atom, das man anschaulich mit dem Umklappen eines Regenschirms im Wind vergleichen kann.

Nach welchem Mechanismus eine konkrete nucleophile Substitution abläuft, hängt von der Struktur des Substrates, der Basizität des nucleophilen Reagenses und den Reaktionsbedingungen, z. B. vom Lösungsmittel, ab. So reagieren tertiäre Alkylhalogenide, also solche, deren Halogenatom an ein C-Atom gebunden ist, das seinerseits über Bindungen zu drei weiteren C-Atomen verfügt, bevorzugt nach $S_N$1, da sie gut stabilisierte Carbeniumionen bilden können. Primäre Alkylhalogenide reagieren nach dem $S_N2$-Mechanismus. Bei sekundären Alkylhalogeniden gibt es Möglichkeiten, den Mechanismus über die anderen genannten Faktoren zu beeinflussen.

Im Endprodukt liegt wieder eine tetraedrische Anordnung der Substituenten am C-Atom vor wie im Substrat, allerdings mit einem für Substrate, an denen der Angriffsort ein asymmetrisches C-Atom ist, wichtigen Unterschied: Durch das Umklappen erfolgt eine *Konfigurationsumkehr* bzw. *Inversion der Konfiguration*. Die Substitution chiraler Substrate unter Inversion gilt dies als wichtiges Kriterium für einen $S_N2$-Mechanismus.

Bei der Planung von stereoselektiven Synthesen kann man die $S_N2$-Reaktion gezielt einsetzen, um eine bestimmte Konfiguration zu erreichen. Für chirale Substrate, die nach $S_N1$ reagieren gilt dies nicht, da das intermediär gebildete Carbeniumion planar ist und vom Nucleophil prinzipiell zu gleichen Teilen von beiden Seiten angegriffen wird. In der Folge ist ein racemisches Produkt mit gleichen Anteilen beider Enantiomeren zu erwarten.

$S_N2$-Reaktionen sind geeignet, um die Geschwindigkeit, mit der verschiedene Nucleophile eine Substitution bewirken, vergleichend beurteilen zu können.

**Der Begriff der *Nucleophilie* liefert als kinetische Größe Aussagen über die Geschwindigkeit, mit der ein Nucleophil in Substitutionsreaktionen reagiert.**

Da viele Nucleophile auch als Basen zu reagieren vermögen, (z. B. $OH^-$, $H_2O$, $NH_3$, $HS^-$) ist es wichtig, zwischen ihrer Basizität und ihrer kinetischen Eigenschaft *Nucleophilie* zu unterscheiden. Allgemein gilt, daß die Fähigkeit zu einer Polarisierbarkeit der Elektronenhülle, die zu einer Erhöhung der Ladungsdichte an einer dem anzugreifenden Substrat benachbarten Stelle des Nucleophils führt, dessen Nucleophilie steigert. Dies ist für räumlich große Nucleophile besser möglich als für kleine. Es ergeben sich folgende Abstufungen der Nucleophilie:

$HS^- > I^- > H_3CO^- > OH^-$ ; $\quad$ R-SH> R-$NH_2$ > R-OH > $H_2O$; $\quad$ $I^- > Br^- > Cl^-$

## 4.4.2.4. Isomerisierungen (Umlagerungen)

Gleichung (34) bringt das allgemeine Prinzip einer Umlagerung zum Ausdruck.

**Bei einer *Isomerisierung* (*Umlagerung*) ist das Produkt entweder ein Konstitutionsisomer oder ein Stereoisomer des Ausgangsstoffs.**

$$\underset{\text{(Ausgangsstoff)}}{\underset{\text{Edukt}}{AB}} \rightleftharpoons \underset{\text{Produkt}}{BA} \qquad (34)$$

Das für biologische Phänomene wichtigste Beispiel einer Umlagerung ist die *Tautomerie*. Sie beruht auf dem Platzwechsel eines Protons und einer Doppelbindung im Molekül.

Es gibt unter den organisch-chemischen Reaktionen zahlreiche weitere Isomerisierungen mit zum Teil verblüffenden Strukturänderungen. Dazu zählen *Valenzisomerisierungen*, bei denen sich lediglich die Bindungen innerhalb des Moleküls umgruppieren, wie in *Elektrocyclisierungen*[1] oder *sigmatropen Umlagerungen*[2]. Näheres dazu findet sich in Lehrbüchern der organischen Chemie.

---

[1] Bei *Elektrocyclisierungen* erfolgt eine Umorganisation der $\pi$-Bindungen eines konjugierten Systems. Unter Ausbildung einer neuen $\sigma$-Bindung verringert sich die Anzahl der $\pi$-Bindungen des Systems um eins.

[2] Als *sigmatrope Umlagerung* wird das Wandern einer $\sigma$-Bindung in einem System von $\pi$-Bindungen bezeichnet. Die $\pi$-Bindungen des Systems verschieben sich dabei. Eine $\sigma$-Bindung wird gelöst und entsteht an anderer Stelle neu. Nach der Umlagerung ist die Gesamtzahl der $\pi$-Bindungen unverändert.

## 4.4.2.4.1. Tautomerie

**Bei der *Tautomerie* stehen zwei Konstitutionsisomere, die als *Tautomere* bezeichnet werden, miteinander im Gleichgewicht. Die Lage des Gleichgewichts hängt vom Energiegehalt beider Tautomeren ab, wobei der Anteil des stabileren überwiegt. Beide Tautomere sind nebeneinander nachweisbar.**

**Biochemisch wichtige *Tautomerie-Gleichgewichte* sind die *Keto-Enol-Tautomerie* und die *Lactam-Lactim-Tautomerie*, die auf der Wanderung eines Protons und einer Doppelbindung beruhen.**

Bei der *Keto-Enol-Tautomerie* liegt ein Gleichgewicht zwischen *Ketoform* und *Enolform* vor (35). Beim Übergang einer Form in die andere wandert dabei ein Proton von einem Atom des Moleküls an ein anderes, gleichzeitig wird eine Doppelbindung in ihrer Lage verschoben. Säuren oder Basen beschleunigen die Gleichgewichtseinstellung.

Die Keto-Enol-Tautomerie tritt bei einfachen Aldehyden und Ketonen und bei 1,3-Dicarbonylverbindungen, wie *Acetessigsäureethylester* oder *Acetylaceton* (Pentan-2,4-dion), auf. Das Vorhandensein wenigstens eines H-Atoms am direkt an die Ketogruppe gebundenen sog. α-C-Atom ist eine strukturelle Voraussetzung für die Existenz dieser Tautomerie, da nur ein solches Proton zur Wanderung befähigt ist. Befindet sich kein H-Atom am α-C-Atom, wie z. B. in Chloral $Cl_3C$-CHO, so existiert keine Enolform. Die Struktur entscheidet über mögliche Stabilisierungseffekte und die Gleichgewichtslage.

Bei einfachen Aldehyden oder Ketonen, wie Acetaldehyd oder Aceton, überwiegt die *Keto*form, die nach der darin enthaltenden *Keto*gruppe (>C=O) benannt ist. Der Name *Enol* leitet sich von den in dieser Form enthaltenen Substrukturen einer C=C-Doppelbindung (*en*) und einer OH-Gruppe (*ol*) ab. Die Enolform ist hier zu einem nur geringen, aber nachweisbaren Anteil enthalten, da kein Effekt zu ihrer Stabilisierung existiert.

Ketoform ⇌ Enolform (35)

a) einfache Carbonylverbindungen:
R = H, Alkyl, Aryl

b) 1,3-Dicarbonylverbindungen
(β-Dicarbonylverbindungen)

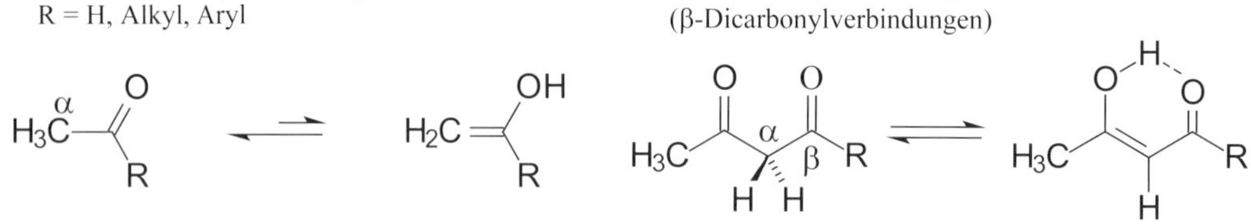


Anteil in Aceton (R = $CH_3$):
99.9997 % 0.0003 %

Anteil für R = $CH_3$ (Acetylaceton):
23 % 77 %
für R = $OC_2H_5$ (Acetessigsäureethylester):
93 % 7 %

Dagegen tritt die Enolform bei β-Dicarbonylverbindungen, wie Acetessigsäureethylester oder Acetylaceton in deutlich höherem Ausmaß auf, da bei ihnen zwei stabilisierende Effekte existieren: 1) Die beiden Doppelbindungen im Enol sind konjugiert und damit energetisch stabilisiert und 2) durch die Ausbildung einer *intramolekularen Wasserstoffbrückenbindung* wird zusätzlich Energie freigesetzt. Dieser Effekt ist der energetisch entscheidende.

Ein weiteres biochemisch bedeutsames Tautomerie-Gleichgewicht ist die *Lactam-Lactim-Tautomerie* (36), die bei N-Heterocyclen, wie dem in Ribonucleinsäuren vorkommenden *Uracil* (s. S. 340) auftritt.

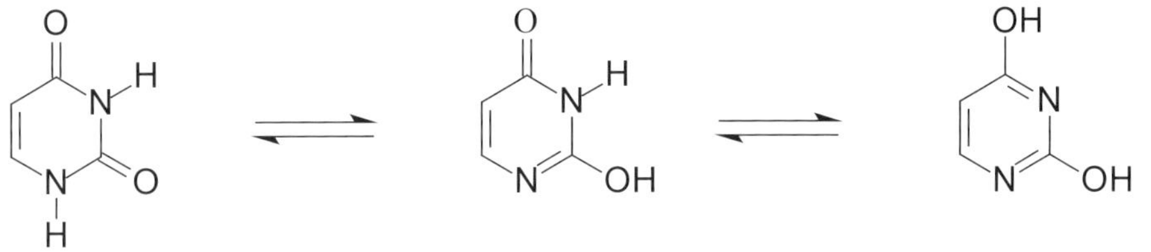

(36)

Uracil
in zweifacher Lactamform

Uracil
Lactam-Lactim-Form

Uracil
in zweifacher Lactimform

Als *Lactam* wird ein cyclisches Carbonsäureamid (s. S. 284) bezeichnet. Ein *Lactim* ist das azaanaloge Enol (Strukturelement >C=N- statt >C=C<) des Lactams (36).

Allgemein gilt, daß die Gleichgewichtslage einer Tautomerie neben der Temperatur vor allem vom Lösungsmittel abhängt. Auch im Festzustand kann die Verbindung in einer anderen tautomeren Form als in Lösung vorliegen.

Für das Verständnis der Basenpaarung in der DNA-Doppelhelix, die auf *intermolekularen Wasserstoffbrückenbindungen* zwischen den beiden Einzelsträngen der DNA aufgrund der Paarungen der *Nucleobasen Adenin* mit *Thymin* und *Cytosin* mit *Guanin* (Abb. 4.44) beruht, ist es wichtig zu wissen, daß die in den Lactamen Thymin, Cytosin und Guanin enthaltenen Carbonylsauerstoffatome in einer Wasserstoffbrückenbindung als Elektronenpaardonator gegenüber einem H-Atom der Aminogruppe der komplementären Base fungieren. Die H-Atome der Lactameinheit in Thymin und Guanin sind ebenfalls Bestandteil von intermolekularen Wasserstoffbrückenbindungen, die zu nicht in der Lactamstruktur befindlichen Ring-N-Atomen in ihren komplementären Basen Adenin und Cytosin ausgebildet werden (zu Details siehe Lehrbücher der Biochemie).

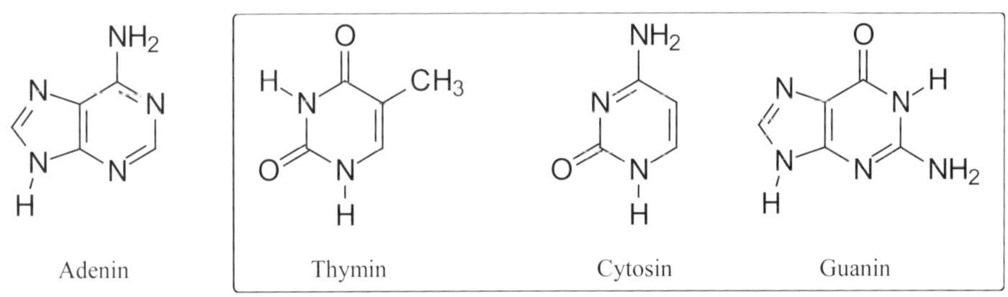


***Abb. 4.44***: Lactam-Charakter bei drei von vier Nucleobasen der DNA.

## 4.4.3. Selektivitätsformen bei Parallelreaktionen

Zunächst soll der Begriff *Selektivität* allgemein erläutert werden. Wie oben beschrieben, führen Parallelreaktionen eines Ausgangsstoffs zu einem Gemisch unterschiedlicher Produkte. Nimmt man zum Beispiel an, daß drei Reaktionen eines Edukts gleichzeitig und gleich schnell ablaufen, so kann man statistisch erwarten, daß auch drei verschiedene Produkte im Mengenverhältnis 1:1:1 entstehen. Wird dieses statistische Produktverhältnis tatsächlich angetroffen, so liegt keine Selektivität vor.

In sehr vielen Fällen weicht die Produktverteilung aber vom statistischen Verhältnis ab. Dann liegt Selektivität vor. Um welche Form von Selektivität es handelt, wird durch die jeweilige Stöchiometrie der parallel ablaufenden Reaktionen und durch den Umstand entschieden, daß entstehende Produkte sich zueinander wie Konstitutionsisomere (auch: Regioisomere) oder Stereoisomere verhalten können.

### 4.4.3.1. Chemoselektivität

Bei chemoselektiven Reaktionen entstehen im Unterschied zu regio- und stereoselektiven Reaktionen Produkte mit unterschiedlichen Summenformeln.

**Bei einer *chemoselektiven Reaktion* erfolgen vom Substrat ausgehend Parallelreaktionen mit unterschiedlicher Stöchiometrie, wobei Produkte entstehen, die zueinander nicht isomer sind. Durch geeignete Reaktionsbedingungen kann eine Reaktion bevorzugt und damit *Chemoselektivität* erreicht werden.**

So kann man Trichlorethanal (Chloral) durch Addition von Wasserstoff (Hydrierung) an die C=O-Gruppe in 2,2,2-Trichlorethanol überführen (37). Unter anderen reduzierenden Bedingungen bleibt die Carbonylgruppe erhalten und es erfolgt eine Substitution der Cl-Atome, die zu Acetaldehyd und Chlorwasserstoff führt (38).

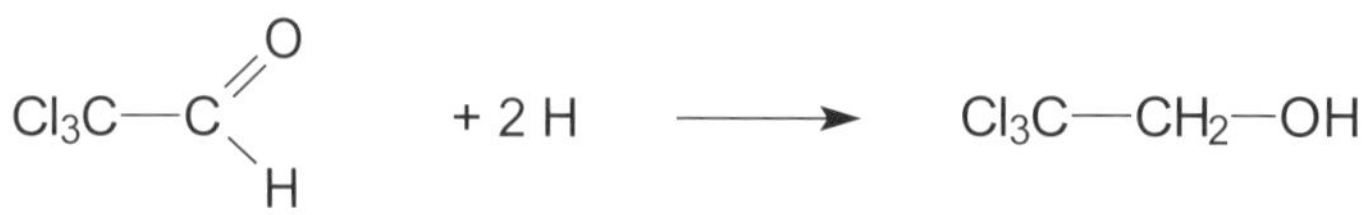

(37)

(38)

Die Bedingungen der Hydrierung entscheiden darüber, welche der konkurrierenden Reaktionen schneller ist und zu einem höheren Anteil des jeweiligen Endprodukts führt, (37) oder (38).

### 4.4.3.2. Regioselektivität

Für regioselektive Reaktionen existieren zahlreiche Beispiele.

**Unter *regioselektiven Reaktionen* versteht man Parallelreaktionen eines Ausgangsstoffs, die bei gleicher Stöchiometrie zu Produkten führen, die Konstitutionsisomere (Regioisomere) sind.**

***Regioselektivität* liegt vor, wenn diese verschiedenen Konstitutionsisomeren in einem anderen als dem statistisch zu erwartenden Verhältnis entstehen.**

Substitutionsreaktionen an Alkylaromaten, wie die Bromierung von Toluol nach der S-S-S-Regel ($S_E$-Reaktion) oder nach der K-K-K-Regel ($S_R$-Reaktion) (vgl. S. 205 und S. 206) verlaufen regioselektiv.

Bei der Bromierung von Toluol nach der S-S-S-Regel erfolgt Substitution an der Seitenkette unter Bildung von Benzylbromid. Am Kern bromierte Konstitutionsisomere werden nicht gebildet. Die Reaktion verläuft deshalb regioselektiv unter Bildung von Benzylbromid.

Bei der Bromierung nach der K-K-K-Regel wird dagegen kein Benzylbromid gebildet, da die Bromierung nur am Kern erfolgt. Schon deshalb verläuft auch diese Reaktion regioselektiv. Regioselektivität liegt aber auch hinsichtlich der Verteilung der am Kern bromierten Produkte vor. Prinzipiell wären 2-Bromtoluol, 3-Bromtoluol und 4-Bromtoluol im statistischen Verhältnis von 2:2:1 zu erwarten. Daß praktisch kein 3-Bromtoluol, aber sehr viel 2-Bromtoluol und viel 4-Bromtoluol entstehen, ist ebenfalls die Folge einer regioselektiven Reaktion, die auf dem Substituenteneffekt der Methylgruppe beruht (vgl. 4.4.2.3.2.).

### 4.4.3.3. Stereoselektivität

Stereoselektive Reaktionen sind wegen der Perfektion, mit der sie in Lebewesen unter enzymatischen Bedingungen ablaufen, von großem Interesse für die aktuelle Forschung in der organischen Chemie und Biochemie.

> ***Stereoselektive Reaktionen* sind Parallelreaktionen eines Ausgangsstoffs, die mit gleicher Stöchiometrie ablaufen und zu Produkten führen, die Stereoisomere sind. *Stereoselektivität* liegt vor, wenn diese verschiedenen Stereoisomeren in einem anderen als dem statistisch zu erwartendem Verhältnis entstehen. Je nachdem, ob es sich um Selektivität bei der Bildung von Diastereomeren oder Enantiomeren handelt, unterscheidet man zwei Arten von Stereoselektivität, die *Diastereoselektivität* und die *Enantioselektivität.***

Aus der Sicht des Mediziners sind stereoselektive Reaktionen besonders bedeutsam für die Synthese isomerenreiner Pharmaka und das Verständnis körpereigener biochemischer Prozesse.

#### 4.4.3.3.1. Diastereoselektivität

Bei der elektrophilen Addition von Brom an Cyclohexen sind prinzipiell zwei diastereomere Produkte möglich, *cis*-1,2-Dibromcyclohexan und *trans*-1,2-Dibromcyclohexan (39).

Wegen der über ein cyclisches Bromoniumion erfolgenden *trans*-Addition (s. $A_E$, S. 199), beobachtet man nur das Entstehen des *trans*-Konfigurationsisomers, es liegt *Diastereoselektivität* vor. Dies bedeutet, daß die beiden Bromatome von verschiedenen Seiten an die Doppelbindung angreifen. Die Reaktion verläuft demzufolge diastereoselektiv. Bei der Öffnung des Bromoniumions durch Bromid wird das *a/a*-Konformer gebildet, das durch Ringinversion in die energieärmere *e/e*-Konformation übergeht (39).

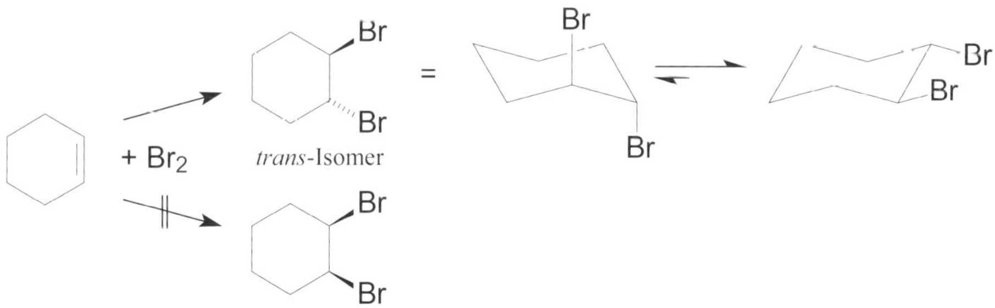


(39)

Allgemein gilt:

> **Bei einer *diastereoselektiven Synthese* werden Diastereomere in einem von der statistischen Erwartung abweichenden Verhältnis gebildet. Der höchste Grad von *Diastereoselektivität* liegt vor, wenn nur ein Diastereomer entsteht.**

#### 4.4.3.3.2. Enantioselektivität

Aus dem bisher Dargestellten ergibt sich folgende Formulierung für die enantioselektive Reaktion eines prochiralen Substrates:

> **Bei einer *enantioselektiven Synthese* wird aus einer prochiralen Verbindung das Gemisch beider Enantiomeren in einer anderen als der racemischen 1:1-Zusammensetzung gebildet. Der höchste Grad von *Enantioselektivität* liegt vor, wenn nur ein Enantiomer entsteht.**

Hohe *Enantioselektivität* zu erreichen, ist nicht einfach, wie am Beispiel der Brenztraubensäure erläutert wird, aus der durch Hydrierung (Addition von 2 H) der C=O-Bindung prinzipiell sowohl die (*R*)- als auch die (*S*)-Milchsäure zugänglich sind (vgl. Abb. 4.24. auf S. 172). Eine normale Reduktion der Carbonylgruppe führt zu racemischer Milchsäure. Um die Reaktion enantioselektiv zu gestalten, ist prinzipiell ein chiraler Einfluß notwendig, z. B. ein Reduktionsmittel, das zwischen den beiden Seiten an der planaren C=O-Gruppe der Brenztraubensäure unterscheiden kann.

Enzyme als chirale Katalysatoren sind die besten und elegantesten Werkzeuge, die zu dieser Art von Differenzierung fähig sind. Als Proteine sind sie selbst chiral, da sie aus chiralen Bauteilen, den α-L-Aminosäuren aufgebaut sind. Im Laufe der Evolution entstanden, sind sie bereits bei Körpertemperatur (!) zu enantioselektiven Reaktionen an prochiralen Vorstufen befähigt. Biochemisch bedeutsam ist z. B. die enantioselektive Reduktion von prochiralen Carbonylverbindungen zu chiralen Hydroxyverbindungen.

So entsteht aus *Pyruvat* (dem Anion der Brenztraubensäure) das L-(+)-Lactat (Anion der rechtsdrehenden L-(+)-Milchsäure), wenn die Reduktion durch den Enzym-NADH-Komplex im Muskel erfolgt (Lactatwertbestimmung bei Leistungssportlern!). Der verwandte Enzym-NADH-Komplex in Milchsäurebakterien bevorzugt dagegen die Bildung von D-(-)-Lactat.

Die Reduktion verläuft in Stufen: Zuerst wird ein Hydridion $H^-$ von der einen Seite auf das C-Atom der Carbonylgruppe übertragen, danach wird durch den Carbonylsauerstoff ein Proton von der anderen Seite aufgenommen. Da beide Enzyme an verschiedenen Seiten der ebenen, prochiralen >C=O-Gruppe angreifen, resultieren enantiomere Produkte, die Reduktionen verlaufen enantioselektiv (Abb. 4.45).

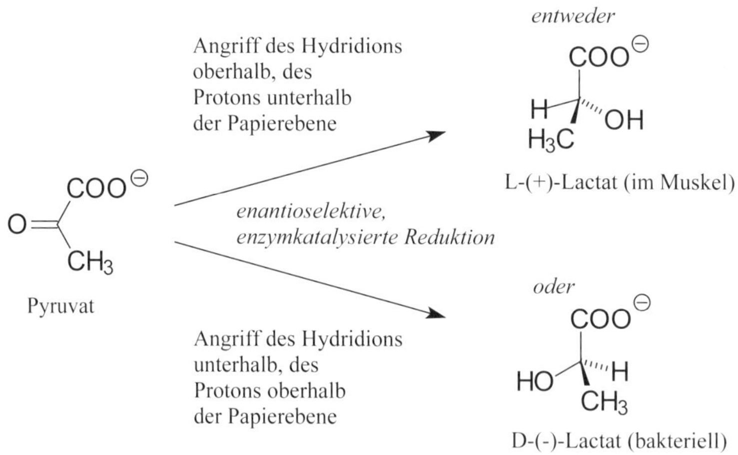


***Abb. 4.45***: Enzymatisch katalysierte enantioselektive Reduktion von Pyruvat.

Unter Laborbedingungen, z. B. bei der Synthese pharmazeutischer Wirkstoffe, versucht man, die Effizienz dieser biochemischen Reaktionen zu erreichen. Dazu werden ständig neue Verfahren der *enantioselektiven Synthese* ausgearbeitet, die sich entweder *chiraler Auxiliare* (Helfer, Hilfsstoffe), *chiraler Reagenzien*, oder synthetischer *chiraler Katalysatoren* bedienen. Auch werden zunehmend Enzyme selbst als chirale Katalysatoren für organische Stoffwandlungen eingesetzt (bioorganische Chemie). Daneben wird, um enantiomerenreine Stoffe zu erhalten, wie bisher auf die Racemat-Trennung (s. S. 176, 179) und auf die chemische Abwandlung von chiralen Naturstoffen aus dem sogenannten *chiral pool*, wie Hydroxycarbonsäuren, Aminosäuren, Kohlenhydrate, Alkaloide und Terpene mit stereochemisch festgelegter Konfiguration zurückgegriffen.

# 4.5. Trennung, Reinigung und Charakterisierung organischer Verbindungen

Die Notwendigkeit, organische Verbindungen voneinander zu trennen, entsteht bei der Isolierung einiger Milligramm eines neuen Naturstoffs oder eines Enzyms in der Forschung ebenso, wie bei Synthesen im Labor (g-Maßstab), in der pharmazeutischen Wirkstoffherstellung oder der chemischen Industrie (t- bis Mio-t-Maßstab), da in allen Fällen andere organische Stoffe Begleiter, Nebenprodukte oder Verunreinigungen des Naturstoffs oder der synthetisierten organischen Verbindung sind.

In diesem Kapitel soll ein kurzer Überblick über die zur Trennung organischer Stoffgemische nutzbaren Eigenschaften, die darauf basierenden Trenn- und Reinigungsmethoden und über die physikalischen Parameter gegebenen werden, mit denen reine Verbindungen charakterisiert werden können.

**Jegliche Trennung von Stoffgemischen kann nur an *Eigenschaftsunterschieden* der Stoffe ansetzen, die im Gemisch enthalten sind. Solche ausnutzbaren Eigenschaften können z. B. sein:**

**Phasenzustand, Dampfdruck (Flüchtigkeit), Löslichkeit** (abhängig von Polarität; Hydrophilie; Lipophilie; Basizität, Acidität)**, Teilchengröße, Dichte, Adsorptionseigenschaften an einer festen oder flüssigen Phase, Molekülmasse, Molekülstruktur, Dissoziationsfähigkeit; Ionenbildung oder Ionenwanderung im elektrischen Feld.**

## 4.5.1. Verfahren zur Trennung und Reinigung

Viele der nachfolgend aufgezählten Verfahren gehören schon lange zum Bestand der menschlichen Zivilisation, einige wurden erst im 20. Jahrhundert entwickelt (Übersicht 4.3).

**Zu den klassischen Verfahren der Stofftrennung zählen das *Dekantieren*, die *Filtration*, die *Kristallisation*, die *Destillation*, die *Sublimation* und die *Extraktion*.**

**Zu den im 20. Jahrhundert entwickelten Verfahren der Stofftrennung zählen die *Zentrifugation*, die *Gefriertrocknung* (*Lyophilisation*) und die *Chromatographie*.**

Zu den auch in der Labordiagnostik breit eingesetzten und oft automatisierten chromatographischen Methoden zur Trennung von Stoffgemischen zählen die Säulenchromatographie, z. B. als HPLC (***H**igh **P**ressure/**P**erformance **L**iquid **C**hromatography*), die (*Kapillar)-Gaschromatographie*, die *Dünnschichtchromatographie*, die *Ionenaustauschchromatographie* und die *Papierchromatographie*. An dieser Stelle soll nur kurz das physikalische Trennprinzip umrissen werden (weitergehende Informationen dazu finden sich in Lehrbüchern der analytischen bzw. klinischen Chemie und Labordiagnostik).

**Ein chromatographischer Trenneffekt resultiert aus dem Wechselwirken von:**

**1. *Stationärer Phase* (ein *Adsorbens* wie Silicagel oder Cellulose),**

**2. *mobiler Phase* (ein *Elutionsmittel*, *Solvens* oder *Transportgas*) und**

**3. Probengemisch, das zu trennen ist.**

Prinzipiell konkurrieren stationäre und mobile Phase durch Adsorption oder Auflösen um die einzelnen Komponenten der im Probengemisch enthaltenen organischen Verbindungen. Es erfolgt bezogen auf den einzelnen Stoff eine Gleichgewichtseinstellung, die aber durch einen Strömungseffekt der fließenden mobilen Phase (flüssig oder gasförmig) gestört wird, so daß das System immer wieder nach Neueinstellung strebt. Dadurch kommt es zu einer Kaskade von Adsorptions-Desorptions-Schritten oder von Phasenübergängen des Stoffs zwischen den beiden an der Trennung beteiligten Phasen.

| **Trennverfahren** | **Eigenschaftsunterschied und Trennprinzip** | **Anwendungen** |
|---|---|---|
| Dekantieren | Phasenunterschied fest-flüssig: Abtrennung eines Feststoffs von einer Flüssigkeit ohne Filterhilfsmittel | einfaches Abgießen einer Flüssigkeit von einem sich leicht absetzenden Feststoff (Alltagsbeispiel: Tee) ohne Sieb oder Filterpapier |
| Filtration | Phasenunterschied fest-flüssig: Abtrennung eines Feststoffs von einer Flüssigkeit mit Filterhilfsmittel, wie Filterpapier oder Sieb | Standardmethode zur Feststoffabtrennung aus Suspensionen mit Hilfe von Trichtern und Filterpapieren, Filtertüchern oder Sieben (in Labor und Technik) |
| Kristallisation | Löslichkeitsunterschiede von Stoffen in einem Solvens: Reinigung von Stoffgemischen durch Lösen in einem Solvens in der Hitze und bevorzugtes Auskristallisieren der am schwersten löslichen Komponente in der Kälte | Standardmethode in Wirkstoffsynthese, Labor, chemischer Produktion und Lebensmittelherstellung: Jährliche Weltproduktion an *Saccharose* („Zucker" aus Zuckerrohr oder Zuckerrüben ) von 100 Mio. t wird durch Kristallisation aus Wasser gereinigt. |
| Destillation | Dampfdruckdruckunterschiede flüchtiger Gemischbestandteile: Trennung von Gemischen flüchtiger Stoffe nach dem Siedepunkt unter Normaldruck oder im Vakuum | Standardmethode in Labor und Technik mit Varianten als: fraktionierte Normaldruckdestillation bzw. *Vakuumdestillation* (für hochsiedende oder temperaturempfindliche Stoffe); *Wasserdampf-destillation* (schonend, nur für mit Wasserdampf flüchtige Stoffe) |
| Sublimation | Direkter Phasenübergang fest-gasförmig-fest bestimmter Stoffe: Selektive Abtrennung sublimierbarer Feststoffe aus Gemischen bei erhöhter Temperatur im Vakuum durch Verdampfen und Kondensieren | Labormethode zur selektiven Reinigung von solchen Stoffen, die sublimierbar sind; typisch: meist exzellenter Reinigungseffekt bei nur geringer gereinigter Stoffmenge; wertvoll z.B. in Forschungsarbeiten zur Reindarstellung geringer Mengen neuer Verbindungen |
| Extraktion | Verteilung eines Stoffs zwischen zwei (meist) flüssigen Phasen: Gleichgewichtseinstellung der Konzentrationen eines Stoffs zwischen zwei flüssigen oder einer flüssigen und einer festen Phase | Gewinnung von pharmazeutisch wirksamen Extrakten aus Heilpflanzen mit geeigneten flüssigen Extraktionsmitteln; Stofftrennmethode in Labordiagnostik und chemischer Synthese |
| Zentrifugation | Sedimentationstempo von Feststoffen unter Zentrifugalkraft: Beschleunigung des Absetzens feiner Partikel oder kolloider Stoffe in einer Flüssigkeit durch die Zentrifugalkraftwirkung | normale Zentrifugation: Beschleunigung des Absetzens feinverteilter Partikel aus Suspensionen; *Ultrazentrifugation*: Trennung kolloider Makromoleküle (Proteine, Erbmaterial) z.B. aus Zellflüssigkeiten nach der Molmasse |
| Gefrier-Trocknung bzw. Lyophilisation | Sublimationsfähigkeit von Wasser aus organischem Material: Wasser als Solvens ist im Unterschied zu anderen Zellbestandteilen unter Tiefkühlung im Hochvakuum selektiv sublimierbar. | Materialschonende Entwässerung empfindlichen biologischen Materials (Blutplasma, Impfstoffe) |

***Übersicht 4.3***: Verfahren zur Stofftrennung.

Die Zeitdauer, die benötigt wird, um einen solchen Cyclus zu durchlaufen, ist für jeden Stoff des Gemischs verschieden. Dies resultiert z. B. aus der strukturell bedingten unterschiedlich starken Adsorption an ein Adsorbens, wie *Silicagel* oder *Cellulose*. Daher ergibt sich nach Durchlaufen vieler Cyclen auf einer Trennstrecke, daß die gemeinsam gestarteten Komponenten nach unterschiedlichen Zeiten, also nacheinander, am Ziel ankommen. Dort können sie durch einen Detektor registriert und qualitativ und quantitativ bestimmt werden.

Flüssigchromatographische Methoden, wie die HPLC, können über einen weiten Probemengenbereich eingesetzt werden. So reichen bei der *analytischen HPLC* Substanzmengen im ng-Bereich aus, um nach der Trennung ein definiert auswertbares analytisches Signal zu hinterlassen. Geht es dagegen darum, ein wertvolles chirales Pharmakon enantiomerenrein aus dem Racemat abzutrennen, so wird Anwendung dieser Methode als *präparative HPLC* bis in den kg-Maßstab ausgedehnt. Der erhebliche apparative Aufwand (meterdicke Trennsäulen! s. S. 179 vgl. Kap. zur Racemattrennung) wird letztlich über den Wert des reinen Wirkstoffs abgedeckt.

Die Herausforderung im Bereich der klinischen Chemie besteht darin, möglichst schnell eine zuverlässige Aussage über die Art und Menge von einzelnen körpereigenen Stoffen, pharmazeutischen Wirkstoffen oder Giftstoffen bzw. deren Metaboliten zu erhalten. Die Weiterentwicklung der dazu geeigneten Analysenmethoden ist ein aktuelles Forschungsgebiet der analytischen Chemie.

## 4.5.2. Physikalische Charakterisierung organischer Verbindungen

Das eindeutige Zuordnen von Eigenschaftsangaben zu einem Stoff oder Stoffgemisch ist von großer Bedeutung, um die Qualität von Produkten sicherzustellen.

**Zu den physikalischen Konstanten, mit denen eine organische Verbindung charakterisiert werden kann, zählen *Schmelzpunkt* (ggf. *Zersetzungspunkt*), *Siedepunkt*, *Brechungsindex*, *Dichte* und *spezifische Drehung* (für optisch aktive Verbindungen).**

Solche klassischen Parameter sind besonders wertvoll für die Charakterisierung reiner Stoffe. In Übersicht 4.4 sind nähere Angaben zur Bestimmung dieser Daten zusammengestellt.

Die Analytik organischer Verbindungen umfaßt ein sehr weites Gebiet. Sie ist für alle Bereiche chemisch definierter Produkte unabdingbar notwendig, so z. B. für die Reinheit pharmazeutischer Wirkstoffe; die Zusammensetzung von Lebensmitteln mit ggf. definiertem Zusatz von zugelassenen Farbstoffen, Salzen, Antioxidantien, die Produktion von Textilien und Leder unter Verwendung nichtallergener oder cancerogener Farbstoffe und Gerbstoffe u. ä.. Auch Analysenergebnisse (z. B. gerichtsmedizinische Blutalkoholbestimmung auf zwei unabhängigen Wegen; Analyse von Blut und Urin auf Vergiftung mit Pharmaka oder auf Konsumtion von Rauschgiften; Dopingkontrolle bei Leistungssportlern; klinische Kontrolle des Spiegels von Medikamenten im Blut) müssen absolut zuverlässig, ggf. sogar gerichtsfest sein, da sie für den Betroffenen erhebliche persönliche Konsequenzen haben können.

Organische Verbindungen können aufgrund ihrer Moleküleigenschaften (Molmasse, σ- und π-Bindungssysteme, Chiralität) und aufgrund von Eigenschaften einzelner Atome (Kernspin, Radikalcharakter) schon in geringen Mengen (mg- bis µg-Bereich) mit modernen physikalischen Methoden spektroskopisch untersucht werden. Dadurch kann ein Stoff sowohl hinsichtlich seiner Reinheit aber vor allem auch hinsichtlich detaillierter Informationen zu seiner Struktur näher charakterisiert werden.

Zu diesen Methoden zählen z. B. *Infrarotspektroskopie* (IR); *Kernresonanzspektroskopie*, auch *NMR-Spektroskopie* genannt (NMR von: **n**uclear **m**agnetic **r**esonance; bevorzugt für die Isotope $^{1}$H und $^{13}$C); *Massenspektrometrie* (MS), auch in Kopplung mit chromatographischen Methoden, *UV-VIS-Spektroskopie* und *Circulardichroismus-Spektroskopie* (CD) für optisch aktive Substanzen sowie die

*Röntgenkristallstrukturanalyse*. Nähere Informationen dazu bieten Lehrbücher der analytischen Chemie.

| **Eigenschaft/ Symbol** | **Meßgerät** | **Erklärung** |
|---|---|---|
| Schmelzpunkt (Schmp., F.) | Thermometer | Der Schmelzpunkt eines reinen Stoffs liegt in einem kleinen Intervall (1-2 grd). Er wird schon durch geringe Verunreinigungen deutlich gesenkt. Das Schmelzintervall ist dann breiter. Bestimmte Stoffe zeigen nur einen definierten Zersetzungspunkt. |
| Siedepunkt (Sdp., Kp.) | Thermometer | Reine Stoffe haben einen scharfen Siedepunkt, der druckabhängig ist. Die Siedepunktsangabe erfolgt daher bei Vakuumdestillationen in Kombination mit der Druckangabe. |
| Brechungsindex $n_D^{20}$ | Refraktometer | Der zur Temperatur indirekt proportionale Brechungsindex gibt den Grenzwinkel der Totalreflexion an und ist für eine reine Flüssigkeit charakteristisch für eine definierte Wellenlänge und Temperatur (üblich: 589 nm = D-Linie des Natriums und 20 °C). |
| Dichte $\rho$ | Pyknometer | Die zur Temperatur indirekt proportionale Dichte organischer Flüssigkeiten kann < oder > 1 g · cm$^{-3}$ sein und hängt von der Zusammensetzung ab. Halogenatome erhöhen die Dichte. Beispiele: n-Pentan: $\rho$ = 0.63 g · cm$^{-3}$, Ethanol: $\rho$ = 0.79 g · cm$^{-3}$; Benzol: $\rho$ = 0.88 g · cm$^{-3}$, $CHCl_3$ $\rho$ = 1.47 g · cm$^{-3}$, $CHBr_3$: $\rho$ = 2.85 g · cm$^{-3}$. |
| spezifische Drehung $[\alpha]_D^{20}$ | Polarimeter | Angabe der Drehung der Schwingungsebene linear polarisierten Lichtes einer definierten Wellenlänge (Na-D-Linie) im (+) oder gegen (-) den Uhrzeigersinn. Normiert auf eine Konzentration in einem Lösungsmittel bei einer Temperatur (20 °C) in einer Meßküvette definierter Länge. Charakteristikum aller chiralen, optisch aktiven Stoffe. |

***Übersicht 4.4***: Physikalische Konstanten zur Charakterisierung organischer Verbindungen.

Es sei hier nur abschließend darauf hingewiesen, daß NMR-Methoden Einzug in die medizinische Diagnostik gefunden haben. So nutzt die für den Patienten schonende *Magnetresonanztomographie* (MRT) die selektive Anregbarkeit von $^1$H-Kernen im Körper zur Gewinnung von Abbildern des Körperinneren. In einer neuen Entwicklung bieten sogenannte offene Magnetresonanztomographen die Möglichkeit, unter Nutzung dieser Meßmethode Operationen auszuführen. Dabei können insbesondere anders nicht darstellbare, im Operationsfeld liegende Gefäße in der räumlichen Tiefe des Gewebes dargestellt werden, was dem Operateur eine bisher unzugängliche Entscheidungshilfe bietet.

Dieses Beispiel illustriert, daß die prinzipielle Kenntnis grundlegender physikalischer und chemischer Prinzipien unerläßlich für die moderne, interdisziplinäre ausgerichtete medizinische Praxis ist.

# 5. Funktionelle Stoffklassen organischer Verbindungen

Viele organische Verbindungen, darunter besonders biochemisch wichtige Substanzen, besitzen ein kompliziertes Kohlenstoffgerüst und enthalten Atomgruppen, d.h. *funktionelle Gruppen*, die die vielfältige und funktionsgerechte Abwandlungen der Struktur bewirken. Das Kohlenstoffgerüst kann *aliphatischer, carbocyclischer* oder *heterocyclischer* Natur sein. Unter *aliphatisch* wird eine kettenförmige Anordnung von C-Atomen verstanden. Mit *carbocyclisch* werden ringförmige Anordnungen bezeichnet, deren Ringglieder allein aus C-Atomen bestehen. In *Heterocyclen* sind *Heteroatome* in den Ring eingebaut.

Als *Heteroatome* werden in organischen Verbindungen alle anderen Elemente als Kohlenstoff und Wasserstoff bezeichnet. Biologisch wichtig sind vor allem Sauerstoff, Stickstoff, Schwefel, Phosphor, Halogene und einige Metalle, die als Spurenelemente z. B. in aktiven Zentren von Enzymen, in Blatt- und Blutfarbstoffen oder im Vitamin $B_{12}$ vorkommen. Heteroatome können nicht nur Ringbestandteil, sondern auch allein oder in den *funktionellen Gruppen* Substituenten des Kohlenstoffgerüsts sein.

Die organischen Verbindungen sind grob unterteilbar in *Kohlenwasserstoffe*, die nur aus Kohlenstoff und Wasserstoff bestehen, in Verbindungen mit Heteroatomen in funktionellen Gruppen und in *Heterocyclen* verschiedener Ringgröße, die ihrerseits funktionelle Gruppen tragen können. Nach dem Vorhandensein einer bestimmten funktionellen Gruppe in der Strukturformel ist es möglich, die Verbindung einer *Stoffklasse* zuzuordnen (Übersicht 5.1).

| **Funktionelle Gruppe** | **Bezeichnung** | **Stoffklasse** |
|---|---|---|
| -F, -Cl, -Br, -I | Halogensubstituenten | Halogenverbindungen |
| -OH | Hydroxygruppe | Hydroxyverbindungen (Alkohole, Phenole) |
| -OR | Alkoxy- bzw. Aryloxygruppe | Ether |
| -SH | Thiol- bzw. Mercaptogruppe | Thiole (Mercaptane) |
| $-NH_2$ | Aminogruppe | Amine (hier: primär) |
| >C=O | Carbonylgruppe | Carbonylverbindungen (Aldehyde, Ketone, Chinone) |
| -COOH | Carboxylgruppe | Carbonsäuren |
| -OOH | Hydroperoxygruppe | Hydroperoxide |
| $-NO_2$ | Nitrogruppe | Nitroverbindungen |
| -NO | Nitrosogruppe | Nitrosoverbindungen |
| -CN | Cyanogruppe | Nitrile |
| $-SO_3H$ | Sulfonsäuregruppe | Sulfonsäuren |

***Übersicht 5.1:*** Wichtige funktionelle Gruppen und Stoffklassen.

Für die Stoffklassen sind bestimmte chemische Eigenschaften charakteristisch, wie z. B. Acidität, Basizität, Amphoterie, Nucleophilie, Hydrophilie, Lipophilie, Reduktionswirkung, Farbigkeit, Micell- oder Komplexbildung, deren Kenntnis für das Verständnis von chemischen Reaktionen und biochemischen Prozessen im Organismus unerläßlich ist (Beispiel: Aminogruppe $-NH_2$ in Aminen $R-NH_2$ als Ursache basischer und nucleophiler Eigenschaften).

Ersetzt man in den Stammverbindungen, die entweder Kohlenwasserstoffe (aliphatische oder cyclische) (Kap. 5.1.) oder Heterocyclen (Kap. 5.2.) sind, ein oder mehrere H-Atome durch funktionelle Gruppen, so gelangt man nach der Art eines Baukastenprinzips zu Verbindungen mit Heteroatomen in funktionellen Gruppen, die als weitere Stoffklassen in Kap. 5.3. besprochen werden.

In den folgenden Kapiteln werden eingangs allgemeine und medizinisch wichtige Substanzbeispiele aus den Stoffklassen vorgestellt. Danach werden Substanzeigenschaften, chemische Reaktionen, medizinische Anwendungen und biologische Funktionen besprochen.

## 5.1. Kohlenwasserstoffe

Kohlenwasserstoffe sind allein aus den Elementen C und H aufgebaut. Dennoch gibt es eine strukturelle Vielfalt von Verbindungen, die eine weitere Untergliederung nach der offenkettigen oder cyclischen Struktur und nach der Art des unter Umständen vorhandenen ungesättigten Charakters zweckmäßig erscheinen läßt.

### 5.1.1. Gesättigte Kohlenwasserstoffe

*Gesättigte Kohlenwasserstoffe* enthalten ausschließlich $sp^3$-hybridisierte C-Atome, die durch C-C-Einfachbindungen untereinander verknüpft und mit H-Atomen abgesättigt sind. C-C-Mehrfachbindungen mit $sp^2$- oder sp-hybridisierten C-Atomen sind nicht vorhanden. Unter dieser Prämisse sind kettenförmige Anordnungen, wie in den Alkanen, oder ringförmige Anordnungen, wie in den Cycloalkanen, möglich.

#### 5.1.1.1. Alkane

Die Alkane sind gesättigte aliphatische Kohlenwasserstoffe, die eine *homologe Reihe* von Verbindungen der allgemeinen Summenformel $C_nH_{2n+2}$ bilden (Übersicht 5.2).

| Zahl der C-Atome | Summenformel | Name | Zahl der Konstitutionsisomere |
|---|---|---|---|
| 1 | $CH_4$ | Methan | 1 |
| 2 | $C_2H_6$ | Ethan | 1 |
| 3 | $C_3H_8$ | Propan | 1 |
| 4 | $C_4H_{10}$ | Butan | 2 |
| 5 | $C_5H_{12}$ | Pentan | 3 |
| 6 | $C_6H_{14}$ | Hexan | 5 |
| 7 | $C_7H_{16}$ | Heptan | 9 |
| 8 | $C_8H_{18}$ | Octan | 18 |
| 9 | $C_9H_{20}$ | Nonan | 35 |
| 10 | $C_{10}H_{22}$ | Decan | 75 |
| 20 | $C_{20}H_{42}$ | Eicosan | 366319 |

***Übersicht 5.2:*** Die homologe Reihe der Alkane und ihre Konstitutionsisomerie.

**In einer *homologen Reihe* unterscheidet sich die Konstitutionsformel zweier Nachbarn um eine -$CH_2$-Gruppierung (*Methylengruppe*).**

Alkane werden auch als *Paraffine* bezeichnet (lateinisch: *parum affinis*, wenig Verwandtschaft zeigend), da sie, abgesehen von der Verbrennung, wegen der stabilen C-C- und C-H-Bindungen chemisch eher reaktionsträge sind.

Ab der Summenformel $C_4H_{10}$ tritt Konstitutionsisomerie auf, da eine unverzweigte (lineare) C-Kette (Normalalkane, *n-Alkane*) und eine verzweigte C-Kette gleicher Anzahl von C-Atomen zu Konstitutionsisomeren (vgl. Kap. 4.3.1.) führen (s. Abb. 4.21 für die Isomere des Pentans $C_5H_{12}$). Die Zahl der möglichen Isomeren steigt mit der C-Zahl rapide an. So gibt es von Heptan 9, von Nonan 35 und von Decan 75 Konstitutionsisomere. Als *n*-Alkane (Normalalkane) werden Alkane mit unverzweigter C-Kette bezeichnet. Ab $C_5$ charakterisiert dabei die Zahl der C-Atome den Namen des Alkans. Bei Verzweigungen ist die längste Kette so zu numerieren, daß das alkylsubstituierte C-Atom die niedrigste Zahl erhält: Isopentan in Abb. 4.21 ist demnach als 2-Methylbutan zu bezeichnen und nicht als 3-Methylbutan, analog ist Neopentan 2,2-Dimethylpropan. Gleiche Reste werden durch Vorsilben vervielfacht. Die auf σ-Bindungen beruhenden chemischen Bindungen in Alkanen wurden in Kap. 4.2.3.1.1., Aspekte der Konformationsisomerie in Kap. 4.3.2. dargestellt (s. S. 170).

Denkt man sich ein H-Atom aus einem Alkan entfernt, erhält man eine Atomgruppierung $C_nH_{2n+1}$. Sie ist einerseits von Wert als Molekülfragment (Alkylrest) für die systematische Betrachtung von Verbindungen mit funktionellen Gruppen, andererseits kann sie als chemisch selbständiges, freies Radikal (Kap. 4.4.1.1., s. S. 196) auftreten, das gewöhnlich wegen seiner Instabilität kurzlebig und reaktiv ist.

Die Bezeichnung dieser *Alkylreste* bzw. *Alkylradikale* wird aus dem Namen des entsprechenden Alkans abgeleitet (Abb. 5.1.).

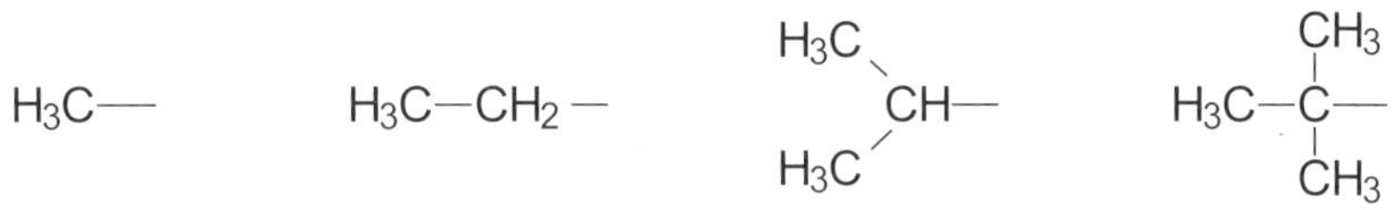


Methylrest Ethylrest Isopropylrest *tert.*-Butylrest

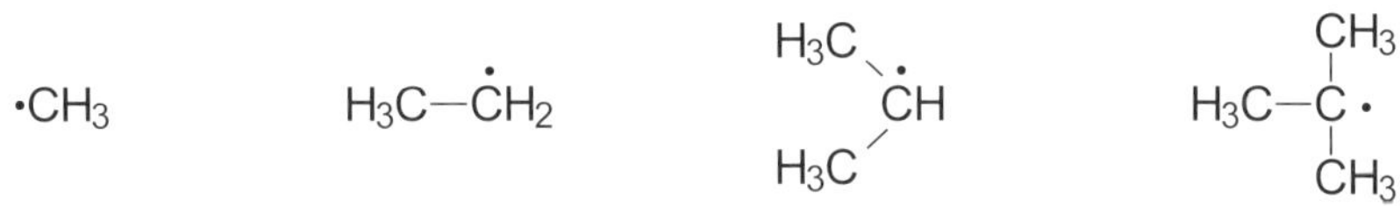


Methylradikal Ethylradikal Isopropylradikal *tert.*-Butylradikal

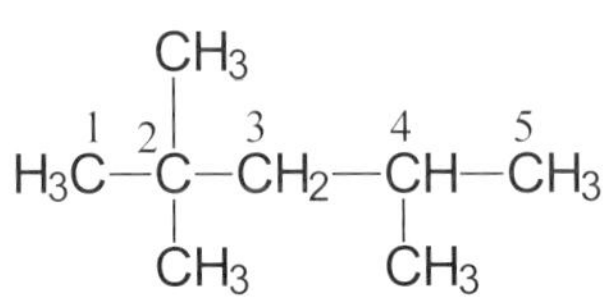


Kennzeichnung der C-Atome in Isooctan, 2,2,4-Trimethylpentan:
primäre C-Atome: C-1, C-5 und die $CH_3$-Gruppen an C-2 und C-4
sekundäres C-Atom: C-3
tertiäres C-Atom: C-4
quartäres C-Atom: C-2

***Abb. 5.1:*** Alkylreste, Alkylradikale und Klassifizierung der C-Atome.

Ein *primäres C-Atom* trägt nur eine *Alkylgruppe* (und hier noch drei H), ein *sekundäres C-Atom* trägt zwei Alkylgruppen (und hier noch zwei H), ein *tertiäres C-Atom* trägt drei Alkylgruppen (und hier noch ein H) und ein *quartäres C-Atom* ist mit vier Alkylgruppen verbunden, wie am Beispiel des Isooctans zu sehen ist (Abb. 5.1). Diese Bezeichnung der C-Atome ist auch in anderen Stoffklassen üblich. Die Einordnung widerspiegelt zugleich eine unterschiedliche Reaktivität.

In der homologen Reihe der Alkane folgen auf Methan noch drei gasförmige Vertreter ($C_2$ bis $C_4$), dann flüssige ($C_5$ bis $C_{16}$) und feste Alkane (ab $C_{17}$), die wegen des Fehlens polarer hydrophiler Gruppen alle hydrophob bzw. lipophil sind. Alkane lösen sich daher nicht in Wasser, aber in Ether, Benzol, Chloroform oder Tetrachlorkohlenstoff. Die Dichte aller Alkane ist $< 1\ g{\cdot}cm^{-3}$. Sie schwimmen daher auf Wasser. Erdgas und Erdöl sind natürliche Quellen für Alkane. Die fraktionierte Destillation (s. Übersicht 4.3) von Erdöl liefert zahlreiche Produkte.

Während reines Methan[1] geruchlos ist, weisen die flüssigen Vertreter den typischen Benzingeruch auf. Methan entsteht natürlich beim anaeroben, bakteriellen Abbau von Cellulose aus Pflanzen (*Sumpfgas*) bzw. wird in Landwirtschaftsbetrieben in Reaktoren gezielt aus Gülle und anderen Bioabprodukten als *Biogas* gewonnen. Alle Alkane sind brennbar, die niederen Homologen sind leicht entflammbar. Bei der Verbrennung entstehen, wie bei Methan, Kohlendioxid und Wasser (1).

$$CH_4 + 2\,O_2 \longrightarrow CO_2 + 2\,H_2O \qquad (1)$$

Neben Erdgas, das aus Methan besteht, wird verflüssigtes Propan (*Flüssiggas*) aus Druckflaschen zum Heizen verwendet. Propan ersetzt in FCKW-freien (*FCKW = **F**luor**c**hlor**k**ohlen**w**asserstoffe*) Kühlschränken auch FCKW als Kältemittel, da diese die Ozonschicht der Hochatmosphäre schädigen. Zündfähige Gemische leichtflüchtiger, flüssiger Alkane von Vergaserkraftstoffen mit Luft sind explosiv und treiben Benzinmotoren an. Ein bestimmter Anteil verzweigter Alkane ist dabei von besonderer Bedeutung für eine schnelle, gleichmäßige und rückstandsfreie Verbrennung ohne Klopfen des Motors. Als Qualitätsmaß gilt die *Oktanzahl*[2]. Schwerflüchtige Alkane werden als Dieselkraftstoff, Heizöle und Schmieröle verwendet. Nichtdestillierbare Rückstände dienen als Asphalt.

Im medizinischen Bereich werden gereinigte Mischungen höherer Alkane in Form von Vaseline, Weich- oder Hartparaffin eingesetzt, die als Salbengrundlage, für pharmazeutische Präparate, Paraffinpackungen und Mikroskopierhilfsmittel dienen.

Wegen ihrer chemischen Reaktionsträgheit erfordert die Funktionalisierung von Alkanen den Angriff reaktiver Teilchen unter drastischen Reaktionsbedingungen, wie sie für radikalische Substitutionen ($S_R$, s. S. 204) typisch sind. Dazu gehören *Chlorierung*, *Sulfochlorierung* und *Oxidation* mit Sauerstoff. Letztlich bieten diese Umsetzungen den Einstieg in die Synthese vieler chemischer Produkte auf der Basis von Erdöl.

Bereits auf S. 205 wurde die stufenweise Chlorierung von Methan zu $CH_3Cl$, $CH_2Cl_2$, $CHCl_3$ und $CCl_4$ dargestellt, die zur Stoffklasse der *Halogenalkane* (*Alkylhalogenide*) zählen. *Dichlormethan* $CH_2Cl_2$ und *Chloroform* $CHCl_3$ sind gute Lösungsmittel für lipophile Stoffe, wie Fette und Öle und werden als Extraktionsmittel z. B. bei der Gewinnung von Penicillinen und in der Pharmaindustrie eingesetzt. Chloroform wirkt narkotisch. Seiner Verwendung als Narkosemittel steht aber die Neigung zur Bildung von toxischem *Phosgen* ($COCl_2$) und HCl in Gegenwart von Wasser und Licht entgegen.

Auf dem Gebiet der Inhalationsnarkotika wird intensiv nach neuen, gut verträglichen Substanzen geforscht. So wird schon lange *Halothan* ($F_3C\text{-}C^*HClBr$, 1-Brom-1-chlor-2,2,2-trifluorethan) eingesetzt, und zwar als Racemform. Wie auch bei *Enfluran* ($ClFHC^*\text{-}CF_2\text{-}O\text{-}CF_2H$) und *Isofluran* $F_3C\text{-}C^*HCl\text{-}O\text{-}CF_2H$, die in neuerer Zeit entwickelt wurden, ist eine der offenen Fragen, ob beide Enantiomeren dieser chiralen Verbindungen (Chiralitätszentrum mit $^*$markiert) eine narkotische Wirkung ausüben.

Tetrachlorkohlenstoff $CCl_4$ bildet wie $CHCl_3$ in Gegenwart von $H_2O$ bei hohen Temperaturen Phosgen und HCl. Seine Anwendung als Feuerlöschmittel in geschlossenen Räumen ist daher nicht unproble-

---

[1] Erdgas besteht vorwiegend aus Methan. Sein Heizwert pro Volumeneinheit ist wesentlich höher als der des früher in allen Städten in Gaswerken aus Kohle und Wasser hergestellten Stadtgases, das aus einem Kohlenmonoxid-Wasserstoff-Gemisch bestand. Da Methan selbst geruchlos ist, wird ihm zur Geruchsmarkierung eine geringe Menge eines übelriechenden Mercaptans zugesetzt. Beim Wahrnehmen von Gasgeruch ist umsichtiges Handeln geboten. Insbesondere sind jegliche Zündquellen (offenes Feuer, Lichtschalter!) zu vermeiden, da ein Methan-Luft-Gemisch über ein weit variierbaren Bereich der Zusammensetzung hochexplosiv ist. Methangasexplosionen sind wegen ihrer Brisanz ebenfalls im Kohle-Bergbau gefürchtet (schlagende Wetter).

[2] Die *Octanzahl* wurde für das stark zum Klopfen neigende *n*-Heptan = 0 und für das besser verbrennende Isooctan (2,2,4-Trimethylpentan) = 100 gesetzt. Das Verhalten realer Benzinmischungen wird in Testmotoren ermittelt. Zur Verbesserung der Verbrennung wurde Benzin früher mit *Tetraethylblei*, $Pb(C_2H_5)_4$, als *Antiklopfmittel* verbleit. Bei der Verbrennung wird dabei allerdings toxischer Bleistaub freigesetzt. Deshalb ist heute nur noch bleifreies Benzin erlaubt. Darin wird die Rolle von Tetraethylblei von einer organischen Verbindung, *Methyl-tert.-butylether*, übernommen, die nur $CO_2$ und $H_2O$ als Verbrennungsprodukte bildet.

matisch. Wegen der starken Lebertoxizität ist man auch von der Nutzung von $CCl_4$ als Solvens für chemische Reaktionen oder Extraktionsmittel weitestgehend abgegangen. Viele Alkylhalogenide wirken auf den menschlichen Organismus toxisch, speziell leberschädigend. Chemisch ist dafür ihre Wirkung als *Alkylierungsmittel* in nucleophilen Substitutionen verantwortlich, die durch Nucleophile in Biomolekülen, wie Aminogruppen ($-NH_2$) oder Mercaptogruppen (-SH) ausgelöst werden. Dies führt zu kovalenten Bindungen und zum Funktionsausfall der biologischen Struktur. Für den Umgang mit Halogenalkanen sind daher strenge maximale Arbeitsplatzkonzentrationen festgelegt und einzuhalten.

Läßt man $SO_2$ und $Cl_2$ in einer *Sulfochlorierung* unter $S_R$-Bedingungen gemeinsam auf langkettige Alkane ($C_{12}$ bis $C_{20}$) einwirken, dann entstehen *Sulfonsäurechloride* (auch: *Sulfochloride*) (2). Sie können durch Hydrolyse mit Natronlauge in die Natriumsalze der *Alkansulfonsäuren*, sogenannte *Mersolate*, überführt werden (3).

$$C_{12}H_{26} + SO_2 + Cl_2 \longrightarrow C_{12}H_{25}SO_2Cl + HCl \quad \text{(Bruttoreaktion)} \tag{2}$$

$$C_{12}H_{25}SO_2Cl + 2\,NaOH \longrightarrow C_{12}H_{25}SO_3Na + NaCl + H_2O \tag{3}$$

Mersolate wirken als *Tenside* (s.S. 277). Sie sind wichtige Waschmittelrohstoffe und auch in Flüssigseifen enthalten.

Während normale Seifen, also die Natrium- oder Kaliumsalze von Fettsäuren (s. S. 283, 314), mit den in hartem Wasser enthaltenen $Ca^{2+}$-Ionen schwerlösliche Ca-Salze bilden (Ausflockung!), sind diese Salze von Alkansulfonaten gut wasserlöslich, was einen großen Vorteil darstellt.

Verzweigte Alkane werden durch molekularen Sauerstoff bereits unter relativ milden Bedingungen angegriffen. n-Alkane können in Gegenwart von Schwermetallsalzen oxidiert werden (*Paraffinoxidation*). In einer Radikalreaktion entstehen Hydroperoxide R-O-O-H (4), die organische Derivate des Wasserstoffperoxids H-O-O-H sind.

$$\text{R–H} + \cdot\text{O–O}\cdot \longrightarrow \underset{\text{Hydroperoxid}}{\text{R–O–O–H}} \quad \text{(Bruttoreaktion)} \tag{4}$$

Kettenträger: Alkylradikale R• und Alkylhydroperoxyradikale R–O–O•

Sie können u.a. weiter zu Carbonsäuren oxidiert werden (5), die ab $C_{12}$ ebenfalls als Tensidvorstufen dienen.

$$\text{R–}\underset{\text{O–OH}}{\underset{|}{\text{CH}}}\text{–CH}_2\text{–R}' + 3/2\ O_2 \longrightarrow \text{R–COOH} + \text{R}'\text{–COOH} + H_2O \tag{5}$$

*Autoxidationen*, also Reaktionen von Alkylresten mit Luftsauerstoff, sind auch die Ursache für das Ranzigwerden von Fetten und Ölen. Man kann die Autoxidation aber auch bewußt ausnutzen, z. B. bei der Härtung von Ölfarben. Dabei kommen *trocknende Öle*, wie mehrfach ungesättigtes Leinöl (s. S. 314 in Kap. 6.2.1.) zum Einsatz, das in Gegenwart von Schwermetallsalzen (*Sikkativen*) durch $O_2$ autoxidiert und radikalisch zu einem festen Harz polymerisiert ("getrocknet") wird. Gemische aus trocknenden Ölen und Sikkativen werden als *Firnis* gehandelt.

### 5.1.1.2. Cycloalkane

Die *Cycloalkane* bilden eine homologe Reihe von Verbindungen der Summenformel $C_nH_{2n}$, die man sich durch formalen Ringschluß der entsprechenden n-Alkane ab Propan unter Verlust von zwei H-Atomen zugunsten einer C-C-Bindung denken kann. Die Namensbildung basiert auf der Anzahl der ringschließenden C-Atome, der die Vorsilbe "Cyclo" vorangestellt wird.

In der vereinfachten Formelschreibweise von Übersicht 5.3 entspricht jede Ecke einer Methylengruppe >$CH_2$. Strukturelle Details zur Konformation und Ringinversion des Cyclohexans, das in der Sesselform ringspannungsfrei ist, wurden bereits detailliert dargestellt (s. Abb. 4.44 in Kap. 4.3.3.). Außer Cyclohexan weisen alle Ringe eine Ringspannung auf.

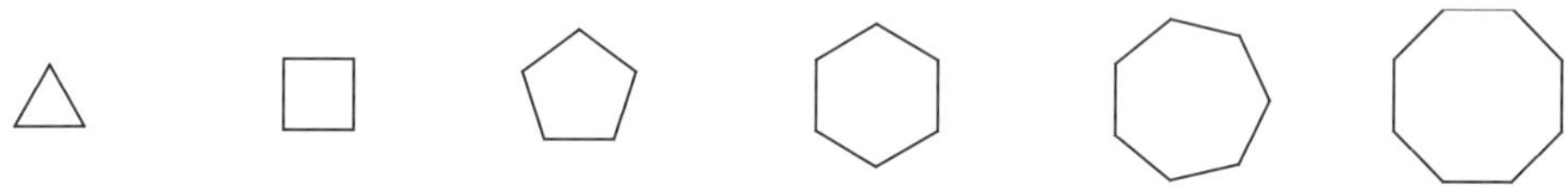

| Cyclopropan | Cyclobutan | Cyclopentan | Cyclohexan | Cycloheptan | Cyclooctan |
|---|---|---|---|---|---|
| $C_3H_6$ | $C_4H_{10}$ | $C_5H_{12}$ | $C_6H_{14}$ | $C_7H_{16}$ | $C_8H_{18}$ |

***Übersicht 5.3:*** Cycloalkane – Konstitutionsformeln.

Untersuchungen zur Ringspannung von Cycloalkanen in Abhängigkeit von der Ringgröße sind aus theoretischen Gründen für das Verständnis der Bindungsverhältnisse von Interesse (siehe Lehrbücher der organischen Chemie und Stereochemie). Hier wird nur kurz das Prinzip dargestellt.

*Cyclopropan* weist als kleinster Ring die stärkste Spannung auf. Aus seiner Dreiecksform ergibt sich, daß der C-C-C-Bindungswinkel der $sp^3$-hybridisierten C-Atome mit einem Wert von 60° um über -49° vom idealen, im Cyclohexan anzutreffenden Tetraederwinkel abweicht. Cyclopropan ist daher energiereich und versucht, sich durch Ringöffnungsreaktionen zu stabilisieren. So erfolgen mit Brom (6), Bromwasserstoff (7) und Wasserstoff (8) Additionsreaktionen, die sonst für Alkene charakteristisch sind (Abb. 5.2).

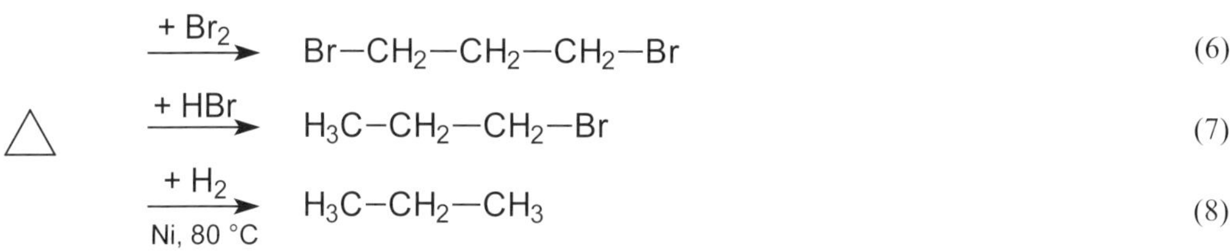


***Abb. 5.2:*** Reaktionen des Cyclopropans unter Ringöffnung.

Die Ringspannung des *Cyclobutans* ist etwas geringer die des Cyclopropans. Dieses Molekül weist keine planare, sondern eine gewinkelte Konformation auf. Bei erhöhter Temperatur kann jedoch auch Cyclobutan noch katalytisch zu n-Butan hydriert werden. In den Vorzugskonformationen des *Cyclopentans* sind vier C-Atome (Briefumschlagform) bzw. drei C-Atome (Halbsesselform) in einer Ebene angeordnet. Cyclopentan ist im Vergleich zu Cyclopropan und Cyclobutan nur wenig gespannt.

Cycloalkane der Ringgrößen 7-11 weisen, u.a. durch sterische Wechselwirkung über den Ring hinweg, wieder Ringspannungen auf, die größer als beim Cyclopentan sind. Große Ringe (ab $C_{12}$) sind spannungsarm und verhalten sich wie zwei parallel liegende, an den Enden verknüpfte Alkanketten. Ab $C_5$ stimmen die chemischen Eigenschaften und Reaktionen von Alkanen und Cycloalkanen weitgehend überein.

Alle in Übersicht 5.3 aufgeführten Cycloalkane kommen in substituierter Form in Naturstoffen vor, Cyclopentan und Cyclohexan z. B. in Derivaten des Gonans (s. Abb. 4.38). Cyclopropan selbst ist gasförmig.

## 5.1.2. Ungesättigte Kohlenwasserstoffe

In ungesättigten Kohlenwasserstoffen sind Doppel- oder Dreifachbindungen zwischen zwei C-Atomen enthalten. Zu dieser Gruppe von Verbindungen gehören *Alkene* (5.1.2.1.), *Diene* und *Polyene* (5.1.2.2.) und *Alkine* (5.1.2.3.).

Auch in Ringsystemen können Doppelbindungen auftreten (Cycloalkene, Cycloalkadiene). Durch die $sp^2$-hybridisierten C-Atome wird der Ring partiell eingeebnet. Wesentliche Eigenschaften und Reaktionen gleichen denen der Alkene und Diene.

Die Rolle der π-Bindung(en) in Alkenen und Alkinen ist in Kap. 4.2.3.1.2. beschrieben.

### 5.1.1.1. Alkene

Die *Alkene* (auch: *Olefine*) bilden eine homologe Reihe von Verbindungen der Summenformel $C_nH_{2n}$ (Übersicht 5.4). Daraus ist ersichtlich, daß Alkene und Cycloalkane der gleichen C-Zahl Konstitutionsisomere sind. Der Name eines Alkens wird durch Ersetzen der Endung -an des entsprechenden Alkans durch die Endung -en gebildet. Bei verzweigten Alkenen ist die Kette mit den meisten Gliedern der Verbindungsstamm, an dem die übrigen Alkylreste als Substituenten sitzen. So ist Isobuten als 2-Methylpropen zu bezeichnen. Ab $C_4$ wird durch eine vorgestellte, möglichst niedrige Ziffer, die das erste $sp^2$-hybridisierte C-Atom der Kette angibt, die Lage der Doppelbindung gekennzeichnet. So wird Buten als 1-Buten und nicht als 3-Buten gekennzeichnet.

| | |
|---|---|
| Ethen (Ethylen) | $H_2C{=}CH_2$ |
| Propen (Propylen) | $H_2C{=}CH{-}CH_3$ |
| 1-Buten | $H_2C{=}CH{-}CH_2{-}CH_3$ |
| 2-Buten | $H_3C{-}CH{=}CH{-}CH_3$ |
| Isobuten, 2-Methylpropen | $H_2C{=}C(CH_3)_2$ |

***Übersicht 5.4:*** Alkene – Konstitutionsformeln.

Beginnend mit Buten $C_4H_8$ tritt Isomerie auf, und zwar sowohl als Konstitutionsisomerie (vgl. Kap. 4.3.1) (z. B. 1-Buten und 2-Buten) als auch als π-Diastereomerie (vgl. Kap. 4.3.2.4.3.; z. B. *cis*- und *trans*-2-Buten, s. Abb. 4.40).

Denkt man sich von einem Alken ein H-Atom entfernt, erhält man Reste (bzw. Radikale), die durch Anhängen der Nachsilbe -yl an den Namen des Alkens benannt werden. Die beiden wichtigsten *Alkenylreste* werden meist mit ihren Trivialnamen benannt:

| | | |
|---|---|---|
| $H_2C{=}CH{-}$ | *Vinylrest* | (Ethenylrest) |
| $H_2C{=}CH{-}CH_2{-}$ | *Allylrest* | (Propenylrest) |

Diese Trivialnamen finden sich im Namen daraus abgeleiteter Derivate wieder, z. B. *Vinylchlorid*: $H_2C{=}CH{-}Cl$ und *Allylalkohol*: $H_2C{=}CH{-}CH_2{-}OH$.

Die physikalischen Eigenschaften der Alkene ähneln denen der Alkane: Die Alkene $C_2$ bis $C_4$ sind gasförmig, $C_5$ bis $C_{15}$ flüssig, die höheren Homologen fest. Wegen des Fehlens hydrophiler Substituenten sind Alkene wie die Alkane hydrophob bzw. lipophil und mit Wasser nicht mischbar. Sie verbrennen nach Entzünden mit leuchtender Flamme zu $CO_2$ und $H_2O$.

Alkene sind chemisch wesentlich reaktiver als Alkane. Charakteristisch sind Additions- und Polymerisationsreaktionen. Triebkraft dieser Reaktionen ist das Bestreben der energiereichen, weil π-Bindungen enthaltenden, ungesättigten Verbindungen, in energieärmere, ausschließlich σ-Bindungen enthaltende, gesättigte Verbindungen überzugehen.

Bereits in Kap. 4.4.2.1.1. wurde der Mechanismus der *elektrophilen Addition* von Brom $Br_2$ an ein Alken beschrieben (s. Abb. 4.47). Die dabei zu beobachtende Entfärbung gilt als einfacher Test auf eine ungesättigte Verbindung. Durch *katalytische Hydrierung* werden Doppelbindungen mit Wasserstoff gesättigt. *cis*-*trans*-Isomere liefern dabei das selbe Alkan (9).

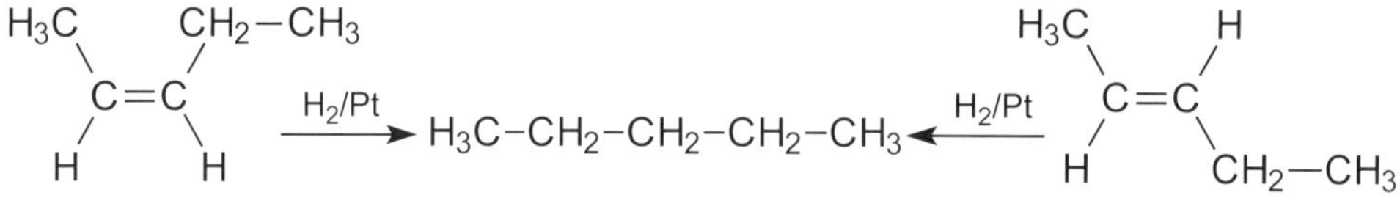


(9)

*cis*-2-Penten n-Pentan *trans*-2-Penten

Auch unsymmetrische Reagenzien vom Typ H-Y, wie Wasser (*Hydratisierung*) (10), Halogenwasserstoffe (*Hydrohalogenierung*) (11) oder Schwefelsäure können sich an Alkene anlagern, wobei Alkohole, Alkylhalogenide (Halogenalkane) und *Alkylsulfate* (Vorstufe für Alkohole) entstehen (12). Hydrierung und Hydratisierung (s. S. 200) sind auch biochemisch sehr wichtige Reaktionen. Die Addition von Wasser erfordert im Labor die Aktivierung des Alkens durch saure Katalyse, die durch Addition eines Protons und Bildung eines Carbeniumions eingeleitet wird. Addition an ein symmetrisches Alken liefert *ein* Produkt:

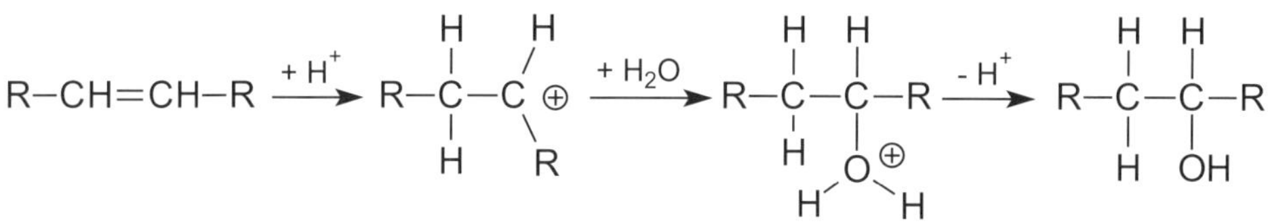


(10)

**Bei elektrophilen Additionen unsymmetrischer Reagenzien H-Y an unsymmetrische Alkene lagert sich der positivierte Teil des Reagenses bevorzugt an das C-Atom mit den meisten H-Atomen an. (*Markownikow-Regel*).**

Regioselektiv entsteht in (11) bevorzugt 2-Brompropan gegenüber 1-Brompropan.

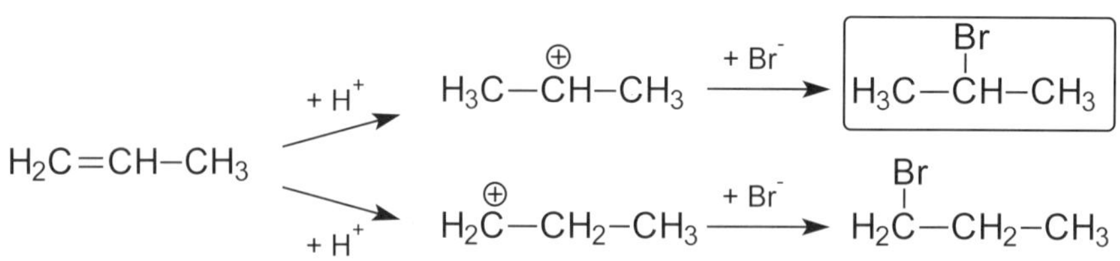


(11)

Ursache der Regioselektivität ist die bessere Stabilisierung der positiven Ladung am sekundären Carbeniumion (zwei Alkylreste mit +I-Effekt) als am primären Carbeniumion (nur ein Alkylrest).

Durch Addition von $H_2SO_4$ an Ethylen und Hydrolyse wird technisch Ethanol hergestellt.

$$H_2C{=}CH_2 + H_2SO_4 \longrightarrow H_3C{-}CH_2{-}O{-}SO_3H \xrightarrow[-\,H_2SO_4]{+\,H_2O} H_3C{-}CH_2{-}OH \qquad (12)$$

Aus der katalytischen Oxidation mit Sauerstoff sind *Epoxide* (*Oxirane*) als heterocyclische Produkte zugänglich (13). Neben molekularem Sauerstoff können auch andere Sauerstoffüberträger, wie 3-*Chlorperbenzoesäure* oder *Peressigsäure* verwendet werden, die zu den *Peroxysäuren* gehören (14). Peressigsäure findet wegen ihrer Oxidationswirkung Anwendung als Feindesinfektionsmittel.

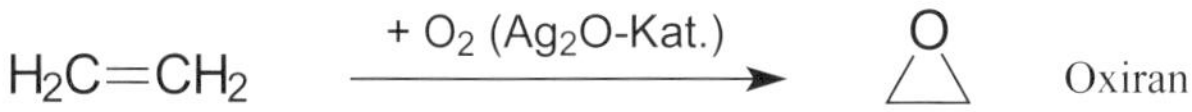

(13)

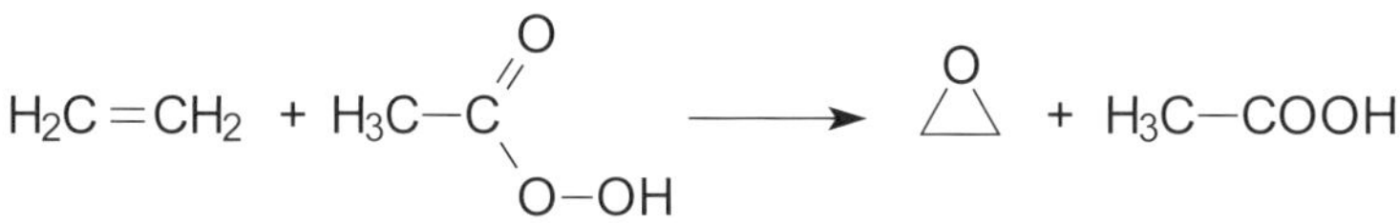

(14)

Unter den Epoxiden besitzt das toxische und reaktive *Ethylenoxid* (*Oxiran*) Bedeutung als Zwischenprodukt für Synthesen, z. B. zu *Ethanolamin* (*Colamin*), Di- und Triethanolamin (15).

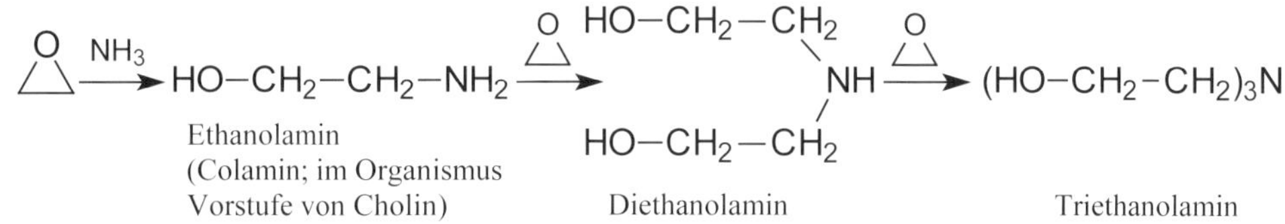

(15)

Oxiran als Gas kann in Spezialfällen zur Raumdesinfektion verwendet werden, da es keimtötend wirkt.

Durch *Ozonisierung (Ozonolyse)*, d.h. die Reaktion von Ozon als *1,3-Dipol* mit einem Alken, wird in einer *1,3-dipolaren Cycloaddition* zunächst ein instabiles *Primärozonid* erhalten, das sich in ein stabiles *Sekundärozonid* umlagert (16). Dieses Sekundärozonid kann danach oxidativ oder reduktiv gespalten werden. In (17) wird die reduktive Spaltung durch katalytische Hydrierung gezeigt, bei der zwei Carbonylverbindungen entstehen.

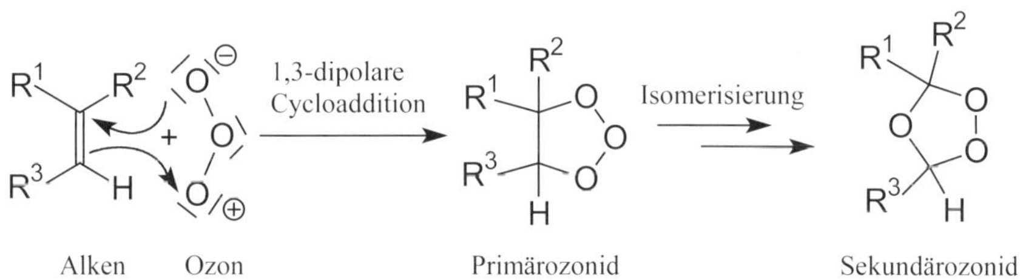

(16)

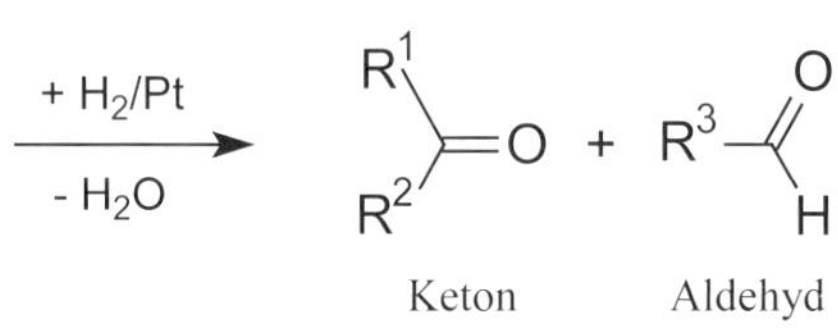

(17)

Bezogen auf das ursprünglich eingesetzte Alken findet durch die Ozonolyse eine Spaltung der C=C-Bindung statt. Früher hat man durch diese Reaktionsfolge aus der Art der erhaltenen Bruchstücke Rückschlüsse auf die Lage der Doppelbindung in olefinischen Verbindungen, wie *Ölsäure* (s. S. 313, Abb. 4.40) gezogen (Konstitutionsermittlung). Heute dient die Ozonolyse als Syntheseverfahren zur Spaltung von C=C-Bindungen unter milden Bedingungen.

Gleichung (18) beschreibt die allgemeine Bruttoreaktion einer *Polymerisation* vom Monomer zum *Polymer*.

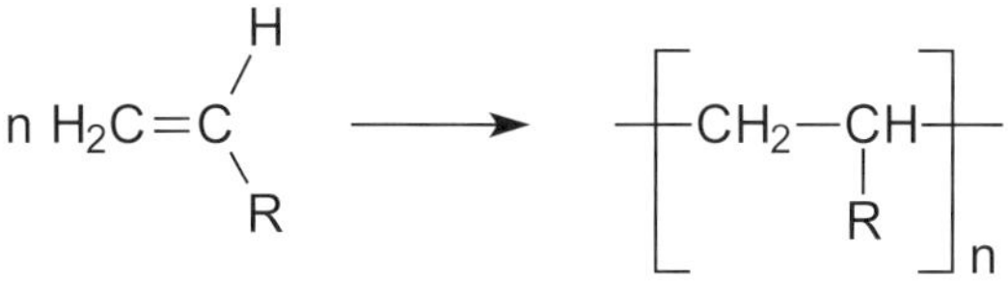

(18)

Polymerisationen einfacher Alkene, wie Ethylen und Propylen, oder substituierter Alkene, wie Vinylchlorid, Acrylnitril, Styrol und Vinylacetat führen zu makromolekularen synthetischen Polymeren, die als *Kunststoffe* vielseitig eingesetzt werden (Übersicht 5.5).

| R | Monomer | Polymer |
|---|---|---|
| H | Ethylen | *Polyethylen* (PE) |
| $CH_3$ | Propylen | *Polypropylen* (PP) |
| Cl | Vinylchlorid | *Polyvinylchlorid* (PVC) |
| CN | Acrylnitril | *Polyacrylnitril* (PAN) |
| $C_6H_5$ | Styrol | *Polystyrol* (PS) |
| O-CO-$CH_3$ | Vinylacetat | *Polyvinylacetat* |
| 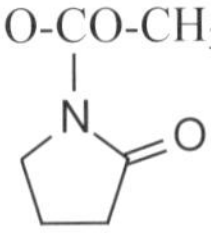 | Vinylpyrrolidon | *Polyvinylpyrrolidon* (PVP) (Polyvidon, Povidon) |

***Übersicht 5.5:*** Polymerisation von Alkenen ($H_2C{=}CH$**R**).

Polyvinylpyrrolidon wurde im 2. Weltkrieg wegen proteinähnlicher Eigenschaften als Blutersatzmittel eingesetzt. Heute dient eine wäßrige Lösung des Polyvidon-Iod-Komplexes als Antiseptikum (*Sepso* ® J). *Polyvidon* wird auch als Tablettensprengmittel, künstliche Tränenflüssigkeit und medizinisches Adsorptionsmittel eingesetzt.

Ein besonders wertvoller Kunststoff ist das durch Polymerisation von Tetrafluorethen $F_2C{=}CF_2$ entstehende *Polytetrafluorethylen* (*PTFE*, *Teflon*) $[\text{-}CF_2\text{-}CF_2\text{-}]_n$, das wegen seiner chemisch inerten, hydrophoben und temperaturresistenten Eigenschaften als Oberflächenbeschichtung und als Massivwerkstoff für Anwendungen unter extremen Bedingungen geschätzt wird.

Polymerisationen von Alkenen sind Kettenreaktionen. Sie verlaufen im allgemeinen nicht spontan, sondern müssen durch *Initiatoren*, die die π-Bindung des ersten Monomeren aktivieren, gestartet werden. Dazu eignen sich organische Peroxide R-O-O-R, wie Dibenzoylperoxid, die als Radikalbildner eine Homolyse der π-Bindung bewirken und einen Radikalkettenmechanismus in Gang setzen. Das nach dem Kettenstart gebildete Alkylradikal addiert ein weiteres Alkenmolekül. Nach Addition entsteht ein verlängertes Alkylradikal, dessen Radikalfunktion sich wieder am Kettenende befindet. Die Addition von Monomeren kann sich auf diese Weise bis zur Bildung von *Makromolekülen* mit Molmassen von $10^7$ $g{\cdot}mol^{-1}$ fortsetzen, ehe ein Kettenabbruch erfolgt. In analoger Weise können saure bzw. basische Katalysatoren, wie $H^+$, $BF_3$, $AlCl_3$ bzw. $NaNH_2$, eine Heterolyse der π-Bindung bewirken und ionische Polymerisationsreaktionen auslösen, die über Carbeniumionen bzw. Carbanionen als reaktive Intermediate ablaufen. Auch komplexkatalysierte Polymerisationen sind möglich.

Synthetische Hochpolymere sind wegen ihrer Materialeigenschaften auch im Bereich der Medizin unersetzlich geworden. So bestehen Transportgefäße, Behälter zur Aufbewahrung von Chemikalien und Infusionslösungen, Isoliermaterial, Trichter, Schläuche, Teile von Einwegspritzen, sterilisierbaren Transfusionsbestecken und Laborautomaten, Plexiglasscheiben u.v.a. aus für den jeweiligen Verwendungszweck geeigneten Kunststoffen.

## 5.1.1.2. Diene und Polyene

Zwei oder mehr C=C-Doppelbindungen in einem Molekül können relativ zueinander in drei verschiedenen Anordnungen vorliegen, und zwar als *isolierte*, *konjugierte* oder *kumulierte Doppelbindungen* (s. Abb. 4.11). Sowohl unter den Naturstoffen als auch im Bereich technischer Synthesen spielen Verbindungen mit konjugierten Doppelbindungen die größte Rolle.

Ungesättigte Verbindungen mit zwei konjugierten Doppelbindungen, werden *Diene* genannt, wie z. B. *1,3-Butadien* (s. Abb. 4.11) und *Isopren* (2-Methyl-1,3-butadien) (21). Die prinzipiellen Eigenschaften von Dienen ähneln denen von Alkenen. So sind Additionen von Brom und Wasserstoff, aber auch Cycloadditionen von Dienophilen möglich (Diels-Alder-Reaktion, s. Abb. 4.50) möglich.

Eine Besonderheit ist die Möglichkeit der 1,4-Addition, die in der Regioselektivität (vgl. Kap. 4.4.3.2.) der Addition von Brom an 1,3-Butadien zum Ausdruck kommt. In einer schnellen, kinetisch kontrollierten Reaktion entsteht zunächst bevorzugt 3,4-Dibrom-1-buten. Über einen längeren Zeitraum erfolgt bei erhöhter Temperatur eine Umlagerung in das thermodynamisch stabilere 1,4-Dibrom-2-buten, das ein 1,4-Addukt des Broms darstellt (19). Beide Reaktionen verlaufen über ein mesomeriestabilisiertes Carbeniumion.

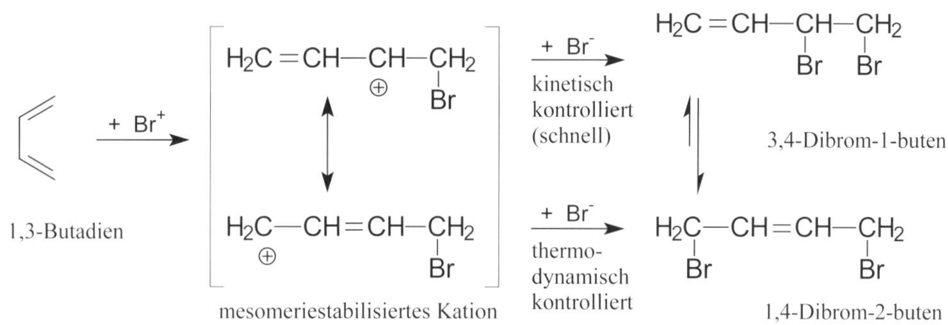


(19)

Eine 1,4-Addition liegt auch dem Entstehen *cis-1,4-Polybutadien*, einer Form von *synthetischem Kautschuk*, durch Polymerisation von 1,3-Butadien zugrunde (20).

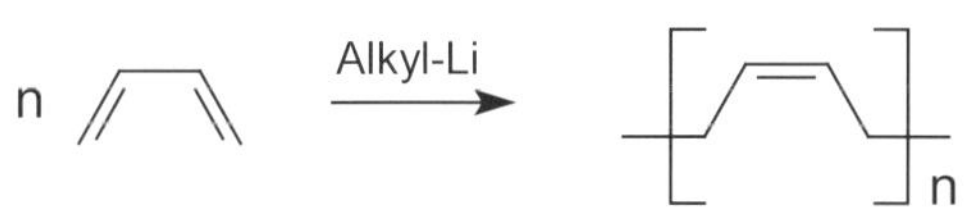


Polymerisation von 1,3-Butadien zu *cis*-1,4-Polybutadien (20)

Vom *Isopren* $C_5H_8$ (21) leiten sich ein Vielzahl von vorwiegend pflanzlichen Biopolymeren ab, die als *Terpene* bekannt sind. Neben reinen Kohlenwasserstoffen, die exakt der Formel $(C_5H_8)_n$ genügen, existieren zahlreiche Derivate, vor allem Alkohole, Aldehyde und Ketone, die als *Terpenoide* bezeichnet werden. Nach der Anzahl der enthaltenen Isoprenreste klassifiziert man in *Monoterpene* ($C_{10}$), *Sesquiterpene* ($C_{15}$), Diterpene ($C_{20}$), Triterpene ($C_{30}$) (s. Übersicht 5.6), Tetraterpene ($C_{40}$), wie Carotinoide (s. Kap. 6.2.4.) und Polyterpene.

Ein natürliches Polyterpen ist *Naturkautschuk*, der aus dem *Latex* (Milchsaft) tropischer Bäume gewonnen wird, welcher bis zu 50 % Kautschuk enthält. Strukturell liegt *cis-Polyisopren* vor (21).

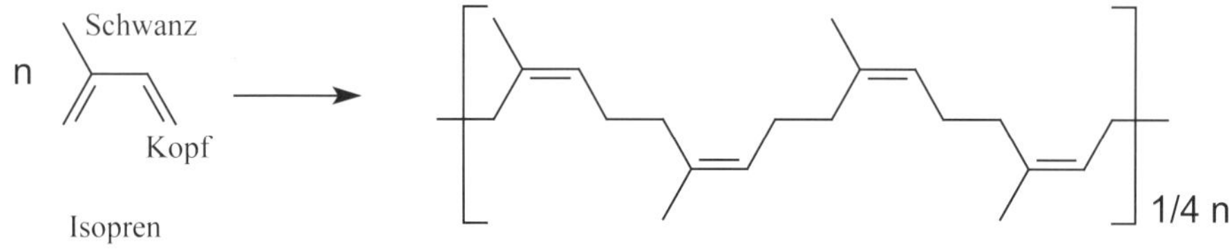


(21)

Naturkautschuk ist *cis*-1,4-Polyisopren; relative Molmasse ca. 350000.

Naturkautschuk wird noch heute in großen Mengen gewonnen, da er Synthesekautschuk in bestimmten Anwendungen überlegen ist. So dient er zur Herstellung von Kondomen, Einmal-Latexhandschuhen, Pflastern, Latexmatratzen, Kaugummis und Luftballons.

| **Name, Klassifizierung** | **Formel** | **Vorkommen / Eigenschaften /Bedeutung** |
|---|---|---|
| *Geraniol*<br>Acyclischer Monoterpenalkohol | 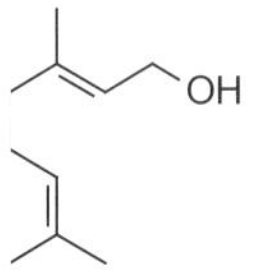 | *Geraniol*, eine Flüssigkeit mit typischem Rosengeruch, ist Bestandteil ätherischer Öle, wie Rosenöl und Geraniumöl. Geranyldiphosphat ist ein wichtiges Intermediat bei der Biosynthese von Terpenen, Carotinoiden und Cholesterol. |
| *Citral a (Geranial)*<br>Acylischer Monoterpenaldehyd | 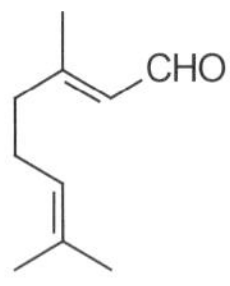 | *Citral a*, eine Flüssigkeit mit Zitronengeruch, kommt in ätherischen Ölen, wie im Zitronenöl, vor. Es ist Ausgangsstoff der Synthese von Vitamin $A_1$. |
| *Menthol*<br>Monocyclischer Monoterpenalkohol | 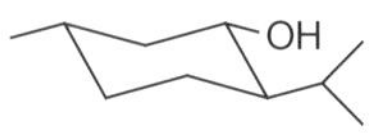 | *Menthol* (farblose Kristalle) mit stark pfefferminzartigem Geruch und Geschmack wird als (-)-Menthol durch Ausfrieren aus Pfefferminzöl gewonnen und für Essenzen und Riechstoffe verwendet. Es ist ein mildes Antiseptikum. |
| *α-Pinen, β-Pinen*<br>Bicyclisches Monoterpen | 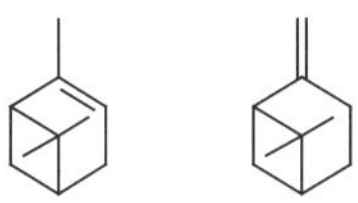 | *α-Pinen* und *β-Pinen* sind flüssige Hauptbestandteile des Terpentinöls, das aus der Wasserdampfdestillation von Kiefernharz gewonnen wird. Beide sind chiral. Art und Anteil der Enantiomeren beider Pinene im Terpentinöl hängen von der Kiefernart ab. |
| *Campher*<br>Bicyclisches Monoterpenketon | 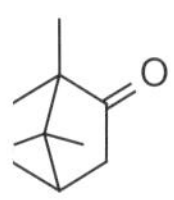 | *Campher* (farblose Kristalle mit charakteristischem Geruch) kommt im ätherischen Öl des japanischen Campherbaums als (+)-Campher vor, wird aber überwiegend aus *α-Pinen* synthetisiert. Er wirkt antiseptisch (Campherspiritus) und anregend auf die Herztätigkeit. |
| *Farnesol*<br>Acyclischer Sesquiterpenalkohol | 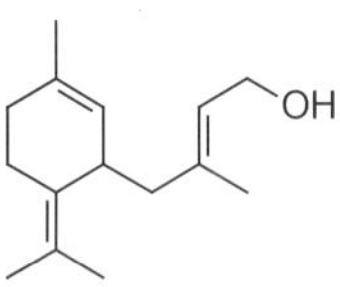 | *Farnesol* (ölig) kommt z. B. im ätherischen Öl von Kamille, Lindenblüten und Maiglöckchen vor und ist die biosynthetische Vorstufe vieler mono- und bicyclischer Sesquiterpene. |
| *Phytol*<br>Acyclischer Diterpenalkohol | 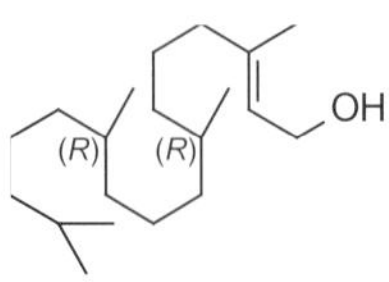 | *Phytol* ist ein viskoses farbloses Öl, das 1909 von *Willstätter* aus Chlorophyll isoliert wurde, an das es als Alkoholkomponente des Chlorophyllinesters gebunden ist. Seine Hydrophobie bedingt die Lipidlöslichkeit des *Chlorophylls* (vgl. (16) in 5.2.1.)<br>Der Phytolrest ist Baustein der Vitamine E und $K_1$ (s. Übersichten 5.16 und 5.26). |
| *Squalen*<br>Acyclisches Triterpen | 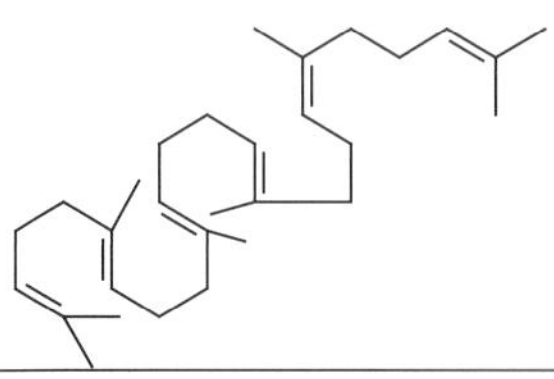 | Squalen, zuerst aus Haifischleberöl isoliert, ist ein farbloses Öl, das Geranyl- und Farnesyldiphosphat als biosynthetische Vorläufer hat und selbst Vorstufe für cyclische Triterpene und Steroide, wie Cholesterol ist. Die gewählte Schreibweise deutet die Cyclisierungsmöglichkeit dazu an. |

***Übersicht 5.6:*** Terpene.

In letzter Zeit spielen *Latex-Kontaktallergien* bei medizinischem Personal eine zunehmende Rolle. Eine solche Allergie beruht allerdings nicht auf einer Unverträglichkeit gegenüber dem Polyisopren, sondern auf allergischen Reaktionen gegen aus dem Milchsaft stammende Proteine. Man bemüht sich daher um die Produktion völlig proteinfreier Naturkautschukerzeugnisse.

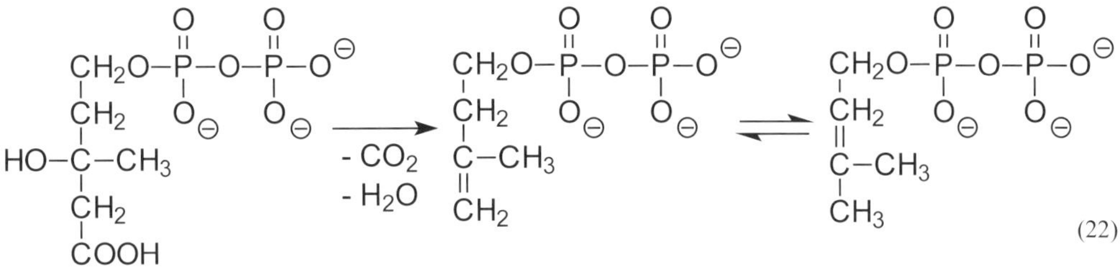


(22)

(*R*)-Mevalonsäure-5-diphosphat — Isopentenyldiphosphat — 3,3-Dimethylallyldiphosphat

In der Zelle wird Isopren, das in reiner Form eine niedrigsiedende Flüssigkeit (Sdp. 34 °C) ist, biosynthetisch nicht als Isopren, sondern in Form zweier Äquivalente umgesetzt, dem *Isopentenyldiphosphat* (IPP) und dem *3,3-Dimethylallyldiphosphat*, die beide aus dem Vorläufer *(R)-Mevalonsäure-5-diphosphat* entstehen (22) (vgl. Lehrbücher der Biochemie). Dabei ist neben der Kopf-Schwanz-Verknüpfung zweier Isoprene wie im Naturkautschuk auch die Kopf-Kopf-Verknüpfung möglich, wie z. B. in der Mitte des β-Carotins (s. S. 318).

Von bestimmten Triterpenen leitet sich eine auch für Säuger äußerst wichtige Stoffklasse ab, die *Steroide* (s. Kap. 6.2.5.).

Verbindungen mit mehr als zwei konjugierten Doppelbindungen heißen *Polyene*. Zu den natürlichen, für den Menschen wichtigen Polyenen zählen die farbigen *Carotinoide*, zu denen das *β-Carotin* (s. Kap. 6.2.4.) gehört, das als *Provitamin* $A_1$ bezeichnet wird, da es durch enzymatische Spaltung in zwei Moleküle *Vitamin* $A_1$ (*Retinol*) gespalten wird. Von diesem ungesättigten Alkohol leitet sich oxidativ der Polyenaldehyd *Retinal* ab, der Bestandteil des *Rhodopsins* (Sehpurpur) in der Netzhaut der Augen ist, das das Dämmerungssehen ermöglicht (Abb. 5.3).

Vitamin $A_1$ ist von schwach gelber Farbe, die aus der Lichtabsorption des konjugierten 10 π-Systems resultiert. Die hydrophoben Eigenschaften des Polyenteils im Molekül überwiegen. Es ist daher ein fett-, aber nicht wasserlösliches Vitamin. Retinol kommt in Milch, Butter, Eigelb und Lebertran vor. Der Tagesbedarf beträgt ca. 1,5 bis 2 mg. Mangel daran führt zur Nachtblindheit und zu Epithelveränderungen. Vitamin $A_1$ wird synthetisch hergestellt.

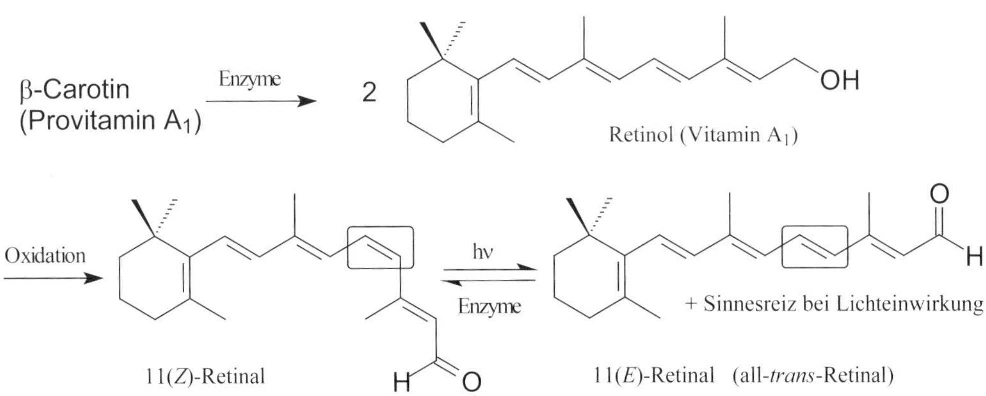


***Abb. 5.3:*** Die *Z*/*E*-Isomerisierung des Retinals - chemische Grundlage des Sehvorgangs.

Der Sehvorgang selbst ist eingehend untersucht (Abb. 5.3). Er beruht primär auf einer photochemisch ausgelösten *Z*/*E*-Isomerisierung. Das in den Stäbchen der Netzhaut vorliegende Rhodopsin enthält an das Protein *Opsin* gebundenes 11(*Z*)-Retinal. Lichteinfall bewirkt eine Isomerisierung zum all-(*E*)-Retinal und eine erhebliche Änderung der Molekülstruktur, die in einen elektrischen Impuls umgesetzt wird, den das Gehirn als Lichteindruck registriert. Nach enzymatischer Re-Isomerisierung zum 11(*Z*)-Retinal kann erneut eine Lichteinwirkung wahrgenommen werden (s. auch Lehrbücher der Biochemie).

Ebenfalls zu den Polyenen gehört das *Vitamin $D_2$* (*Calciferol*). Es entsteht durch UV- oder Sonnenlichtbestrahlung aus *Ergosterin*, das als *Provitamin $D_2$* (s. S. 116) bezeichnet wird. Mangel an Vitamin $D_2$, das den Calcium- und Phosphathaushalt reguliert, führt zu Rachitis. Der Tagesbedarf liegt bei 25 µg. Vitamin $D_2$ ist fettlöslich.

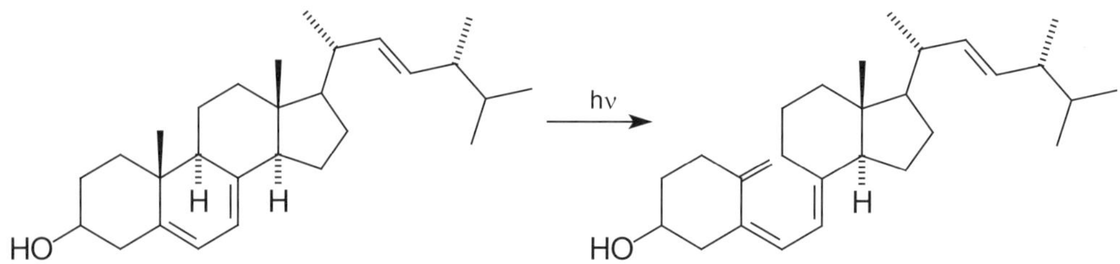


Ergosterin (Provitamin $D_2$) Vitamin $D_2$ (Calciferol)

***Abb. 5.4:*** Die Bildung von Vitamin $D_2$ (Calciferol) durch Photolyse von Ergosterin.

## 5.1.1.3. Alkine

*Ethin* $C_2H_2$ (Trivialname *Acetylen*) ist der einfachste Vertreter der homologen Reihe der *Alkine* bzw. *Acetylene*, die der Summenformel $C_nH_{2n-2}$ genügen (Übersicht 5.7).

Reines Acetylen ist ein brennbares, narkotisch wirkendes Gas. Aufgrund der beiden π-Bindungen ist Acetylen eine endotherme Verbindung mit einem sehr hohen Energieinhalt (Bildungsenthalpie + 226 kJ·mol$^{-1}$). Deshalb erreicht man bei der Verbrennung mit reinem Sauerstoff in der Flamme eines Schweißbrenners 2700 °C (*autogenes Schweißen*). Acetylen-Luft-Gemische sind außerordentlich explosiv. Auch verflüssigtes Acetylen selbst zerfällt durch Schlag oder Erhitzen, so daß Acetylen nicht flüssig, sondern in Form einer Lösung von 300 Volumina $C_2H_2$ (!) in einem Volumen Aceton in kieselgurgefüllten Stahlflaschen gehandelt wird. Von der Acetylensynthese durch Hydrolyse von Calciumcarbid $CaC_2$, dem Calciumsalz des Acetylens, ist man wegen der Umweltbelastungen bei der Synthese von $CaC_2$ aus CaO und C (Koks) bei 2000 °C im Elektroofen abgegangen. Heute wird Acetylen durch Hochtemperaturpyrolyse von Methan zu $C_2H_2$ und $H_2$ im Lichtbogen hergestellt.

| | |
|---|---|
| Ethin (Acetylen) | $H-C\equiv C-H$ |
| Propin | $H-C\equiv C-CH_3$ |
| 1-Butin | $H-C\equiv C-CH_2-CH_3$ |
| 2-Butin | $H_3C-C\equiv C-CH_3$ |

***Übersicht 5.7:*** Alkine.

Denkt man sich von einem Alkin ein H-Atom entfernt, erhält man Reste (bzw. Radikale), die durch Anhängen der Nachsilbe -inyl an den Namen des Alkins benannt werden:

$H-C{\equiv}C-$ *Ethinylrest*

$H_3C-C{\equiv}C-$ *Propinylrest*

Eine Besonderheit des Ethins und seiner Homologen mit endständiger Doppelbindung besteht darin, daß das an das sp-hybridisierte C-Atom gebundene H-Atom acid ist (*C-H-Acidität*). Es kann durch Metallionen ersetzt werden. Die entsprechenden Salze heißen *Acetylide* bzw. *Carbide*. Der Kontakt von Acetylen mit Kupfer oder Silber und ihren Ionen ist auszuschließen, da Kupfer- bzw. Silber-acetylid ($Cu_2C_2$ bzw. $Ag_2C_2$) hochexplosiv sind.

Acetylen kann prinzipiell zu Ethylen hydriert werden (23), obwohl Ethylen meist durch Cracken höherer Alkane erzeugt wird. Durch eine einfache Addition einer Verbindung H-Y können Alkine in substituierte Alkene umgewandelt werden. Technisch gelangt man so durch *Vinylierung* (24)-(27) von Acetylen zu einer Reihe von Vinylverbindungen (Übersicht 5.8), die durch Polymerisation zu Kunststoffen verarbeitet werden können (vgl. Übersicht 5.5). Eine Ausnahme ist Vinylalkohol, der sich durch Keto-Enol-Tautomerie (vgl. Kap. 4.4.2.4.1.) in Acetaldehyd umlagert (28).

$$H-C{\equiv}C-H \quad + H_2 \xrightarrow{Ni} H_2C{=}CH_2 \qquad (23)$$

$$H-C{\equiv}C-H \quad + HCl \longrightarrow H_2C{=}CH-Cl \qquad (24)$$

$$H-C{\equiv}C-H \quad + HCN \longrightarrow H_2C{=}CH-CN \qquad (25)$$

$$H-C{\equiv}C-H \quad + ROH \longrightarrow H_2C{=}CH-OR \qquad (26)$$

$$H-C{\equiv}C-H \quad + H_3C-COOH \longrightarrow H_2C{=}CH-O-CO-CH_3 \qquad (27)$$

$$H-C{\equiv}C-H \quad + H_2O \longrightarrow H_2C{=}CH-OH \rightleftharpoons H_3C-C(=O)H \qquad (28)$$

***Übersicht 5.8:*** Additionsreaktionen der Alkine.

Wird Acetylen an Formaldehyd addiert, entsteht 2-Butin-1,4-diol, das zu Butan-1,4-diol hydriert wird, dessen doppelte Dehydratisierung polymerisierbares 1,3-Butadien liefert (29).

Diese letztlich auf $CH_4$ als $C_2H_2$-Vorläufer basierende Reaktionsfolge veranschaulicht die Rolle einfacher Kohlenwasserstoffe als Vorstufen zahlreicher hochfunktionalisierter Endprodukte.

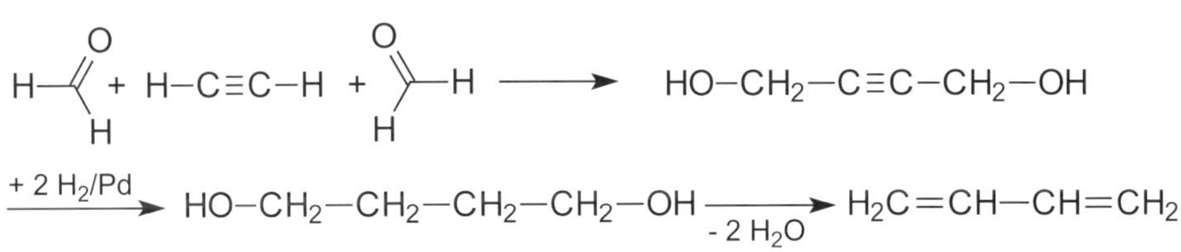


(29)

## 5.1.3. Aromatische Kohlenwasserstoffe (Arene)

*Aromatische Kohlenwasserstoffe* enthalten mindestens einen Benzolring. Die Bezeichnung "aromatisch" rührt aus der Anfangszeit der organischen Chemie. Sie wurde aufgrund des angenehmen Geruchs einiger Derivate, wie Vanillin, Anisol oder Benzaldehyd, vergeben. Bezogen auf die Anzahl der C-Atome sind Arene im Vergleich zu Alkanen wasserstoffarm. Die in 4.2.3.1.3.2. diskutierten besonderen Struktur-, Bindungs- und Energieverhältnisse des Benzols lassen sich prinzipiell auf alkylsubstituierte Benzole, Diaryle und kondensierte Arene übertragen. Daher liegt im Gegensatz zu

Cycloalkenen und Cycloalkadienen keine starke Neigung zur Addition anderer Verbindungen vor. Charakteristisch sind dagegen elektrophile Substitutionen ($S_E$) unter Erhalt des mesomeriestabilisierten, energiearmen aromatischen Bindungssystems (s. 4.4.2.3.2.).

## 5.1.3.1. Benzol und Alkylbenzole

Benzol und Alkylbenzole bilden eine Gruppe Kohlenwasserstoffe, die den Trends einer homologen Reihe folgen (z. B. in der Siedepunktserhöhung). Die Alkylgruppen erhöhen durch den +I-Effekt (s. S. 164) die Elektronendichte des π-Elektronensextetts und erleichtern die elektrophile Substitution. Bei zwei und mehr Substituenten am Benzolkern tritt Konstitutionsisomerie auf (vgl. Abb. 4.57). Da einfache Benzolderivate schon lange bekannt sind, existieren eingeführte Trivialnamen, deren Gebrauch üblicher ist als die Anwendung der rationellen Nomenklatur. Dies kommt in Übersicht 5.9 zum Ausdruck.

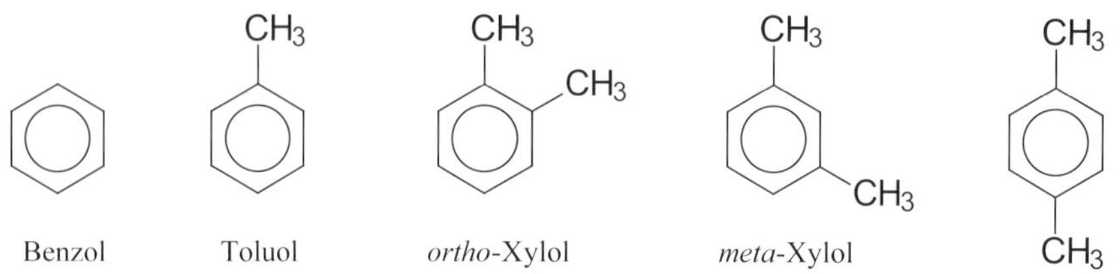


Benzol — Toluol — *ortho*-Xylol (*o*-Xylol, 1,2-Dimethylbenzol) — *meta*-Xylol (*m*-Xylol, 1,3-Dimethylbenzol) — *para*-Xylol, (*p*-Xylol, 1,4-Dimethylbenzol)

***Übersicht 5.9:*** Benzol und Alkylbenzole.

Die Entfernung eines H-Atoms aus dem Benzolkern oder der Seitenkette führt zu Resten oder Radikalen, von denen *Phenyl* und *Benzyl* als häufige Namensbestandteile organischer Verbindungen besonders wichtig sind (30). Aromatische Reste allgemein heißen *Arylreste*.

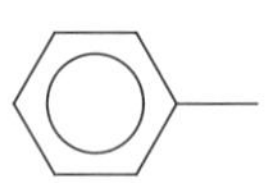

Phenylrest

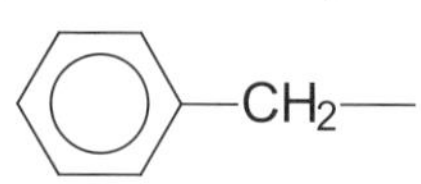


Benzylrest (30)

Quelle für Benzol und seine Homologen sind Erdöl, Kokereigas und Steinkohlenteer. Auch eine chemische Synthese durch Dehydrierung von Cyclohexan oder Alkylcyclohexanen ist möglich. Benzol (Sdp. 80 °C) ist eine farblose, stark lichtbrechende Flüssigkeit mit charakteristischem Geruch. Es ist mit Wasser nicht mischbar. In organischen Lösungsmitteln löst es sich und ist selbst ein gutes Solvens für viele, nicht zu hydrophile, organische Stoffe. Der Einsatz von Benzol im Labor wurde dennoch minimiert, da Benzoldämpfe stark toxisch sind. Für den Umgang in der Technik gelten strenge Arbeitsschutzvorschriften.

Einatmen von Benzoldämpfen geringer Konzentration über einen längeren Zeitraum führt zu chronischen Vergiftungen. Bei einem Gehalt von 2% Benzol in der Luft kann es zu einer tödlich ausgehenden akuten Vergiftung durch Atemlähmung binnen weniger Minuten kommen. Ursache der hohen Toxizität ist die Lipidlöslichkeit des Benzols und die damit verbundene Anreicherung im Nervensystem, in Leber und Knochenmark. Benzol wird zu toxischen Verbindungen metabolisiert. Der Benzolgehalt in Vergaserkraftstoff wird an Tankstellen deklariert und ist abgesenkt worden. Analoge, jedoch weniger toxische Eigenschaften, weisen Toluol und die Xylole auf, die deshalb als Lösungs- und Extraktionsmittel für Fette, Öle und chemische Produkte anstelle von Benzol verwendet werden.

Die Methylbenzole sind Ausgangsstoffe für die technische Synthese aromatischer Carbonsäuren durch selektive Oxidation der $CH_3$- zur -COOH-Gruppe. So entsteht *Terephthalsäure* (Benzol-1,4-dicarbonsäure), eine Vorstufe für Polyesterfasern durch Oxidation von *p*-Xylol (31).

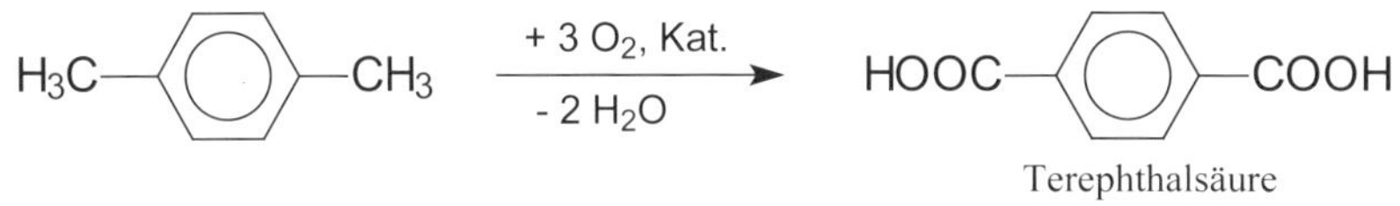


(31)

Die typische Reaktion am aromatischen Kern ist die elektrophile aromatische Substitution $S_E$ unter Erhalt der Aromatizität im Endprodukt. Ihr Mechanismus wurde am Beispiel der Bromierung von Toluol eingehend vorgestellt (s. Abb. 4.57) und die *dirigierende Wirkung von Substituenten* erläutert (vgl. 4.4.2.3.2.). Neben der prinzipiell gleichartig verlaufenden *Chlorierung* des Kerns (32) gehören *Nitrierung* (33), *Sulfonierung* (34), *Alkylierung* (35) und *Acylierung* (36) zum Repertoire der $S_E$-Reaktionen, mit denen Aromaten zu wichtigen Stoffklassen funktionalisierbar sind (exemplarisch für Benzol in Übersicht 5.10).

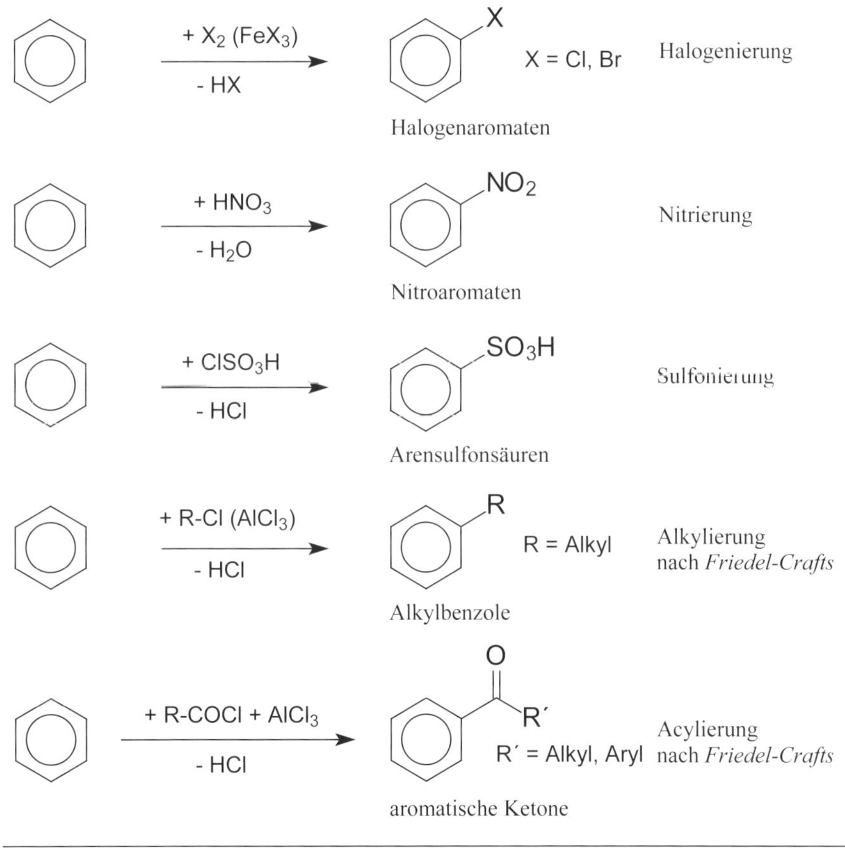


(32)
(33)
(34)
(35)
(36)

***Übersicht 5.10:*** Beispiele für elektrophile aromatische Substitutionen.

Bei der Nitrierung wirkt das aus $HNO_3$ erzeugte *Nitroniumion* $NO_2^+$ als eigentliches elektrophiles Agens. Meist wird mit Nitriersäure, einem $HNO_3/H_2SO_4$-Gemisch, gearbeitet. Die Sulfonierung kann mit *Chlorsulfonsäure* $ClSO_3H$ oder mit $SO_3$ in $H_2SO_4$ erfolgen. Bei $SO_3$ als elektrophilem Agens ist die Reaktion reversibel. Die Alkylierung nach *Friedel-Crafts* führt mit katalytischen Mengen $AlCl_3$ zu Alkylbenzolen und kann leicht mehrfach an einem Aromaten ablaufen, da der eintretende Alkylrest die Elektronendichte des Arens erhöht. Als elektrophiles Agens wirkt ein durch den Katalysator erzeugtes Carbeniumion $R^+$. Die Acylierung nach *Friedel-Crafts* erfordert stöchiometrische Mengen $AlCl_3$ und verläuft über die elektrophilen Acylkationen $R\text{-}CO^+$. Wegen der Desaktivierung des Arens ist nur eine Einfachacylierung möglich. An aktivierten Aromaten ist als $S_E$-Reaktion auch eine *Azokupplung* möglich (s. S. 264).

Nitroaromaten sind toxisch. Ein bekannter Nitroaromat ist der Sprengstoff *TNT* (*2,4,6-Trinitrotoluol*), der durch Nitrierung von Toluol erhalten wird. Viele einfach nitrierte Aromaten riechen bittermandelartig, z. B. *Nitrobenzol* $C_6H_5NO_2$. Es wurde im 19. Jahrhundert als billiges Parfüm für Seife benutzt. Noch heute wird *Xylolmoschus* (1-*tert.*Butyl-3,5-dimethyl-2,4,6-trinitrobenzol) in der Parfümerie als Riechstoffersatz für natürlichen Moschus verwendet.

Die Einführung einer hydrophilen Sulfonsäuregruppe $-SO_3H$ in einen Aromaten erhöht seine Wasserlöslichkeit beträchtlich. Diese Gruppe ist deshalb Bestandteil von pH-Indikatoren und wasserlöslichen Azofarbstoffen. Sulfonsäuren können die Acidität von Mineralsäuren erreichen und Salze mit organischen Basen bilden. Medizinisch wichtig sind die von *Sulfanilsäure* (*4-Aminobenzolsulfonsäure*) abgeleiteten *Sulfonamide*, die als *Chemotherapeutika* bei bakteriellen Infektionen eingesetzt werden (s. 5.3.11.).

Unter drastischen Bedingungen sind auch Additionsreaktionen an Aromaten möglich. So ist Benzol erst bei 10 MPa (100 bar) $H_2$-Druck und 180 °C katalytisch zu Cyclohexan hydrierbar.

## 5.1.1.2. Kondensierte aromatische Kohlenwasserstoffe

Bei kondensierten aromatischen Kohlenwasserstoffen sind zwei oder mehr benachbarte Ringe über jeweils zwei gemeinsame C-Atome verknüpft, d. h. annelliert. Einige annelierte Systeme, die linear oder gewinkelt verknüpft sein können, zeigt Übersicht 5.11.

Quelle *kondensierter Arene* ist Steinkohlenteer. Bis auf Benzo[*a*]pyren (20 π-Elektronen) haben diese *mehrkernigen Arene* aromatischen Charakter, da die Zahl ihrer π-Elektronen mit (4n + 2) der *Hückel*-Regel (für n = 2, 3, ...) (s. S. 163) entspricht. Allerdings ist die Delokalisierung aller Elektronen über das Gesamtmolekül in Naphthalin, Anthracen oder Phenanthren nicht so ideal wie in Benzol. Deshalb sind kondensierte Arene reaktiver als Benzol. Ist im Naphthalin eine Reaktion an einem Ring erfolgt, dann folgt der zweite dem Reaktionsmuster des Benzols. In Anthracen und Phenanthren sind die mittleren Ringe am reaktivsten. Die Oxidation von Aromaten zu Chinonen wird in 5.3.7.3. behandelt.

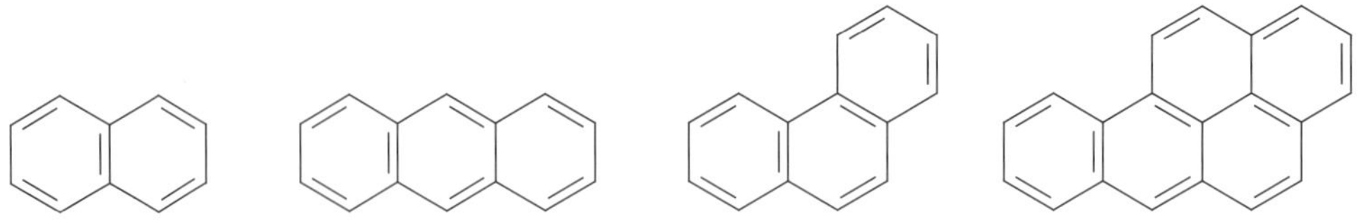

Naphthalin Anthracen Phenanthren Benzo[*a*]pyren

***Übersicht 5.11:** Kondensierte aromatische Kohlenwasserstoffe.*

Mehrkernige Arene ohne Substituenten sind kristallin, hydrophob und wasserunlöslich. Sie dienen als Ausgangsstoffe, insbesondere für Farbstoffsynthesen, in denen ihr System konjugierter π-Elektronen im Zusammenspiel mit geeigneten Substituenten zur Erzeugung der gesamten Farbskala genutzt werden kann. Manche Vertreter sind toxikologisch nicht unbedenklich, wie Benzo[*a*]pyren, das im Zigarettenrauch, aber auch in Abgasen von Verbrennungsmotoren in Spuren enthalten ist und carcinogene Wirkung aufweist.

Der Mechanismus der Karzinogenese ist aufgeklärt worden. Nach enzymatischer Metabolisierung im Organismus entsteht ein reaktives Diolepoxid. Der Oxiranring darin ist reaktiv (vgl. (15), S. 227) und kann durch Nucleophile geöffnet werden. Geschieht dies z. B. durch eine Aminogruppe -$NH_2$ aus dem Erbmaterial, so kommt es zu einer dauerhaften kovalenten Bindung und damit zur Störung der DNA (37). Dies kann Karzinome auslösen, wenn zelluläre Reparaturmechanismen überfordert werden.

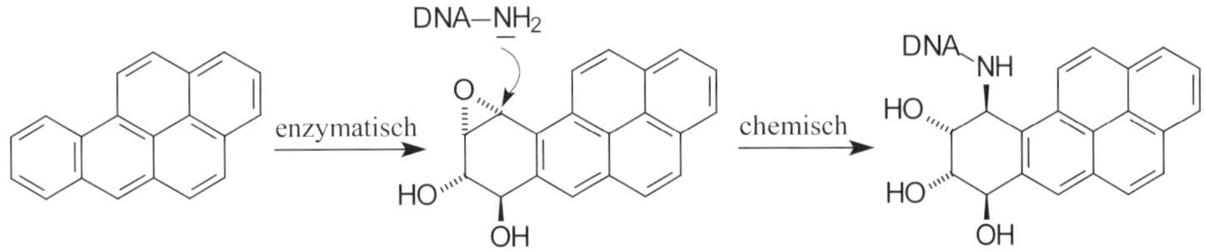


(37)

Benzo[*a*]pyren reaktiver Diolepoxid-Metabolit kovalent modifizierte DNA

Aromaten können nicht nur kondensiert, sondern auch direkt über eine Einfachbindung miteinander verbunden sein, wie z. B. im Biphenyl ($C_6H_5$-$C_6H_5$), in dem ein Phenylrest Substituent des anderen ist.

## 5.2. Heterocyclen

Die Mehrzahl der organischen Verbindungen sind Heterocyclen oder leiten sich von ihnen ab. Im Laufe der Evolution wurden Heterocyclen in erstaunlicher Weise an unterschiedlichste Funktionen angepaßt und selektiert.

**In biologisch wichtigen *Heterocyclen* ersetzen *Heteroatome*, also andere Elemente als C und H, ein oder mehrere C-Atome in cyclischen Strukturen. Die wichtigsten Heteroatome sind N-, O- und S-Atome.**

Heterocyclen spielen eine große Rolle im Bereich biochemisch und biologisch wichtiger Naturstoffe. Sie sind ebenso Bestandteil der wichtigsten Pharmaka. Viele Eigenschaften der Heteroatome Stickstoff, Sauerstoff und Schwefel weichen von denen des Kohlenstoffs ab. Dies gilt z. B. für Elektronegativität, Basizität, Nucleophilie, Donoreigenschaften für Wasserstoffbrückenbindungen oder den Raumbedarf. Infolgedessen eröffnet sich die Möglichkeit, daß Heterocyclen Funktionen in biochemischen und biologischen Vorgängen wahrnehmen, die durch Kohlenwasserstoffe oder Carbocyclen und ihre Derivate nicht ausgeübt werden können.

In Analogie zu den Carbocyclen kann auch bei den Heterocyclen zwischen gesättigten, ungesättigten und aromatischen Verbindungen unterschieden werden. *Aromatische Heterocyclen* (*Heteroaromaten*) finden sich bei den 5- und 6-gliedrigen Ringen. Der Heteroatomeinbau führt zu neuen, bei aromatischen Kohlenwasserstoffen nicht vorhandenen Eigenschaften, die wesentlich für Struktur und Funktion von Kohlenhydraten, Proteinen und Nucleinsäuren sind. Gesättigte Heterocyclen erinnern in ihrem Verhalten dagegen an das der offenkettigen Analoga, d. h. N-Heterocyclen ähneln Aminen, O-Heterocyclen den Ethern und S-Heterocyclen den Thioethern. Daher werden gesättigte und (partiell) ungesättigte Heterocyclen nicht gesondert, sondern als Hydrierprodukte der Heteroaromaten oder im Rahmen anderer Kapitel zu funktionellen Stoffklassen behandelt.

Ziel dieses Kapitels ist es, heterocyclische Grundtypen vorzustellen, die Bestandteil von körpereigenen Stoffen sind. Die Prinzipien ihrer Reaktivität werden exemplarisch dargestellt. Außerdem sollen Heterocyclen als Bestandteile niedermolekularer und hoch bioaktiver, körperfremder Stoffe, wie Vitamine, Alkaloide, Antibiotika und Mykotoxine gezeigt werden.

### 5.2.1. Fünfgliedrige Heterocyclen

Die einfachsten Grundkörper sind *Pyrrol*, *Furan* und *Thiophen*. Fünfringheterocyclen sind dann Heteroaromaten, wenn die Ausbildung eines π-Elektronensextetts im Ring der fünf Atome gewährleistet ist. Dazu treten die vier π-Elektronen der beiden Doppelbindungen in Mesomerie mit dem (bei N) bzw. mit einem (bei O und S) freien Elektronenpaar des Heteroatoms und bilden das für Aromaten charakteristische π-Elektronensextett (Übersicht 5.12). Die π-Elektronen sind jedoch im Gegensatz zum Benzol nicht völlig symmetrisch über das Ringsystem delokalisiert.

**Fünfringheterocyclen sind π-Überschußaromaten. Das Heteroatom erhöht die Elektronendichte an den C-Atomen, da sich 6 π-Elektronen auf 5 Ringatome verteilen. Dieser Umstand beeinflußt entscheidend die Reaktivität.**

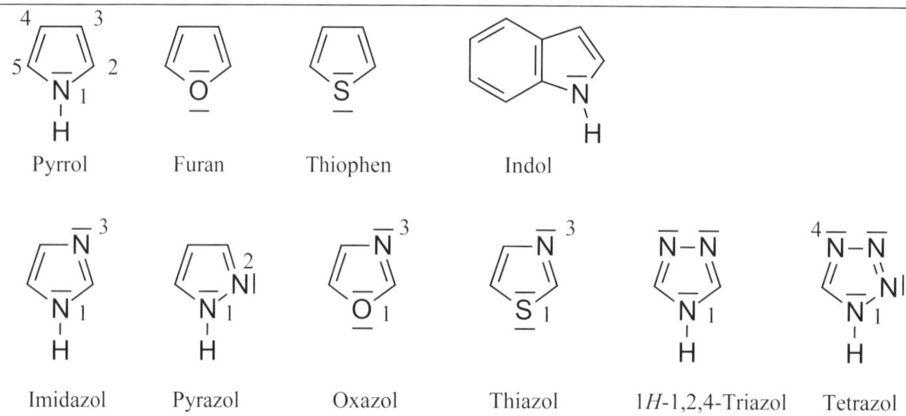


***Übersicht 5.12:*** Ausgewählte Fünfringheterocyclen.

Der Beitrag der Elektronen eines Heteroatoms zum π-Elektronensextett führt zu einer Polarisierung des Ringsystems, wie Mesomerieformeln für Pyrrol zeigen (38).

Aus den Formeln ergibt sich, daß das N-Atom als Elektronendonator wirkt. Seine Wirkung entspricht der eines +M-Substituenten am Benzol, z. B. der -$NH_2$-Gruppe in Anilin. Ähnliches gilt für Furan und etwas abgeschwächter auch für Thiophen.

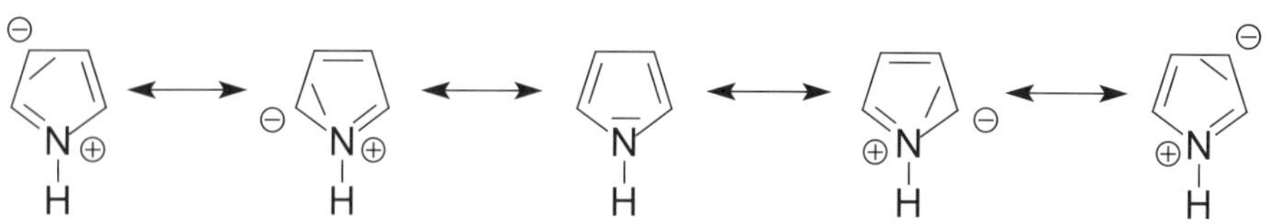

(38)

In der Tat beschreibt die Mesomerie gut die Eigenschaften von Pyrrol, für das ein Dipolmoment von 1,8 D meßbar ist. Es ähnelt in seinen Reaktionen mehr dem Anilin (elektronenreicher Aromat) als dem Benzol, d.h. $S_E$-Reaktionen sind sehr leicht möglich. So entsteht mit Brom als elektrophilem Reagens in Lösung leicht 2,3,4,5-Tetrabrompyrrol. Mit Formaldehyd als Elektrophil erfolgt eine Kondensationsreaktion zum Dipyrrolylmethan, das zum Dipyrrolylmethen oxidierbar ist (39). Dieses ist wegen der Konjugation von 14 π-Elektronen orangefarben ist.

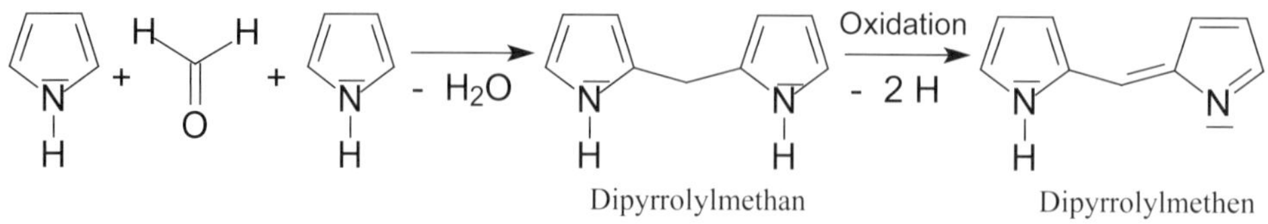


(39)

Einheiten dieser Art treten als Strukturmotiv in für das Leben entscheidenden Naturstoffen auf, die sich vom Grundkörper des *Porphins* (tiefrot; 18 π-Elektronen konjugiert) ableiten. Dazu zählen *Chlorophyll*, das als grüner Blattfarbstoff in der Photosynthese wirksam wird und *Häm* (40) als Bestandteil des roten Blutfarbstoffs Hämoglobin.

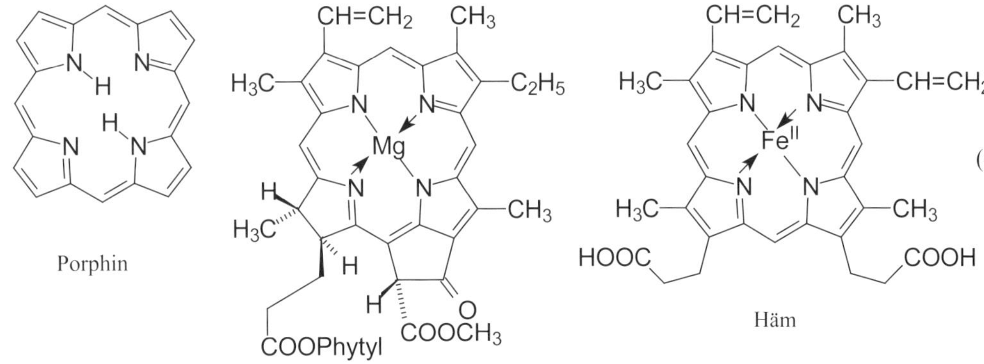


Porphin    Chlorophyll a    Häm    (40)

Chlorophyll ist ein Ester des Diterpenalkohols Phytol (vgl. Übersicht 5.6). Dem Porphin verwandt ist der Heterocyclus *Corrin* von dem sich Vitamin $B_{12}$ ableitet (s. 3.6.3.1.).

Pyrrol ist einerseits eine sehr schwache Base ($pK_B \sim 14$), da das freie Elektronenpaar zum π-System gehört. Mit starken Säuren kann jedoch eine Salzbildung erzwungen werden, die unter Aufhebung des aromatischen Zustandes erfolgt, da das Elektronenpaar am N durch Protonierung besetzt wird. Die resultierende reaktive 1,3-Aza-Dien-Struktur polymerisiert zu harzartigen Produkten. Andererseits ist Pyrrol eine sehr schwache Säure ($pK_S \sim 15$). Ähnlich wie bei Alkoholen kann das am Heteroatom befindliche H-Atom als Proton entfernt werden, bei Pyrrol liegt ein Fall von *N-H-Acidität* vor. Die Acidität des Pyrrols kann durch die partielle Positivierung des N-Atoms (vgl. (38)) und die dadurch bedingte Schwächung der N-H-Bindung erklärt werden. Bei Deprotonierung bleibt die Aromatizität im Unterschied zur Protonierung erhalten (41).

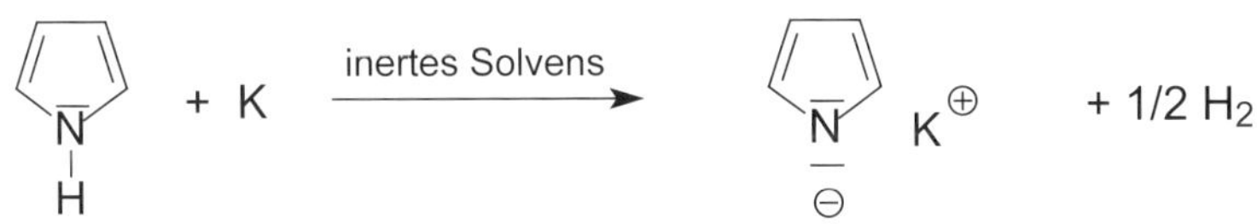


(41)

In den Komplexen Chlorophyll und Häm sind je zwei N-H-Protonen von Pyrroleinheiten durch Metallionen ($Mg^{2+}$, $Fe^{2+}$) ersetzt. Dies ist Voraussetzung für ihre biologische Funktion.

Thiazol ist Teil des Vitamins $B_1$ (s. Übersicht 5.16). Imidazol ist Teil des Coffeins (s. Übersicht 5.17). Indol ist in der Aminosäure Tryptophan (s. S. 327), sowie im Alkaloid Ergotamin (s. Abb. 5.6) und in LSD enthalten.

Die tertiären N-Atome (ohne H als Substituent) mit freiem Elektronenpaar in den Heterocyclen mit zwei und drei Heteroatomen (Übersicht 5.12) besitzen dagegen eine Elektronenakzeptorwirkung, die mit dem -M-Effekt einer Nitrogruppe am Benzolkern vergleichbar ist. Dies führt zum einen dazu, daß bei Triazol und Tetrazol der π-Überschußcharakter des Heterocyclus verloren geht, zum anderen wird die positive Partialladung am N-Atom der N-H-Funktion erhöht, wodurch die N-H-Acidität zunimmt. Die Säurestärke steigt so in der Reihe Pyrrol, *Pyrazol*, *Imidazol*, *Triazol* an und erreicht beim *Tetrazol* die Größenordnung aliphatischer Carbonsäuren.

Fünfringheterocyclen mit einem zweiten, tertiär gebundenen, d. h. $sp^2$-hybridisierten N-Atom im Ring, wie Pyrazol, Imidazol, Triazol (Übersicht 5.12) sind Ampholyte. Sie können in Abhängigkeit vom pH-Wert protoniert oder deprotoniert werden. Sie verfügen neben der aciden N-H-Gruppierung über ein basisches Zentrum, das protonierbar ist, ohne daß der aromatische Zustand aufgehoben wird. An den Beispielen des Imidazoliumchlorids (aus Imidazol und HCl) und des Imidazolidanions läßt sich zeigen, daß sowohl das Kation als auch das Anion resonanzstabilisiert sind, da in beiden Fällen ein einzelnes N-Atom nicht allein der Ladungsträger ist (42). Imidazol ist Bestandteil der Aminosäure Histidin und damit von Proteinen.

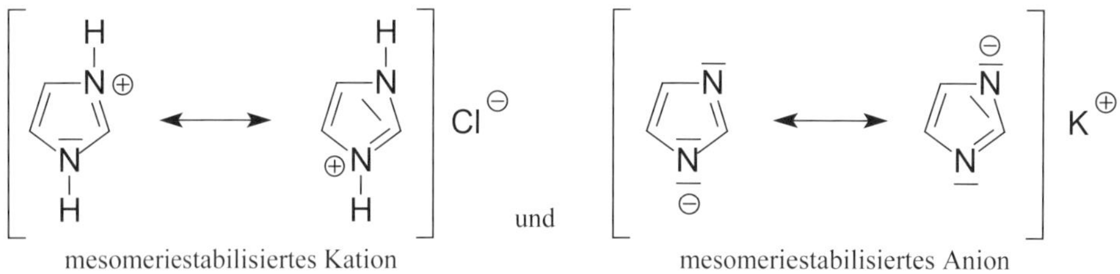


(42)

Während Pyrrol eine durch Luft oxidierbare Flüssigkeit ist, sind Furan, Thiophen, Oxazol und Thiazol flüssig und luftbeständig. Furan und Thiophen reagieren neutral. Oxazol und Thiazol sind schwache Basen, die mit Mineralsäuren stabile Salze bilden. Thiophen, ein Begleiter von aus Erdöl gewonnenem Benzol, ist Benzol sehr ähnlich. Als π-Überschuß-Aromat ist Thiophen leicht mit $H_2SO_4$ sulfonierbar. Benzol reagiert unter diesen Bedingungen nicht. Die entstehende Thiophen-2-sulfonsäure wird extraktiv mit Wasser entfernt, was zu thiophenfreiem Benzol führt. Hinsichtlich der Reaktivität stehen Furan und Thiophen in der Mitte zwischen Benzol und Pyrrol. $S_E$-Reaktionen verlaufen langsamer als beim Pyrrol, aber schneller als beim Benzol. Elektrophile reagieren bevorzugt an Position 2 und 5.

Pyrrol, Furan und Thiophen sind über eine partiell ungesättigte Dihydrostufe zu den gesättigten Heterocyclen *Pyrrolidin*, *Tetrahydrofuran* und Tetrahydrothiophen hydrierbar. Prinzipiell existieren von allen Fünfring-Heteroaromaten Dihydro- oder Tetrahydro-Derivate (43) (s. Kap. 5.2.4.1. - 5.2.4.4. zu Vitaminen, Alkaloiden, Antibiotika und Mykotoxinen).

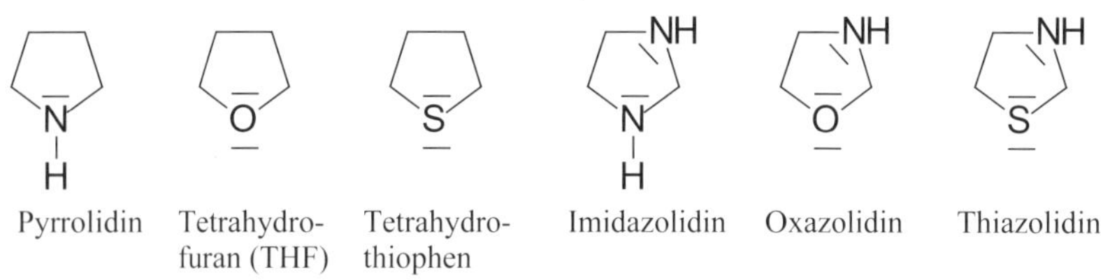


(43)

Pyrrolidin ist ein cyclisches sekundäres Amin und eine sehr starke organische Base. Es ist Strukturbestandteil der natürlichen Aminosäuren *Prolin* und *Hydroxyprolin* (s. 6.3.1.1.), der Alkaloide *Nicotin*, *Atropin*, *Scopolamin* und *Cocain* (s. Übersicht 5.17) und des Polymeren Polyvinylpyrrolidon (s. Übersicht 5.5). Tetrahydrofuran (THF) ist ein exzellentes Solvens für viele Heterocyclen und selbst wasserlöslich. *Vitamin C* kann als ein Derivat des Dihydrofurans angesehen werden. Ein Tetrahydrothiophenring ist Bestandteil des *Vitamins H* (s. Übersicht 5.16). Oxazolidin ist im *Ergotamin* und *LSD* enthalten (s. Abb. 5.6). Thiazolidin, das hydrierte Thiazol, ist im *Penam*-Grundkörper der *Penicillin*-Antibiotika enthalten, während der *Cepham*-Grundkörper der *Cephalosporin*-Antibiotika das um ein C-Atom erweiterte, homologe 1,3-Thiazinan-System enthält (s. auch 5.2.3. und 5.2.4.3.).

## 5.2.2. Sechsgliedrige Heterocyclen

Sechsring-Heteroaromaten sind strukturell mit den aromatischen Kohlenwasserstoffen verwandt. Sie lassen sich formal vom Benzol, Naphthalin, Anthracen u. ä. Aromaten ableiten, in dem eine =CH-Gruppe durch Heteroatome ersetzt wird (Übersicht 5.13).

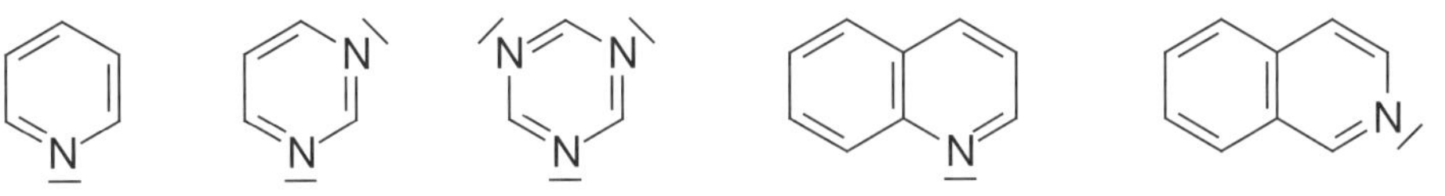

Pyridin Pyrimidin 1,3,5-Triazin Chinolin Isochinolin

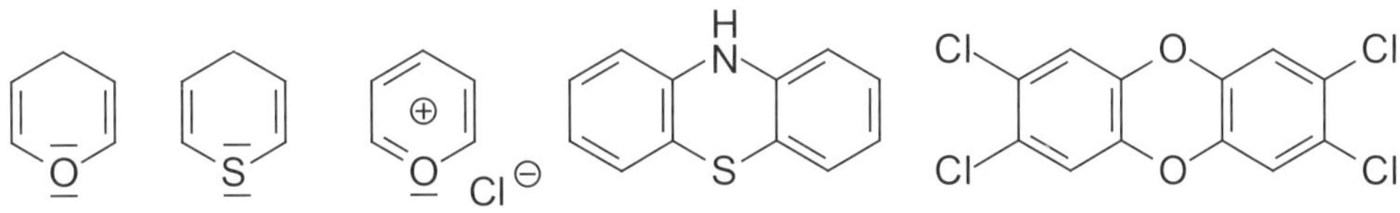

Pyran[1] Thiopyran[1] Pyrylium-chlorid Phenothiazin[1] TCDD[1] ("Dioxin")

[1] Nicht aromatisch sind: Pyran, Thiopyran, mittlere Ringe in Phenothiazin und TCDD.

***Übersicht 5.13:*** Ausgewählte Sechsringheterocyclen.

Am wichtigsten sind aromatische N-Heterocyclen. Ihre tertiären N-Atome verfügen über ein freies Elektronenpaar, das zur Ausbildung des π-Elektronensextetts nicht erforderlich ist und somit ein Proton anlagern kann. Sechsring-N-Heterocyclen sind daher *Brønsted* - und *Lewis*-Basen (Tab. 5.1).

| Base | $pK_B$-Wert | Base | $pK_B$-Wert |
|---|---|---|---|
| Pyrrolidin | 2.7 | Pyridin | 8.8 |
| Piperidin | 2.8 | Chinolin | 9.1 |
| Methylamin | 3.4 | Anilin | 9.4 |
| Ammoniak | 4.8 | Pyrimidin | 12.7 |

***Tabelle 5.1:*** $pK_B$-Werte von Stickstoffbasen[1].

[1] Gemessen in Wasser bei 20 bis 25 °C. Starke Basen besitzen einen niedrigen $pK_B$-Wert. Es gilt: $pK_S + pK_B = 14$ (s. S. 86). Die Formel des Piperidins ist in Übersicht 5.14 enthalten.

Durch den Elektronenzug des N-Atoms erhalten sie polaren Charakter, wie die Mesomerieformeln für Pyridin zeigen (44).

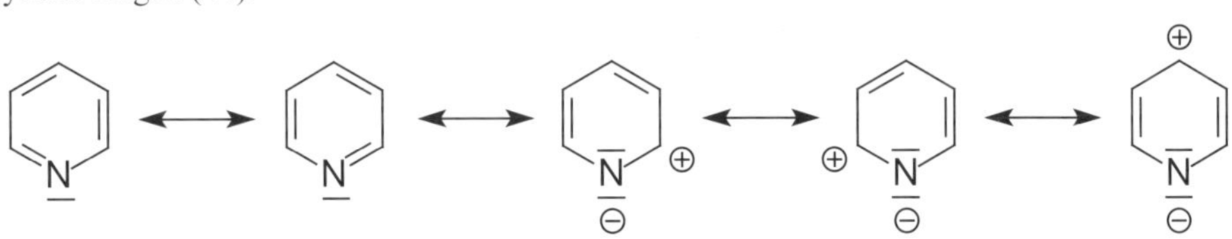

(44)

Pyridin ist deshalb, im Gegensatz zu Benzol oder auch Pyrrol, bevorzugt nucleophilen Substitutionsreaktionen zugänglich. $S_E$-Reaktionen sind erschwert, da die C-Atome des Kerns durch die erhöhte Elektronendichte am N elektronisch verarmt sind. Wenn überhaupt, dann erfolgen $S_E$-Reaktionen in 3-Position. Pyridin verhält sich damit wie das akzeptorsubstituierte Nitrobenzol. Generell gilt:

**Sechsringheterocyclen sind π-Mangelaromaten. Insbesondere N-Atome senken wegen ihrer hohen Elektronegativität die Elektronendichte an den C-Atomen im Vergleich zum Benzol.**

Sind O- oder S-Atome Bestandteile von Sechsringheterocyclen, dann sind diese nicht aromatisch, wie am Beispiel des Pyrans, Thiopyrans, Phenothiazins und des TCDD zu sehen ist (s. Übersicht 5.13). Erst der Entzug eines Elektrons, d. h. eine Oxidation, führt, wie in Pyryliumchlorid, zu einem aromatischen Kation. Derartige Strukturelemente kommen z. B. in Blütenfarbstoffen vor. Solche Kationen sind energiereicher als neutrale Aromaten und neigen zu Ringöffnungsreaktionen mit Elektrophilen.

*Pyridin* ist Bestandteil der *Vitamine* $B_3$ und $B_6$ (s. Übersicht 5.16) und des Alkaloids Nicotin. *Piperidin* ist in den Alkaloiden *Coniin* und *Lobelin*, *Chinolin* im Alkaloid *Chinin* enthalten. Ein *Isochinolin*-Motiv findet sich in den Alkaloiden *Papaverin*, *Tubocurarinchlorid*, *Morphin* und *Codein* (s. Übersicht 5.17). Pyrimidin ist Bestandteil des Vitamins *Folsäure* (s. Übersicht 5.16) und des kondensierten Purin-Gerüstes (s. 5.2.3.). Die Lactame Uracil, Thymin und Cytosin (in Erbmaterial) sind Pyrimidinderivate (s. Abb. 4.44). Von *Barbitursäure* (2,4,6-Trihydroxypyrimidin) leiten sich *Barbiturate* als Schlafmittel und Narcotica ab. *Phenothiazin* ist Bestandteil von Pharmaka, z. B. zur Narkosevertiefung, und von Farbstoffen (Vitalfärbung mit Methylenblau nach *P. Ehrlich*). *TCDD* (*2,3,7,8-**Te**tra**c**hlor**d**ibenzo-1,4-**d**ioxin*; *Seveso-Dioxin*) ist eine der giftigsten organischen Verbindungen (schwer heilender Hautausschlag, Carcinogen). 1 µg/kg Gewicht wirkt letal. TCDD entsteht beim unsachgemäßen Verbrennen chlorierter Stoffe, wird aber auch natürlich freigesetzt (Waldbrände). 1,3,5-Triazin ist struktureller Bestandteil bestimmter Farbstoffe und Kunstharze.

Pyridin (flüssig, sehr unangenehmer Geruch), Pyrimidin und 1,3,5-Triazin (beide kristallin) sind sehr gut wasserlöslich, da die N-Atome als Elektronenpaardonatoren für Wasserstoffbrücken mit H-Atomen des Wassers dienen. Benzkondensierte Heterocyclen, wie Chinolin und Isochinolin, sind weniger gut wasserlöslich, da hier der hydrophobe Charakter des Benzolrings überwiegt.

In Übersicht 5.14 sind Reaktionen des Pyridins zusammengefaßt. Wäßrige Lösungen von Pyridin reagieren basisch, da Pyridin als Protonenakzeptor Wasser zu deprotonieren vermag. Das Gleichgewicht liegt dennoch auf der Seite von unprotoniertem Pyridin und Wasser. Pyridin reagiert gegenüber Mineralsäuren als Base; so bildet Salzsäure Pyridiniumchlorid. Das organische Analogon zu dieser Reaktion ist die Quaternierung mit Alkylhalogeniden. So bildet Methyliodid das kristalline organische Salz N-Methylpyridiniumiodid. Die katalytische Hydrierung führt zu flüssigem Piperidin, das als sekundäres Amin erheblich erhöhte Basizität aufweist.

Natriumamid $NaNH_2$ als sehr starke Base, ist in der Lage, nucleophil an der positivierten 2-Position des Pyridins anzugreifen und ein Hydridion $H^-$ zu substituieren (nucleophile aromatische Substitution $S_NAr$). Nach Abspaltung von Natriumhydrid bleibt die Aromatizität erhalten. Phenyllithium als metallorganische Verbindung, die am C negativ polarisiert ist (da C elektronegativer als Li) kann ein $H^-$ abstrahieren und eine C-C-Bindung zur 2-Position ausbilden, was zu 2-Phenylpyridin führt.

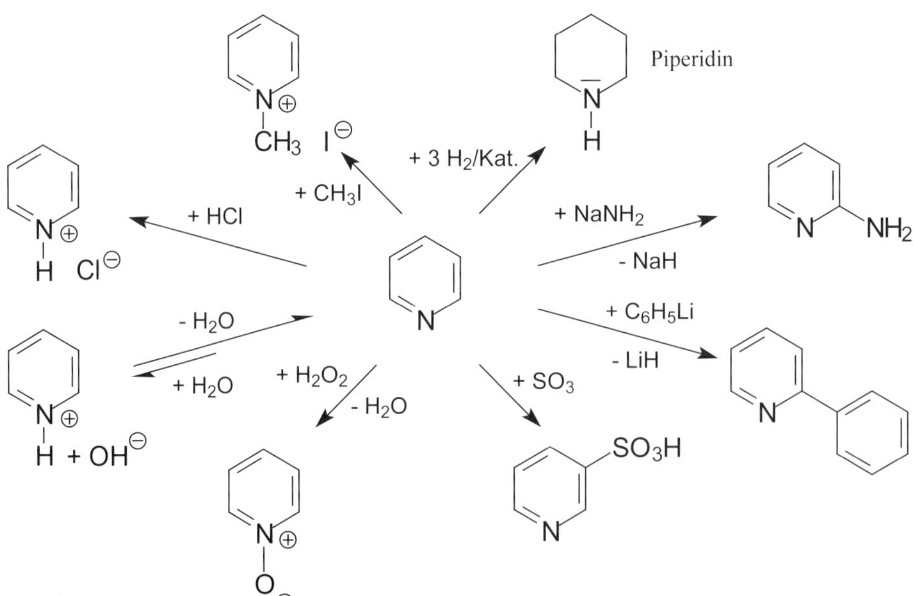


***Übersicht 5.14:*** Einige Reaktionen des Pyridins.

Als Beispiel einer $S_E$-Reaktion dient die Sulfonierung mit $SO_3$ in $H_2SO_4$ zu Pyridin-3-sulfonsäure. Wie auch tertiäre aliphatische Amine können Pyridin und Analoga mit Wasserstoffperoxid am N-Atom oxidiert werden. So entsteht Pyridin-N-oxid. Die für Pyridin-N-oxid formulierbaren Resonanzstrukturen zeigen, daß es sowohl nucleophilen als auch elektrophilen Substitutionen zugänglich ist. Der Pyridinkern wird somit in Gestalt des N-Oxids vielseitiger substituierbar. Es ist danach leicht möglich, den am N-Atom einfach gebundenen Sauerstoff reduktiv wieder abzuspalten.

## 5.2.3. Mehrkernige Heterocyclen

Mehrkernige Heterocyclen stellen annellierte Kombinationen heterocyclischer Grundkörper dar. Naturstoffe und Pharmaka mit kondensierten aromatischen, partiell oder vollständig gesättigten, oder partiell oxidierten Heterocyclen sind in großer Vielfalt bekannt. Einige ausgewählte Beispiele demonstrieren das Prinzip (Übersicht 5.15).

*Purin*, ein 10 π-Heteroaromat, ist eine Kombination von Pyrimidin und Imidazol. Zahlreiche Derivate sind von großer biologischer Bedeutung. *Guanin* und *Adenin* gehören zu den Nucleobasen, auf denen Basenpaarung in der DNA-Doppelhelix beruht. Die partiell oxidierten Purinderivate *Hypoxanthin* und *Xanthin* findet man in Blut und Urin. *Harnsäure*, natürlich in *Guano* vorkommend, ist bei Vögeln das Endprodukt des Eiweißstoffwechsels und die Ausscheidungsform für überschüssigen Stickstoff. Beim gesunden Menschen übernimmt diese Rolle Harnstoff ($H_2N$-CO-$NH_2$) im Urin. Bei pathologisch erhöhten Harnsäurewerten, z. B. bei fleischreicher Ernährung, in Blut und Urin des Menschen kommt es zur Ausscheidung kristalliner Harnsäure in Gelenken (*Gicht*) oder in Form von Blasen- und Nierensteinen. Eine medikamentöse Therapie mit *Allopurinol*, einem Konstitutionsisomer des Hypoxanthins ist möglich.

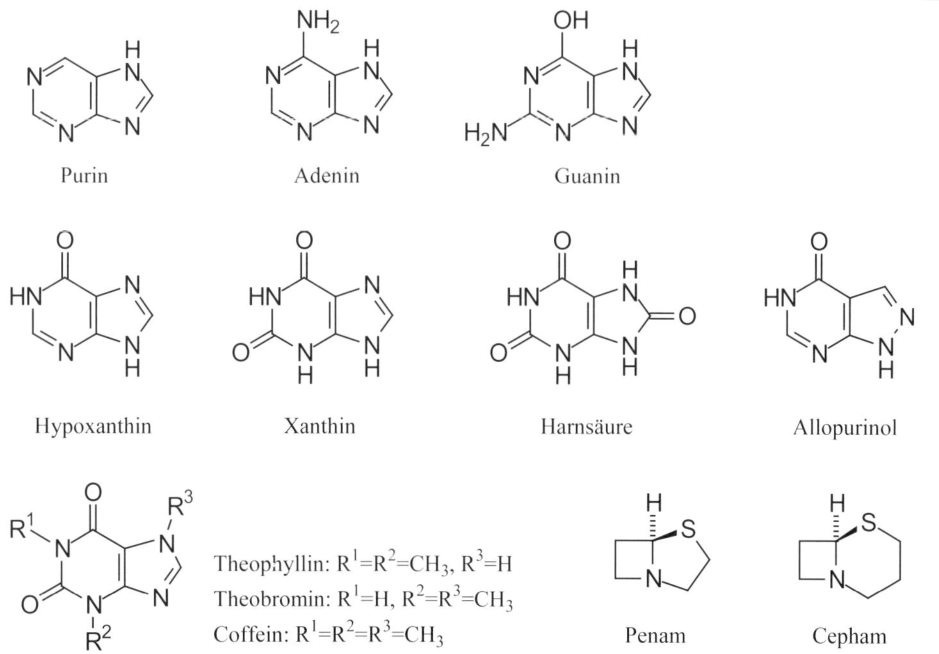


***Übersicht 5.15:*** Ausgewählte mehrkernige Heterocyclen.

Thiazolidin, das hydrierte Thiazol (s. 5.2.1.), ist im Grundkörper *Penam* der Penicillin-Antibiotika enthalten, während der Grundkörper *Cepham* der Cephalosporin-Antibiotika (zu Antibiotika s.

5.2.4.3.) das um ein C-Atom erweiterte, homologe 1,3-Thiazinan-System enthält. In beiden Fällen ist ein N-haltiger Vierring, das Azetidin, ankondensiert.

## 5.2.4. Heterocyclen als Bestandteile niedermolekularer bioaktiver Naturstoffe

Makromolekulare Naturstoffe, wie Glykogen, Cellulose und Stärke als Polysaccharide, und Nucleinsäuren als Polynucleotide sind aus heterocyclischen Untereinheiten aufgebaut oder enthalten, wie Proteine als Polypeptide, heterocyclische Bestandteile. Aus der makromolekularen Struktur ergeben sich qualitativ neue Eigenschaften. Sie werden gesondert in Kapitel 6 vorgestellt. Im folgenden geht es um einen Überblick über einige Klassen bioaktiver niedermolekularer Heterocyclen, die für den Menschen von Bedeutung sind.

### 5.2.4.1. Vitamine

Bestimmte essentielle für das Leben erforderliche organische Verbindungen können vom menschlichen Organismus nicht synthetisiert werden.

> ***Vitamine* sind niedermolekulare organische Verbindungen, die nicht oder nur unzureichend im Körper selbst gebildet werden. Vitamine oder ihre Vorstufen müssen daher mit der Nahrung aufgenommen werden. Wegen ihrer katalytischen Funktion werden sie im Vergleich zu Nahrungsbestandteilen, wie Kohlenhydraten, Proteinen, Fetten und Mineralstoffen, täglich nur in sehr geringen Mengen (µg bis mg-Bereich) benötigt.**

Vitamine werden in Coenzyme oder prosthetische Gruppen von Enzymen eingebaut, die verschiedenartigste Funktionen ausüben (s. Lehrbücher der Biochemie). Man kennt heute 13 Vitamine. Übersicht 5.16 enthält eine Zusammenstellung der heterocyclischen Vitamine mit der Zuordnung zu den Klassen der fett- oder wasserlöslichen Vitamine.

| Name und Klassifizierung | Formel | Vorkommen, Eigenschaften, Tagesbedarf, Mangelkrankheiten |
|---|---|---|
| *Vitamin $B_1$*, *Thiamin*<br>wasserlöslich | 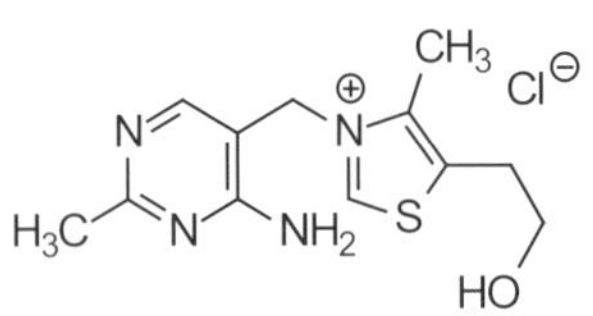 | *Thiamin* kommt in Hefe, Getreidekeimlingen, Kartoffeln , Kleie, Gemüse, und Früchten vor. Es bildet farblose Nadeln. Die Wasserlöslichkeit basiert auf dem Salzcharakter. Der Tagesbedarf beträgt 1,5 mg. Mangelkrankheit: Beriberi (Nerven- und Herzfunktionsstörungen). Alkoholismus führt zu Thiaminmangel. |
| *Vitamin $B_2$*, *Riboflavin*<br>wasserlöslich | 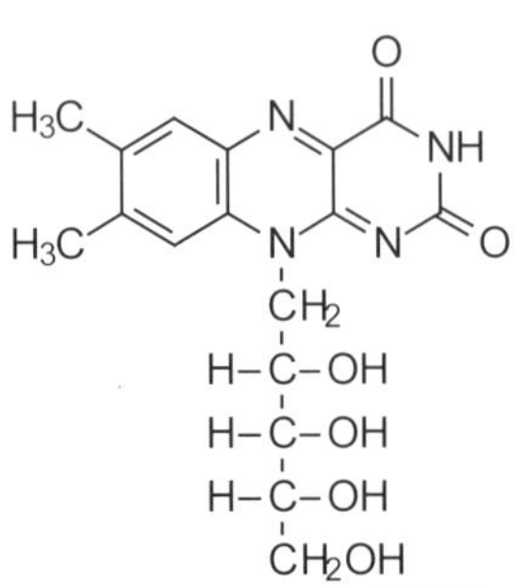 | *Riboflavin* kommt frei in Milch, sonst an ein Protein gebunden in Hülsenfrüchten, Hefe und Leber vor. Es bildet orangegelbe Nadeln und ist lichtempfindlich. R. ist ein N-Glycosid.<br>Die Löslichkeit beruht auf dem hydrophilen Ribosylrest. Der Tagesbedarf beträgt. 1,8 mg. Mangelkrankheiten: Anämie, Dermatitis, Haarausfall. |

***Übersicht 5.16:*** Vitamine mit heterocyclischen Strukturelementen.

| **Name und Klassifizierung** | **Formel** | **Vorkommen, Eigenschaften, Tagesbedarf, Mangelkrankheiten** |
|---|---|---|
| *Vitamin $B_3$, Nicotinamid, Niacin,* wasserlöslich | 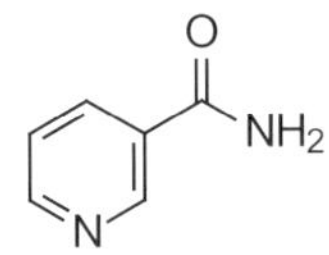 | *Nicotinamid* kommt in vielen Gemüsen und tierischen Organen vor. Es bildet farblose Nadeln, die licht- und wärmeempfindlich sind. Mangelerscheinungen sind selten, da der Organismus N. aus der 60fachen Dosis Tryptophan aufbauen kann. Tagesbedarf: 18 mg. Die Mangelkrankheit Pellagra kann nur bei Mais als Hauptnahrungsmittel auftreten. |
| *Vitamin $B_6$,* wasserlöslich | 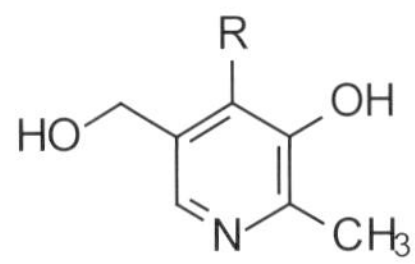 R = $CH_2OH$: Pyridoxol, Pyridoxin<br>R = CHO: Pyridoxal<br>R = $CH_2NH_2$: Pyridoxamin | Der *Vitamin $B_6$*-Komplex kommt in Leber, Eiern, Fisch, Gemüse und Früchten vor.<br>Der Tagesbedarf beträgt 2 mg.<br>Mangelkrankheiten (selten) sind zentralnervöse Störungen und Anämie. |
| *Vitamin C, L-(+)-Ascorbinsäure* wasserlöslich | 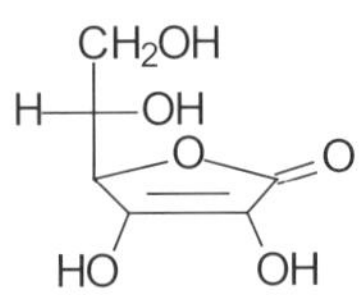 | *Ascorbinsäure* kommt in frischem Obst oder Gemüse vor. Es bildet farblose Kristalle. Als Monosaccharidabkömmling ist es sehr gut wasserlöslich. A. wirkt stark reduzierend und ist in Lösung sauerstoffempfindlich. Der Tagesbedarf ist sehr hoch (ca. 75 mg) und steigt bei Belastung bis auf das 10fache. Mangel führt zu Skorbut und zur Senkung der Abwehrkraft des Organismus gegen Infekte. |
| *Vitamin E, α-Tocopherol* fettlöslich | 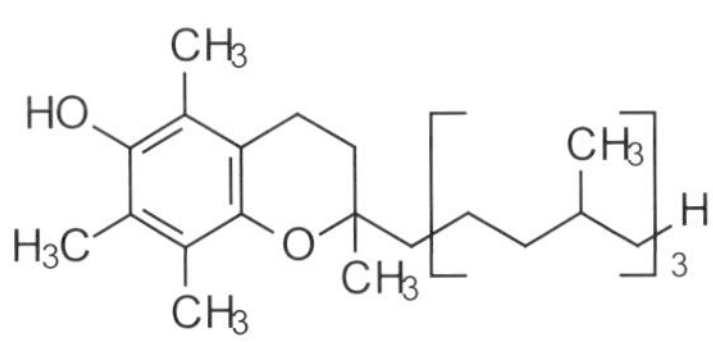 | *α-Tocopherol* kommt in Pflanzenöl und Getreidekeimen vor. Es ist ein blaßgelbes Öl. Es wirkt als Antioxidans, Radikalfänger, Stabilisator von membranständigen Phospholipiden und schützt vor überschießender Phagozytose. Der Tagesbedarf beträgt 10 mg. α-T. wird empfohlen zur Entzündungshemmung bei rheumatischen Erkrankungen und zur Prophylaxe der Arteriosklerose. |
| *Vitamin H, Biotin* wasserlöslich | 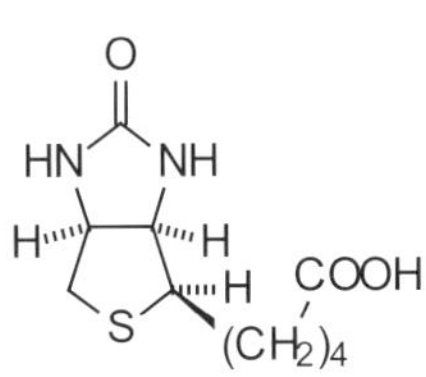 | *Biotin* wird von Darmbakterien, die mit dem Menschen in Symbiose leben, produziert. Es bildet farblose Nadeln. Der Tagesbedarf liegt bei 0,1 mg. B. gehört zur Gruppe der bedeutsamen Biowuchsstoffe, die das embryonale Wachstum der Zellen regulieren. Mangel verursacht Haarausfall, Halluzinationen und Dermatitis. |

***Übersicht 5.16:*** Vitamine mit heterocyclischen Strukturelementen. (Fortsetzung).

| Name und Klassifizierung | Formel | Vorkommen, Eigenschaften, Tagesbedarf, Mangelkrankheiten |
|---|---|---|
| *Folsäure*<br>wasserlöslich | 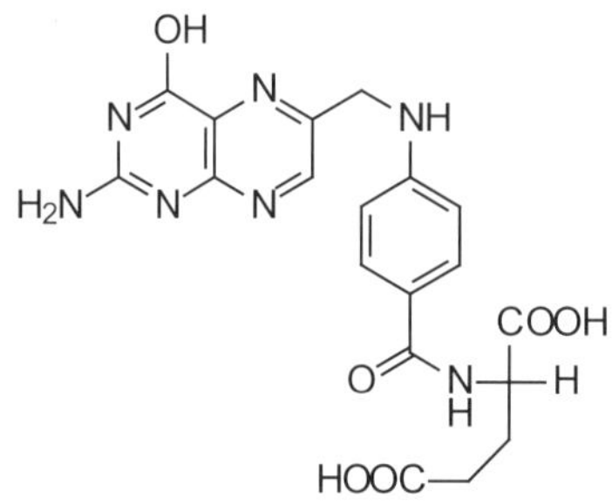 | *Folsäure* kommt in niedrigen Konzentrationen in vielen natürlichen Produkten (Gemüse, Milch, tierische Organe) vor. F. bildet lichtempfindliche, orangegelbe Nadeln, die in Basen und Säuren löslich sind, da F. selbst saure und basische Gruppen enthält. F. stimuliert in Gegenwart von Vitamin $B_{12}$ die Entwicklung und Ausreifung der roten Blutkörperchen. Tagesbedarf: 0,2 mg. Mangelkrankheit: Blutarmut. Folsäure ist besonders für Schwangere wichtig, da die Entwicklung des kindlichen Nervensystems davon abhängt. F. wird deshalb bereits in der Frühschwangerschaft zusätzlich verordnet (0,5 mg/Tag). |

***Übersicht 5.16:*** Vitamine mit heterocyclischen Strukturelementen. (Fortsetzung).

Die nichtheterocyclischen Vitamine werden an folgenden Stellen erwähnt: Vitamin $A_1$ (s. S. 231), Vitamin $D_2$ (s. S. 232), Vitamin $B_{12}$ (s. S.148), Vitamin $K_1$ und $K_2$ (s. S. 272) und Pantothensäure (bei Peptiden in 6.3.2.).

Jährlich werden für ca. 5 Mrd. DM Vitamine umgesetzt, davon ca. 2.2 Mrd. DM für die Humanernährung, der Rest für die Tierernährung. Nach der Menge dominieren Vitamin C (ca. 60.000 t), Vitamin E und Nicotinamid (je ca. 22.000 t). Am teuersten ist Vitamin $B_{12}$, an dem der geringste Tagesbedarf besteht. Davon werden ca. 15 t hergestellt. Wegen seiner komplizierten Struktur ist Vitamin $B_{12}$, trotz prinzipiell vollzogener Synthese, auf effiziente Weise nur biotechnologisch durch Fermentation herstellbar. Alle anderen Vitamine werden synthetisiert. Allerdings gewinnt man Riboflavin und Ascorbinsäure z. T. auch vorteilhaft durch Fermentation.

Da ein isolierter Vitaminmangel selten ist, wird bei intestinalen Resorptionsstörungen, Mangelzuständen nach Chemotherapie und Leberparenchymschäden therapeutisch meist ein Vitamingemisch (Vitamin $B_1$, $B_2$, $B_3$, $B_6$, $B_{12}$, Biotin, Folsäure und Pantothensäure) eingesetzt.

## 5.2.4.2. Alkaloide

Alkaloidhaltige Drogen werden vom Menschen seit dem Altertum als Heil- und Genußmittel, aber auch als Rauschmittel verwendet. Noch heute bezieht die moderne Pharmaforschung erstaunliche Anregungen aus dem traditionellen Wissen der Naturvölker über physiologische Wirkungen von Extrakten aus Pflanzen oder Tieren (ethnomedizinischer Ansatz).

**Als *Alkaloide* werden basische Naturstoffe bezeichnet, die überwiegend in Pflanzen vorkommen. Sie enthalten ein oder mehrere N-Atome, meist als Bestandteil von Heterocyclen. Alkaloide haben oft eine starke pharmakologische Wirkung, bei zu hoher Dosis sind viele von ihnen toxisch.**

Die Untersuchung von Alkaloiden hat die organische Chemie wesentlich vorangetrieben. Heute sind ca. 15.000 Alkaloide bekannt. Für ihre Entstehung gibt es kein allgemeines Aufbauprinzip, wie die für Terpene (s. 5.1.2.2.), Carotinoide (s. 6.2.4.) und Steroide (s. s. 6.2.5.) geltende Regel der Entstehung aus isoprenoiden Vorstufen. Alkaloide entstehen aus Aminosäuren, biogenen Aminen und biogenen Carbonylverbindungen im Ergebnis sehr unterschiedlicher Cyclisierungen, die zu einer großen strukturellen Diversität führen.

In Übersicht 5.17 sind einige biologisch wirksame Alkaloide zusammengestellt.

| **Name und Klassifizierung** | **Formel** | **Vorkommen, Eigenschaften** |
|---|---|---|
| *Coniin*<br>Alkaloid vom Piperidintyp | 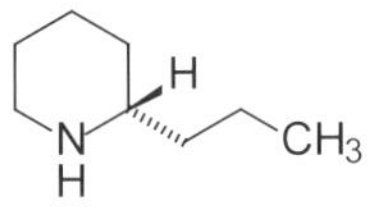 | (*S*)-(+)-*Coniin* kommt im gefleckten Schierling vor. Es lähmt als extrem starkes Gift die quergestreifte Muskulatur. Tödliche Wirkung bei vollem Bewußtsein durch Lähmung des Brustkorbes. Der "Schierlingsbecher" war Ursache für Sokrates´ Tod 399 v.d. Z.! |
| *Lobelin*<br>Alkaloid vom Piperidintyp | 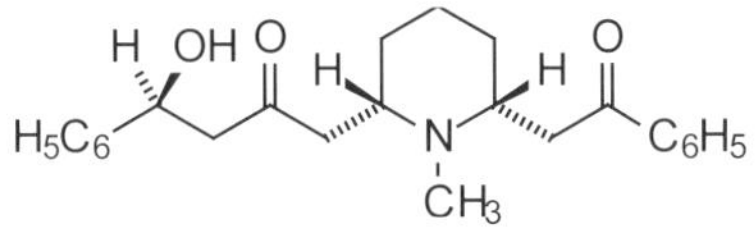 | (-)-*Lobelin* ist Hauptalkaloid diverser Lobeliaarten, aus denen es als Hydrochlorid isoliert wird. L. wirkt atemanregend bei Narkosezwischenfällen. Es verstärkt die Wirkung von Nicotin und ruft Brechreiz hervor. |
| *Nicotin*<br>Alkaloid vom Pyridintyp | 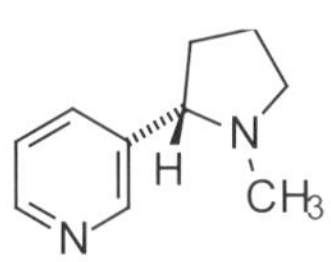 | (S)-(-)-*Nicotin* ist das toxische, suchterzeugende Hauptalkaloid des Tabaks, Gehalt nach Sorte bis 7%. Reines N. ist farblos und flüssig. Kleine Dosen wirken anregend, beruhigend und blutdrucksteigernd. Bei oraler Aufnahme bewirken bereits 60 mg den Tod durch Atemlähmung. N. wirkt insektizid. N. ist nach J. *Nicot* benannt, der im 16. Jh. den Tabak als Heilpflanze (!) aus Amerika einführte. |
| *Atropin*<br>Alkaloid vom Tropantyp<br>(aus Piperidin- und Pyrrolidinring aufgebaut) | 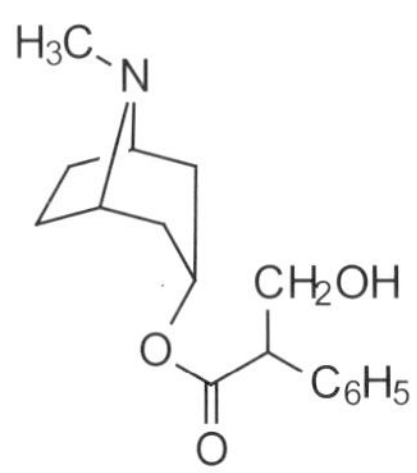 | *Atropin* ist das Racemat von (-)-Hyoscyamin, das sich bei dessen Isolierung aus Tollkirsche, Bilsenkraut, Stechapfel oder Alraune bildet. Letale Dosis 100 mg. A. wirkt pupillenerweiternd, hemmt den Speichelfluß und wirkt krampflösend bei Bronchialasthma (Parasympatholytikum). Pharmazeutisch als A.-Sulfat angewendet beträgt die höchste erlaubte Einzeldosis 1 mg. |
| *Scopolamin*<br>Alkaloid vom Tropantyp | 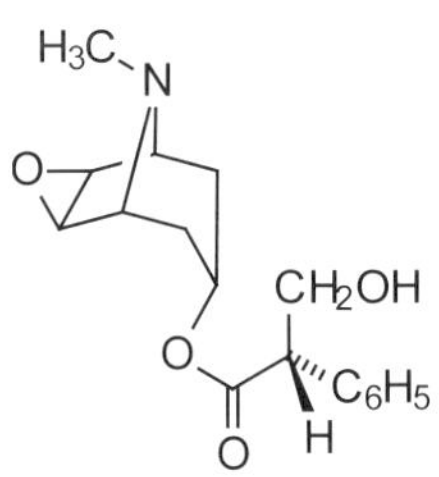 | *Scopolamin*: Vorkommen wie Atropin. Im Unterschied zu Atropin wirkt S. nicht anregend sondern beruhigend auf das Nervensystem. Anwendungen: S.-Pflaster gegen Reisekrankheit. S. dient in Spezialfällen zum Einleiten von Operationen. Scopolaminhaltige Bilsenkrautsamen wurden im Mittelalter dem Bier zugesetzt, daher der Name der Stadt Pilsen und des *Pilsener Bier*s. |

***Übersicht 5.17:*** Ausgewählte Alkaloide.

| **Name und Klassifizierung** | **Formel** | **Vorkommen, Eigenschaften** |
|---|---|---|
| *Cocain*<br>Alkaloid vom Tropantyp | 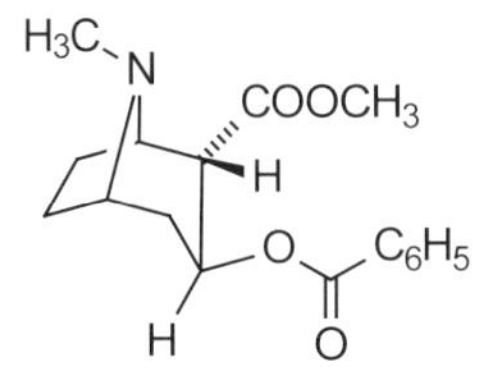  | (-)-*Cocain* ist das Hauptalkaloid des Coca-Strauchs. C. wirkt lokalanästhetisch (Nase, Rachen, Augen). C. zählt zu den illegalen Drogen und wirkt suchterzeugend. Die Einnahme bewirkt kurzzeitige Euphorie und Machtgefühl. Das Kauen von Coca-Blättern mit Kalk (Indios der Anden) spaltet den Ester zu *Ecgonin*, das leistungssteigernd, appetithemmend und nicht suchterzeugend wirkt. *Coca-Cola* enthielt bis 1902 C.(!). |
| *Chinin*<br>Alkaloid vom Chinolintyp: | 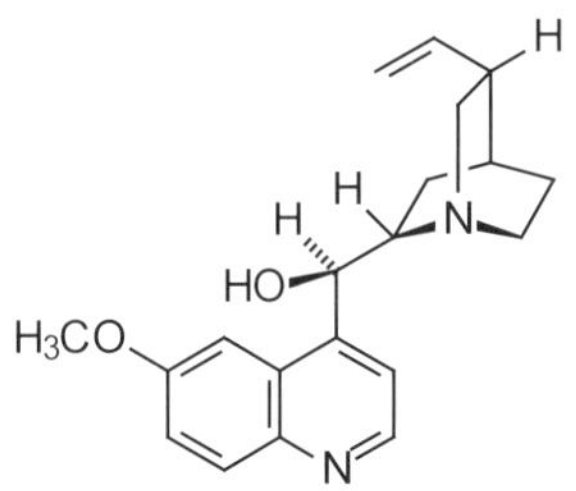  | (-)-*Chinin* ist das Hauptalkaloid der Chinarinde von Chinchona-Arten, die aus Südamerika stammen. Salze des Chinins schmecken bitter (Tonic Water!). Ch. wird als Antimalariamittel eingesetzt, insbesondere bei chemotherapeutika-resistenten Formen der Malaria tropica. Die fiebersenkende Wirkung war schon den Indianern Südamerikas bekannt. Ch. wirkt muskelrelaxierend, erregt aber die glatte Muskulatur des Uterus (Abortivum!). Hohe Dosen wirken tödlich (5-10 g). |
| *Papaverin*<br>Alkaloid vom Isochinolintyp | 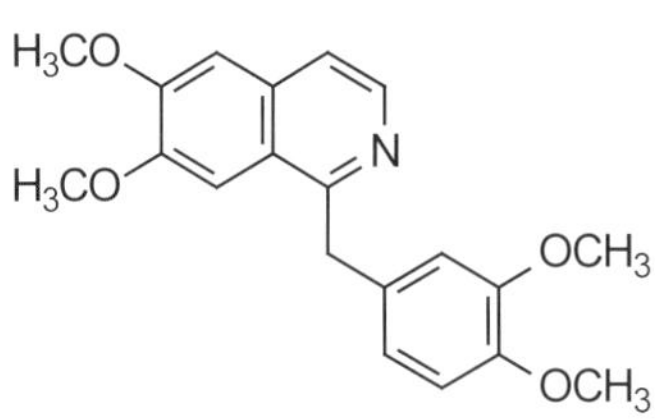  | *Papaverin* findet sich im *Opium*, das aus dem Milchsaft unreifer Mohnkapseln gewonnen wird. Physiologisch bewirkt es die Erschlaffung der glatten Muskulatur. Es ist daher krampflösend und wird als Bestandteil von Medikamenten für den Magen-Darm-Kanal verwendet. Suchtgefahr besteht bei P. nicht. |
| *Tubocurarin-chlorid*<br>Alkaloid vom Isochinolintyp | 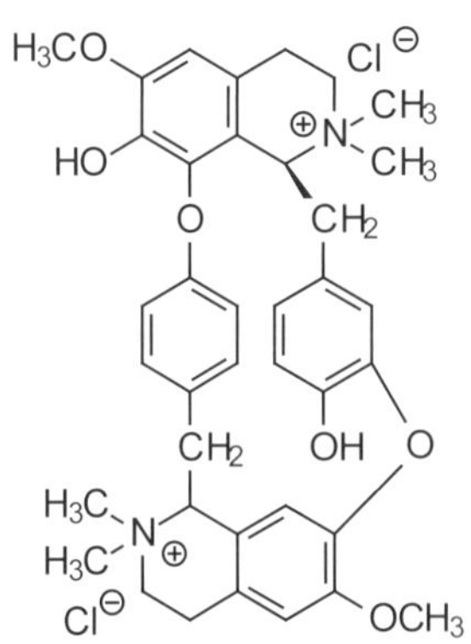  | *Tubocurarinchlorid* bildet wasserlösliche Kristalle. Es gehört zu den Curarealkaloiden (Tubocurare, Topf- und Kalebassencurare) und ist der wirksamste Bestandteil der indianischen Pfeilgifte, die aus der Rinde von Strychnos-Arten hergestellt werden. Die beiden quartären N-Atome sind essentiell für die Toxizität. Oral wirken erst relativ hohe Mengen giftig (ca. 50 mg). Mit diesen Giften erlegte Tiere sind daher eßbar. T. lähmt die quergestreifte Muskulatur. Derivate des T. werden therapeutisch bei Tetanus und in der Anästhesie als Muskelrelaxans eingesetzt. |

***Übersicht 5.17:*** Ausgewählte Alkaloide. (Fortsetzung).

| Name und Klassifizierung | Formel | Vorkommen, Eigenschaften |
|---|---|---|
| *Coffein*<br>Alkaloid vom Purintyp | 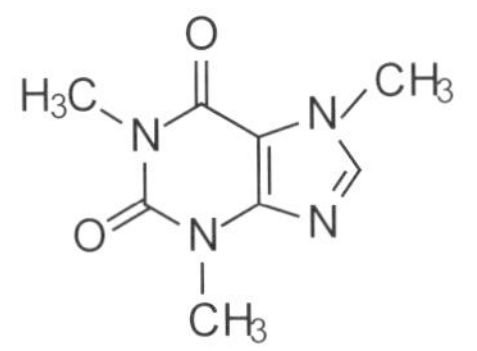 | *Coffein* kommt in Kaffee-Bohnen (bis 1,5%) und schwarzem Tee (bis 5%) vor. Das sogenannte "Thein" ist Coffein! C. regt Herztätigkeit, Atmung, Stoffwechsel an, steigert Körpertemperatur und Blutdruck, hebt die Stimmung, wirkt leistungssteigernd. C. ist unangebracht bei Hypertonie. |
| *Morphin* und *Codein*<br>Alkaloide vom Isochinolintyp<br>*Heroin*, ein synthetisches Morphinderivat | 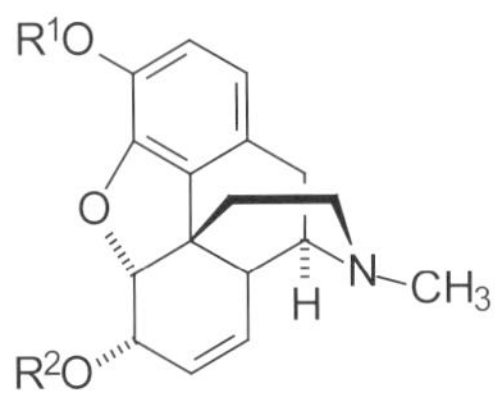<br>Morphin: $R^1$=$R^2$=H<br>Codein: $R^1$=H, $R^2$=$CH_3$<br>Heroin: $R^1$=$R^2$=$COCH_3$ | *Morphin* wird aus Schlafmohn extrahiert und zählt zu den Opiumalkaloiden. Schon 10 mg M. wirken schmerzstillend, auch bei schweren Schmerzen. Spezielle Opiat-Rezeptoren im Gehirn sind für die spezifische Wirkung verantwortlich. M. wirkt euphorisierend. M. kann zur Sucht führen (Morphinismus). Dosen ab 50 mg führen zum Tod durch Atemlähmung.<br>*Codein* dämpft die Erregbarkeit des Hustenzentrums und ist Bestandteil von Hustenmitteln.<br>*Heroin* (Rauschgift durch Acetylierung von *M.*) ist ein gefährliches Suchtgift. Der frühere Einsatz als Schmerz- u. Hustenmittel wurde aufgegeben. |

***Übersicht 5.17:*** Ausgewählte Alkaloide.[1] (Fortsetzung).

Alkaloidpräparate sind medizinisch vielfältig einsetzbar. Die physiologische Wirkung ist häufig sehr selektiv und tritt schon bei kleinen Dosen ein. In vielen Fällen ist die Spanne zwischen wirksamer und toxischer, oder gar letaler Dosis relativ gering.

## 5.2.4.3. Antibiotika

Die Entdeckung der Antibiotika[2] und ihre Entwicklung zu Medikamenten hat im 20. Jahrhundert zu einem Durchbruch bei der Behandlung bakterieller Infektionen geführt.

**Ein *Antibiotikum* ist ein niedermolekularer Sekundärmetabolit eines Mikroorganismus, der schon in geringer Konzentration das Wachstum anderer Mikroorganismen hemmt oder sie abtötet.**

Zu den Antibiotika gehören strukturell unterschiedliche Substanzklassen. In Abb. 5.5 ist je ein Vertreter aus der Gruppe der *Penicilline*, *Cephalosporine*, *Thienamycine* und *Monobactame* dargestellt, die zur Klasse der *β-Lactam-Antibiotika* gehören. Deutlich wird, daß allen ein β-Lactam, d. h. ein

[1] Zum Mutterkornalkaloid *Ergotamin* und seiner medizinischen Anwendung vgl. Kap. 5.2.4.4..

[2] 1928 entdeckte der schottische Biologe *A. Fleming* in London, daß das Wachstum von Staphylokokken-Kulturen durch den zufällig auf demselben Nährboden wachsenden Pilz *Penicillium notatum* gehemmt wird. *F.* schlußfolgerte, daß der Pilz einen Stoff produzieren müsse, der das Bakterienwachstum hemmt.

cyclisches Carbonsäureamid der Ringgröße 4, gemeinsam ist. In drei Fällen sind Heterocyclen annelliert. Alle Verbindungen weisen Chiralitätszentren auf.

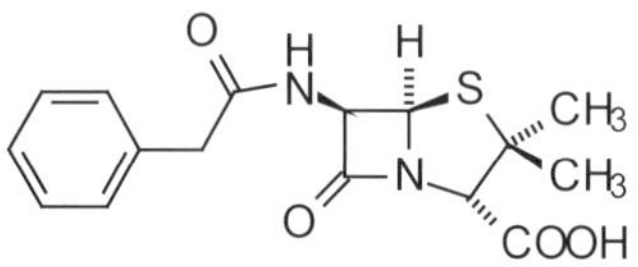

Penicillin G

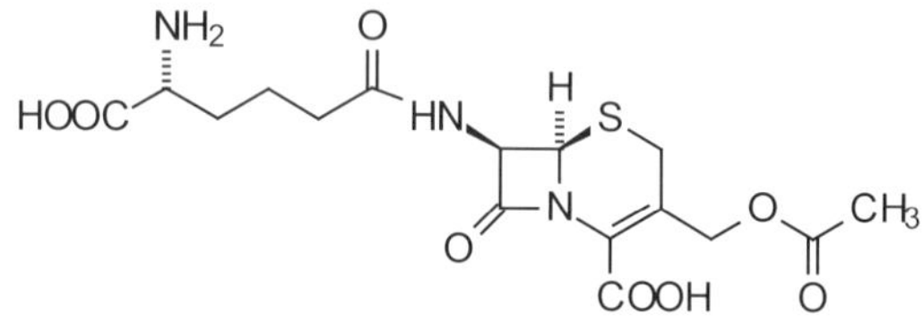

Cephalosporin C

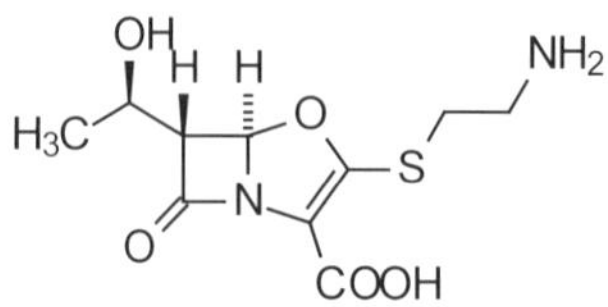

Thienamycin

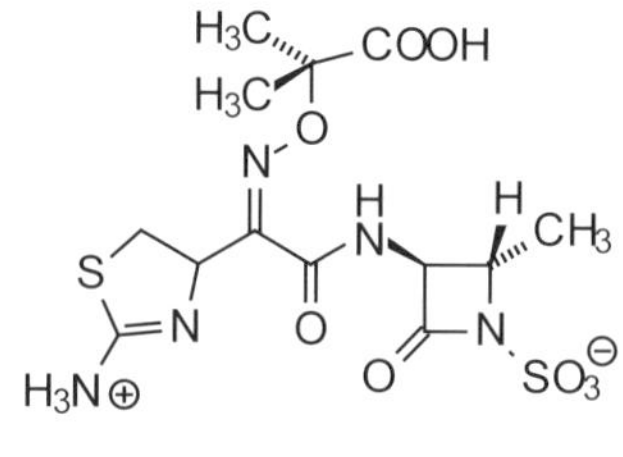

Aztreonam - ein Monobactam

***Abb. 5.5:*** Beispiele aus vier Gruppen von β-Lactam-Antibiotika.

Antibiotika werden durch Screening von Mikroorganismen auf antibiotische Wirksamkeit zielgerichtet gesucht. Gegenwärtig sind über 8.000 Antibiotika bekannt. Über 120 Antibiotika werden kommerziell durch Fermentationen bis in den 300 $m^3$-Maßstab gewonnen. Die Weltproduktion liegt bei über 100.000 t pro Jahr. Der Umsatz übersteigt 10 Mrd. US-Dollar im Jahr. Marktführend sind Cephalosporine und Penicilline. Cephalosporine können fermentativ, aber auch partialsynthetisch durch Ringerweiterung aus einer Penicillinvorstufe gewonnen werden. β-Lactam-Antibiotika entstehen biosynthetisch aus Aminosäurevorstufen. Der Wirkmechanismus der einzelnen Präparate ist bekannt (z. B. Hemmung des bakteriellen Zellwandaufbaus, der Transkription, Translation oder Replikation). Problematisch ist das zunehmende Auftreten antibiotikaresistenter Bakterienstämme. Dazu zählt *MRSA* (**m**ethicillin-**r**esistenter ***S**taphylococcus* ***a**ureus*), das auch gegen das als letzte Barriere geltende *Vancomycin* (s. Abb. 4.31) resistent geworden ist.

## 5.2.4.4. Mykotoxine

Bis heute treten Vergiftungsfälle mit z. T. spektakulärem Ausmaß auf. In vielen Fällen sind *Toxine* die Ursache, also Stoffwechselprodukte von Mikroorganismen, Pflanzen oder Tieren, die eine Giftwirkung auf den Menschen ausüben. Von zwei heterocylischen, für den Mediziner interessanten Mykotoxinen, sollen Struktur und biologische Wirkung vorgestellt werden.

> ***Mykotoxine* sind von niederen pilzlichen Mikroorganismen ausgeschiedene niedermolekulare Stoffwechselprodukte, die für Menschen, Tiere und Pflanzen toxische Eigenschaften haben.**

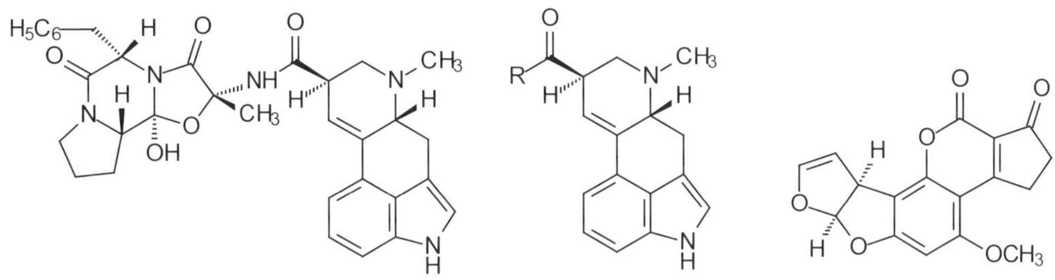

*Ergotamin* (Mutterkornalkaloid)

R = OH: *Lysergsäure*
R = $NEt_2$: *LSD*

*Aflatoxin* $B_1$

***Abb. 5.6:*** Mykotoxine und Derivate.

*Ergotamin* ist ein *Mutterkornalkaloid*, das gefäßverengend und uteruskontrahierend wirkt.

Als *Mutterkorn* werden die Fruchtkörper des Fadenpilzes *Claviceps purpurea* bezeichnet, der besonders auf Roggen wuchert. Die Fruchtkörper wachsen in der Ähre anstelle eines Getreidekorns und sehen außen schwarz, innen weiß aus. Sie enthalten Ergotamin und andere Alkaloide. Durch ungereinigtes, stark mutterkornhaltiges Getreide kam es über 300mal in der europäischen Geschichte zu massenhaften Vergiftungen (Krämpfe, Wahnsinn, Absterben von Gliedmaßen) mit bis zu 40.000 Todesfällen (so im Jahr 922 in Spanien und Frankreich). Die letzte Massenvergiftung trat 1951 (!) in Frankreich auf. Der Mutterkornpilz kann gut durch Fungizide kontrolliert werden. Rein ökologischer Getreideanbau führt allerdings zur raschen Rückkehr der Pilzbesiedlung. Derartiger Roggen muß besonders gereinigt werden.

Die wehenerregende Funktion von Ergotamin wurde in der Volksmedizin von Hebammen angewendet. An Gebärende wurden drei Mutterkörner (Name!) gegeben, die binnen 15 Minuten wirkten. Ergotamin ist heute Bestandteil von Analgetika in der Migränetherapie und wird bei nachgeburtlichen Blutungen eingesetzt. In den 40er Jahren wurde gefunden, daß ein Derivat der vom Ergotamin ableitbaren Lysergsäure, das *Lysergsäurediethylamid* (*LSD*), eine stark halluzinogene Wirkung hat.

Erst in den 60er Jahren wurde LSD als nicht suchterzeugendes Rauschmittel öffentlich bekannt. Schon etwa 50 µg wirken rauscherzeugend. Neben anregenden "trips" (psychedelische Droge) sind "horror trips" beschrieben, die zu Irrsinn, Depressionen und Suiziden führten. Versuche mit pflanzlichen und tierischen Zellen zeigten außerdem eine chromosomenschädigende Wirkung. LSD ist daher nicht, wie anfangs erwogen, als Psychopharmakon eingesetzt worden.

*Aflatoxin* $B_1$ (Abb. 5.6), ein Stoffwechselprodukt des Pilzes *Aspergillus flavus*, zählt zu den stärksten bekannten Lebercarcinogenen und Pilzgiften. Es entsteht beim Verschimmeln von Brot und Erdnüssen, die eine äußerst ernste Gesundheitsgefahr darstellen. 1960 starben in Großbritannien 100.000 Truthühner an verschimmeltem, aflatoxinhaltigen Futter.

## 5.3. Stoffklassen mit Heteroatomen in funktionellen Gruppen

Die nachfolgenden Stoffklassen leiten sich formal durch Ersatz eines H-Atoms durch eine heteroatomhaltige *funktionelle Gruppe* ab, die der Substanzklasse ihren Namen gibt. Ein solcher Ersatz ist sowohl bei Kohlenwasserstoffen als auch Heterocyclen möglich und kann ggf. mehrfach erfolgen. Kombinationen verschiedener funktioneller Gruppen in einem Molekül sind ebenfalls möglich. Dies führt zu einer Vielzahl von Verbindungen, aus der hier wesentliche Beispiele zu einzelnen *Stoffklassen* vorgestellt werden.

## 5.3.1. Alkohole

Die Hydroxygruppe (-OH) ist die funktionelle Gruppe der Alkohole. Man unterscheidet nach der Anzahl der in einem Molekül gebundenen OH-Gruppen zwischen *einwertigen*, *zweiwertigen* und *mehrwertigen Alkoholen*. Einwertige Alkohole werden auch als *Alkanole* bezeichnet. Sie bilden eine homologe Reihe von Verbindungen der allgemeinen Formel $C_nH_{2n+1}OH$, deren Vertreter ihre Namen durch Anfügen der Endung *ol* an den Namen des Stammkohlenwasserstoffs erhalten. Ab $C_3H_7OH$ tritt Konstitutionsisomerie auf. Ab $C_4H_9OH$ gibt es neben Konstitutionsisomeren auch Enantiomere, da 2-Butanol mit $^*$C-2 ein Chiralitätszentrum enthält (Übersicht 5.18).

| Name | Summenformel | Konstitutionsformel | Einordnung, Siedepunkt |
|---|---|---|---|
| Methanol | $CH_4O$ | $CH_3OH$ | 64,7 °C |
| Ethanol | $C_2H_6O$ | $CH_3$-$CH_2$-OH | primärer Alkohol<br>78,4 °C |
| *n*-Propanol,<br>1-Propanol | $C_3H_8O$ | $CH_3$-$CH_2$-$CH_2$-OH | primärer Alkohol<br>97,2 °C |
| *iso*-Propanol,<br>2-Propanol | $C_3H_8O$ | $CH_3$-CH(OH)-$CH_3$ | sekundärer Alkohol<br>82,4 °C |
| *n*-Butanol | $C_4H_{10}O$ | $CH_3$-$CH_2$-$CH_2$-$CH_2$-OH | primärer Alkohol<br>117,5 °C |
| *iso*-Butanol,<br>2-Methyl-1-propanol | $C_4H_{10}O$ | $(CH_3)_2$CH-$CH_2$-OH | primärer Alkohol<br>108,4 °C |
| *sek.*-Butanol,<br>2-Butanol | $C_4H_{10}O$ | $CH_3$-$^*$CH(OH)-$CH_2$-$CH_3$ | sekundärer Alkohol<br>99,5 °C |
| *tert.*-Butanol,<br>2-Methyl-2-propanol | $C_4H_{10}O$ | $(CH_3)_3$C-OH | tertiärer Alkohol<br>82,5 °C |

***Übersicht 5.18:*** Einwertige Alkohole (Alkanole).

Man teilt die Alkohole in *primäre*, *sekundäre* und *tertiäre Alkohole* ein (Abb. 5.7), je nachdem ob sich die OH-Gruppe an einem primären, sekundären oder tertiären C-Atom befindet (vgl. Abb. 5.1).

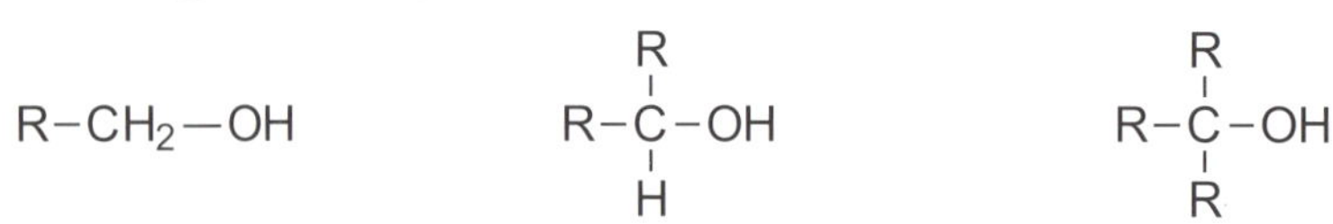


R = Kohlenwasserstoffrest

primärer Alkohol sekundärer Alkohol tertiärer Alkohol

***Abb. 5.7***: Klassifizierung der Alkohole nach der Anordnung der OH-Gruppe.

In Alkoholen ist an einem C-Atom stets nur eine OH-Gruppe gebunden. Verbindungen mit zwei OH-Gruppen an einem C-Atom gehören nicht zu den Alkoholen, sondern sind Hydrate von Aldehyden oder Ketonen (s. 4.4.2.1.2.), die nur in bestimmten Fällen als Substanz isolierbar sind.

Von den zwei- und mehrwertigen Alkoholen besitzen einige biochemische oder medizinische Bedeutung (Abb. 5.8). Sie sind meist unter ihren Trivialnamen bekannt.

Alkanole können sowohl als Hydroxyderivate der Alkane als auch als Alkylderivate des Wassers H-O-H aufgefaßt werden. Diese Vorstellung erleichtert das Verständnis einiger typischer Eigenschaften der Alkohole. Alkohole weisen eine gewinkelte Struktur auf, die auf der $sp^3$-Hybridisierung des O-Atoms beruht. Ihr Dipolmoment von 1,7 D entspricht dem des Wassers. Niedermolekulare Alkohole sind flüssig und riechen charakteristisch. Sie sind bis $C_4$ mit Wasser mischbar. Ab $C_5$ überwiegt der hydrophobe Alkylrest. Mit Wasser bilden sich zwei Phasen aus. Höhermolekulare Alkohole ab $C_{12}$ sind fest und wasserunlöslich.

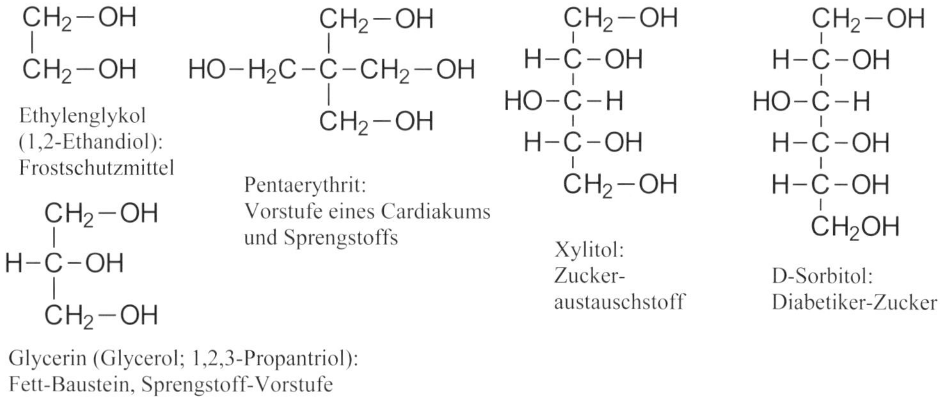


***Abb. 5.8:*** Zwei- und mehrwertige Alkohole.

Wie in Wasser bilden sich in Alkoholen Wasserstoffbrückenbindungen (s. S. 37) zwischen den Molekülen aus, die zu Molekülassoziaten führen (Abb. 5.9), deren Abbau, z. B. durch Verdampfen der Verbindung, Energie erfordert.

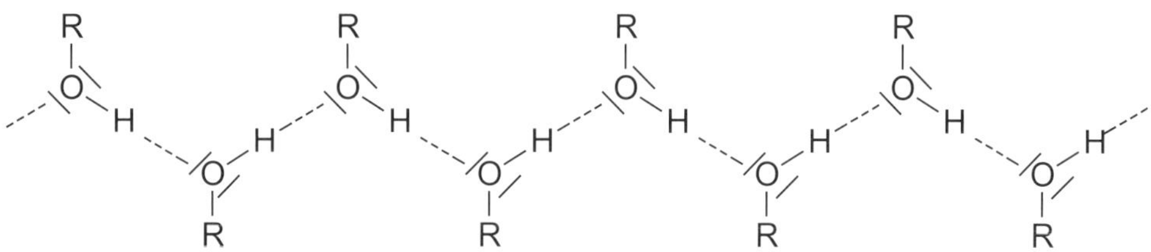

***Abb. 5.9:*** Netzwerk intermolekularer Wasserstoffbrückenbindungen in Alkoholen.

Daraus resultiert auch der im Vergleich zu Alkanen und Ethern hohe Siedepunkt der Alkohole (Tabelle 5.2). In Dialkylethern ist das in der OH-Gruppe von Alkoholen enthaltene H-Atom durch einen weiteren Alkylrest R ersetzt. Dadurch können keine Wasserstoffbrückenbindungen ausgebildet werden. In Alkanen kommt es wegen der geringen Elektronegativitätsunterschiede zwischen C und H nicht zu dieser zwischenmolekularen Wechselwirkung, die aber natürlich in Lösungen von Alkoholen in Wasser auftritt.

Auch innerhalb einer Gruppe isomerer Alkohole gibt es deutliche Unterschiede in den Siedepunkten (vgl. Propanole und Butanole in Übersicht 5.18). Dabei gilt als Regel, daß sich der Siedepunkt erniedrigt, je näher sich die Molekülgestalt einer Kugelform angleicht. So kann man erklären, warum *tert.*-Butanol einen deutlich niedrigeren Siedepunkt als *n*-Butanol hat.

| **Alkan R-H** | **Siedepunkt** | **Alkohol R-OH** | **Siedepunkt** | **Dialkylether R-O-R´** | **Siedepunkt** |
|---|---|---|---|---|---|
| Methan | - 161,7 °C | Methanol | 64,7 °C | $H_3C\text{-}O\text{-}CH_3$ | - 23,7 °C |
| Ethan | - 88,6 °C | Ethanol | 78,4 °C | $H_5C_2\text{-}O\text{-}C_2H_5$ | 34,6 °C |
| Propan | - 44,5 °C | *n*-Propanol | 97,2 °C | $H_3C\text{-}O\text{-}C_3H_7$ | 39,5 °C |
| *n*-Butan | 0,6 °C | *n*-Butanol | 117,5 °C | $H_3C\text{-}O\text{-}C_4H_9$ | 71 °C |

***Tabelle 5.2:*** Siedepunkte von Alkanen, Alkoholen und Ethern im Vergleich.

*Ethanol* ("Alkohol" schlechthin, früher Weingeist) entsteht durch alkoholische Gärung aus Traubenzucker (D-Glucose) (45).

$$C_6H_{12}O_6 \xrightarrow[\text{}]{\text{Alkoholische Gärung: Enzyme der Hefe}} 2\ H_3C{-}CH_2{-}OH \ + \ 2\ CO_2 \qquad (45)$$

Die Alkoholgewinnung in Form von Wein oder Bier ist seit dem Altertum bekannt. Konzentrationen über 14% sind jedoch fermentativ nicht zugänglich, da die Hefezellen dann absterben. Destillieren ("Brennen") liefert höhere Konzentrationen bis hin zu 96%igem Alkohol, sogenanntem *Primasprit*. Nur Gärungsalkohol darf, mit einer entsprechenden Steuer belegt, gehandelt werden. *Fuselöle* (isomere Pentanole), die Nebenprodukte der alkoholischen Gärung aus dem Abbau von Aminosäuren, sind Bestandteil minderwertiger Alkoholika und wirken schon in geringer Menge schädlich. Technischer Alkohol, ein gutes Solvens, wird durch Hydratisieren von Ethylen hergestellt und durch *Vergällen* mit Toluol, Methanol oder Pyridin für Trinkzwecke ungenießbar gemacht. Eine ethanolische Lösung von Campher (s. Übersicht 5.6) dient zum Einreiben und wirkt antiseptisch. Ethanol wirkt berauschend und birgt Suchtgefahren (*Alkoholismus*). Chronischer Mißbrauch ist leber- und hirnschädigend.

Methanol, das niedere Homologe, ist ein sehr polares organisches Solvens und Reagens. Es wird preiswert im Großmaßstab durch Hydrieren von CO hergestellt (46).

$$CO \ + 2\ H_2 \xrightarrow{\Delta,\ \text{Katalysator}} CH_3{-}OH \qquad (46)$$

Methanol ist für den Menschen toxisch. Immer wieder kommt es durch irrtümlichen Genuß von Methanol oder durch Inverkehrbringen unreiner Schwarzbrände zu schweren Methanolvergiftungen (Folge: Erblindung durch Eiweißhärtung in der Netzhaut), die häufig tödlich ausgehen, da die Metaboliten des Methanols, Formaldehyd HCHO und Ameisensäure HCOOH, schwere Stoffwechselstörungen verursachen.

Im Rest R der allgemeinen Formel R-OH können auch cyclische, olefinische, acetylenische, aromatische oder andere Strukturen enthalten sein (Abb. 5.10), deren Eigenschaften dann zu denen der OH-Gruppe dazukommen.

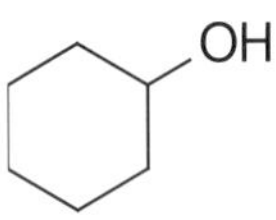


Cyclohexanol

$H_2C{=}CH{-}CH_2{-}OH$

Allylalkohol

$H{-}C{\equiv}C{-}CH_2{-}OH$

Propargylalkohol

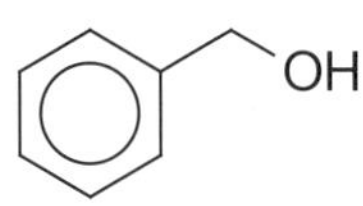


Benzylalkohol

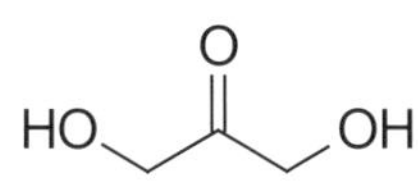


Dihydroxyaceton

***Abb. 5.10:*** Weitere Alkohole.

Auf die Konformation von Cyclohexanol wurde bereits eingegangen (s. Abb. 4.37). Ebenso wurde der mikrobielle Wachstumsfaktor *myo*-Inositol, ein Hexahydroxycyclohexan-Isomer, vorgestellt (s. Abb. 4.37). Dihydroxyaceton ist in Form des Phosphats ein biochemisch wichtiges Intermediat des Glucoseabbaus. Es steht im Gleichgewicht mit Glycerinaldehyd (einfachste Aldose, s. S.294) und ist die einfachste Ketose.

Alkohole sind schwach O-H-acide Verbindungen, da die O-H-Bindung polarisiert ist. Die Abspaltung eine Protons durch Dissoziation in wäßriger Lösung ist jedoch nicht möglich. Auch Basen, wie NaOH, sind nicht in der Lage Alkohole zu deprotonieren. Starke Reduktionsmittel, wie Natrium, sind jedoch zur Reduktion des Protons zu Wasserstoff in der Lage (47). Dabei entstehen salzartige *Alkoholate*, die selbst sehr starke Basen sind. Reaktion (47) verläuft im Vergelich zu Wasser nicht mehr explosiv, aber mit den niederen Alkoholen Methanol und Ethanol rasch. Alkoholate, wie Natriummethanolat in (48), unterliegen leicht der Hydrolyse zu Hydroxiden und dem jeweiligen Alkohol.

$$CH_3-\overline{\underline{O}}-H \quad + \quad Na \longrightarrow CH_3-\overline{\underline{O}}|^{\ominus} \; Na^{\oplus} \quad + \quad 1/2 \qquad (47)$$

$$CH_3-\overline{\underline{O}}|^{\ominus} \; Na^{\oplus} \quad + \quad H_2O \longrightarrow CH_3-OH \quad + \quad NaOH \qquad (48)$$

Prinzipiell können auch Alkohole (so wie Wasser) sowohl als Säure als auch als Base reagieren, d. h. sie sind Ampholyte. So protonieren starke Säuren eines der freien Elektronenpaare am Sauerstoff der OH-Gruppe (Wirkung als *Brønsted*base!) unter Bildung eines *Oxoniumions* (49).

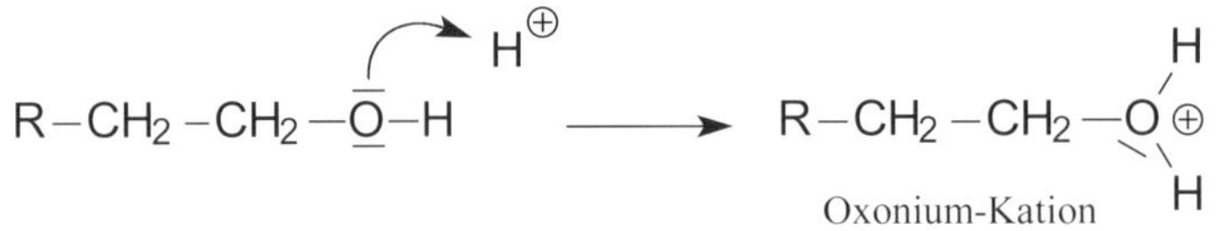

(49)

Diese Reaktion ist der einleitende Schritt der säurekatalysierten *Dehydratisierung von Alkoholen* zu Olefinen nach dem E1-Mechanismus (siehe (15) in 4.4.2.2.1.). Unter ähnlichen Bedingungen entsteht durch formale Dehydratisierung nach der Bruttogleichung (5) aus zwei Molekülen Alkohol ein Molekül eines symmetrischen Ethers R-O-R (vgl. 5.3.3.).

$$R-OH \quad + \quad HO-R \xrightarrow{H^+} \underset{\text{symmetrischer Ether}}{R-O-R} \quad + \quad H_2 \qquad (50)$$

Die *Veresterung* mit Carbonsäuren unter Bildung von Carbonsäureestern (vgl. 5.3.9.3.) nach der Bruttogleichung (51) ist eine typische Gleichgewichtsreaktion, deren Lage durch die Anwendung des Massenwirkungsgesetzes (s. S. 81) beeinflußt werden kann.

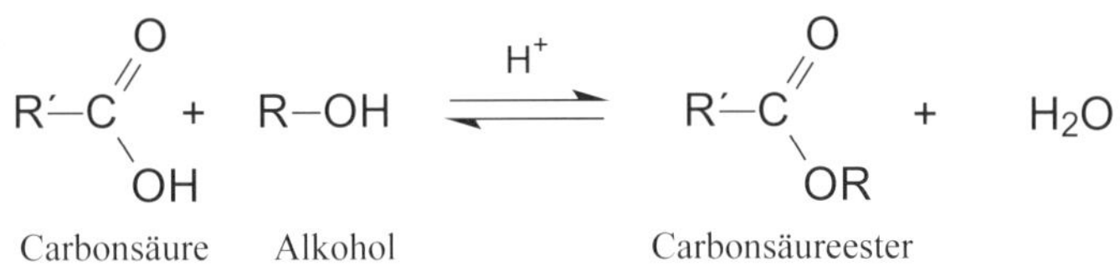

(51)

Chemisch und biochemisch gleichermaßen wichtig sind Oxidationsreaktionen an Alkoholen. Primäre Alkohole werden zu Aldehyden oxidiert. Die weitere Oxidation zu Carbonsäuren ist möglich (52). Sekundäre Alkohole werden zu Ketonen oxidiert (53). Zur Oxidation sind starke Oxidationsmittel, wie $CrO_3$, $KMnO_4$ oder $K_2Cr_2O_7$ in $H_2SO_4$ erforderlich.

Tertiäre Alkohole sind chemisch nicht ohne C-C-Bindungsspaltung oxidierbar. Die triviale Verbrennung zu $CO_2$ und $H_2O$ ist in allen Fällen möglich.

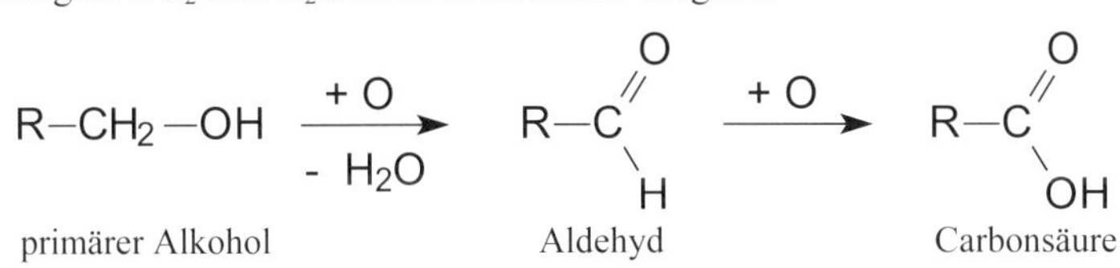

(52)

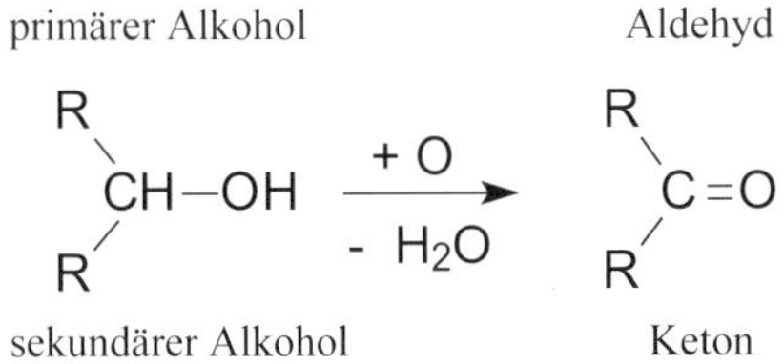

(53)

Derartige Oxidationen und ihr Gegenstück, die entsprechende reduktive Bildung von primären Alkoholen aus Aldehyden bzw. sekundären Alkoholen aus Ketonen, laufen enzymkatalysiert und ggf. stereoselektiv in vielen biochemischen Prozessen ab (vgl. Abb. 4.45)

## 5.3.2. Phenole

Phenole entstehen durch Ersatz von H-Atomen in aromatischen Kohlenwasserstoffen durch Hydroxygruppen. Wie bei Alkoholen unterscheidet man nach der Anzahl der an das aromatische Ringsystem gebundenen OH-Gruppen ein-, zwei- und mehrwertige Phenole (Übersicht 5.19). Phenolische Strukturelemente sind Bestandteil vieler Naturstoffe (Vitamin E, s. Übersicht 5.16; Morphin, s. Übersicht 5.17; s. Estron in 6.2.5.). Aromatische Hydroxylierungen sind enzymatisch leicht, im Labor dagegen meist nur schwierig möglich.

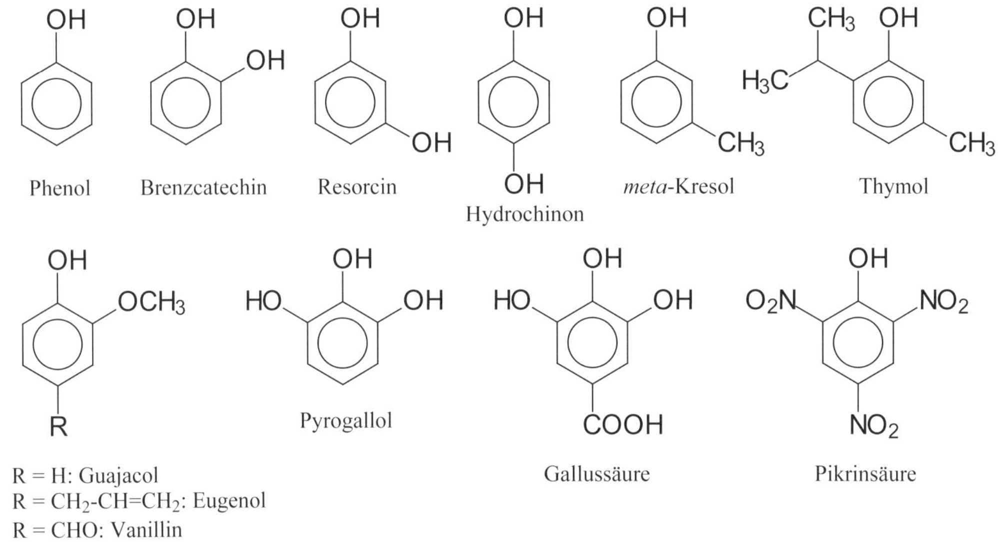


***Übersicht 5.19:*** Phenole und Derivate.

*Phenol* (früher Karbolsäure), Bestandteil des Steinkohlenteers, bildet farblose, eigenartig riechende Kristalle, wirkt hautätzend und ist oral stark toxisch. Die 5%ig-wäßrige Lösung kann als Desinfektionsmittel verwendet werden. Antiseptisch wirken auch die Methylphenole (Kresole), vor allem *meta-Kresol*. Das im Thymianöl vorkommende *Thymol* und *Eugenol* (im Gewürznelkenöl) sind ebenfalls milde Antiseptika (Zahnpasta, Mundwässer, Gurgelmittel). *Guajacol* (im Buchenholzteer) ist wegen der gleichen Eigenschaft Bestandteil von Hustensäften. Der kräftige Geruch solcher Verbindungen, zu denen auch *Vanillin* (für Lebensmittelaromen) zählt, führte historisch zum Begriff der *aromatischen Verbindungen*. *Pikrinsäure* ist keine Carbonsäure, sondern 2,4,6-Trinitrophenol, das durch die elektronenziehende Wirkung der Nitrogruppen so sauer wie eine starke Säure ist ($pK_S$ 0.2). Trivialnamen sind auch unter den zwei- und mehrwertigen Phenolen üblich. *Brenzcatechin* und *Hydrochinon* wirken stark reduzierend (Einsatz in fotografischen Entwicklern) und werden dabei zu Chinonen oxidiert (vgl. 5.3.7.3.). Da dies bei *Resorcin* unmöglich ist, ist es nicht luftoxidabel und kann daher in der Dermatologie als Antiseptikum eingesetzt werden. *Pyrogallol* wird seit 1786 (*Scheele*) bis heute durch Erhitzen von *Gallussäure* (Decarboxylierung!) gewonnen. Seine stark reduzierende alkalische Lösung bindet molekularen Sauerstoff aus der Luft und wird daher zur $O_2$-Absorption verwendet. Die Löslichkeit von Phenolen in Wasser nimmt mit der Anzahl der OH-Gruppen zu.

Die Eigenschaften der Phenole werden sehr stark durch die unmittelbare Bindung der OH-Gruppe an den Aromaten bestimmt. Dies wirkt sich auf die OH-Gruppe und den aromatischen Kern aus. Phenole reagieren in wäßriger Lösung als schwache Säuren ($pK_S$ = 10 für Phenol). Sie sind leichter als Benzol der elektrophilen aromatischen Substitution zugänglich.

Das Strukturelement eines Phenols kann durch eine Farbreaktion mit $FeCl_3$-Lösung erkannt werden. Es werden intensiv farbige Komplexe gebildet, deren Farbe vom jeweiligen Phenoltyp abhängt: Phenol (rotviolett), Kresole (blau), Brenzcatechin (grün), Resorcin (tiefviolett). Diese Farbreaktion gestattet die kolorimetrische (spektroskopische) Bestimmung phenolischer Verbindungen, z. B. des Adrenalins (s. Abb. 4.29), das als Brenzcatechinderivat eine grüne Färbung verursacht.

Phenol wird durch Natronlauge deprotoniert (54) und bildet ein wasserlösliches Salz, das Natriumphenolat. Ursache der im Vergleich zu Alkoholen wesentlich erhöhten Acidität ist die Mesomeriestabilisierung des Phenolatanions (55). Durch Delokalisierung der negativen Ladung fließt Elektronendichte vom O-Atom auf den Ring ab, die $H^+$-Abspaltung wird begünstigt.

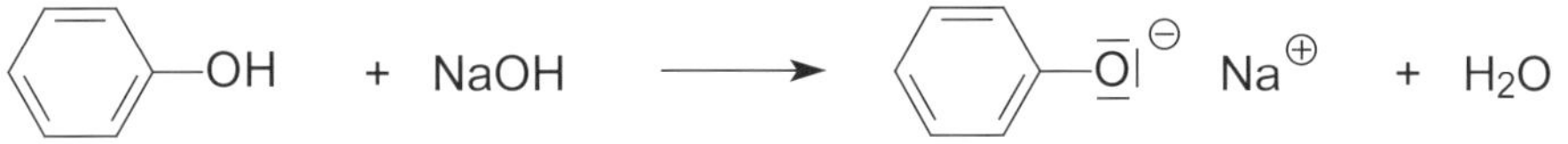


(54)

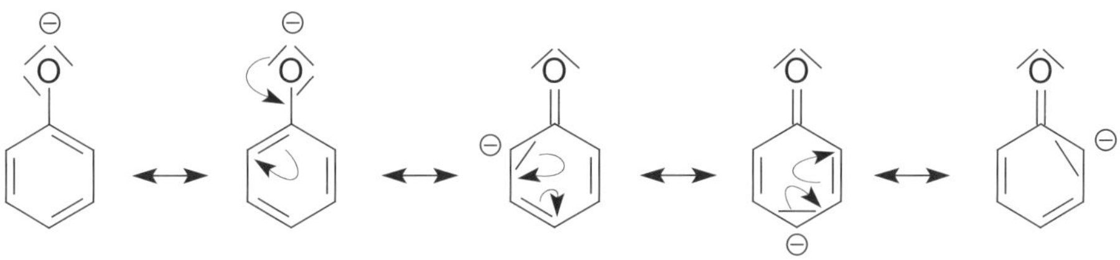

(55)

Das Phenolatanion reagiert leicht mit Alkylhalogeniden, wie Methyliodid, oder mit anderen Methylierungsmitteln, wie Dimethylsulfat, unter Bildung von Phenolethern, wie Anisol (56).

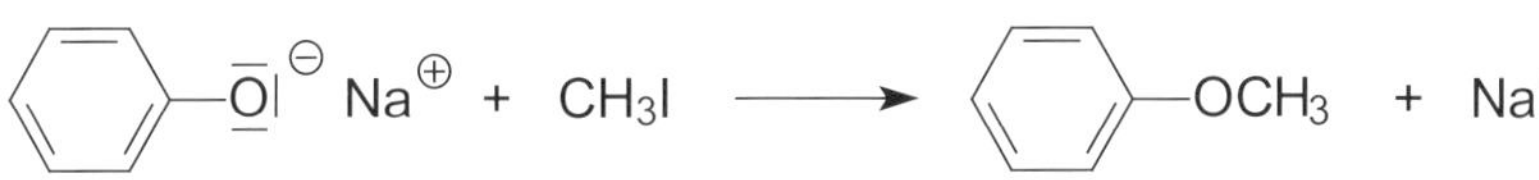


(56)

Anisol (im Anisöl)

Aromatische Methylether sind Bausteine vieler Naturstoffe (siehe z. B. Chinin, Papaverin, Codein in Übersicht 5.17). Phenolate werden durch stärkere Säuren zu den neutralen Phenolen protoniert. Dazu reicht schon die Säurestärke von Kohlensäure ($pK_{S1}$ = 6.38) aus (Einleiten von $CO_2$ in Phenolatlösung).

Zweiwertige Phenole mit OH-Gruppen in 1,2- oder 1,4-Stellung wirken, besonders in alkalischer Lösung, als starke Reduktionsmittel und werden selbst zu Chinonen oxidiert (s. 5.3.7.3.). Die reduzierende Wirkung von Brenzcatechin oder Hydrochinon läßt sich leicht mit ammoniakalischer Silbernitratlösung (*Tollens-Reagens*) zeigen. Dabei wird $Ag^+$ zum Silberspiegel oder zu feinverteiltem metallischen Silber reduziert.

Phenolische Strukturelemente sind in vielen Naturstoffen enthalten, Abb. 5.11 zeigt ein Beispiel.

*(-)-Tetrahydrocannabinol (THC)* ist ein Halluzinogen, das in Haschisch (Cannabis) und Marihuana enthalten ist, die aus einer Hanf-Art gewonnen werden. Der Konsum dieser Droge ist im Orient und in Fernost traditionell. In Europa ist neuerdings der Anbau THC-freier Hanfsorten als nachwachsende Rohstoffe für reißfeste Fasern, Papier und Öl zugelassen.

THC kann medizinisch angewendet werden. Es wirkt entspannend, schmerzstillend (begleitend bei der Krebs-Chemotherapie), antiemetisch und antiasthmatisch. Überdosierung erzeugt Angst und Paranoia. Chronischer Gebrauch wirkt demotivierend auf die Persönlichkeit.

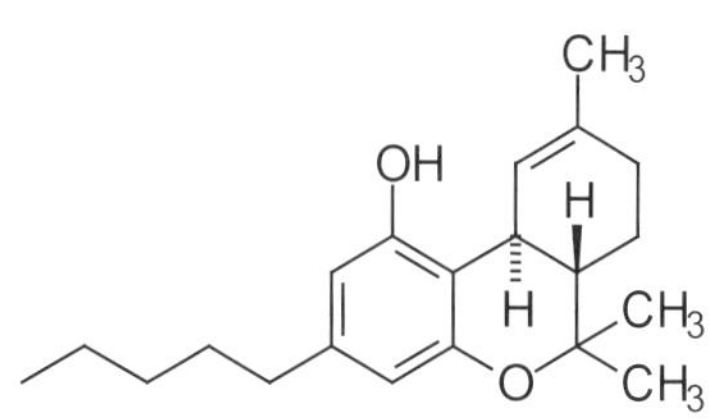


***Abb. 5.11:*** THC - ein phenolischer, physiologisch aktiver Naturstoff aus Hanf.

Die OH-Gruppe (oder der Substituent $-O^-$) als +M-Substituent erhöht an einem Aromaten dessen Elektronendichte, erleichtert damit den Angriff von Elektrophilen und die $S_E$-Reaktion, die in die Positionen 2, 4 und 6 dirigiert wird (s. Abb. 4.20 und 4.4.2.3.2.).

So reagiert Phenol in wäßriger Lösung mit Brom zu 2,4,6-Tribromphenol und HBr, mit Salpetersäure wird Pikrinsäure gebildet, ein stark saures Phenol mit einem durch den -M-Effekt dreier $NO_2$-Gruppen besonders gut mesomeriestabilisierten Anion.

## 5.3.3. Ether

Ether können als zweifache organische Derivate des Wassers angesehen werden. Beide H-Atome in H-O-H können dabei durch zwei gleiche (*symmetrischer Ether* R-O-R) oder zwei unterschiedliche Alkyl- oder Arylreste (*unsymmetrischer Ether* R-O-R´) ersetzt sein. Auch cyclische Ether, die zu den O-Heterocyclen zählen, sind bekannt (Übersicht 5.20).

$H_3C—CH_2—O—CH_2—CH_3$

Diethylether
(ein symmetrischer Ether),
Solvens, Extraktionsmittel

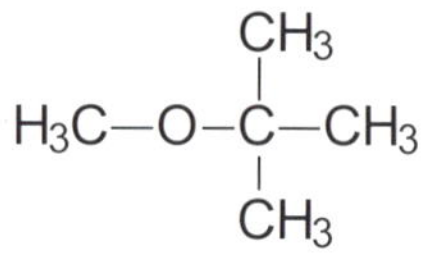

Methyl-*tert.*-butylether, MTBE
(ein unsymmetrischer Ether),
Antiklopfmittel in bleifreiem Benzin

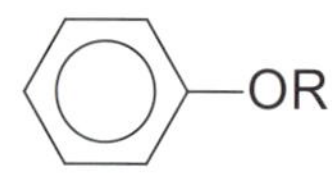

R = $CH_3$: Anisol
R = $C_2H_5$: Phenetol
(Anisöl-Komponenten)

Heterocyclische Ether

Oxiran
(Ethylenoxid)
für Synthesen
(vgl. 5.1.2.1.)

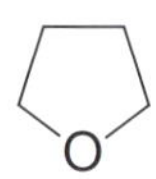

Tetrahydrofuran (THF),
Lösungsmittel,
Bestandteil der Furanosen

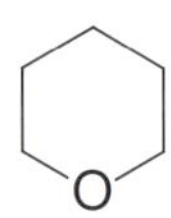

Tetrahydropyran,
struktureller Bestandteil
der Pyranosen

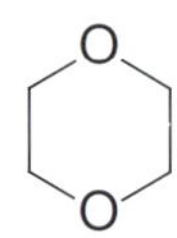

Dioxan,
Lösungsmittel

***Übersicht 5.20:*** Ether.

Beim gewöhnlich als "Ether" bezeichneten, narkotisch wirkenden, sehr guten Lösungs- und Extraktionsmittel für viele, unpolare und mittelpolare organische Verbindungen ("*Ausäthern*") handelt es sich um *Diethylether*. Ether (Dichte 0,7 $g \cdot cm^{-3}$!) ist mit Wasser nicht mischbar.

Wegen der Nebenwirkungen hat man den schon Mitte des 19. Jahrhunderts üblichen Einsatz als Narkosemittel aufgegeben. Ether wird als Hautdesinfektionsmittel angewendet. Diethylether ist leichtflüchtig (Sdp. 34,6 °C), brennbar und im Gemisch mit Luft hochexplosiv. Die Handhabung erfordert besondere Vorsicht, da sich bei Einwirkung von Licht mit Luftsauerstoff Peroxide bilden, die beim Erwärmen explosionsartig zerfallen können. Ether wird daher in braunen Flaschen, ggf. über Na-Draht, aufbewahrt und vor seiner Verwendung auf Peroxidfreiheit getestet. Ist diese nicht gegeben, so müssen Peroxide nach verschiedenen Methoden reduktiv zerstört werden. 1,4-Dioxan als doppelter Ether neigt besonders stark zur Peroxidbildung.

Dialkylether können aus primären oder sekundären Alkoholen unter stark saurer Katalyse gebildet werden. Einen möglichen Mechanismus für diese Reaktion, die eine Dehydratisierung darstellt (vgl. (50)), zeigt (57). Tertiäre Alkohole neigen unter den selben Bedingungen zur Dehydratisierung zu Alkenen, so bildet *tert.*-Butanol Isobuten (2-Methylpropen).

Ether stellen wegen der freien Elektronenpaare am O-Atom schwache *Lewis*basen dar. Mit starken Mineralsäuren reagieren sie auch als *Brønsted*basen unter Protonierung zum Oxoniumsalz.

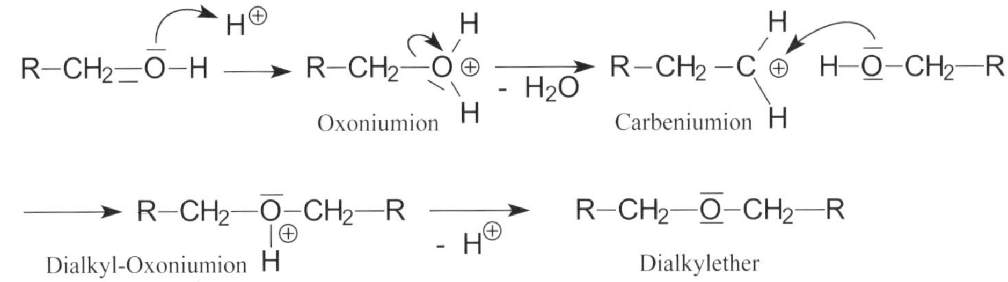

(57)

Auf diese Weise sind Ether prinzipiell in Umkehrung von (57) durch starke Mineralsäuren (HI, HBr) in Gegenwart von Wasser in Alkohole spaltbar.

## 5.3.4. Thiole (Mercaptane)

*Thiole* R-SH sind die Schwefelanaloga der Alkohole. Der Atomradius von Schwefel ist wesentlich größer als der von Sauerstoff; S ist weniger elektronegativ als O. Von diesen Unterschieden werden die Eigenschaften der Thiole und ihrer Derivate im Vergleich zu den Alkoholen bestimmt.

Die Kenntnis von Eigenschaften und Reaktionen der Thiole bietet den Zugang zum Verständnis der biologischen Funktion natürlicher S-haltiger Aminosäuren (s. 6.3.1.).

Im Gegensatz zu Wasser und Alkoholen treten in Schwefelwasserstoff ($H_2S$) und Thiolen keine Wasserstoffbrückenbindungen auf, da S nicht genügend elektronegativ ist. Daher ist auch der Siedepunkt von *Ethylmercaptan* (auch: *Ethanthiol*) mit 37 °C deutlich niedriger als der von Ethanol (78,4 °C). Niedere *Mercaptane* sind äußerst übelriechende Verbindungen.

Erdgas wird zur Geruchsmarkierung mit winzigen Mengen Ethylmercaptan als Warnstoff versetzt. Zum versprühten Abwehrsekret der Stinktiere gehört (*E*)-2-Buten-1-thiol.

In Analogie zu $H_2S$ sind auch Thiole S-H-acide Verbindungen, die stärker sauer sind als die analogen Alkohole R-OH. Die *S-H-Acidität* der Thiole ist mit der Acidität von Phenolen vergleichbar ($pK_S$-Werte um 10). Thiole, die selbst in Wasser schwerlöslich sind, werden daher von Basen, wie Kalilauge unter Salzbildung aufgelöst (58).

$$H_3C-CH_2-SH \quad + \quad KOH \longrightarrow H_3C-CH_2-S^{\ominus}K^{\oplus} \quad + \quad H_2O \qquad (58)$$

Diese Salze (*Mercaptide*, *Thiolate*) bilden mit thiophilen Schwermetallionen, wie $Hg^{2+}$ oder $Pb^{2+}$, in Analogie zu Sulfidionen $S^{2-}$, schwerlösliche Mercaptide (Nachweisreaktion für Mercaptane) (59).

$$2\ H_3C-CH_2-SH \quad + \quad HgCl_2 \longrightarrow (H_3C-CH_2-S)_2Hg \quad + \quad 2\ HCl \qquad (59)$$

Auf den Einsatz des Komplexbildners *Dithioglycerin* (*BAL*), der zwei -SH-Funktionen enthält, als Gegenmittel zur Behandlung akuter Schwermetallvergiftungen wurde schon hingewiesen (s. S. 148).

Auch in ihrem Verhalten gegenüber Oxidationsmitteln unterscheiden sich Thiole von Alkoholen. Kommt es bei oxidierbaren Alkoholen intramolekular durch Oxidation einer C-H-Bindung zur Bildung von Aldehyden oder Ketonen (vgl. (52), (53)), so reagieren Thiole intermolekular zu *Disulfiden* R-S-S-R (Oxidation von zwei S-H-Bindungen). Auf diese Weise reagiert die Aminosäure *Cystein* zum Disulfid *Cystin* (60).

Reduktionsmittel bewirken eine Rückspaltung zu Thiolen. Die jeweils notwendige Oxidations- und Reduktionskraft ist gering. Disulfidbrücken zwischen zwei Cysteinen sind ein wesentlicher Faktor zur Verfestigung von Proteinstrukturen. Im Peptidhormon *Insulin* (s. S. 333) sind drei Disulfidbrücken enthalten, die für dessen Wirkung essentiell sind.

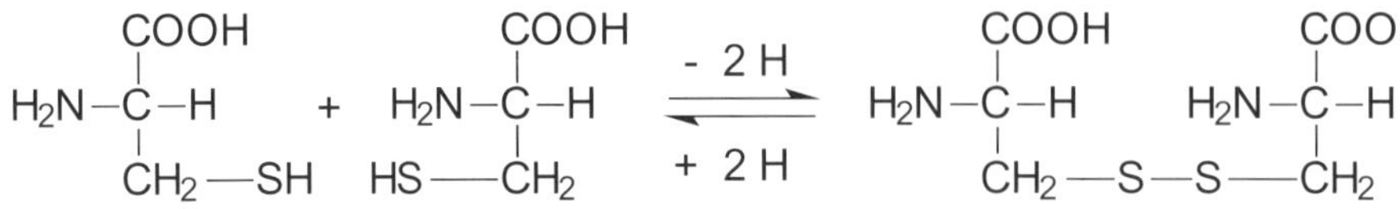

Cystein Cystein Cystin - ein Disulfid (60)

Auch im Haar als Proteinfaser sind strukturstabilisierende Disulfidbrücken enthalten. Bei einer *Dauerwelle* wird das Haar mit reduzierenden Chemikalien behandelt. Die Disulfidbrücken werden geöffnet, das nun formbare Haar wird in eine gewünschte Form gebracht. Durch anschließende Luftoxidation (!) unter dem Trockner schließen sich die Disulfidbrücken wieder. Das Haar nimmt für einige Zeit die aufgeprägte Form an.

Durch stärkere Oxidationsmittel, wie $HNO_3$, werden Thiole bis zu Sulfonsäuren R-$SO_3$H oxidiert.

## 5.3.5. Thioether

*Thioether*, auch als organische Sulfide bezeichnet, sind die Schwefelanaloga der Ether. Sie entstehen z. B. bei der nucleophilen Substitution von Alkylhalogeniden mit einem Natriumthiolat (61). Das Thiolation verfügt wegen seiner Größe über eine leicht polarisierbare Elektronenhülle und damit über eine hohe Nucleophilie (vgl. 4.4.2.3.3.).

$$H_3C-CH_2-S^{\ominus}Na^{\oplus} + H_3C-I \longrightarrow H_3C-CH_2-S-CH_3 + NaI \qquad (61)$$

Ethylmethylsulfid - ein Thioether

Ein natürlicher Thioether liegt in der Aminosäure *Methionin* (s.S. 326) vor. Methionin ist Bestandteil von S-Adenosylmethionin, das als sogenanntes "*aktives Methyl*" ein biochemisch wichtiger Überträger von Methylgruppen ist (62) (vgl. Lehrbücher der Biochemie), mit dem z. B. Methylether aus Phenolen gebildet werden.

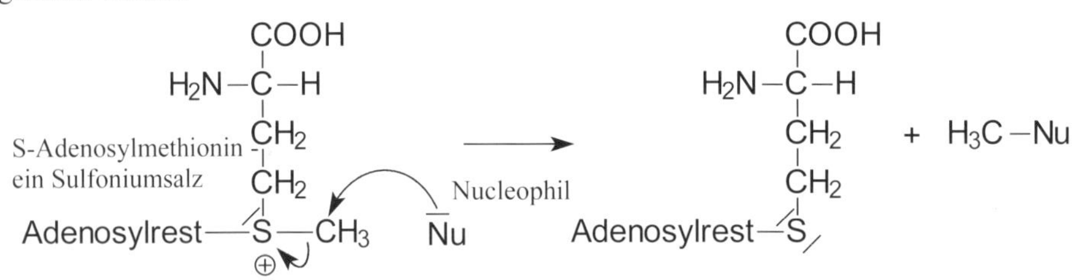


(62)

Chemisch handelt es sich um ein *Sulfoniumion*, d. h. um ein positiv geladenes S-Atom, an dem sich drei organische Reste befinden. Nucleophile können aus dem Sulfoniumion leicht ein Methylkation $CH_3^+$ übernehmen und werden dadurch methyliert (62).

Das S-Atom in Thioethern kann stufenweise oxidiert werden. So entsteht aus Dimethylsulfid ($H_3C$-S-$CH_3$) in einer ersten Stufe *Dimethylsulfoxid* (*DMSO*), (O=S$(CH_3)_2$), das ein vorzügliches Lösungsmittel für eine strukturell breite Palette von Stoffen darstellt. Da es leicht die Haut durchdringt, wird es pharmazeutisch zum Lösen und Transportieren von heterocyclischen Wirkstoffen benutzt. Die weitere Oxidation von DMSO zu *Dimethylsulfon* ($O_2S(CH_3)_2$) ist möglich.

Im ersten Weltkrieg wurde Bis(2-chlorethyl)-sulfid, Cl-$CH_2$-$CH_2$-S-$CH_2$-$CH_2$-Cl, (*Senfgas*, *Lost*, *Yperit*), als chemischer Kampfstoff eingesetzt. Es gehört zu den gefährlichsten Hautgiften (blasenbildend) zerstört die Bronchien, und wirkt carcinogen. Bei der chemischen Entgiftung mit Chlorkalk (s. S. 112) erfolgt u. a. Oxidation zum weniger toxischen Sulfon.

## 5.3.6. Amine

Amine sind organische Derivate des Ammoniaks. Sie leiten sich von ihm ab, indem eines oder mehrere H-Atome durch Alkyl-, Aryl- oder heterocyclische Reste substituiert sind. Man unterscheidet nach der Zahl der organischen Reste am N-Atom *primäre*, *sekundäre* und *tertiäre Amine* (63).

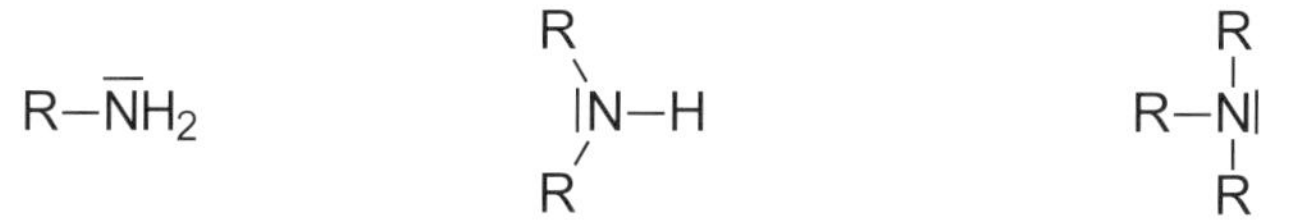

primäres Amin sekundäres Amin tertiäres Amin (63)

Methyl-, Ethyl-, Dimethyl- und Trimethylamin ähneln als gasförmige, leicht wasserlösliche Stoffe dem Ammoniak. Sie sind jedoch brennbar und stärker basisch. N-Heterocyclen, die selbst sekundäre oder tertiäre Amine sind, wurden bereits vorgestellt (s. 5.2.1. und 5.2.2.). Offenkettige Amine sind, wie auch Ammoniak, trigonal pyramidal gebaut, wobei das N-Atom mit einem freien Elektronenpaar die Pyramidenspitze bildet. Wichtige Amine sind in Übersicht 5.21 zusammengefaßt.

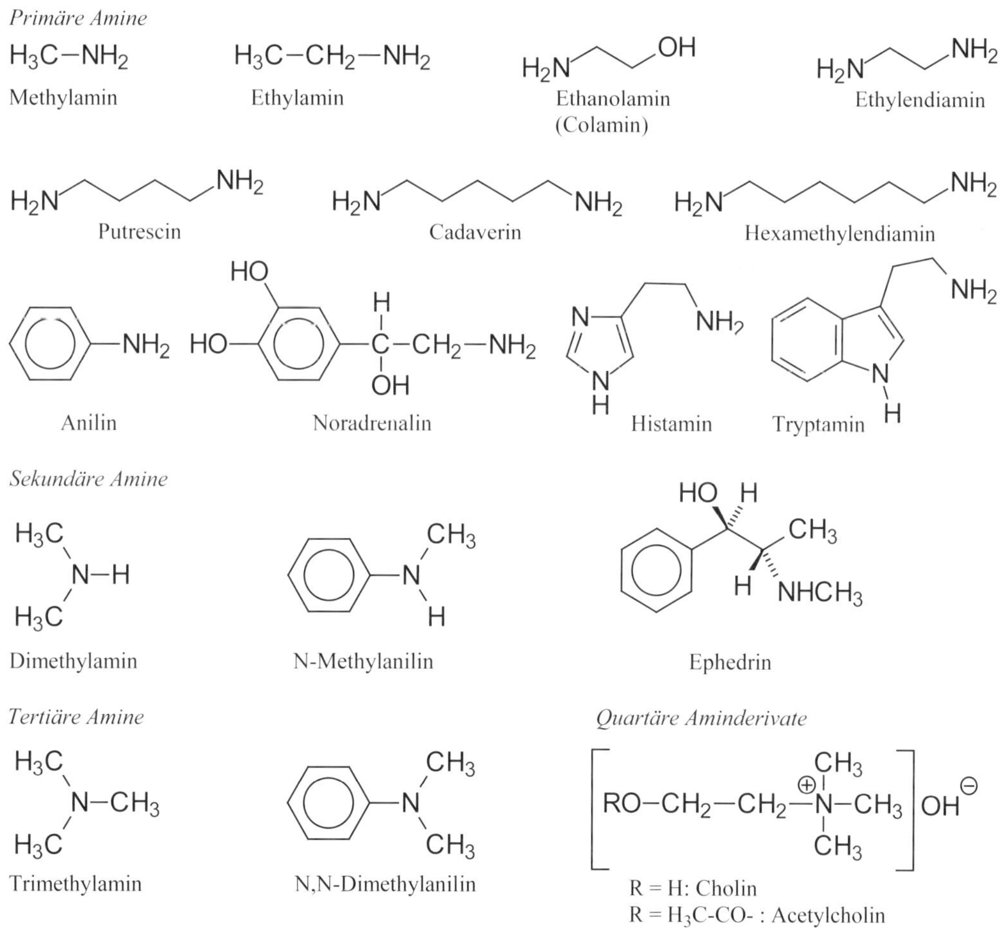


***Übersicht 5.21:*** Amine.

Niedere Amine riechen unangenehm scharf nach verfaulendem Fisch. Sie üben auf Haut und Schleimhäute eine stark ätzende Wirkung aus. Mit steigender Anzahl von C-Atomen nimmt die Löslichkeit in Wasser ab, aromatische Amine sind wasserunlöslich. *Anilin* und Methylaniline sind starke Blut- und Nervengifte, die auf dem Atemweg aufgenommen oder auch durch die Haut resorbiert werden können.

*Colamin* ist der einfachste Aminoalkohol und Strukturbestandteil von Phosphatiden (s. S. 315). *Ethylendiamin* ist ein zweizähniger Ligand in Komplexen. *Putrescin* und *Cadaverin* sind unangenehm riechende Amine und Bestandteil der Leichengifte. Sie entstehen als *biogene Amine* durch Fäulnis von Proteinen aus den Aminosäuren Ornithin und Lysin durch Decarboxylierung. Zu den biogenen Aminen zählen auch *Histamin* und *Tryptamin*, die durch Decarboxylierung der Aminosäuren Histidin bzw. Tryptophan entstehen. Allergien sind oft mit einem hohen Histamingehalt im Blut verbunden. *Hexamethylendiamin* ist Ausgangsstoff für Polyamide. *Anilin* wird durch Reduktion von Nitrobenzol gewonnen und ist eine Vorstufe für viele Produkte, darunter Arzneimittel und Farbstoffe. *Noradrenalin* und *Adrenalin* (s. Abb. 4.29) gehören als Brenzcatechinderivate zu den *Catecholaminen*. Das Nebennierenrindenhormon Adrenalin erhöht den Blutdruck, die Herzfrequenz und den Blutzuckerspiegel. *Ephedrin* ist ein 2-Phenylethylamin-Alkaloid, das in Ephedra, Eisenhut, Eibe u. a. Pflanzen vorkommt. Es wirkt bronchienerweiternd, blutdrucksteigernd und herzstimulierend. E. ist Bestandteil von Mitteln gegen Schnupfen und Asthma, wurde aber auch als *Dopingmittel* verwendet. Von Ephedrin leiten sich die *Weckamine* ab, Substanzen, die den Narkoseschlaf durchbrechen. Sie regen das Zentralnervensystem stark an und erhöhen kurzzeitig stark die Leistungsfähigkeit, was zum Mißbrauch als Aufputschmittel ("Designerdrogen") führte. *Cholin* ist Bestandteil des zu den Phosphatiden (s. 6.2.3.1.) gehörenden *Lecithins*. *Acetylcholin* ist ein wichtiger Neurotransmitter und wirkt blutdrucksenkend.

Wegen der Ausbildung intermolekularer Wasserstoffbrückenbindungen ist der Siedepunkt von Aminen deutlich höher ($C_2H_5NH_2$: +16,6 °C) als der von Kohlenwasserstoffen ähnlicher Molmasse (Propan $C_3H_8$: -42,2 °C). Dies ist analog zur Lage des Siedepunkts von $NH_3$ (-33,4 °C), der deutlich höher ist als der von Methan (-161,5 °C).

Wäßrige Lösungen von Aminen reagieren basisch (64), mit Säuren werden Salze gebildet (65). Am wichtigsten sind Hydrochloride als Salze der Salzsäure.

$$R{-}NH_2 + H{-}OH \rightleftharpoons R{-}\overset{\oplus}{N}H_3 + OH^{\ominus} \qquad (64)$$

$$R{-}NH_2 + H{-}Cl \rightleftharpoons R{-}\overset{\oplus}{N}H_3 + Cl^{\ominus} \qquad (65)$$

Organische Ammoniumsalze sind kristallin und wegen ihrer Polarität gut wasserlöslich. Salzbildung ist eine generelle Möglichkeit, um die Wasserlöslichkeit organischer Stickstoffbasen zu erhöhen. Dies kann in pharmazeutischen Präparaten ausgenutzt werden. Stärkere Basen verdrängen Amine wieder aus ihren Salzen (66).

$$R{-}\overset{\oplus}{N}H_3\,Cl^{\ominus} + NaOH \longrightarrow R{-}NH_2 + NaCl + H_2O \qquad (66)$$

Tabelle 5.3 enthält die $pK_B$-Werte verschiedener Amine (vgl. Ammoniak $pK_B$ = 4.8).

| **Base** | **$pK_B$-Wert** | **Base** | **$pK_B$-Wert** |
|---|---|---|---|
| Dimethylamin | 3.1 | Trimethylamin | 4.2 |
| Methylamin | 3.4 | N,N-Dimethylanilin | 8.9 |
| Ethylamin | 3.7 | Anilin | 9.4 |

***Tabelle 5.3:*** $pK_B$-Werte von Aminen[1].

[1] Gemessen in Wasser bei 20 bis 25 °C. Starke Basen besitzen einen niedrigen $pK_B$-Wert. Es gilt: $pK_S + pK_B = 14$ (s. S. 86).

Die Basenstärke kann durch die Wirkung der elektronischen und sterischen Substituenteneffekte der an das N-Atom gebundenen Reste erklärt werden. Auffällig ist der dramatische Abfall der Basizität aromatischer Amine im Vergleich zu aliphatischen Aminen, dessen Ursache die Einbeziehung der Aminogruppe als +M-Substituent in die Konjugation mit dem Aromaten ist (s. 4.2.3.3.2.). Dadurch steht am N-Atom nicht mehr die gesamte Elektronendichte des freien Elektronenpaars zur Verfügung.

Wegen ihres freien Elektronenpaars sind Amine Nucleophile, die mit Alkylhalogeniden in nucleophilen Substitutionen ($S_N1$ oder $S_N2$, s. 4.4.2.3.3.) reagieren können. So können aus primären Aminen durch *Alkylierung* mit Alkylhalogeniden schrittweise sekundäre und tertiäre Amine gebildet werden. Im Beispiel (67) reagiert Methylamin mit Methyliodid unter nucleophiler Substitution von Iod zu Trimethylamin. Auch tertiäre Amine reagieren mit Methyliodid unter Bildung *quartärer Ammoniumsalze* (68).

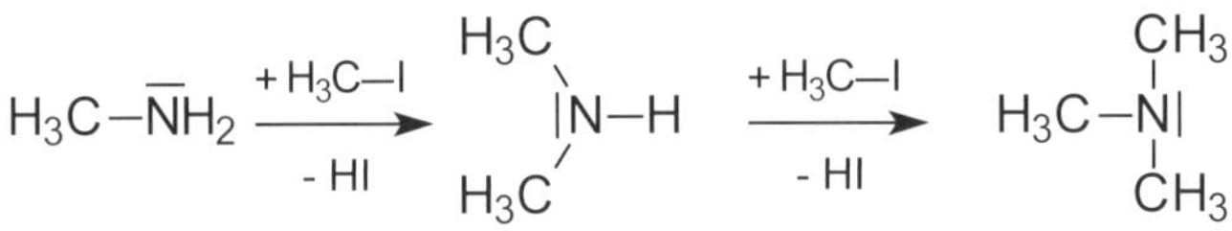


(67)

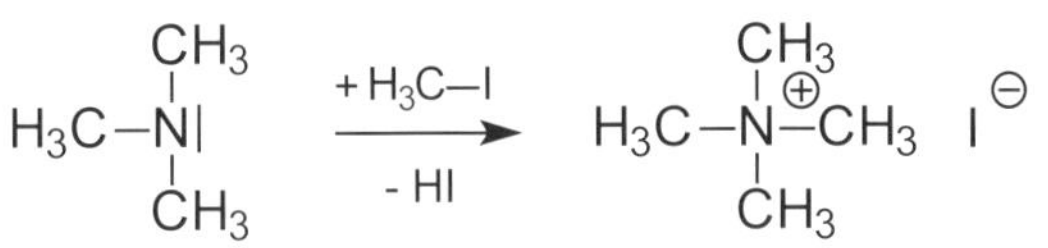


Tetramethylammoniumiodid - ein quartäres Ammoniumsalz

(68)

Die Gleichungen (67) und (68) verdeutlichen, daß die Giftwirkung von Alkylhalogeniden auf ihrer Fähigkeit beruht, mit Nucleophilen ($-NH_2$, -SH) in biochemisch wichtigen Molekülen irreversibel zu Substitutionsprodukten zu reagieren, so daß sie ihre biologische Rolle nicht mehr korrekt wahrnehmen können.

Gewisse quartäre Ammoniumsalze dienen als Vorstufen für die Eliminierung zu Olefinen (s. S. 225). Das Alkaloid Tubocurarinchlorid aus Curare (s. Übersicht 5.17) ist ein quartäres Ammoniumsalz.

Über eine muskelerschlaffende, curareähnliche Wirkung verfügt auch das in der Anästhesiologie verwendete synthetische *Succinylcholin* (69). Bestimmte als *Invertseifen* (da im Unterschied zu normalen Seifen großes Kation und kleines Anion) bezeichnete *Feindesinfektionsmittel* sind ebenfalls quartäre Ammoniumsalze (69).

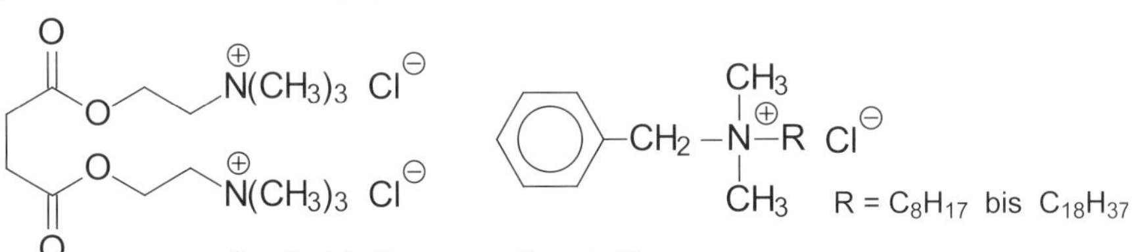


(69)

Succinylcholin (Anästhetikum)

Invertseife zur Feindesinfektion

Bei der Behandlung der quartären Salze mit Basen, wie Silberhydroxid (AgOH), entstehen in wäßriger Lösung quartäre Alkylammoniumhydroxide, aber nicht die freien Amine (70).

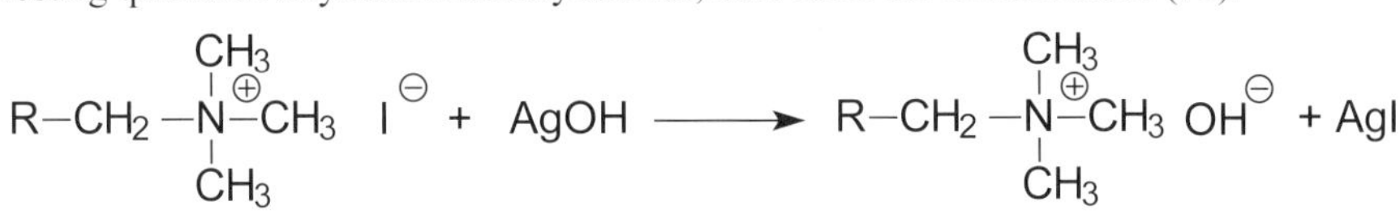


(70)

quartäres Alkylammoniumhydroxid

Während Aminhydrochloride stabil gegen Oxidation sind, unterliegen freie Amine einer langsamen Oxidation durch Luftsauerstoff zu uneinheitlichen Produkten. So färbt sich flüssiges, farbloses Anilin allmählich schwarz. Tertiäre Amine sind dagegen mit $H_2O_2$ oder Peressigsäure ($CH_3$-COOOH) definiert zu *Aminoxiden* oxidierbar, die Hydrochloride bilden (71). Aminoxide sind die acyclischen Analogen des Pyridin-N-oxids (s. Übersicht 5.14). Das aus dem starken Hautgift *Stickstoff-Lost* (*N-Lost*) zugängliche *Aminoxidhydrochlorid* findet als Cytostatikum therapeutische Anwendung in der Chemotherapie (72).

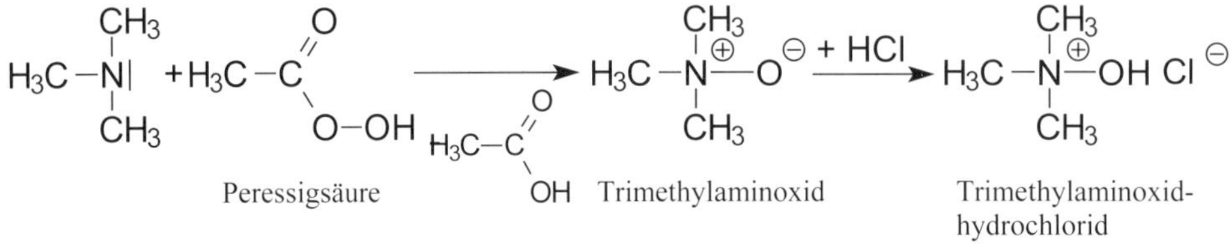


(71)

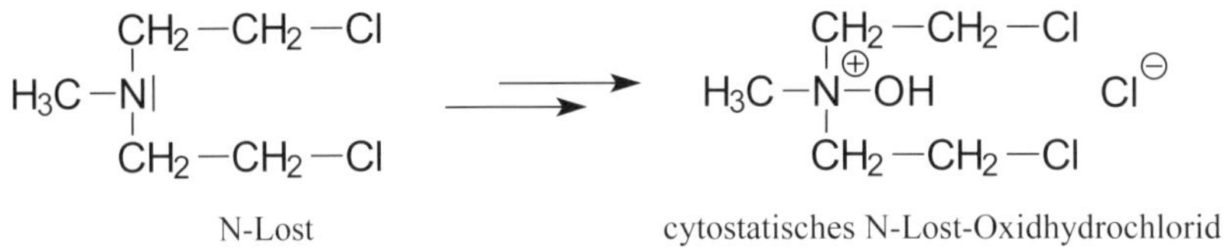


(72)

Unterschiedliche Produkte entstehen bei der Reaktion der einzelnen Aminklassen mit Salpetriger Säure, $HNO_2$, bzw. dem aus dieser durch Protonierung und Dehydratisierung zugänglichen Elektrophil $NO^+$, dem Nitrosylkation. Synthetisch wichtig ist die *Diazotierung* genannte Reaktion primärer Amine (Beispiel Anilin), die zu *Diazoniumsalzen* führt, (73).

Im Diazoniumsalz ist bereits die Dreifachbindung des stabilen $N_2$-Moleküls vorgebildet. Diazoniumsalze haben deshalb prinzipiell die Neigung, unter $N_2$-Eliminierung zu zerfallen. In aromatischen Diazoniumsalzen besteht jedoch eine Konjugation zum π-Elektronensextett des Aromaten, die das Kation soweit stabilisiert, das es in der Kälte (0 °C) stabil ist. Dies eröffnet weitere Reaktionsmöglichkeiten, die zu einer Vielzahl kommerzieller Produkte führen.

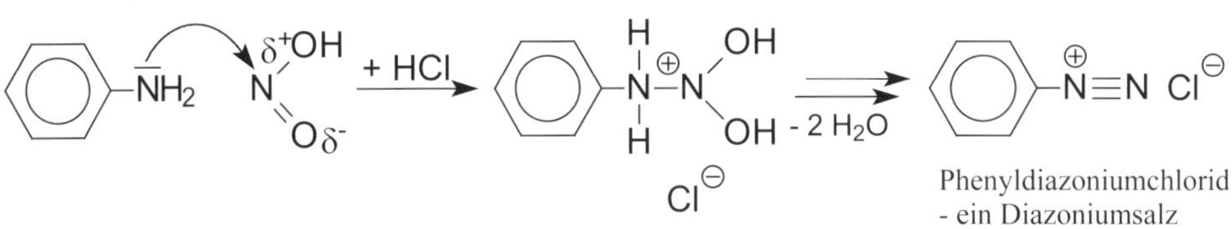


(73)

So kann in einer *Azokupplung* das elektrophile Diazoniumkation als *Diazokomponente* selbst an elektronenreiche Aromaten als *Kupplungskomponente* angreifen und *Azofarbstoffe* bilden (Übersicht 5.22).

Azofarbstoffe auf Sulfonamidbasis (s. S. 290) sind wichtige Chemotherapeutika gegen bakterielle Infektionen.[1] Azofarbstoffe mit sauren oder basischen Gruppen, deren Ionen anders farbig sind als die neutrale Form, sind wichtige pH-Indikatoren (Kongorot, Methylorange). Schließlich sind etwa die Hälfte aller produzierten technischen Farbstoffe, z. B. Textilfarbstoffe, Azofarbstoffe.

Die Dreifachbindung im aromatischen Diazoniumkation kann auch zur N-N-Einfachbindung reduziert werden. Dann entsteht *Phenylhydrazin*, $C_6H_5$-$NH_2$, ein wertvoller Ausgangsstoff für die Synthese heterocyclischer Pharmaka und Farbstoffe.

Schließlich gibt es eine Vielzahl von Synthesen, in denen die $N_2$-Eliminierung genutzt wird, um das entstehende Phenylkation mit Nucleophilen zu substituierten Aromaten umzusetzen, die verschiedenen Stoffklassen angehören können (Übersicht 5.22).

---

[1] Diese Klasse von Pharmaka wurde vom deutschen Chemiker *G. Domagk* 1934 entdeckt und entwickelt. Den ihm 1939 verliehenen Nobelpreis für Medizin konnte er erst 1947 entgegennehmen, dann allerdings ohne Dotierung.

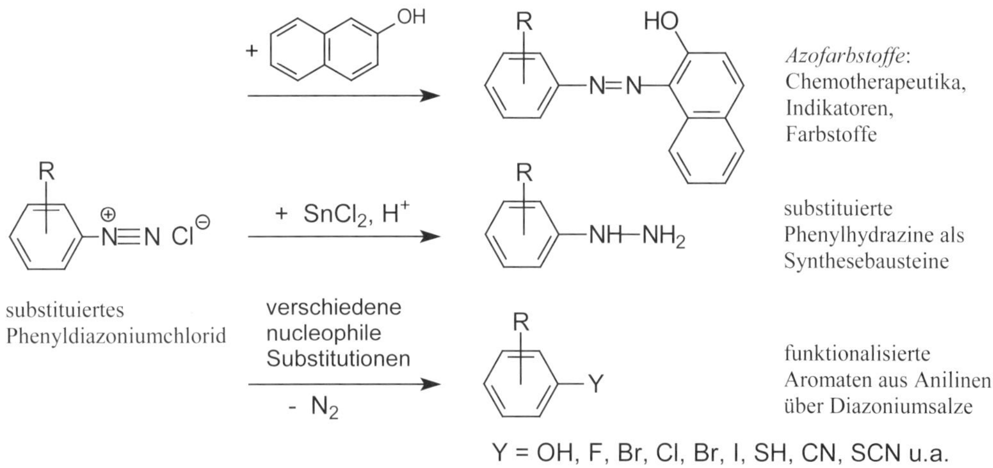


***Übersicht 5.22:*** Reaktionsmöglichkeiten aromatischer Diazoniumsalze.

Aliphatische primäre Amine reagieren mit $HNO_2$ zu einem Diazoniumion, das instabil ist, da keine konjugative Stabilisierung wie bei Aromaten existiert. Nach Austritt von Stickstoff erfolgt Reaktion mit Wasser als Nucleophil zu primären Alkoholen. Der entweichende Stickstoff kann aufgefangen und gasvolumetrisch gemessen werden. Darauf beruht die quantitative Bestimmung von α-Aminosäuren nach *van Slyke* (74).

$$\underset{\underset{NH_2}{|}}{R-CH}-COOH + HNO_2 \longrightarrow \underset{\underset{OH}{|}}{R-CH}-COOH + H_2O + \boxed{N_2} \quad (R = \text{Alkyl}) \qquad (74)$$

Sekundäre aliphatische und aromatische Amine reagieren zu cancerogenen *Nitrosaminen* (75). Tertiäre aliphatische Amine reagieren nicht mit $HNO_2$.

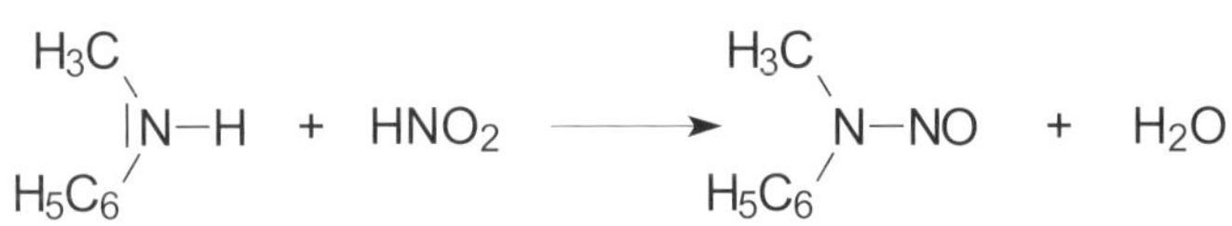

(75)

Nitrosamin: stark cancerogen!

Tertiäre aromatische Amine stellen wegen des freien Elektronenpaars am Rest $-NR_2$ Aromaten mit +M-Substituent dar (daher Elektronenschub auf den Kern). Sie sind für die elektrophile Substitution am Aromaten aktiviert. Mit dem Elektrophil $NO^+$ kommt es zu einer *Nitrosierung* in der am meisten aktivierten *para*-Position (76), die ein weiteres Beispiel einer $S_E$-Reaktion darstellt (vgl. Übersicht 5.10). Auch solche *Nitrosoverbindungen* sind intensiv farbig.

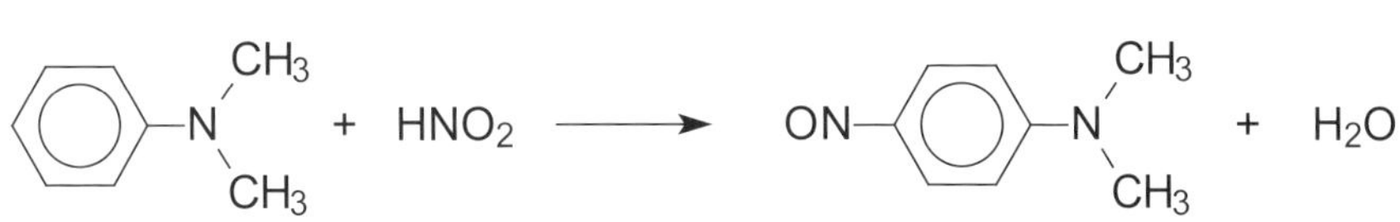

(76)

## 5.3.7. Carbonylverbindungen

*Carbonylverbindungen* enthalten die polare und reaktive Carbonylgruppe >C=O als funktionelle Gruppe. Typische Carbonylverbindungen sind *Aldehyde* und *Ketone*. In ihnen ist die Carbonylgruppe mit einem Kohlenwasserstoffrest und einem H-Atom bzw. mit zwei Kohlenwasserstoffresten verbunden. Anstelle von Kohlenwasserstoffresten können sich auch heterocyclische Reste befinden. Auch cyclische Ketone kommen vor. Als *Chinone* bezeichnet man ungesättigte, konjugierte cyclische Diketone, die durch Oxidation bestimmter zweiwertiger Phenole entstehen (s. 5.3.7.3.). Die Kombination der Carbonylgruppe mit einer oder mehreren OH-Gruppen oder mit sich selbst führt zu *Hydroxyaldehyden*, *Hydroxyketonen* oder *Diketonen*. Zahlreiche Vertreter dieser Stoffklassen sind biochemisch von eminenter Bedeutung.

Carbonsäuren, in denen eine OH-Gruppe in der Carboxylgruppe (-COOH) direkter Substituent der >C=O-Gruppe ist, werden wegen ihres besonderen Verhaltens in 5.3.8. getrennt behandelt.

### 5.3.7.1. Die Carbonylgruppe: Struktur und Reaktionsverhalten

Die prinzipiellen Zusammenhänge mit denen sich das Reaktionsverhalten aus der Struktur der Carbonylgruppe verstehen läßt, sind in Übersicht 23 zusammengestellt.

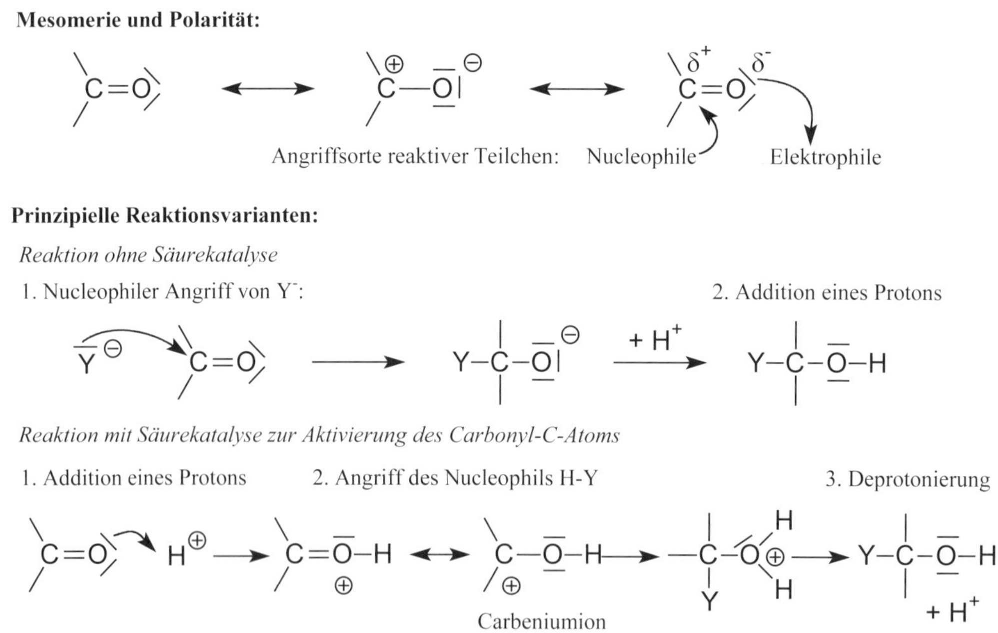


***Übersicht 5.23:*** Struktur und Reaktivität der Carbonylgruppe.

Die Carbonylgruppe enthält ein $sp^2$-hybridisiertes C-Atom, das über eine Doppelbindung mit einem elektronegativeren O-Atom verbunden ist. Die >C=O-Gruppe ist trigonal planar gebaut. Alle mit dem Carbonyl-C verbundenen Atome liegen in einer Ebene. Die Winkel zwischen den Bindungen betragen 120°. Aufgrund des Elektronegativitätsunterschieds von C und O ist die C=O-Bindung stark polarisiert (Dipolmoment 2,7 D), da auch die $\pi$-Bindung leichter polarisierbar ist als eine $\sigma$-Bindung. Das O-Atom trägt eine negative Partialladung ($\delta^-$), das C-Atom eine positive ($\delta^+$). Durch Mesomerieformeln kann dieser Sachverhalt dargestellt werden. Wie für eine Doppelbindung zu erwarten, sind Additionen die typischen Reaktionen der Carbonylverbindungen. Wird die Addition mit dem Angriff eines Nucleophils (s. 4.4.1.2., S. 197) eingeleitet, so greift dieses als Elektronenpaardonator am positivierten Carbonyl-C-Atom an. Umgekehrt greift ein Elektrophil als Elektronenpaarakzeptor am negativierten Carbonyl-O-Atom an. Dies gilt z. B. für Protonen, mit denen Carbonylreaktionen katalysiert werden können, da nach Anlagerung eines Protons ein Carbeniumion entsteht, das noch leichter als die neutrale Carbonylverbindung von Nucleophilen angreifbar ist.

## 5.3.7.2. Aldehyde und Ketone

*Aldehyde*, R-CHO, sind Verbindungen, in denen die Carbonylgruppe mit einem H-Atom und einem organischen Rest R verknüpft ist. Lediglich in *Formaldehyd* (auch: Methanal) HCHO als Beginn der homologen Reihe der aliphatischen Aldehyde trägt die >C=O-Gruppe zwei H-Atome. *Ketone* enthalten zwei organische Reste (Alkyl-, Aryl- oder heterocyclischer Rest) an die Carbonylgruppe gebunden, die identisch oder unterschiedlich sein können: $R^1$-CO-$R^2$. Die rationelle Nomenklatur ergibt sich aus folgenden Regeln:

Aldehyde
- aliphatische: Anhängen der Silbe *al* an den Namen des Stammkohlenwasserstoffs gleicher C-Zahl, z. B. von Ethan zu Ethanal für $CH_3CHO$ (Trivialname: Acetaldehyd);
- aromatische, heterocyclische: Anhängen des Wortes *aldehyd* an den Namen des Ringsystems, z. B. von Pyridin zu Pyridin-2-aldehyd für $C_5H_4N$-CHO.

Ketone
- aliphatische: Anhängen der Silbe *on* an den Namen des Stammkohlenwasserstoffs gleicher C-Zahl, z. B. von Butan zu Butanon für $CH_3$-$CH_2$-CO-$CH_3$;
- allgemein: Benennung der beiden Reste nacheinander und Anhängen des Wortes *keton*, z. B. Ethyl-methyl-keton (Butanon), Diethyl-keton, Methyl-phenyl-keton.

Für zahlreiche Aldehyde und Ketone existieren eingeführte Trivialnamen (Übersicht 5.24).

*Aldehyde*

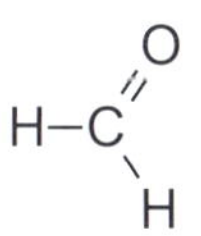

Formaldehyd
(Methanal)

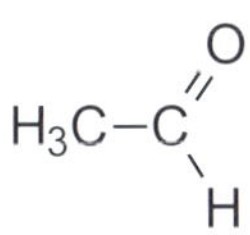

Acetaldehyd
(Ethanal)

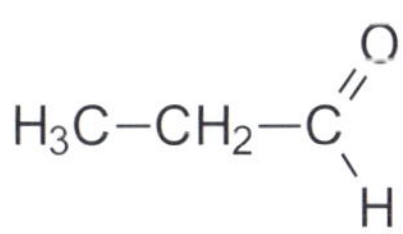

Propionaldehyd
(Propanal)

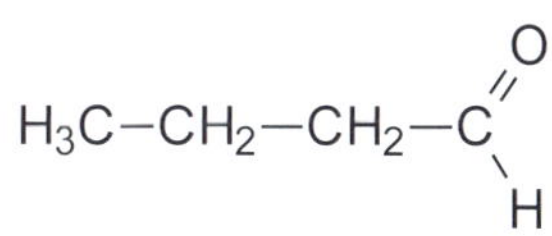

n-Butyraldehyd
(n-Butanal)

$H_2C{=}CH{-}CHO$

Acrolein
(Propenal)

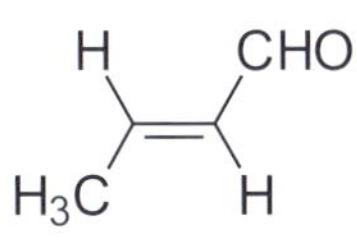

Crotonaldehyd
- *trans*-Konfiguration!

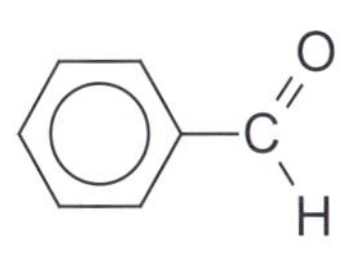

Benzaldehyd

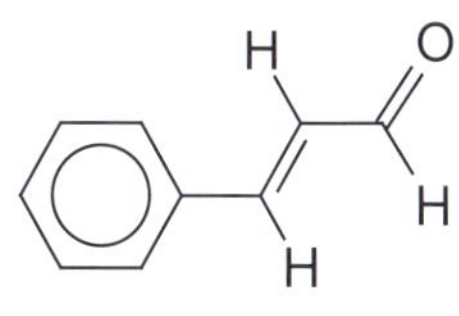

Zimtaldehyd
- *trans*-Konfiguration!

*Ketone*

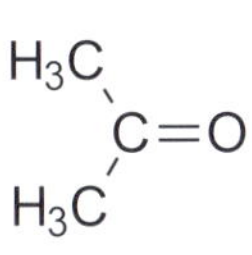

Aceton
(Propanon)

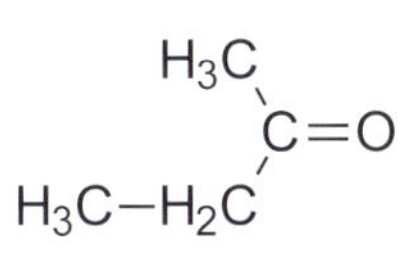

Ethyl-methyl-keton
(Butanon)

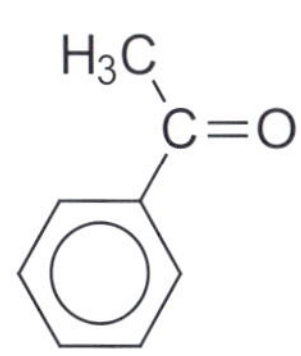

Acetophenon
(Methyl-phenyl-keton)

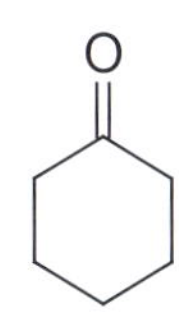

Cyclohexanon

***Übersicht 5.24:*** Einige wichtige Aldehyde und Ketone.

Zu den Aldehyden gehören auch Citral a (s. Übersicht 5.6), Vanillin (s. Übersicht 5.19) und Pyridoxal (Vitamin $B_6$) (s. Übersicht 5.16). Campher (s. Übersicht 5.6) ist ein bicyclisches Keton. Aceton wird bei der Zuckerkrankheit im Harn ausgeschieden. *Formalin* ist eine 40%ige wäßrige Lösung von *Formaldehyd*, die zur Konservierung anatomischer Präparate und zur Desinfektion verwendet wird. Formaldehyd riecht stechend, ist schleimhautreizend und toxisch. Möbelklebstoffe auf Formaldehydharz-Basis werden nicht mehr produziert.

Kurzkettige Aldehyde und Ketone sind wasserlöslich, da $H_2O$ zum O-Atom der Carbonylgruppe Wasserstoffbrückenbindungen ausbilden kann. Untereinander bilden Aldehyde und Ketone jedoch solche Bindungen nicht aus, da keine ausreichend polaren X-H-Bindungen vorhanden sind. Ihre Siedepunkte sind deshalb niedriger als die von Alkoholen, aber wegen ihrer Polarität höher als die von Alkanen gleicher C-Zahl (n-Butan: -0,5°C, n-Butyraldehyd 74,7 °C, Butanon 79,6 °C, n-Butanol 117,5 °C).

Aldehyde können durch Oxidation aus primären Alkoholen, Ketone aus sekundären Alkoholen gebildet werden (s. (52) und (53) in 5.3.1.). Diese Reaktionen sind prinzipiell umkehrbar, d. h. die Reduktion von Aldehyden führt zu primären Alkoholen, die von Ketonen zu sekundären Alkoholen (77).

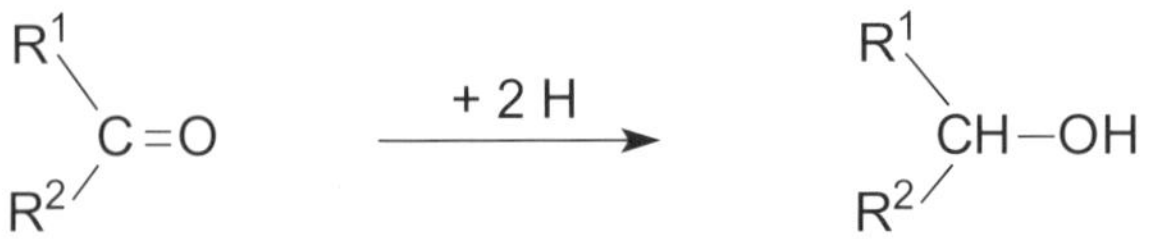


(77)

$R^2$ = H: Aldehyd
$R^2$ = organ. Rest: Keton

$R^2$ = H: primärer Alkohol
$R^2$ = organ. Rest: sekundärer Alkohol

Diese Reaktion ist eine biochemisch wichtige Transformation, die enzymatisch katalysiert auch enantioselektiv ablaufen kann (vgl. Abb. 4.45), wenn eine prochirale Carbonylverbindung ( vgl. Abb. 4.24) als Ausgangsstoff vorliegt. Als Reduktionsmittel dient ein Hydridion $H^-$, das aus dem Coenzym NADH (**N**icotinamid-**a**denin-**d**inucleotid-**h**ydrid) freigesetzt werden kann (s. Lehrbücher der Biochemie).

Aldehyde besitzen im Gegensatz zu Ketonen reduzierende Eigenschaften, da sie leicht zu Carbonsäuren oxidiert werden können (vgl. (52) in 5.3.1.). Diese Eigenschaft kann dazu dienen, zwischen einem Aldehyd und einem Keton zu unterscheiden. Dazu können verschiedene oxidierend wirkende Reagenzien eingesetzt werden:
*Tollens-Reagens* (ammoniakalische $AgNO_3$)-Lösung. Bei der Oxidation von Aldehyden wird es zu metallischem Silber (Ag-Fällung oder Ag-Spiegel) reduziert.
*Fehlingsche Lösung* als Kombination von Fehling I ($CuSO_4$-Lösung) und Fehling II (alkalische Lösung von Kaliumnatriumtartrat (Tartrat, Salz der Weinsäure). Die Oxidation eines Aldehyds führt zu ziegelrotem Kupfer(I)-oxid $Cu_2O$.
*Nylanders Reagens* (alkalische Lösung von Bismut(III)-hydroxid und Weinsäure). Schwarzbraunes metallisches Bismut zeigt die reduzierende Wirkung eines Aldehyds an.

Aldehyde und Ketone gehen mit zahlreichen Nucleophilen Additionen an der C=O-Doppelbindung ein. In vielen Fällen kommt es nachfolgend zu einer Eliminierung von Wasser (Kondensation) und zur Ausbildung einer neuen Doppelbindung, z. B. einer C=N-Doppelbindung. In Übersicht 5.25 sind typische Reaktionen mit Nucleophilen zusammengefaßt, in denen O-, N- oder S-Atome das nucleophile Zentrum darstellen, wie z. B. Wasser, Alkohole, primäre und sekundäre Amine, Hydroxylamin, Phenylhydrazin und $HSO_3^-$.

Die Bildung von *Hydraten* verläuft zumeist unvollständig. Das Gleichgewicht liegt normalerweise auf der Seite der Carbonylverbindungen. Nur im Fall mehrfach akzeptorsubstituierter Aldehyde oder Ketone sind die Hydrate als stabile Addukte isolierbar, wie *Chloralhydrat* (vgl. (7) in 4.4.2.1.2.) oder *Ninhydrin*, das als Nachweisreagens für Aminosäuren dient.

Auch Alkohole addieren sich an die >C=O-Gruppe und bilden mit Aldehyden *Halbacetale*, mit Ketonen *Halbketale*.

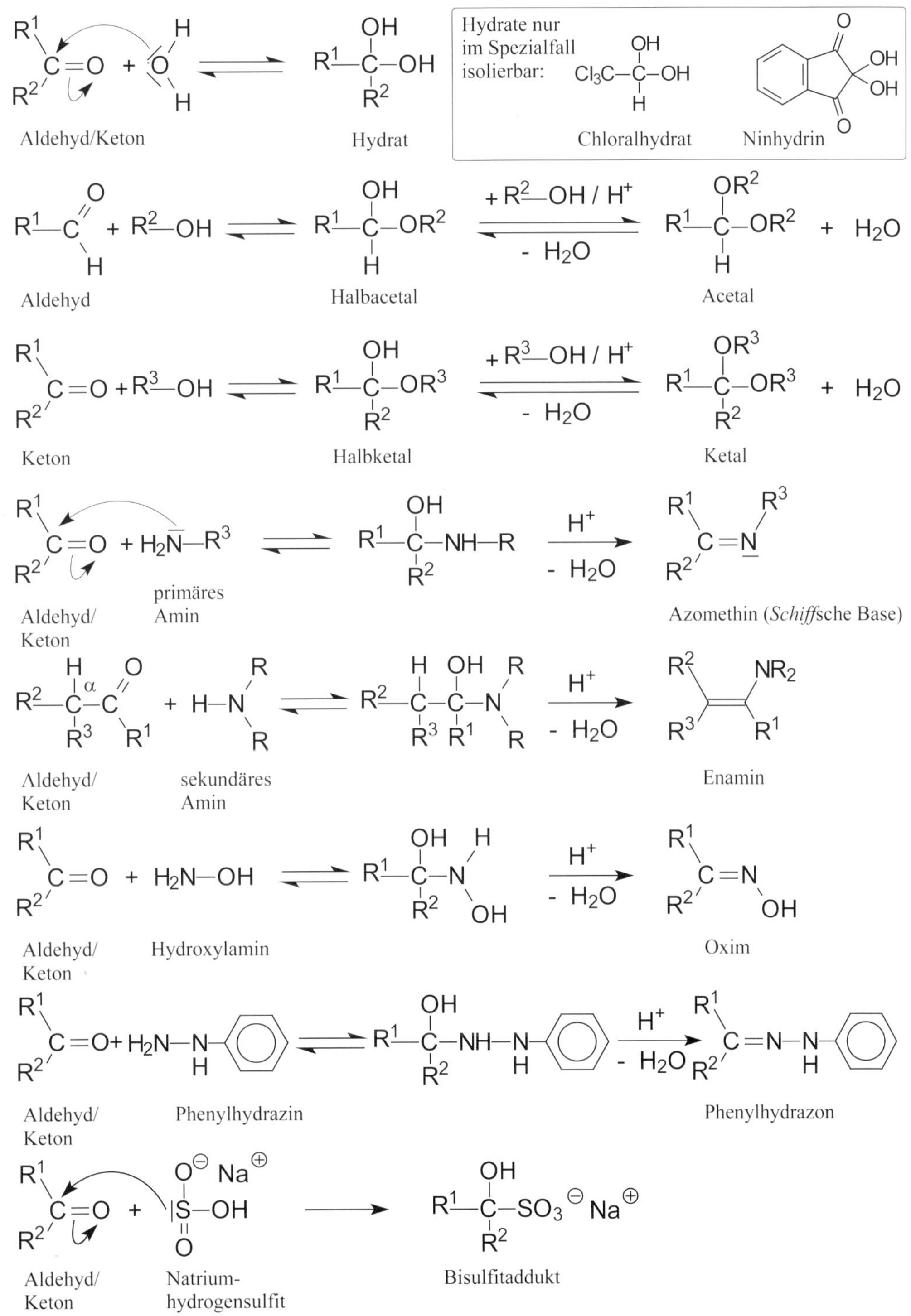


***Übersicht 5.25:*** Reaktionen von Aldehyden und Ketonen mit O-, N- und S-Nucleophilen.

Für diese Reaktion existiert eine intramolekulare Variante, die besonderes bedeutend für die Strukturbildung der Monosaccharide ist. Dabei addiert sich eine in geeignetem Abstand (3 oder 4 C-Atome entfernt) befindliche OH-Gruppe eines Aldehyds oder Ketons an die >C=O-Gruppe eines Monosaccharids. Es bilden sich cyclische Halbacetale der Ringgröße 5 bzw. 6, die zu den Furanosen bzw. Pyranosen zählen (s. auch 6.1.1.2.).

Bei Halbacetalen bzw. -ketalen kann saure Katalyse zunächst eine Dehydratisierung zu einem Carbeniumion bewirken (Analogie zu (57)), das dann durch ein zweites Molekül Alkohol als Nucleophil angegriffen und zum *Acetal* bzw. *Ketal* substituiert wird. Diese Reaktion ist reversibel. Man verwendet daher bestimmte Ketale, wie das Dimethylketal des Acetons (2,2-Dimethoxypropan), um in Gegenwart von Säure als Katalysator störendes Wasser chemisch zu binden. Dabei entstehen Aceton und Methanol. Gegen Basen sind Acetale und Ketale stabil.

Das Strukturmotiv der Acetale und Ketale taucht in cyclischer Form in Form der O-Glykoside bei den Kohlenhydraten wieder auf (s. 6.1.1.5.). Viele Naturstoffe sind O-Glykoside, sie werden durch Säure oder Enzyme, aber nicht durch Basen gespalten.

*Azomethine* (*Schiffsche Basen*) entstehen bei der Kondensation primärer Amine mit Aldehyden oder Ketonen. Sekundäre Amine reagieren dagegen zu Enaminen (zur Mesomerie s. Abb. 4.19), vorausgesetzt, es befindet sich am zur >C=O-Gruppe benachbarten α-C-Atom wenigstens ein H-Atom, das Bestandteil des abzuspaltenden Wassers werden kann. *Oxime* und *Phenylhydrazone* entstehen durch Reaktion von Aldehyden/Ketonen mit Hydroxylamin bzw. Phenylhydrazin. Da sie gut kristallisieren und schwerlöslich sind, werden sie zur Charakterisierung von Aldehyden und Ketonen herangezogen, denn der konkrete Schmelzpunkt hängt von der Natur der Reste $R^1$ und $R^2$ ab. Besonders geeignet sind hochschmelzende 2,4-Dinitrophenylhydrazone, die aus 2,4-Dinitrophenylhydrazin entstehen.

Monosaccharide vom Typ der Aldosen und Ketosen reagieren mit überschüssigem Phenylhydrazin in einer kombinierten Kondensations- und Redoxreaktion zu *Osazonen*, die zur Charakterisierung solcher Zucker dienen können (s. S. in 6.1.1.4.).

*Bisulfitaddukte* als schwerlösliche Reaktionsprodukte der Addition von $NaHSO_3$ dienen zur selektiven Abtrennung von Carbonylverbindungen von anderen Stoffen und sind rückspaltbar.

Einfache Aldehyde und Ketone liegen nur zu einem geringen Teil enolisiert vor. Das Keto-Enol-Tautomerie-Gleichgewicht liegt wegen fehlender Stabilisierung der Enolform weit auf Seiten der Keto-Form, wie ausführlich in 4.4.2.4.1. dargestellt.

Außer den bisher beschriebenen O-, N- und S-Nucleophilen sind auch C-Nucleophile zur Addition an die >C=O-Gruppe befähigt. Sie können zum Beispiel als Carbanionen durch Deprotonieren C-H-acider Verbindungen erzeugt werden. Strukturelle Voraussetzung für die Ablösbarkeit eines Protons von einem C-Atom ist ein acidifizierender Einfluß eines in der Nähe befindlichen Akzeptorsubstituenten (-I- und -M-Effekt), der Elektronendichte aus der C-H-Bindung abzieht, wodurch das Proton mobilisierbar wird. Eine Stoffklasse, die diese Voraussetzungen erfüllt, sind Carbonylverbindungen selbst, wenn sie mindestens ein H-Atom am α-C-Atom tragen, wie z. B. Acetaldehyd (78).

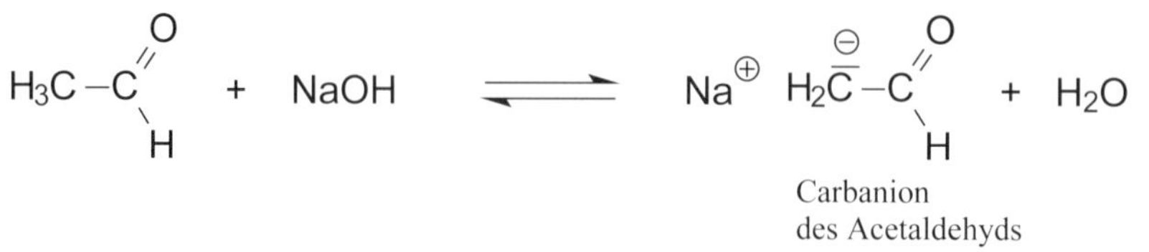


(78)

Solche Carbonylverbindungen können daher im alkalischen Milieu mit sich selbst unter Bildung von C-C-Bindungen reagieren. Dabei greift ein Carbanion nucleophil das Carbonyl-C-Atom der neutralen Carbonylverbindung an. Das gebildete Alkoholatanion reagiert als Protonenakzeptor mit Wasser unter Bildung von *Acetaldol*. Nach den Strukturelementen von *Ald*ehyd und Alkoh*ol* nennt man solche

Reaktionen *Aldol-Kondensationen*. Das Acetaldol kann durch Ansäuern dehydratisiert werden. Dabei entsteht *Crotonaldehyd*. Die Triebkraft dieser Reaktion liegt in der Ausbildung eines konjugierten Systems aus C=C- und C=O-Doppelbindung, das energetisch stabilisiert ist (79).

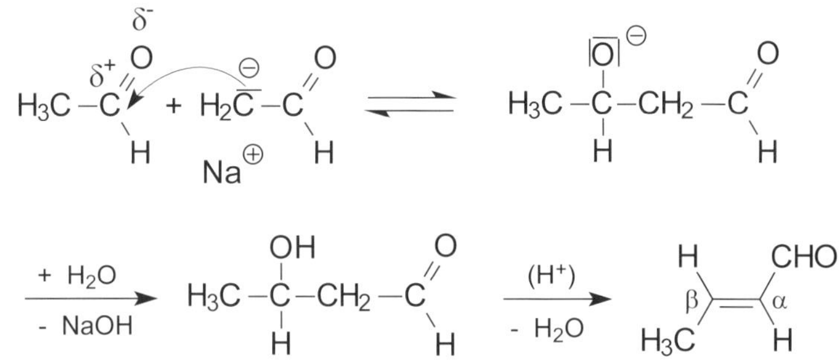

(79)

Acetaldol Crotonaldehyd

Dieser Reaktionstyp ist auf zahlreiche Aldehyde und Ketone übertragbar, wobei häufig durch nachfolgende Eliminierung von Wasser $\alpha,\beta$-ungesättigte Carbonylverbindungen entstehen.

Auch Blausäure HCN ist eine C-H-acide Verbindung, das Cyanidion $CN^-$ kann als Carbanion reagieren. HCN-Addukte an Aldehyde werden als *Cyanhydrine* bezeichnet (80).

Cyanhydrine sind die Nitrile der $\alpha$-Hydroxycarbonsäuren (s. 5.3.10.2.), die aus ihnen durch Hydrolyse zugänglich sind, so Mandelsäure ($C_6H_5$-CH(OH)-COOH) aus Benzaldehydcyanhydrin. Dieses Cyanhydrin ist Bestandteil des Naturstoffs *Amygdalin*. *Amygdalin* gehört zu den im Pflanzenreich verbreiteten *cyanogenen Glykosiden*. Nach dem Verzehr kommt es zur enzymatischen Spaltung des Glykosids in das Disaccharid Gentiobiose und Benzaldehydcyanhydrin, das im Gleichgewicht mit toxischer freier Blausäure steht, die gefährlich werden kann. Um Suiziden vorzubeugen, ist deshalb in deutschen Haftanstalten der Anbau entsprechender Obstbäume im Garten verboten worden.

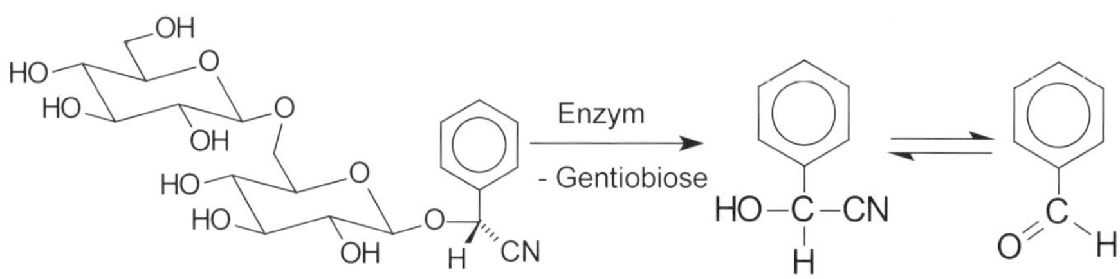

(80)

Blausäure (Cyanwasserstoff)

*Amygdalin*
in bitteren Mandeln und Kernen von Pflaume, Kirsche, Pfirsich, Aprikose und Apfel

Benzaldehydcyanhydrin

extrem toxisch!

Die Aldolreaktion zur Bildung neuer C-C-Bindungen existiert auch biochemisch in enzymatisch katalysierter Form. So wird das Monosaccharid Fructose (6 C-Atome) aus zwei $C_3$-Teilen (Dihydroxyacetonphosphat und Glycerinaldehyd-3-phosphat) aufgebaut, die durch das Enzym Aldolase enzymatisch verknüpft werden (s. Lehrbücher der Biochemie).

## 5.3.7.3. Chinone

Zweiwertige Phenole mit Hydroxygruppen in *ortho*- oder *para*-Stellung, wie Brenzcatechin und Hydrochinon (s. Übersicht 5.19) wirken vor allem in alkalischer Lösung als starke Reduktionsmittel. Sie werden selbst zu *Chinonen* oxidiert, die ungesättigte cyclische Diketone darstellen. Chinone sind konjugativ stabilisiert, aber nicht mehr aromatisch (81).

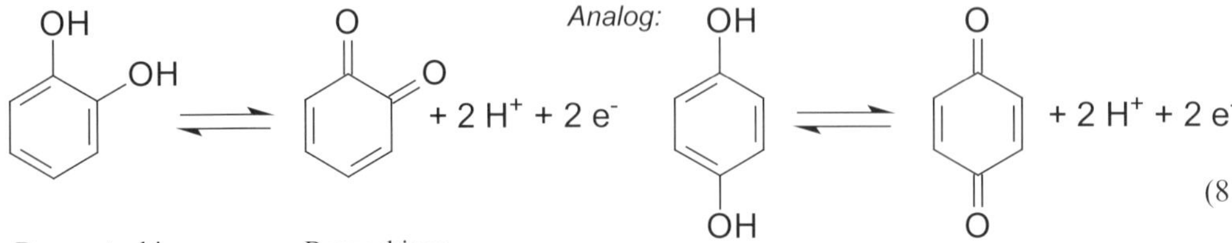

(81)

Brenzcatechin (Reduktionsmittel) — *o*-Benzochinon (Oxidationsmittel) — *Analog:* Hydrochinon — *p*-Benzochinon

Es gibt *o*-Chinone (1,2-Anordnung der C=O-Gruppen) und die stabileren *p*-Chinone (C=O-Gruppen in 1,4-Position). Schon milde Oxidationsmittel wie *Tollens*-Reagens (vgl. S. 268) führen zu Chinonen. Auch die Reduktion eines Chinons verläuft leicht. So wird Iodid zu Iod oxidiert, das durch Blaufärbung einer Stärkelösung nachweisbar ist (*Iod-Stärke-Reaktion*).

In Übersicht 5.26 sind Naturstoffe aufgeführt, die sich vom 1,4-Naphthochinon ableiten, das durch partielle Oxidation von Naphthalin (s. Übersicht 5.11) gewonnen werden kann.

Das fettlösliche *Vitamin $K_1$* ist ein hellgelbes Öl, das in grünen Pflanzen vorkommt (Phytyl-Rest wie bei Chlorophyll!) und unentbehrlich für den Blutgerinnungsvorgang ist. *Vitamin $K_2$*, in reiner Form gelb und kristallin, wird von Darmbakterien gebildet und nimmt an oxidativen Phosphorylierungen in der Atmungskette teil. Beide sind Derivate des Menadions, aus dem der Körper Vitamin $K_2$ selbst aufbauen kann. Der Tagesbedarf beträgt 80 µg. Bei Mangel kommt es zu verzögerter Blutgerinnung. Das membranständige, lipophile *Ubichinon* (auch: *Coenzym Q*) spielt eine wichtige Rolle bei der Wasserstoff- und Elektronenübertragung. Ubichinon ist kein Vitamin, da es vom Körper selbst synthetisiert werden kann.

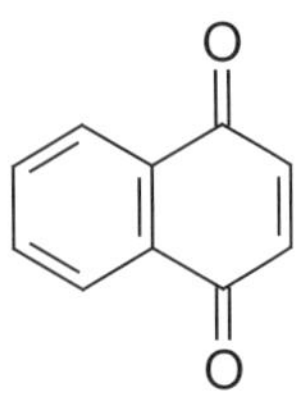

1,4-Naphthochinon

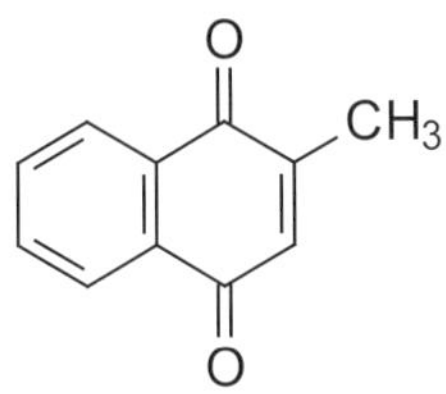

Menadion
(2-Methyl-1,4-naphthochinon)

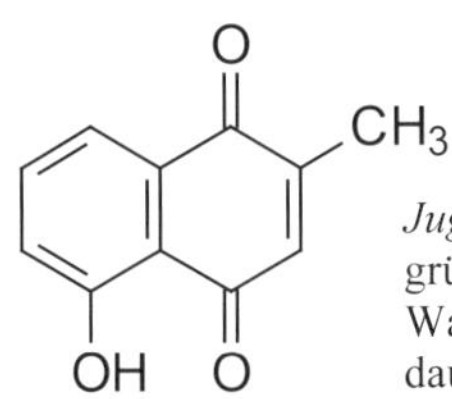

*Juglon* aus den grünen Schalen unreifer Walnüsse färbt die Haut dauerhaft braun.

Juglon
(5-Hydroxy-1,4-naphthochinon)

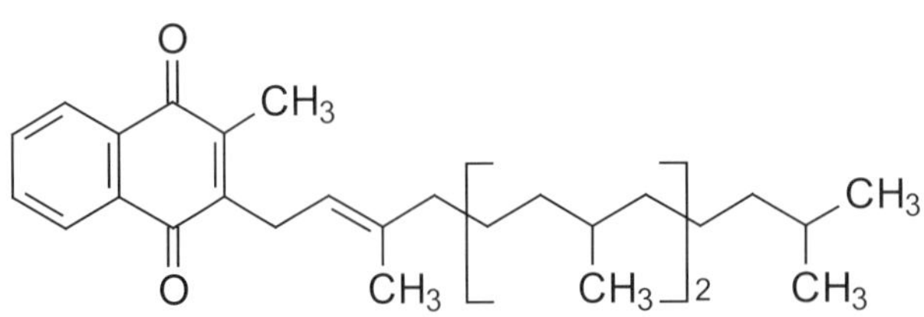

Vitamin $K_1$ (Phyllochinon)
(2-Methyl-3-phytyl-1,4-naphthochinon)

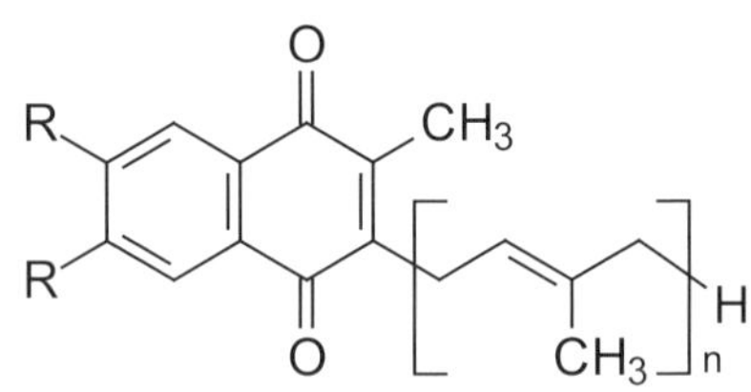

Vitamin $K_2$ (Menachinon-35): R = H, n = 7.
Ubichinon: R = $OCH_3$, n = 6-10.

***Übersicht 5.26:*** Biologisch aktive chinoide Naturstoffe.

Die biochemische Wirkung der Chinone beruht auf ihrer Fähigkeit, molekularen bzw. atomaren Wasserstoff aufzunehmen. Aus der Gleichung für das korrespondierende Redoxpaar (81) erkennt man, daß für den Ablauf der Reaktion Protonen erforderlich sind. Dies bedeutet, daß das wirksame Redoxpotential eines solchen Redoxsystems pH-abhängig ist. Unter physiologischen Bedingungen wird der pH-Wert allerdings durch die Puffersysteme des Blutes bei ca. 7 konstant gehalten und damit auch das Redoxpotential.

Man kann aber das aus Hydrochinon und *p*-Benzochinon ("Chinon") bestehende Redoxsystem zur Konstruktion einer Elektrode nutzen, mit deren Hilfe sich pH-Werte sehr genau messen lassen. Dazu kommt *Chinhydron* zur Anwendung, ein schwerlösliches grünes Addukt, das beim Vereinigen äquimolarer Mengen von Hydrochinon und Chinon entsteht. In einer wäßrigen Suspension von Chinhydron befindet sich eine Platinelektrode. Wird die Platinelektrode mit einer Referenzelektrode gekoppelt, so ändert sich das Potential entsprechend dem pH-Wert. Die Anwendung der *Nernst*schen Gleichung (s.S. 106) auf das korrespondierende Redoxpaar (82).

$$\text{Hydrochinon} \rightleftharpoons \text{Chinon} + 2\,H^+ + 2\,e^- \qquad (82)$$

führt über
$$E = E^0 + \frac{0{,}06}{2} \cdot \lg \frac{[\text{Chinon}] \cdot [H^+]^2}{[\text{Hydrochinon}]}$$

zu
$$E = E^0 + \frac{0{,}06}{2} \cdot \lg \frac{[\text{Chinon}]}{[\text{Hydrochinon}]} - 0{,}06\ \text{pH}$$

Da bei der Chinhydron-Elektrode [Chinon] = [Hydrochinon] ist, folgt mit lg 1 = 0 der Wert für das aktuelle Potential E als pH-abhängige Differenz vom Standardelektrodenpotential: $E = E^0 - 0{,}06$ pH.

## 5.3.7.4. α-Hydroxyaldehyde, α-Hydroxyketone und Diketone

In *α-Hydroxyaldehyden* und *α-Hydroxyketonen* verursacht der Elektronenzug der Carbonylgruppe C-H-Acidität in α-Position zur >C=O-Gruppe. Die Abspaltung und Wanderung eines Protons und die Verlagerung der π-Bindung aus der C=O- in eine C=C-Doppelbindung führen zu einer Form der Keto-Enol-Tautomerie (s. 4.4.2.4.1.). Deshalb stehen α-Hydroxyaldehyde und α-Hydroxyketone beide mit *Endiolen*, sogenannten *Reduktonen*, im Gleichgewicht und sind über Endiole ineinander umwandelbar. Das Prinzip wird am chemisch einfachsten Fall, dem Glycerinaldehyd, deutlich (83):

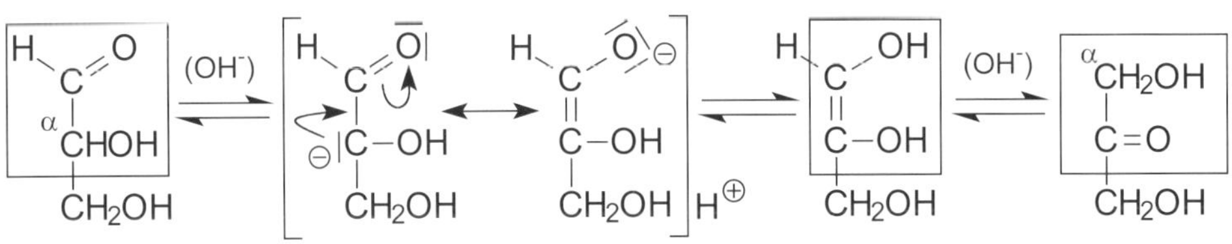

(83)

Glycerinaldehyd, ein α-Hydroxyaldehyd — Carbanion ⟷ Enolation — Endiol (Redukton) — Dihydroxyaceton, ein α-Hydroxyketon

Diese Umlagerung spielt eine wichtige Rolle in der Zuckerchemie. Glycerinaldehyd ist die einfachste Aldose und Dihydroxyaceton die einfachste Ketose. Bei höheren Monosacchariden treten analoge Umlagerungen auf (s. S. 302).

Endiole reagieren sauer und bilden in alkalischer Lösung Salze, die als *Reduktonate* bezeichnet werden. Wichtigstes Redukton ist *Ascorbinsäure* (*Vitamin C*) (s. Übersicht 5.16), deren Endiolstruktur durch eine Carbonylgruppe stabilisiert ist. Reduktonate wirken stark reduzierend und reduzieren *Tollens*-Reagens von $Ag^+$ zu Ag (84).

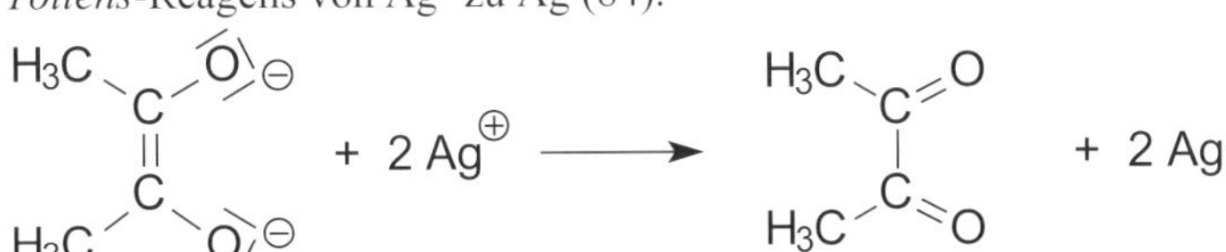

(84)

Diacetyl

Sie werden dabei selbst zu *α-Diketonen* oxidiert. Diese Reaktion weist Analogie zur Oxidation zweiwertiger Phenole zu Chinonen auf. Ein bekanntes α-Diketon ist Diacetyl, (Butan-2,3-dion), eine gelbe Flüssigkeit (Buttergelb), von der schon 0,5 mg/kg das typische Butteraroma verursachen.

Da Endiole aus α-Hydroxyketonen entstehen können, bedeutet dies, daß α-Hydroxyketone im Gegensatz zu einfachen Ketonen reduzierend wirken wie Aldehyde.

β-Diketone, wie *Acetylaceton*, $H_3C\text{-}CO\text{-}CH_2\text{-}CO\text{-}CH_3$ (Pentan-2,4-dion), unterliegen der Keto-Enol-Tautomerie. Im Gleichgewicht treten durch zwei stabilisierende Effekte deutlich höhere Anteile der Enolform auf (s. 4.4.2.4.1.) als bei einfachen Ketonen.

Die Enolformen von β-Dicarbonylverbindungen, wie Acetylaceton oder Acetessigsäureethylester bilden mit Fe(III)-Ionen rotviolette Chelatkomplexe, die zum Nachweis des Enol-Strukturelements dienen können. Diese Komplexbildung ist der zitierten Farbreaktion von Phenolen mit $FeCl_3$ analog (s. S.257), in denen auch ein Enol-Strukturelement >C=C-OH enthalten ist.

## 5.3.8. Carbonsäuren

Carbonsäuren R-COOH enthalten die Carboxylgruppe -COOH als funktionelle Gruppe. Man unterscheidet nach aliphatischen, aromatischen und heterocyclischen Carbonsäuren. Nach der Zahl der in einem Molekül gebundenen Carboxylgruppen ist eine Einteilung in Mono-, Di- und Tricarbonsäuren etc. üblich. Carbonsäuren gehen formal aus der Oxidation von Aldehyden R-CHO hervor. Durch Ersetzen der OH-Gruppe an der >C=O-Gruppe der Carbonsäuren erhält man Carbonsäure-Derivate (Übersicht 5.27), die keine sauren Eigenschaften mehr aufweisen. Sie werden im Anschluß an die Carbonsäuren behandelt.

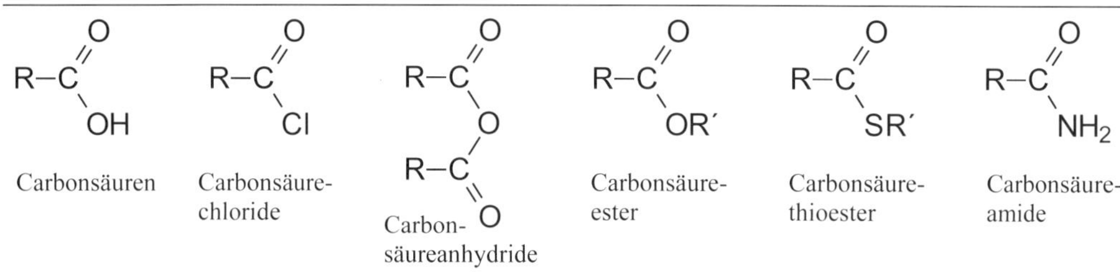


***Übersicht 5.27:*** Carbonsäuren und Carbonsäure-Derivate.

Die Carboxylgruppe -COOH ist, wie die Carbonylgruppe, trigonal planar gebaut, da sie ein $sp^2$-hybridisiertes C-Atom enthält. Das C-Atom ist positiv polarisiert und damit Angriffsort für Nucleophile, während die O-Atome negativ polarisiert sind.

Viele Carbonsäuren und Carbonsäure-Derivate kommen in der Natur frei oder gebunden vor und spielen eine wichtige Rolle bei biochemischen Prozessen. Dies gilt insbesondere für Carbonsäuren, die Hydroxy-, Amino- oder Keton-Strukturelemente enthalten.

### 5.3.8.1. Monocarbonsäuren

Eine Übersicht wichtiger Monocarbonsäuren zeigt Übersicht 5.28. Aliphatische Monocarbonsäuren bilden eine homologe Reihe, für deren Vertreter Trivialnamen die übliche Bezeichnungsform sind. Die systematische Nomenklatur von Carbonsäuren ergibt sich durch die Benennung des mit der Carboxylgruppe verbundenen Restes und Anfügen der Endung -carbonsäure.[1]

[1] Da die Carbonsäuren im physiologischen Milieu meist deprotoniert vorliegen, ist in der Biochemie die Benennung der Carbonsäuren nach ihren Anionen üblich, d. h. allgemein ist von Carboxylaten, speziell z. B. von Acetat (Anion der Essigsäure) die Rede.

Da einige höhere aliphatische Monocarbonsäuren (etwa ab $C_{12}$), wie *Palmitinsäure* und *Stearinsäure*, Bestandteile der natürlichen Fette und Öle (s. 6.2.1.) sind, wird manchmal die gesamte homologe Reihe als "*Fettsäuren*" bezeichnet. Unter den *ungesättigten Monocarbonsäuren* sind *Ölsäure*, *Linolsäure* und *Linolensäure* für den Menschen besonders wichtig. Sie sind Strukturbestandteil von Pflanzenölen (s. 6.2.1.) und müssen in gewisser Menge mit der Nahrung aufgenommen werden, da sie vom Menschen nicht synthetisiert werden können. Sie sind jedoch für die Synthese von *Arachidonsäure* unentbehrlich, die der Vorläufer der hoch bioaktiven *Eicosanoide* (s. 6.2.6.) ist, die vielfältige Funktionen im Körper ausüben. *Sorbinsäure*, ein antimikrobieller Naturstoff aus Vogelbeeren, ist wie *Benzoesäure* als Lebensmittelkonservierungsstoff zugelassen. Oxidativ aus Toluol erzeugte Benzoesäure ist wichtiger Ausgangsstoff für Synthesen. *Zimtsäure* ist Bestandteil vieler Naturstoffe. Vitamin $B_3$ (Niacin) ist das Amid der *Nicotinsäure* (s. Übersicht 5.16).

*Gesättigte aliphatische Monocarbonsäuren*

| | | | | |
|---|---|---|---|---|
| H—COOH | Ameisensäure | (Methansäure) | Sdp. 100,7 °C | $pK_S = 3{,}75$ |
| $H_3C$—COOH | Essigsäure | (Ethansäure) | Sdp. 118,1 °C | $pK_S = 4{,}76$ |
| $H_3C$—$CH_2$—COOH | Propionsäure | (Propansäure) | Sdp. 141,1 °C | $pK_S = 4{,}87$ |
| $H_3C$—$CH_2$—$CH_2$—COOH | n-Buttersäure | (n-Butansäure) | Sdp. 163,5 °C | |
| $H_3C$—$(CH_2)_{14}$—COOH | Palmitinsäure | (Hexadecansäure) | Schmp. 64 °C | |
| $H_3C$—$(CH_2)_{16}$—COOH | Stearinsäure | (Octadecansäure) | Schmp. 69 °C | |

*Ungesättigte aliphatische Monocarbonsäuren*

$H_2C{=}CH{-}COOH$

Acrylsäure

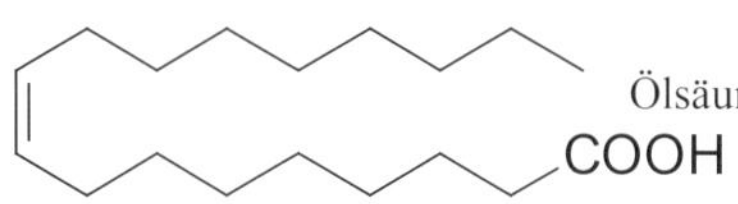


Ölsäure = *cis*- oder (*Z*)-Octadec-9-ensäure $C_{17}H_{33}COOH$

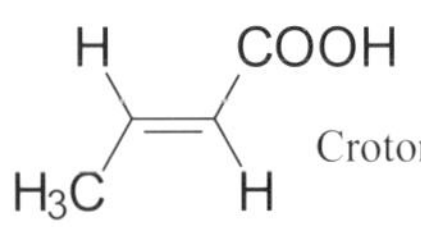


Crotonsäure

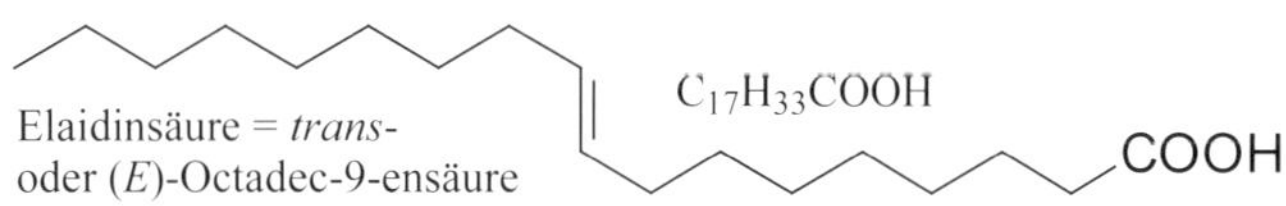


Elaidinsäure = *trans*- oder (*E*)-Octadec-9-ensäure $C_{17}H_{33}COOH$

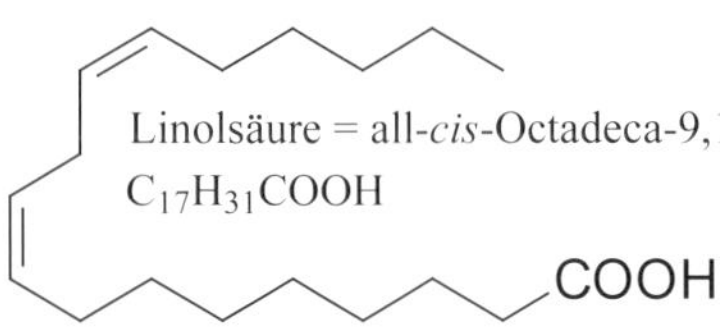


Linolsäure = all-*cis*-Octadeca-9,12-diensäure $C_{17}H_{31}COOH$

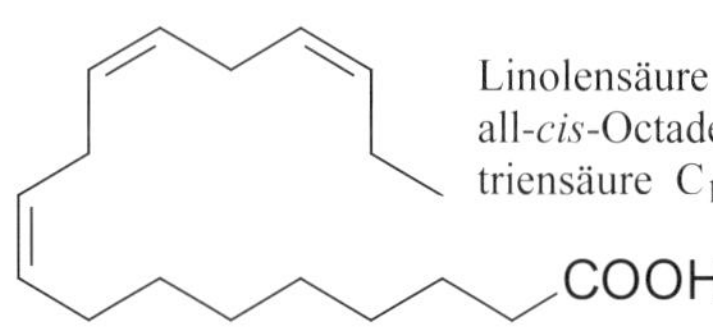


Linolensäure = all-*cis*-Octadeca-9,12,15-triensäure $C_{17}H_{29}COOH$

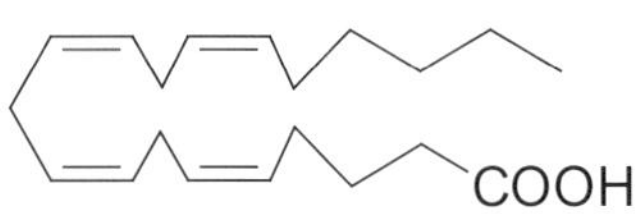


Arachidonsäure = all-cis-5,8,11,14-Eicosatetraensäure $C_{19}H_{31}COOH$

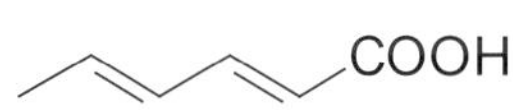


Sorbinsäure

*Aromatische und heterocyclische Monocarbonsäuren*

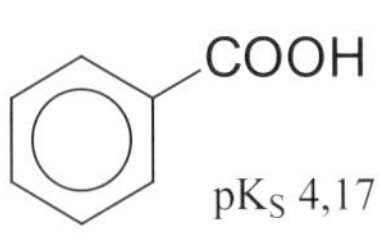


$pK_S$ 4,17

Benzoesäure

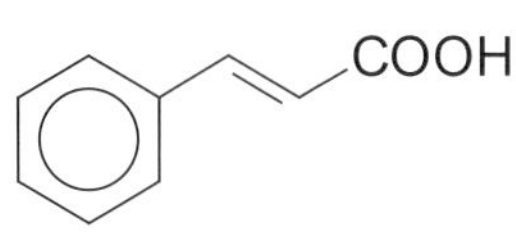


Zimtsäure

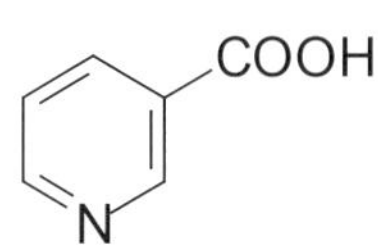


Nicotinsäure (Pyridin-3-carbonsäure)

***Übersicht 5.28:*** Ausgewählte Monocarbonsäuren.

Die Namen der Salze schließen mit der Endung -at: Formiat, Acetat, Propionat, Butyrat, Palmitat, Stearat, Acrylat, Oleat, Linolat, Linolenat. Dies ist eine vor allem biochemisch übliche Bezeichnungsweise, die dadurch gerechtfertigt ist, daß im physiologischen Milieu Dissoziation der Säuren zu ihren Anionen erfolgt. Nicht stets ergibt sich der Name des Anions einfach aus der Carbonsäure, so ist die Ableitung von Formiat aus Ameisensäure oder Pyruvat aus Brenztraubensäure nicht offensichtlich.

Durch formales Entfernen der OH-Gruppe aus der Carboxylgruppe einer Carbonsäure erhält man einen *Acylrest* der allgemeinen Formel R-CO-. Wichtige Acylreste sind:

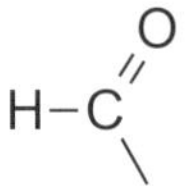
Formyl-

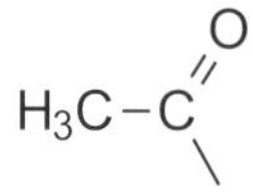
Acetyl-

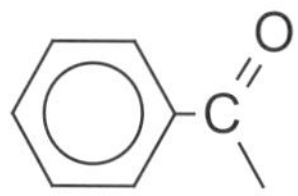
Benzoyl-

Die ersten drei Monocarbonsäuren der Übersicht 5.28 sind ätzend wirkende Flüssigkeiten von stechendem Geruch, die mit Wasser in jedem Verhältnis mischbar sind. Die Carbonsäuren von $C_4$ bis $C_9$ riechen unangenehm schweißartig. Ihre Mischbarkeit mit Wasser nimmt ab $C_4$ rapide ab. Säuren ab $C_{10}$ sind fest und wegen des niedrigen Dampfdrucks nahezu geruchlos. An den hohen Siedepunkte sind auf Wasserstoffbrückenbindungen zurückzuführen, die intermolekular durch Dimerenbildung entstehen (85). Erst beim Siedevorgang werden diese gespalten.

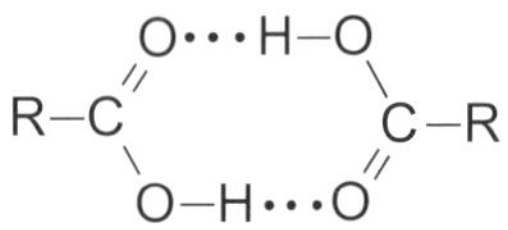
(85)

Ameisensäure nimmt eine Sonderstellung ein, da sie einen Zwitter aus Aldehyd und Carbonsäure darstellt. Sie ist durch Oxidationsmittel zu $CO_2$ und $H_2O$ oxidierbar und reduziert *Tollens*-Reagens. Alle anderen Monocarbonsäuren sind resistent gegen Oxidationsmittel.

So kann *Eisessig* (100%ige Essigsäure, eisartige (!) Kristalle Schmp. 16,5 °C) als Solvens für chemische Oxidationen dienen. 40%ige Essigsäure ist als *Essigessenz* im Handel und wirkt stark ätzend! *Haushaltsessig* ist 5-10%ige wäßrige Essigsäure, die ausschließlich fermentativ durch Essigsäuregärung aus durch alkoholische Gärung erzeugtem Ethanol gewonnen werden darf. Ameisensäure ist das Gift der Ameisen und der Brennhaare der Brennessel.

Carbonsäuren sind in wäßriger Lösung deutlich saurer, d. h. stärker dissoziiert als Phenole (vgl. Übersicht 5.28 mit $pK_S = 9.9$ für Phenol). Die erhöhte O-H-Acidität der Carboxylgruppe hat zwei Ursachen. Zum einen ist die OH-Gruppe direkt an eine Carbonylgruppe gebunden, deren elektronegatives O-Atom (-I-Effekt!) einen Elektronenzug ausübt, die O-H-Bindung schwächt und die Deprotonierung erleichtert. Die leichte Delokalisierbarkeit der π-Elektronen begünstigt dies. Zum anderen führt die Dissoziation zu einem mesomeriestabilisierten Carboxylatanion. In ihm sind beide O-Atome völlig äquivalent. Die negative Ladung ist in diesem symmetrischen, energiearmen Ion delokalisiert (86). Carboxylationen sind daher sowohl schwache Basen als auch schwache Nucleophile.

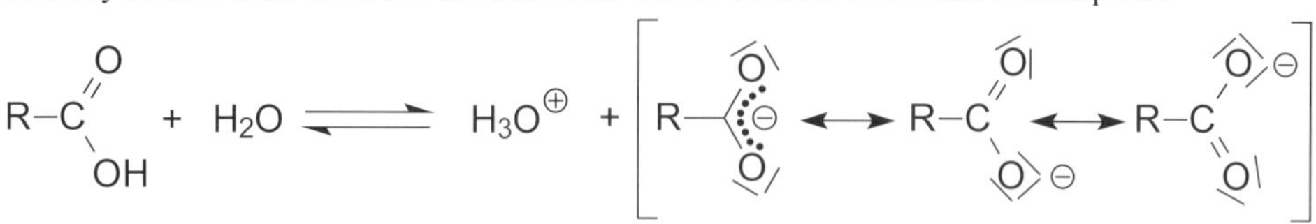
(86)

Mit zunehmender Kettenlänge nimmt die Säurestärke wegen des +I-Effektes der Alkylkette ab. Carbonsäuren bilden mit Basen Salze (87), von denen viele praktische Bedeutung besitzen (Übersicht 5.29).

Natrium- oder Kalium-carboxylate reagieren als Salze aus einer starken Base und einer schwachen Säure bei Hydrolyse in Wasser alkalisch und können Bestandteil von Puffern sein (s. S. 93). Starke Mineralsäuren setzen die Carbonsäuren aus ihren Salzen durch Protonierung wieder frei.

Seit historischen Zeiten werden durch *Verseifung* von Fetten und Ölen (s. 6.2.1.) *Seifen* hergestellt, die Alkalisalze langkettiger Fettsäuren sind. Die langkettig substituierten Carboxylationen, wie das Stearat $C_{17}H_{35}COO^-$, haben besondere Eigenschaften: Sie bestehen aus einer geladenen, hydrophilen Carboxylatgruppe, die mit einem langen hydrophoben (lipophilen) Alkylrest verbunden ist. Damit kann die bekannte Waschwirkung, die als benetzend, dispergierend und emulgierend charakterisierbar ist, erklärt werden.

| Formel | Bezeichnung | Anwendung |
|---|---|---|
| HCOONa | Natriumformiat | Hydridüberträger, Reduktionsmittel |
| $CH_3$-COONa | Natriumacetat | Acetatpuffer-Bestandteil |
| $(CH_3COO)_3Al$ | Aluminiumacetat | Essigsaure Tonerde, für Umschläge |
| $(CH_3COO)_2Pb$ | Bleiacetat | Bleiacetatpapier zum $H_2S$-Nachweis |
| $(C_{15}H_{31}COO)_2AlOH$ | Aluminiumdipalmitat-hydroxid, *Napalm* | Brandbombenbestandteil |
| $C_{17}H_{35}COONa$ | Natriumstearat | Kernseife (im Gemisch mit Na-Salzen der Palmitin- und Ölsäure) |
| $C_{17}H_{35}COOK$ | Kaliumstearat | Schmierseife |
| $(C_{17}H_{35}COO)_2Zn$ | Zinkstearat | Bestandteil von Pudern und Salben |

***Übersicht 5.29:*** Carbonsäuresalze und ihre Anwendung.

Beim Auflösen in Wasser kommt es nur zur Hydratisierung der polaren Enden, die lipophilen Enden ragen an der Oberseite des Seifenwassers heraus, Seife ist eine *amphiphile Verbindung*. Die Oberflächenspannung des Wassers sinkt (ein Tropfen Seifenwasser läuft breit!), es benetzt Wäsche besser als Wasser ohne Seife und es bildet Schaum. Seife als grenzflächenaktiver Stoff zählt zu den *Tensiden* (*Detergenzien*). Im Wasser selbst lagern sich die Stearationen zu winzigen kugeligen Strukturen, den *Micellen* zusammen, in deren Inneres die hydrophoben Alkylreste ragen, während die Carboxylatreste nach außen weisen. Micellen sind vielfach negativ geladen und stoßen sich ab. In den wassergefüllten Zwischenräumen sind die ladungsausgleichenden Kationen solvatisiert. Eine Micelle kann in ihr Inneres lipophile Partikel (Fett- und Öltröpfchen) aufnehmen, das Fett wird emulgiert (nicht gelöst!). Seife wirkt daher entfettend. Toilettenseifen bestehen aus Alkalisalzen der Fettsäuren und sind umweltfreundlich, da die unverzweigten Alkylketten mikrobiell in Kläranlagen sehr gut abbaubar sind. Nachteilig ist, daß sie mit den in hartem Wasser gelösten $Ca^{2+}$-Ionen schwerlösliche, ausflockende Salze bilden.

## 5.3.8.2. Dicarbonsäuren

Wichtige *Dicarbonsäuren* sind in Übersicht 5.30 zusammengefaßt.

*Oxalsäure* kommt als Kaliumhydrogenoxalat, HOOC-COOK, in Pflanzen, wie Rhabarber und Sauerampfer vor. Der Mensch scheidet Calciumoxalat, $(COO)_2Ca$, im Harn aus. In pathologischen Fällen lagern sich daraus bestehende Oxalatsteine in Niere oder Blase ab. Die Oxalatfällung kann zur quantitativen Calciumbestimmung genutzt werden. Oxalsäure ist wie Ameisensäure leicht zu $CO_2$ und $H_2O$ oxidierbar, als Oxidationsmittel kann $KMnO_4$ dienen (*Manganometrie*). Oxalsäure und *Malonsäure* sind wegen des elektronenziehenden Effekts der zweiten COOH-Gruppe auf die erste deutlich saurer als Monocarbonsäuren, wie ihre $pK_{S1}$-Werte zeigen. *Bernsteinsäure* und *Fumarsäure* sind Teil des Citronensäurecyclus (siehe Lehrbücher der Biochemie). Aus Phthalsäure werden Polyester und Farbstoffe hergestellt, ihre Ester dienen als Weichmacher. Die Polykondensation von Terephthalsäure mit Diolen führt zu Polyestern.

| | | |
|---|---|---|
| HOOC—COOH | Oxalsäure, *Salz bzw. Dianion*: Oxalat | $pK_{S1} = 1.27$ |
| HOOC—$CH_2$—COOH | Malonsäure, Malonat | $pK_{S1} = 2.86$ |
| HOOC—$CH_2$—$CH_2$—COOH | Bernsteinsäure, Succinat | $pK_{S1} = 5.64$ |
| HOOC—$CH_2$—$CH_2$—$CH_2$—COOH | Glutarsäure, Glutarat | |
| HOOC—$CH_2$—$CH_2$—$CH_2$—$CH_2$—COOH | Adipinsäure, Adipat | |

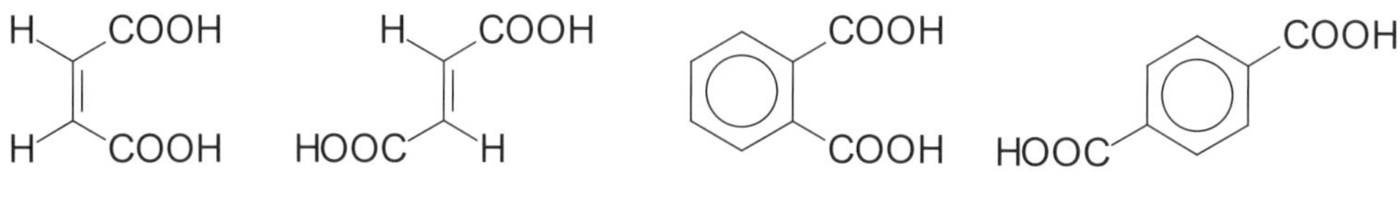


| Maleinsäure | Fumarsäure | Phthalsäure | Terephthalsäure |
|---|---|---|---|
| Dianion: Maleat | Dianion: Fumarat | Dianion: Phthalat | Dianion: Terephthalat |
| $pK_{S1} = 1.92$ | $pK_{S1} = 3.02$ | $pK_{S1} = 2.58$ | |

***Übersicht 5.30:*** Dicarbonsäuren[1].

[1] Der angegebene $pK_S$-Wert betrifft die 1. Dissoziationsstufe in Wasser bei 25 °C.

Dicarbonsäuren unterliegen in Abhängigkeit von der Kettenlänge und der räumlichen Struktur beim Erhitzen charakteristischen Reaktionen (Übersicht 5.31).

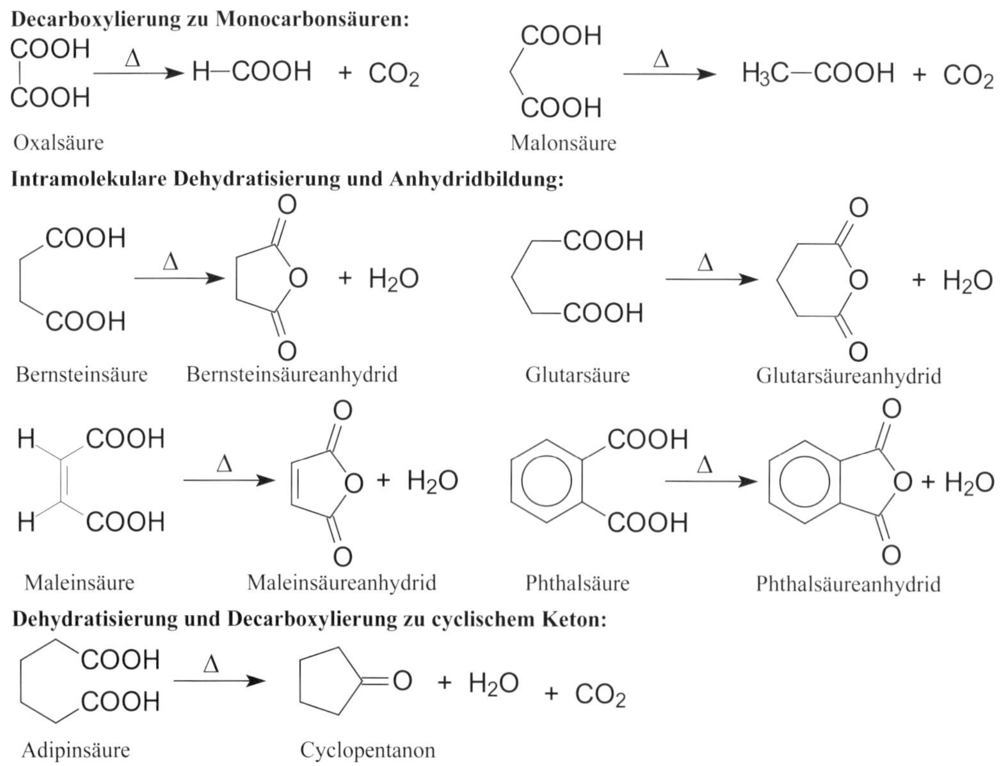


***Übersicht 5.31:*** Thermische Reaktionen von Dicarbonsäuren.

Während Oxalsäure und Malonsäure thermisch decarboxyliert werden können, erfolgt bei *Bernsteinsäure* und *Glutarsäure* eine Dehydratisierung unter Bildung der cyclischen Carbonsäureanhydride mit der Ringgröße 5 bzw. 6. Auch *Maleinsäure* mit räumlich fixierter *cis*-Anordnung der Carboxylgruppen bildet ein Anhydrid, bei der *trans*-konfigurierten stereoisomeren *Fumarsäure* mit weit voneinander entfernten COOH-Gruppen ist dies unmöglich. In verwandter Weise cyclisiert *Phthalsäure* aber nicht *Terephthalsäure* mit *p*-Anordnung der Substituenten. *Adipinsäure* bildet unter Abspaltung von $CO_2$ und $H_2O$ Cyclopentanon (Ringgröße 5).

## 5.3.9. Carbonsäurederivate

In Übersicht 5.27 wurden Carbonsäurederivate des Typs R-CO-Y aufgeführt. In ihnen ist der Rest OH durch einen anderen polaren Rest Y ersetzt. Alle Carbonsäurederivate können durch Hydrolyse mit Wasser unter Rückbildung der Carbonsäuren R-COOH und von H-Y reagieren.

Im Unterschied zu Aldehyden/Ketonen sind für Carbonsäuren R-COOH und ihre Derivate R-CO-Y nicht Additionen an die C=O-Doppelbindung, sondern nucleophile Substitutionen der OH-Gruppe oder des polaren Restes Y die typischen Reaktionen. Angriffsort des Nucleophils ist das Carbonyl-C-Atom. Bei saurer Katalyse ist das Carbonyl-O-Atom Angriffsort des Protons(s. Übersicht 5.23). Ursache dafür, daß eine Substitution unter Erhalt der C=O-Bindung erfolgt, ist der Umstand, daß die an das Carbonyl-C-Atom gebundenen Reste sogenannte gute *Abgangsgruppen* sind, die leicht vom Acylrest R-CO- austreten können (bei Aldehyden würde dies den Austritt eines energiereichen Hydridions $H^-$, bei Ketonen den Austritt eines Kohlenwasserstoffanions $R^-$ bedeuten - beides wäre extrem energieaufwendig!). Leicht können aber Reste wie -OH, -OR, -SR und $-NH_2$ als neutrale energiearme Moleküle $H_2O$, R-OH, R-SH und $NH_3$ austreten, -Cl kann als Chloridion und R-COO- als Carboxylatanion abgehen. Diese Triebkräfte bestimmen alle beschriebenen Reaktionen, die an einer Carbonsäure(derivat)-Struktur erfolgen.

Die Reaktivität gegenüber Nucleophilen stuft sich in folgender Reihe ab:
R-COCl > R CO-O-CO-R > R-COSR′> R-COOR′ > $R-CONH_2$, d. h.:
Carbonsäurechloride > -anhydride > -thioester > -ester > -amide

Wie bei Aldehyden/Ketonen wirkt der Elektronenzug der C=O-Gruppe acidifizierend. So können, in Analogie zur Aldolreaktion, auch aus Carbonsäure-Derivaten mit einem H-Atom am α-C-Atom durch starke Basen Carbanionen erzeugt werden (vgl. (94)).

### 5.3.9.1. Carbonsäurechloride

Carbonsäurechloride entstehen durch Umsetzung von Carbonsäuren mit $PCl_3$, $PCl_5$ oder $SOCl_2$, den sehr reaktiven Chloriden der anorganischen Säuren $H_3PO_3$, $H_3PO_4$ bzw. $H_2SO_3$. Die Reaktion mit Thionylchlorid $SOCl_2$ nach (87) hat den Vorteil, daß neben dem Carbonsäurechlorid nur gasförmige Produkte entstehen, die entweichen.

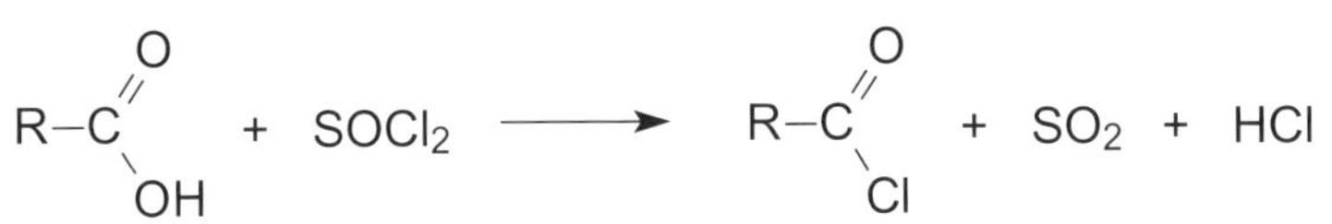


(87)

Säurechloride (Übersicht 5.32) sind, bedingt durch den Elektronenzug des Cl-Atoms, die reaktivsten Derivate der Carbonsäuren. Sie finden breite Anwendung in technischen Synthesen und in der Forschung, z. B. als Lieferanten für Schutzgruppen in der Kohlenhydrat- und Peptidchemie.

*Phosgen*, Kohlensäuredichlorid ($COCl_2$), ist gasförmig und extrem toxisch. Seine Einatmung führt nach einer Latenzzeit von mehreren Stunden (Hydrolyse zu HCl (!) und $CO_2$ in der Lunge) zu schweren Lungenödemen, die häufig tödlich enden. Phosgen wird für die Produktion von Isocyanaten eingesetzt, aus denen Polyurethan-Kunststoffe hergestellt werden. Dabei werden besondere Sicherheitsvorkehrungen getroffen.

Die Synthesechemikalien *Acetylchlorid* und *Benzoylchlorid* sind flüssig, riechen stechend und sind durch mit der Augenflüssigkeit erfolgende Hydrolyse zu HCl tränenreizend. Aggressiv und hydrolyseempfindlich reagieren auch die anderen, z. T. festen Säurechloride. 3,5-Dinitrobenzoylchlorid dient zur analytischen Charakterisierung von Alkoholen, Phenolen, primären und sekundären Aminen über kristalline Derivate. Chlorameisensäurebenzyl- und *-tert.*-butylester sowie Chlorameisensäurefluoren-9-ylmethylester sind reaktive Reagenzien zum Anbringen der Schutzgruppen Benzyloxycarbonyl- (Cbo- oder Z-Rest), tert.-Butyloxycarbonyl- (BOC-Rest) bzw. Fluoren-9-ylmethoxycarbonyl- (FMOC-Rest) am N-Terminus von Aminosäuren oder Peptiden.

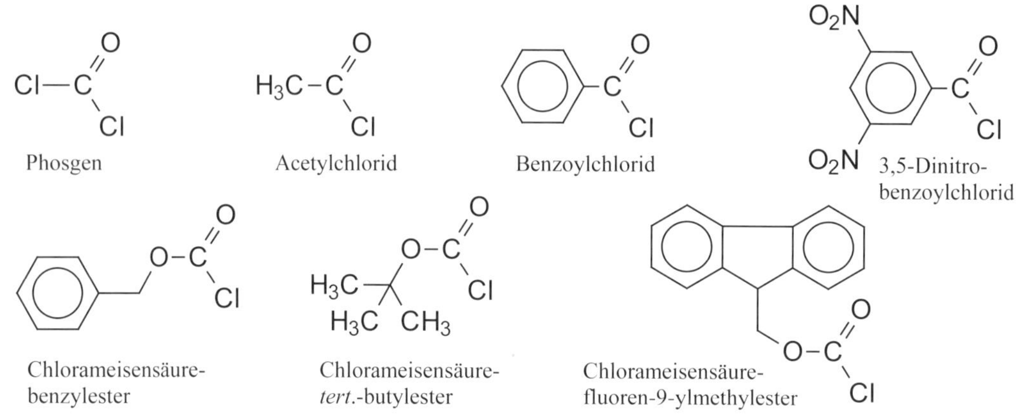


***Übersicht 5.32:*** Carbonsäurechloride.

Wie das Beispiel des Acetylchlorids zeigt, sind von Säurechloriden ausgehend alle anderen Derivate zugänglich (Übersicht 5.33).

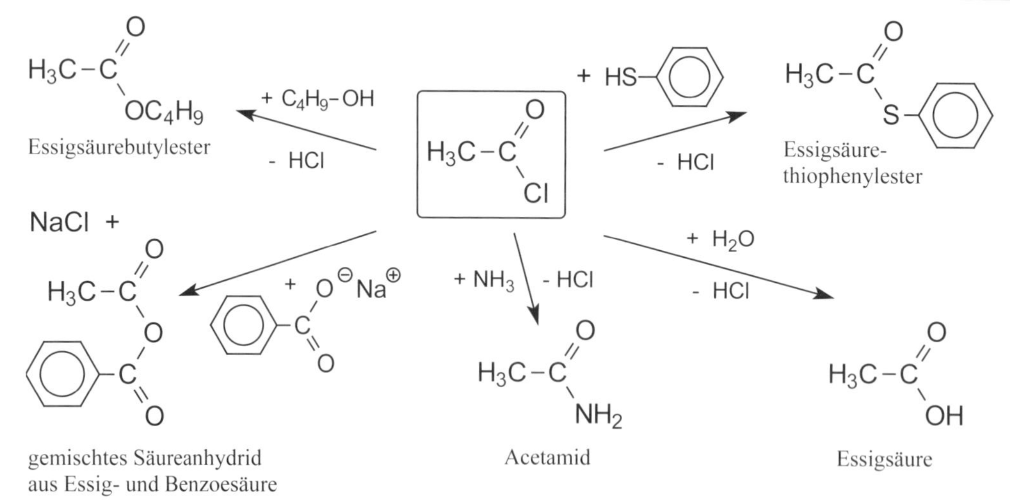


***Übersicht 5.33:*** Reaktionen von Acetylchlorid als typischem Carbonsäurechlorid.

Auf die Möglichkeit, Acylreste R-CO- aus R-COCl in einer $S_E$-Reaktion auf Aromaten zu übertragen (Acylierung nach *Friedel-Crafts*), wurde bereits hingewiesen (Übersicht 5.10).

## 5.3.9.2. Carbonsäureanhydride

Carbonsäureanhydride sind durch intermolekulare Dehydratisierung beim Erhitzen von Carbonsäuren zugänglich (88). Bestimmte Dicarbonsäuren sind zur Bildung cyclischer Anhydride befähigt (s. Übersicht 5.31), wenn 5- oder 6-Ringe ausgebildet werden können. Die Synthese gemischter Anhydride ist über Carbonsäurechloride möglich (s. Übersicht 5.33).

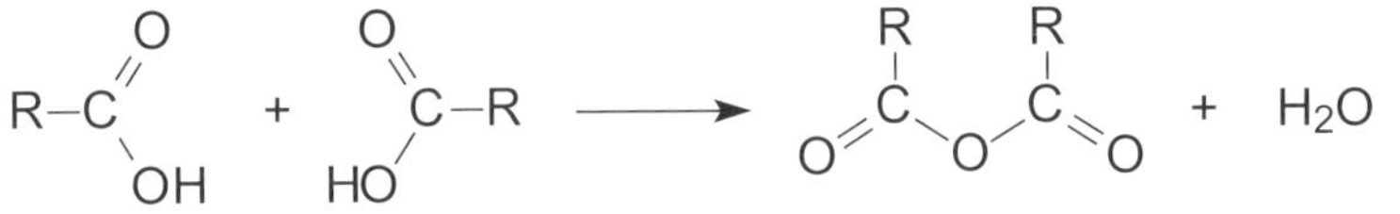


(88)

Carbonsäureanhydride sind reaktiv. Durch Umsetzen mit Nucleophilen sind prinzipiell die gleichen Substanzklassen zugänglich wie mit Carbonsäurechloriden als Ausgangsstoff. Das wichtigste Anhydrid ist *Acetanhydrid* (Essigsäureanhydrid). Es wird, z. B. in pharmazeutischen Synthesen, benutzt um einen Acetylrest auf OH- oder $NH_2$-Gruppen zu übertragen (89).

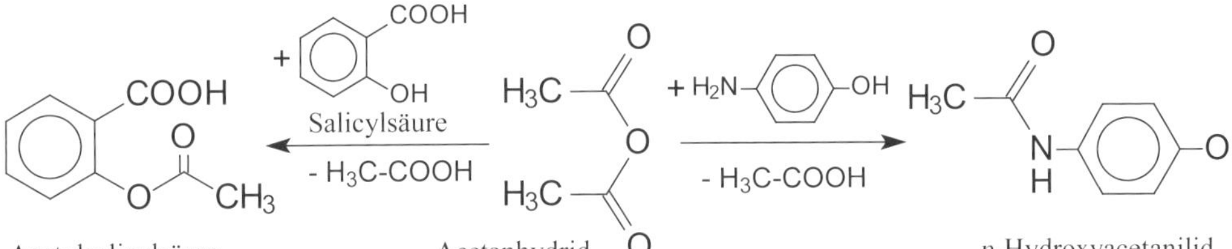


(89)

So entstehen zwei wichtige pharmazeutische Wirkstoffe, die *Acetylsalicylsäure* (Handelsnamen z. B. *Aspirin* ® oder *Acesal* ®) und *p*-Hydroxyacetanilid (Freiname: *Paracetamol*; analgetisch, antipyretisch). In den bifunktionellen Ausgangsstoffen Salicylsäure bzw. *p*-Aminophenol wird jeweils die stärker nucleophile Gruppe (phenolisches -OH bzw. Amin) acetyliert.

Spannend ist die Geschichte der Acetylsalicylsäure. Die schmerzlindernde, fiebersenkende Wirkung von Weidenrindenauszügen war schon im Mittelalter bekannt. Dem darin enthaltenen Glykosid Salicin ist *Salicylsäure* strukturverwandt. Sie stellt das wirksame Prinzip dar. *H. Kolbe* klärte 1859 die Struktur der Salicylsäure auf und entwickelte mit *R. Schmitt* eine bis heute unübertroffene Synthese aus Natriumphenolat und $CO_2$. Nach ihr wurde ab 1874 in Radebeul technisch Salicylsäure hergestellt. Die direkte Einnahme von Salicylsäure reizt jedoch den Magen. 1897 stellte *F. Hoffmann* erstmals die besser verträgliche Acetylsalicylsäure (Transportform des Wirkstoffs) her, die 1899 patentiert wurde. Noch heute handelt es sich um ein im großen Maßstab hergestelltes, vielseitig wirkendes Medikament, das analgetisch, antipyretisch, antiphlogistisch, antirheumatisch, thrombozytenaggregationshemmend und keratinolytisch wirkt. Der molekulare Wirkmechanismus ist aufgeklärt. Er besteht in der Hemmung des Enzyms Cyclooxygenase, das auf dem Weg von Arachidonsäure (s. Übersicht 5.28) zu Prostaglandinen und Thromboxanen (s. 6.2.6.) liegt.

Eine weitere wichtige Acetylverbindung ist der Neurotransmitter Acetylcholin (s. Übersicht 5.21).

## 5.3.9.3. Carbonsäureester

*Carbonsäureester* niederer Carbonsäuren mit niederen Alkoholen sind neutral reagierende, wasserunlösliche Flüssigkeiten, die charakteristisch, oft angenehm riechen.

Ester stellen die Hauptkomponenten von Aromen vieler Früchte, wie z. B. der Birne Essigsäurebenzylester), der Ananas (Buttersäureethylester) oder der Orange (Essigsäure-*n*-octylester) dar. Sehr aromatisch riecht Salicylsäuremethylester im Wintergrünöl, das als Salbenbestandteil verwendet wird.

Ester langkettiger Monocarbonsäuren mit langkettigen Alkoholen sind Wachse (s. 6.2.2.). Die für den Menschen wichtigste Klasse von Estern bilden Fette und Öle (s. 6.2.1.), die dreifachen Ester des dreiwertigen Alkohols Glycerin.

Die übliche Reaktion zur Synthese von Estern ist nicht die schon erwähnte Alkoholyse eines Säurechlorids (s. Übersicht 5.33), sondern die Veresterung einer Carbonsäure mit einem Alkohol, eine typische Gleichgewichtsreaktion (90). Durch saure Katalyse (Zusatz starker Mineralsäuren wie $H_2SO_4$ oder HCl) kann die Einstellungszeit, aber nicht die Lage des Gleichgewichts beeinflußt werden. Wenn in Gleichung (90) die Reaktion nach rechts verläuft, spricht man von *Veresterung*; die Rückreaktion entspricht der *sauren Hydrolyse eines Esters* durch Wasser.

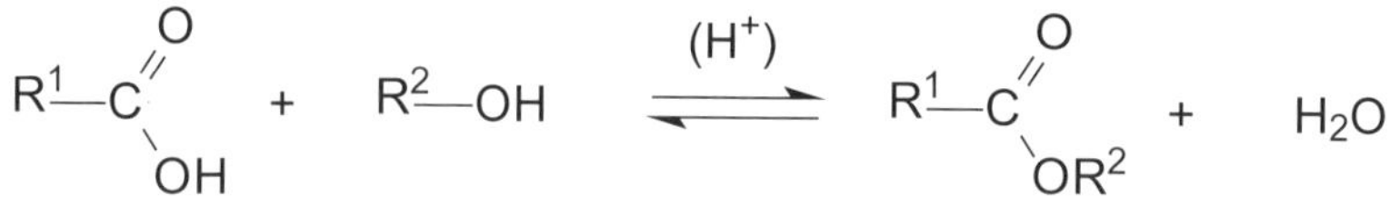


(90)

$$K = \frac{[R^1COOR^2][H_2O]}{[R^1COOH][R^2OH]}$$

Geht man von stöchiometrischen Mengen zweier Reaktanten aus, so kann in jedem Fall nur der Gleichgewichtszustand und nicht kompletter Umsatz zur anderen Seite erreicht werden. Gewöhnlich ist man an einer hohen Ausbeute an Ester interessiert. Aus dem Massenwirkungsgesetz (s.S. 81) bieten sich dafür zwei einfache Varianten an. (1) Es ist möglich, eines der beiden Edukte im Überschuß einzusetzen, meist den billigeren Alkohol. Dies führt zu einer vermehrten Reaktion von Carbonsäure zu Ester und letztlich zur Wiederherstellung des Gleichgewichtszustands und des Wertes für K. Bezogen auf die eingesetzte Carbonsäure bedeutet dies dann eine erhöhten Ausbeute an Carbonsäureester. (2) Entzieht man während der Reaktion gebildetes Wasser, indem man es chemisch bindet oder abdestilliert (azeotrope Destillation mit Schleppmitteln wie Chloroform), so hat dies die gleiche Wirkung. Die Veresterungsreaktion schreitet dadurch fort, da das System diesem äußeren Zwang durch Verschiebung des Gleichgewichts zu den Produkten ausweicht. Besteht das Ziel darin, Reaktion (90) zur sauer katalysierten Spaltung eines Esters durch Wasser zu nutzen, so gilt auch hier zu berücksichtigen, daß die Rückreaktion zur unvollständigen Hydrolyse führt. Setzt man unter Anwendung des *Le Chatelier*schen Prinzips (s. S. 83) einen hohen Überschuß an Wasser ein, so ist dessen Abtrennung aufwendig. Reaktionsfolge (91) stellt den Mechanismus für beide reversible Teilreaktionen dar.

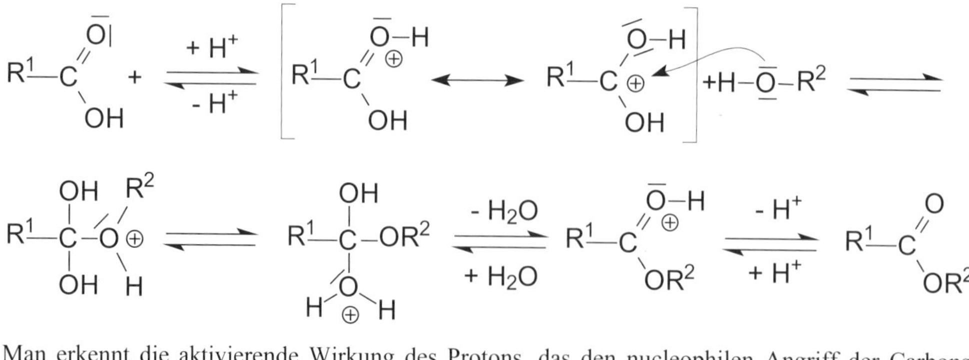


(91)

Man erkennt die aktivierende Wirkung des Protons, das den nucleophilen Angriff der Carbonsäure durch den Alkohol erleichtert und als Katalysator unverändert aus der Reaktion hervorgeht. Durch Isotopenmarkierung mit $^{18}O$ konnte bewiesen werden, daß das O-Atom des Wassers aus der OH-Gruppe der Carbonsäure und nicht des Alkohols stammt.

Die Veresterung ist eine detailliert untersuchte Reaktion. Aliphatische Carbonsäuren reagieren besser als aromatische, primäre Alkohole besser als sekundäre oder tertiäre, langkettige langsamer als kurzkettige. Phenylester werden oft über die Säurechloride hergestellt.

Die *alkalische Hydrolyse eines Esters* verläuft dagegen irreversibel und quantitativ (92).

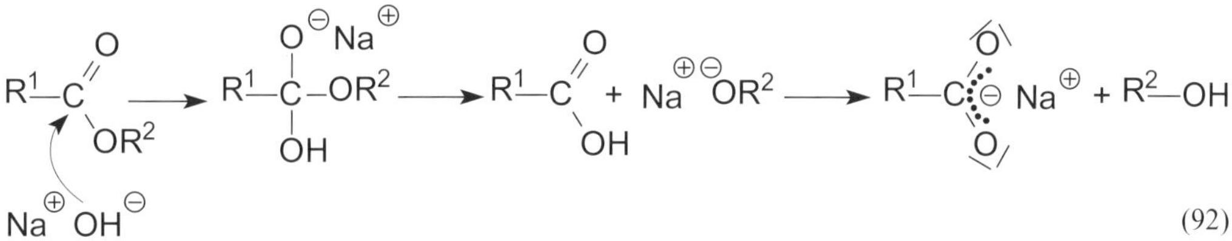

(92)

Hydroxidionen sind nucleophiler als Wasser und dem Ester gegenüber reaktiver. Das zunächst gebildete Alkoholation $R^2O^-$ ist stark basisch, entreißt der Carbonsäure ein Proton, reagiert selbst zum Alkohol $R^2OH$ und hinterläßt das Natriumsalz der Carbonsäure. Dieses mesomeriestabilisierte Carboxylation (vgl. (86)) ist nicht zur Rückreaktion zum Ester befähigt.

Im Gegensatz zur katalysierten sauren Hydrolyse ist bei der alkalischen Hydrolyse der Zusatz von Base in stöchiometrischer Menge erforderlich. Die alkalische Hydrolyse wird oft *Verseifung* genannt, da die Herstellung von Seifen (Alkalisalze langkettiger Fettsäuren, s. Übersicht 5.29) durch Kochen von Fett oder Öl (Triester des Glycerins) mit Alkalilaugen (NaOH oder KOH) ein seit historischen Zeiten ausgeübtes Gewerbe ist. Die Bruttogleichung zeigt (93):

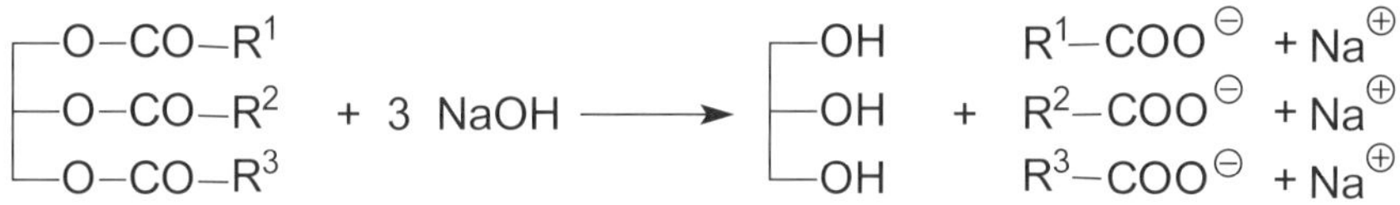

(93)

Fett oder Öl,
ein Triacylglycerin

Glycerin
(1,2,3-Propantriol)

Seifen
$R^1$, $R^2$, $R^3$ = langkettige
Alkyl- oder Alkenylreste (ab $C_{12}$)

Das bei der Verseifung anfallende Glycerin ist vielseitig einsetzbar, so als Bestandteil von Salben. Wichtige Fettsäuren sind Stearinsäure, Palmitinsäure, Ölsäure, Linolsäure und Linolensäure (s. Übersicht 5.28).

In 5.3.7.2. wurde unter (79) die Aldol-Kondensation als C-C-verknüpfende Reaktion C-H-acider Carbonylverbindungen vorgestellt. Im Bereich C-H-acider Carbonsäureester existiert die verwandte *Esterkondensation* (*Claisen-Kondensation*). Dabei reagiert ein deprotoniertes Molekül eines Esters als carbanionisches Nucleophil mit einem Molekül des neutralen Esters (94). Nach Austritt eines Alkoholations entsteht eine 1,3-Dicarbonylverbindung (β-Dicarbonylverbindung).

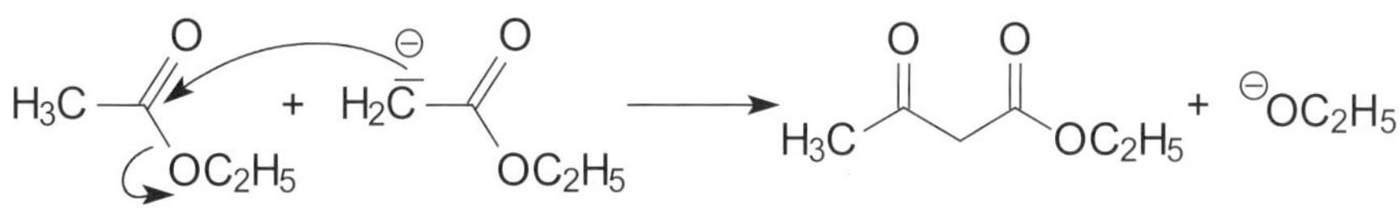

(94)

Essigsäure-
ethylester

Essigsäure-
ethylester-Anion

Acetessigsäureethylester
(Ketoform)

In der in Gleichung (94) als Bruttoreaktion formulierten Umsetzung von Essigsäureethylester entsteht Acetessigsäurethylester (zu dessen Tautomerie s. 4.4.2.4.1.).

Die Esterkondensation erfordert den Einsatz stärkerer Basen als die Aldol-Kondensation, da Carbonsäureester weniger C-H-acid sind als Aldehyde oder Ketone. Es muß im wasserfreien Milieu, z. B. mit

Natriumethanolat als Base, gearbeitet werden. Der natürliche Fettsäureaufbau aus $C_2$-Einheiten erfolgt nach einem analogen Prinzip.

In 5.3.7.2. wurde auf die Möglichkeit bestimmter Hydroxyaldehyde verwiesen, durch Addition der OH-Gruppe an die Carbonylgruppe cyclische Halbacetale zu bilden (s. S. 267). Verwandt damit ist im Bereich der Ester die strukturelle Variante eines als *Lacton* bezeichneten cyclischen Esters. Ein Lacton entsteht durch intramolekulare Veresterung einer Hydroxycarbonsäure. Lactone haben meist die Ringgröße 5 oder 6. Strukturell geeignet sind damit Hydroxycarbonsäuren, in denen sich die OH-Gruppe bezogen auf die Carboxylgruppe an C-3 (γ-Position) oder C-4 (δ-Position) befindet (95).

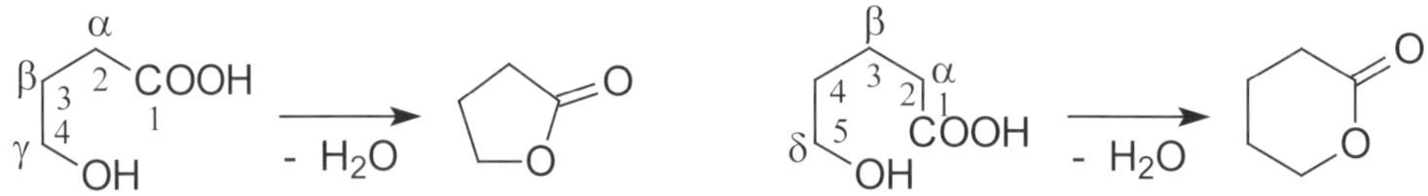


(95)

Die gebildeten Lactone werden danach als γ- bzw. δ-Lactone bezeichnet und sind häufig Naturstoffbestandteile.

## 5.3.9.4. Carbonsäurethioester

*Carbonsäurethioester* sind synthetisch aus Mercaptanen und Säurechloriden zugänglich (s. Übersicht 5.33). Wichtig sind biochemische Vertreter, wie das *Acetyl-Coenzym A*, eine für den Stoffwechsel zentrale Substanz. Unabhängig von dessen komplizierter Gesamtstruktur (s. Lehrbücher der Biochemie) ist es möglich, das Prinzip der Acetylgruppenübertragung zu erklären (96).

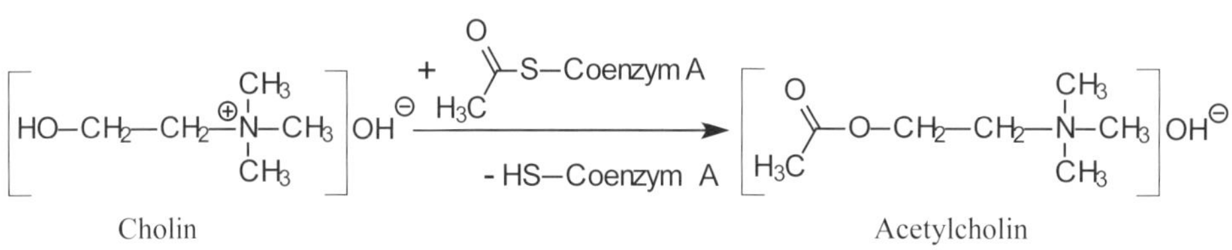


(96)

Acetyl-Coenzym A kann als substituierter Essigsäurethioester angesehen werden. Eine C-S-Bindung ist wegen der geringeren Überlappung der Atome schwächer als eine C-O-Bindung. Bei der Bildung einer C-S-Bindung wird folglich weniger Energie frei. Daher sind Thioester energiereicher als normale Ester. Die mit diesem höheren Energieinhalt zusammenhängende Reaktivitätszunahme ist für die biochemische Funktion von Acetyl-Coenzym A entscheidend: Es ist leicht durch Nucleophile am Carbonyl-C-Atom angreifbar. Das Anion des Coenzyms A stellt eine gute *nucleofuge* (kernflüchtende) *Abgangsgruppe* dar. Als Nucleophile treten z. B. OH- oder $NH_2$-Gruppen biochemischer Substrate, z. B. von Cholin (96) auf. In der Fettsäure- und Steroid-Biosynthese erfolgen auch C-C-Knüpfungen.

## 5.3.9.5. Carbonsäureamide

*Carbonsäureamide* sind nicht durch die direkte Umsetzung von Ammoniak oder Aminen mit Carbonsäuren zugänglich, da im Falle der Reaktion von $R^1$-COOH mit $NH_3$ durch Neutralisation das Ammoniumsalz der Carbonsäure, $RCOO^-NH_4^+$, und Wasser gebildet werden.

Die Reaktion von Säurechloriden (vgl. Übersicht 5.33), Säureanhydriden oder Estern mit $NH_3$, primären ($R^2$-$NH_2$) oder sekundären Aminen ($R^2R^3NH$) führt jedoch direkt zu Carbonsäureamiden der Struktur $R^1$-$CONH_2$, $R^1$-$CONHR^2$ oder R1-$CONR^2R^3$.

Übersicht 5.34 zeigt eine Auswahl von Amiden.

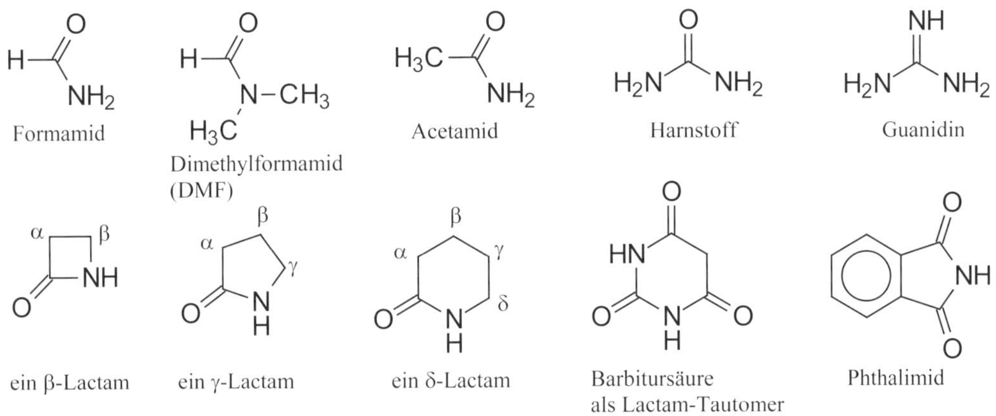


***Übersicht 5.34:*** Carbonsäureamide[1].

[1] Harnstoff, das Kohlensäurediamid, wurde wegen seiner strukturellen Verwandtschaft mit aufgeführt.

*Formamid* und *Dimethylformamid* sind farblose Flüssigkeiten und gute Lösungsmittel für spezielle Anwendungen. Sie reagieren neutral, da die Aminogruppe im Amid durch Mesomerie mit der C=O-Gruppe keine basischen Eigenschaften mehr aufweist (97).

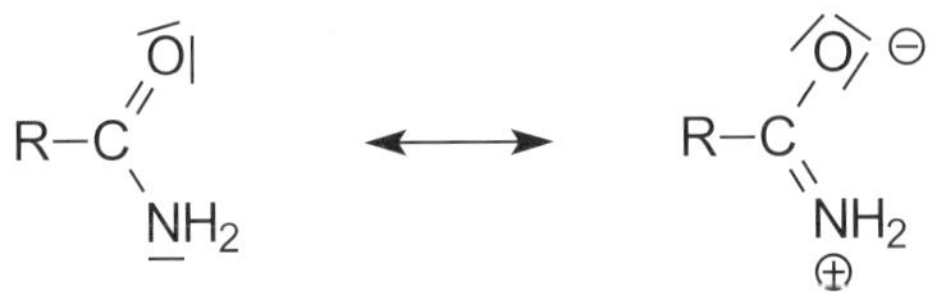
(97)

Formamid kann zu Blausäure (HCN) dehydratisiert werden, wie andere Amide R-CONH$_2$ auch, die zu *Nitrilen* R-CN reagieren. Höhere Amide sind kristallin, die Wasserlöslichkeit ist unterschiedlich ausgeprägt. So löst sich *Harnstoff*, die körpereigene Entsorgungsform für Stickstoff, sehr gut in Wasser. *Guanidin* (Iminoharnstoff) ist stark basisch und vermittelt diese Eigenschaft der Aminosäure *Arginin*, deren struktureller Bestandteil es ist.

Als *Lactam* wird ein cyclisches Carbonsäureamid bezeichnet, das formal auf der Cyclisierung einer Aminocarbonsäure beruht. Die Ringgröße ist durch vorgestellte griechische Buchstaben in Analogie zum Vorgehen bei Lactonen (95) zu erkennen. β-Lactame sind Bestandteil wichtiger Antibiotika (s. Abb. 5.5). Ein γ-Lactam ist Bestandteil des medizinisch vielfältig nutzbaren Polymers Polyvidon (s. Übersicht 5.5). Eine δ-Lactam-Struktur ist in Barbitursäure (s. auch S. 242) enthalten. Lactame unterliegen der Lactam-Lactim-Tautomerie (s. (36) in 4.4.2.4.1.). Uracil (aus RNA) und drei der vier Nucleobasen aus DNA, nämlich Thymin, Cytosin und Guanin (s. Abb. 4.44), haben Lactam-Charakter. Vitamin B$_3$ (Nicotinamid) wurde in Übersicht 5.16 vorgestellt. Wird eine NH-Funktion von zwei Carbonylgruppen flankiert, so liegt ein *Imid* vor. Der Elektronenzug beider C=O-Gruppen bewirkt, daß *Phthalimid* nicht basisch oder neutral, sondern N-H-acid (!) ist, d. h. das H-Atom am N kann durch KOH abgespalten werden, es entsteht das Kaliumsalz des Phthalimids.

Damit ergibt sich eine qualitative Abstufung des Säure-Base-Verhaltens von organischen NH$_3$-Derivaten:

| | | | |
|---|---|---|---|
| aliphatische Amine | aromatische Amine | Säureamide: 1x acyliert | Säureimide: 2xacyliert |
| stark basisch | schwach basisch | neutral | schwach sauer |

Harnstoff wird durch das Enzym Urease mit Wasser zu CO$_2$ und NH$_3$ gespalten (98).

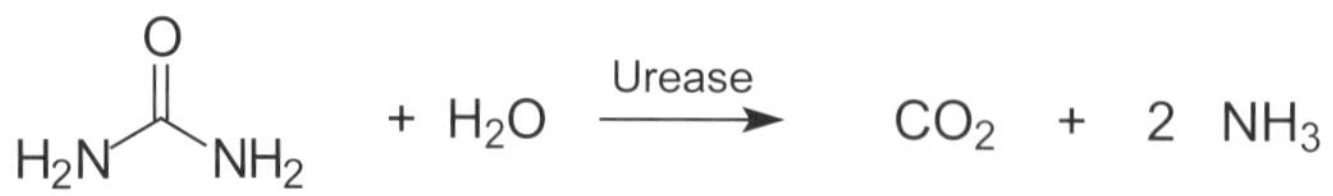

(98)

Beim langsamen Erhitzen auf 150 °C geht Harnstoff unter Eliminierung von Ammoniak in *Biuret* über (99), das mit $Cu^{2+}$-Ionen im alkalischen Milieu einen violetten Komplex bildet, der zum Harnstoff-Nachweis dient (*Biuret-Reaktion*).

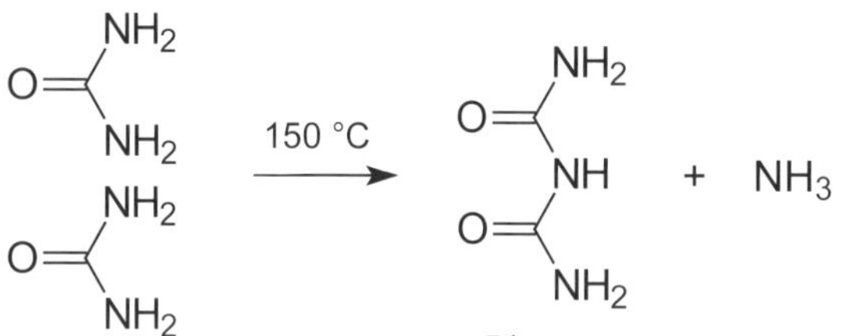

Biuret

(99)

Mit Salpetriger Säure reagiert Harnstoff, wie primäre aliphatische Amine, zu einer instabilen Zwischenstufe, aus der durch $N_2$-Eliminierung $H_2CO_3$ entsteht, die ihrerseits zerfällt (100). Absorbiert man das $CO_2$ in Kalilauge, so verbleibt $N_2$, das volumetrisch nach *van Slyke* bestimmbar ist und eine quantitative Analyse der vorhandenen Menge Harnstoff ermöglicht.

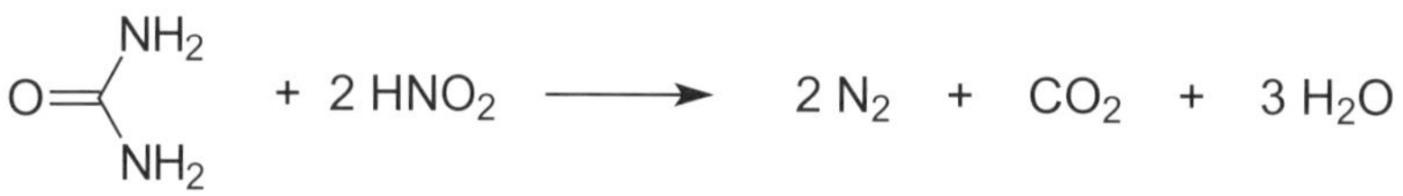

(100)

Auf die den Amiden verwandte biochemisch wichtige Peptidbindung -NH-CO- in Peptiden und Proteinen wird in 6.3.2.1. gesondert eingegangen.

## 5.3.10. Substituierte Carbonsäuren

Bei substituierten Carbonsäuren sind ein oder mehrere H-Atome des aliphatischen, aromatischen oder heterocyclischen Restes durch Heteroatome oder funktionelle Gruppen ersetzt. Dies ist z. B. bei Halogencarbonsäuren, Hydroxycarbonsäuren, Ketocarbonsäuren und Aminosäuren (letztere finden sich in 6.3.1.) der Fall.

## 5.3.10.1. Halogencarbonsäuren

Übersicht 5.35 zeigt einige *Halogencarbonsäuren*.

| **Formel** | **Name** | **$pK_S$-Wert** |
|---|---|---|
| $F_3C$-COOH | Trifluoressigsäure | 0.23 |
| $Cl_3C$-COOH | Trichloressigsäure | 0.92 |
| $Cl_2CH$-COOH | Dichloressigsäure | 1.29 |
| $FCH_2$-COOH | Monofluoressigsäure | 2.60 |
| $ClCH_2$-COOH | Monochloressigsäure | 2.81 |
| $BrCH_2$-COOH | Bromessigsäure | 2.89 |
| Cl-$CH_2$-$(CH_2)_2$-COOH | 4-Chlorbuttersäure | 4.52 |

***Übersicht 5.35:*** Halogencarbonsäuren.

Diese überwiegend kristallinen Verbindungen sind aufgrund des -I-Effektes der Halogenatome (s. 4.2.3.3.1.) stärker sauer als die analogen unsubstituierten Carbonsäuren, wie ein Vergleich der $pK_S$-Werte der drei chlorierten Essigsäure mit dem $pK_S$-Wert 4.76 von Essigsäure zeigt.

Selbst 4-Chlorbuttersäure mit einem weit von der -COOH-Gruppe entfernten Cl-Substituenten ist immer noch saurer als Essigsäure bzw. als n-Buttersäure ($pK_S$ = 4.82) selbst. Trifluoressigsäure und Trichloressigsäure gehören zu den stärksten organischen Säuren (vgl. $pK_{S1}$ von $H_3PO_4$ = 0.66). Letztere wird zur Fällung von Serumproteinen bei der Blutanalyse verwendet.

Monofluoressigsäure wirkt stark toxisch. Sie durchdringt die Haut und blockiert im Stoffwechsel den Citronensäurecyclus durch Bildung von Fluorcitronensäure. Einige Derivate dieser Säure, z. B. Ester, weisen im Vergleich zur freien Säure eine noch höhere Toxizität auf.

Die Chloressigsäuren und Bromessigsäure wirken hautätzend und werden als Ätzmittel medizinisch verwendet. Diese Säuren und ihre Ester sind stark tränenreizend (Anwendung als Tränengas). Ursache dafür ist die Hydrolyse der Halogen-C-Bindung durch das Wasser der Augenflüssigkeit, die zur Bildung von HCl bzw. HBr im Auge führt, deren Verdünnung den Tränenfluß auslöst. Dieser Umstand ist ein Indiz für die Reaktivität der Cl- oder Br-Atome gegenüber Nucleophilen, wie $H_2O$, $NH_3$ oder Aminen, die zu anderen substitutierten Carbonsäuren führt.

## 5.3.10.2. Hydroxycarbonsäuren

*Hydroxycarbonsäuren* (Übersicht 5.36) sind überwiegend kristalline, in Wasser lösliche Verbindungen. Viele Vertreter sind wichtige Naturstoffe. Die einfachste Hydroxycarbonsäure ist die achirale *Glycolsäure* (in unreifen Weintrauben). Achiral sind auch die schon erwähnte *Salicylsäure* (s. S. 281) und *Citronensäure* (namensgebend für den Citronensäurecyclus), die an C-3 nicht vier unterschiedliche Substituenten aufweist. Wie Citronensäure sind *Milchsäure*, *Glycerinsäure*, *3-Hydroxybuttersäure* und *Äpfelsäure* wichtige Stoffwechselzwischenprodukte. Bei der konstitutionsisomeren *Isocitronensäure* befindet sich die OH-Gruppe an C-2 statt an C-3 (dies führt zu zwei Chiralitätszentren).

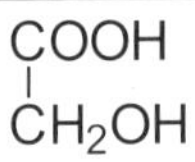


Glycolsäure,
Hydroxyessigsäure
Salz/Anion: Glycolat

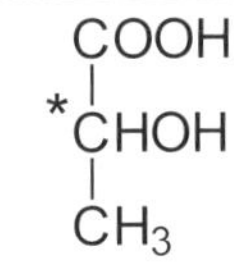


Milchsäure,
α-Hydroxypropionsäure
Salz: Lactat

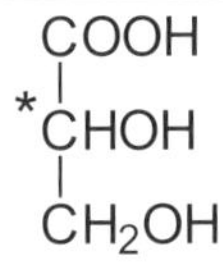


Glycerinsäure,
α,β-Dihydroxypropionsäure
Salz: Glycerat

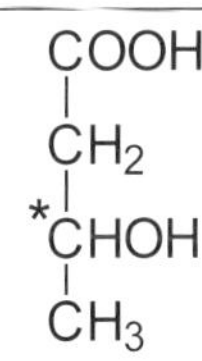


3-Hydroxybuttersäure,
Salz: 3-Hydroxybutyrat

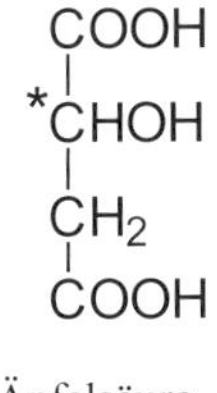


Äpfelsäure,
α-Hydroxy-bernsteinsäure
Salz: Malat

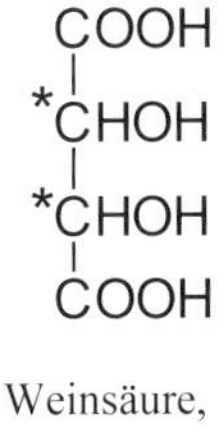


Weinsäure,
Dihydroxy-bernsteinsäure
Salz: Tartrat

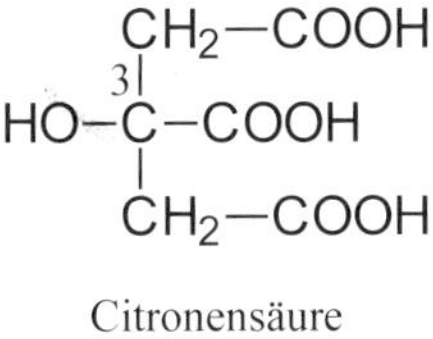


Citronensäure
Salz: Citrat

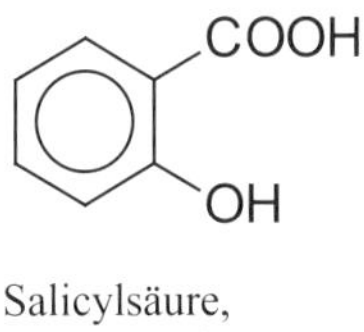


Salicylsäure,
2-Hydroxybenzoesäure
Salz: Salicylat

***Übersicht 5.36:*** Hydroxycarbonsäuren (Konstitutionsformeln)[1].

[1] Die Formeln zeigen nur die Konstitution an. Chiralitätszentren sind durch * markiert.

Chiralität und die Folgen der Existenz von einem oder mehreren Asymmetriezentren für das Auftreten von Stereoisomeren sind in den Kap. 4.3.2. bis 4.3.2.2.1. dargestellt worden. Zu Milchsäure (ein asymmetrisches C-Atom) und Weinsäure (zwei asymmetrische C-Atome, aber Spezialfall wegen Spiegelebene im Molekül) findet sich eine detaillierte stereochemische Erörterung. Dort werden auch der allgemeine Zusammenhang zwischen der Zahl der Asymmetriezentren und der Zahl der möglichen Enantiomeren und Diastereomeren und Möglichkeiten zur Trennung von Racematen behandelt.

Hydroxycarbonsäuren sind relativ starke Säuren (Weinsäure $pK_{S1}$ = 2.98; Milchsäure $pK_S$= 3.86). Sie bilden Salze, von denen insbesondere Citrate medizinische Bedeutung, z. B. in Puffern zur Hebung des pH-Wertes von Harn, oder zur Löslichkeitsverbesserung basischer Wirkstoffe haben (vgl. *VIAGRA* ®, S. 291).

Äpfel-, Wein- und Citronensäure sind die Säurebildner in Fruchtsäften. L-Malat ist Teil des Citronensäurecyclus. Milchsäure macht Sauerkraut haltbar. Wein- und Citronensäure wirken komplexbildend. So wirkt Na-Citrat wegen der Chelatbildung mit Calciumionen blutgerinnungshemmend. Kaliumnatrium-tartrat hält $Cu^{2+}$ in der Fehlingschen Lösung komplex gebunden. Citronensäure (bis zu 7% in Zitronensaft) ist ein Massenprodukt, das fermentativ mit Penicilliumarten durch Citronensäuregärung von Kohlenhydraten hergestellt und z. B. in Haushaltsreinigern eingesetzt wird. Als *Traubensäure* wird das synthetisch zugängliche Racemat von D- und L-Weinsäure bezeichnet. Ihre optische Inaktivität rührt aus der 1:1-Mischung der optischen Antipoden her, die von *meso*-Weinsäure hat ihre Ursache in deren Achiralität. *Natürliche Weinsäure* ist L-Weinsäure. *Weinstein* ist das Kaliumhydrogentartrat von L-Weinsäure. Wein-, Milch- und Citronensäure finden breite Anwendung in der Lebensmittelindustrie.

## 5.3.10.3. Ketocarbonsäuren

*Ketocarbonsäuren* sind flüssig oder kristallin und relativ stark sauer (Brenztraubensäure $pK_S$ = 2.49), was auf den Elektronenzug der Ketogruppe >C=O zurückgeht. Nach der Stellung der Ketogruppe unterscheidet man α-, β- und γ-Ketocarbonsäuren (Übersicht 5.37).

Aus dem Kohlenhydratabbau stammende *Brenztraubensäure* (*Pyruvat*) geht, nach oxidativer Decarboxylierung und Umwandlung in Acetyl-Coenzym A, in den Citronensäurecyclus ein, in dem sich aus dem Kreis der in Übersicht 5.37 dargestellten Verbindungen noch Oxalessigsäure (Oxalacetat), *α-Ketoglutarsäure* (*α-Ketoglutarat*)und *Citronensäure* (*Citrat*) sowie *Isocitronensäure* (*Isocitrat*) befinden (s. Lehrbücher der Biochemie). *Acetessigsäure* (*Acetoacetat*), eine instabile und leicht durch Decarboxylierung zu Aceton (101) zerfallende β-Ketocarbonsäure findet man neben dem L-3-Hydroxybutyrat (s. Übersicht 5.36) und Aceton im Harn von Diabetikern.

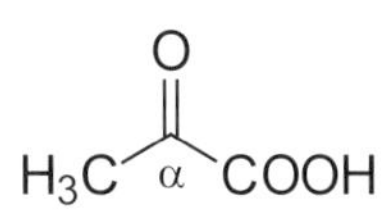


Brenztraubensäure,
Anion: Pyruvat

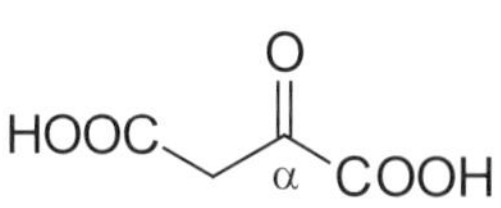


Oxalessigsäure,
Anion: Oxalacetat

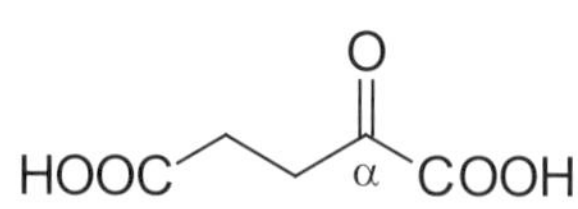


α-Ketoglutarsäure
Anion: α-Ketoglutarat

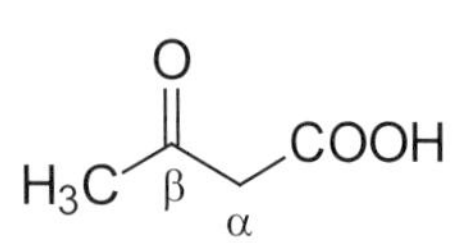


Acetessigsäure,
Anion: Acetoacetat

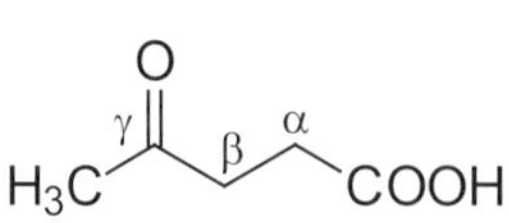


Laevulinsäure,
Anion: Laevulinat

***Übersicht 5.37:*** Ketocarbonsäuren.

Am Beispiel von Brenztraubensäure und Acetessigsäure lassen sich biochemisch wichtige Reaktionen der Ketosäuren veranschaulichen. Dazu zählt die Decarboxylierung (101). So zerfällt Brenztraubensäure bei der alkoholischen Gärung zu Acetaldehyd, der Vorstufe des Ethanols, und $CO_2$.

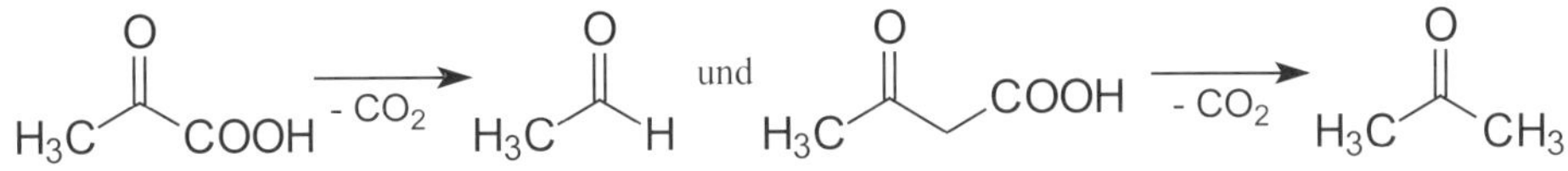


(101)

Im aeroben Kohlenhydratstoffwechsel erfolgt die oxidative Decarboxylierung zum Acetylrest, der durch das Coenzym A gebunden wird und in den Citronensäurecyclus eingeht (102).

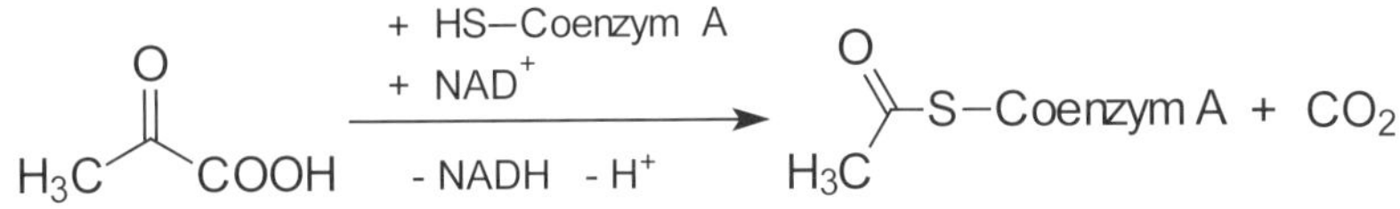


(102)

Bei der Glykolyse, dem anaeroben Abbau von aus Glykogen stammender D-Glucose im Muskelgewebe wird Pyruvat enzymatisch enantioselektiv zu L-(+)-Lactat (Fleisch-Milchsäure) hydriert (s. Abb. 4.45). Bei der reversiblen enzymatischen *Transaminierung*, einem Bestandteil des Aminosäurestoffwechsels, reagiert eine α-Ketosäure, z. B. Brenztraubensäure, mit der Aminosäure *L-Glutaminsäure*, unter gegenseitiger *Aminierung* und *Desaminierung* zu *L-Alanin* und *α-Ketoglutarsäure* (103).

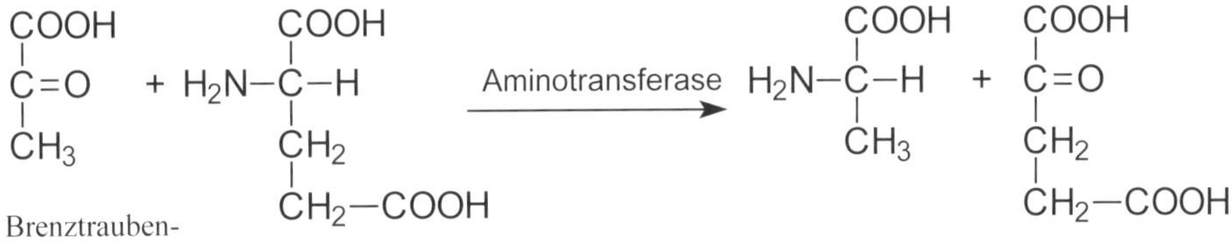


(103)

Brenztraubensäure | L-Glutaminsäure | L-Alanin | α-Ketoglutarsäure

Diese enantioselektive Umwandlung der Ketosäure in eine L-Aminosäure geht ohne freies Ammoniak vor sich. Sie verknüpft Kohlenhydrat- und Proteinstoffwechsel.

Die bei β-Ketocarbonsäuren und ihren Estern auftretende Keto-Enol-Tautomerie wurde in 4.4.2.4.1. detailliert erläutert. Auch bei α-Ketocarbonsäuren kann man eine Enolform formulieren und nachweisen. Diese Enolform ist zwar auch durch die Konjugation von C=C- und C=O-Doppelbindung stabilisiert, jedoch nicht durch eine intramolekulare Wasserstoffbrückenbindung, sie ist daher vergleichsweise energiereich. Daher liegt das Gleichgewicht in Wasser deutlich auf der Seite der energieärmeren α-Ketosäure (104).

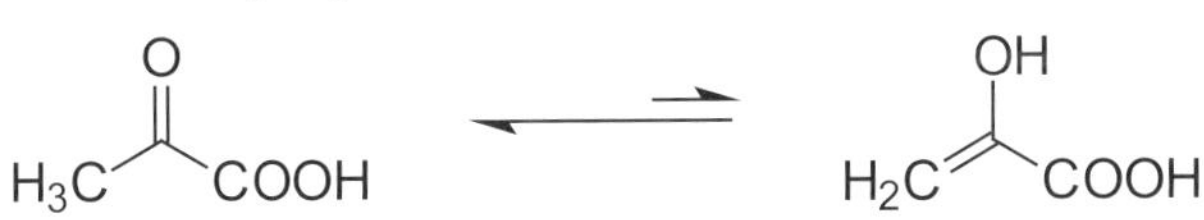


(104)

Brenztraubensäure
Anion: Pyruvat

Enolbrenztraubensäure
Anion: Enolpyruvat

Biochemisch wird jedoch gerade der Energiereichtum des Enolpyruvats genutzt, indem sein Phosphorsäureester (Phosphoenolpyruvat, PEP) die Synthese von ATP aus ADP ermöglicht (s. 5.3.12.3.).

## 5.3.11. Sulfonsäuren und Sulfonsäurederivate

Bereits in Übersicht 5.10 wurde die Synthese von Sulfonsäuren durch Sulfonierung von Aromaten als eine $S_E$-Reaktion vorgestellt. Aromatische Sulfonsäuren sind als Schwefelsäurederivate stark sauer und leicht in Wasser löslich. Sie sind geeignete Salzbildner für organische Basen und Grundkörper einer Vielzahl pharmazeutischer Wirkstoffe.

Unter den aromatischen Sulfonsäuren sind drei von besonderer Bedeutung, *p-Aminobenzolsulfonsäure* (*Sulfanilsäure*), *p-Toluolsulfonsäure* (Übersicht 5.38) und *o-Toluolsulfonsäure*, da sich von ihnen wichtige Derivate ableiten.

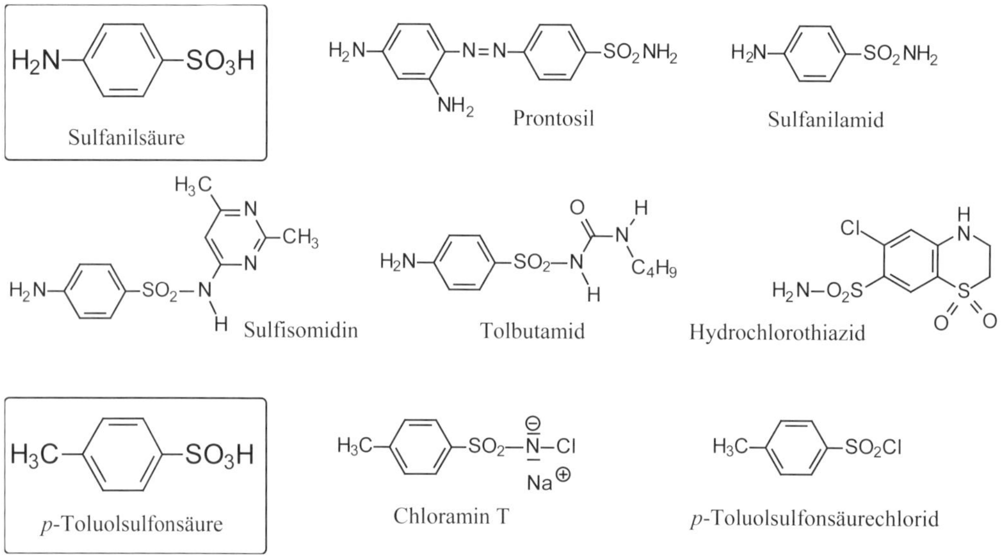


***Übersicht 5.38:*** Sulfonsäuren und Sulfonsäurederivate.

*Prontosil* war der erste gegen bakterielle Infektionen eingesetzte Sulfonamidazofarbstoff, der von *G. Domagk* (s. S. 264) entdeckt und entwickelt wurde. Als wirksames Prinzip wurde das *Sulfanilamid* erkannt, das Amid der Sulfanilsäure. Der Wirkungsmechanismus der *Sulfonamide* als *Chemotherapeutika* ist aufgeklärt.

Bakterien bauen ihr Coenzym A mittels des Vitamins Folsäure (s. Übersicht 5.16) auf, in dem *p-Aminobenzoesäure* (PAB) als Strukturteil enthalten ist. Bei Anwesenheit von Amiden der Sulfanilsäure ("Sulfonamide") werden diese aufgrund ihrer strukturellen Ähnlichkeit anstelle von PAB vom verarbeitenden Enzym akzeptiert, das dadurch blockiert wird. Sulfonamide wirken als *Antimetaboliten*. In der Folge resultiert eine bakteriostatische Wirkung. Durch Variation der Substituenten an der Sulfonamidgruppe konnte die Wirkung gesteigert werden. Ein Beispiel dafür ist *Sulfisomidin*.

Ein Chemotherapeutikum unterscheidet sich nach der Herkunft (synthetisch!) und der antibakteriellen Wirkungsweise von Antibiotika (vgl. 5.2.4.3.).

Im Zuge der pharmazeutischen Forschung wurden neue Wirkungsgebiete erschlossen, so war *Tolbutamid* in den 50er Jahren das erste peroral wirkende *Antidiabetikum*. *Hydrochlorothiazid*, ein cyclisches Sulfon (vgl. 5.3.5), das sich ebenfalls von Sulfanilsäure ableitet, bewirkt die vermehrte Ausscheidung von NaCl im Harn, es ist ein *Saluretikum*.

*Chloramin T* ist ein Antiseptikum, das aus *p*-Toluolsulfonamid und NaOCl hergestellt wird. Beim Auflösen in Wasser bildet sich oxidierend wirkende Hypochlorige Säure HOCl (s. S. 110), die Krankheitserreger abtötet. Das am N-Atom gebundene Cl hat in diesem Fall wie das Na-Ion die Oxidationszahl +1. *p-Toluolsulfonsäurechlorid* wird bei der Identifizierung von Aminen und Alkoholen eingesetzt, mit denen es kristalline Sulfonsäureester und -amide mit charakteristischen Schmelzpunkten bildet. Solche *p*-Toluolsulfonamide sind pharmazeutisch unwirksam, da sie keine *p*-$NH_2$-Gruppe wie Sulfanilsäure aufweisen.

Der Süßstoff *Saccharin* wird seit 1879 ausgehend von Toluol hergestellt (105). Die Synthese durchläuft die Stufe der *o*-Toluolsulfonsäure. Saccharin ist 300mal süßer als Zucker und hat keinen Brennwert.

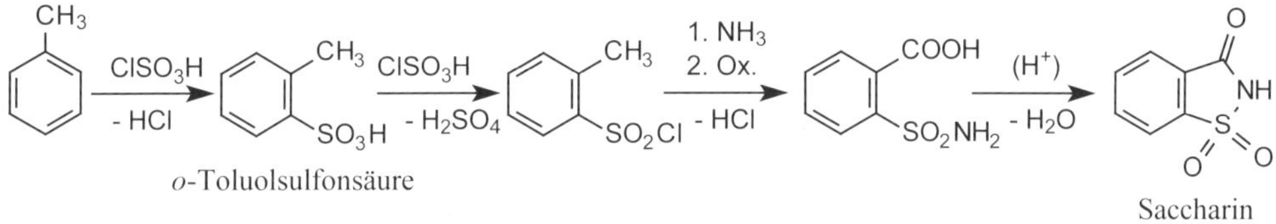


(105)

Sulfonamid-Strukturelemente finden sich in weiteren pharmazeutisch aktiven Substanzen, so im Wirkstoff *Sildenafil* von *VIAGRA* ®. Alle in diesem Moleküls vorkommenden Strukturelemente wurden in Kapiteln dieses Buchs vorgestellt und können zugeordnet werden.

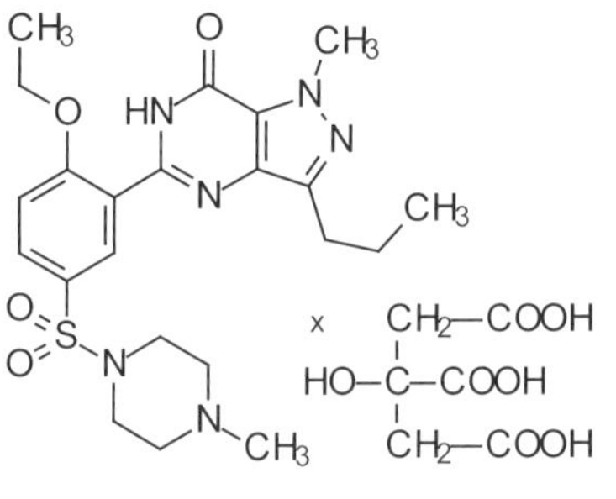


VIAGRA ® wurde 1999 als Medikament zur oralen Therapie der erektilen Dysfunktion zugelassen. Der achirale, basische Wirkstoff *Sildenafil* liegt darin als Salz der Citronensäure vor. Als Hemmstoff einer Phosphodiesterase greift Sildenafil in den physiologischen Erektionsmechanismus ein und verbessert die Wirkung des körpereigenen Neurotransmitters NO. Diese Wirkung wurde zufällig bei der klinischen Prüfung als Medikament zur Behandlung von Angina pectoris entdeckt und dann weiterentwickelt. Die Zulassung von VIAGRA ® erregte beträchtliches Aufsehen und prägte den Begriff "*life-style drug*".

Die Synthese und Anwendung von Alkansulfonsäuresalzen als Tenside wurde bereits in 5.1.1.1. dargestellt.

## 5.3.12. Organische Derivate anorganischer Säuren

Einige der hier kurz vorgestellten Verbindungen bilden eine Brücke zwischen organischer und anorganischer Chemie. Die kleine Auswahl betrifft Substanzen mit biochemischer Bedeutung oder solche, die eine für den Laien unerwartete, medizinisch wertvolle Wirkung haben, wie die Salpetersäureester.

### 5.3.12.1. Kohlensäurederivate

Auf die Acidität der sehr instabilen, schwach sauren Kohlensäure, $H_2CO_3$ (HO-CO-OH), wurde bereits eingegangen (s. S. 130). Viele ihrer Derivate wurden in anderen Kapiteln vorgestellt und sollen hier nur genannt werden, um daran zu erinnern, daß sie sich formal von Kohlensäure ableiten. Dies betrifft Phosgen, $COCl_2$, das Disäurechlorid der Kohlensäure (s. Übersicht 5.32), Harnstoff, $H_2N$-CO-$NH_2$ und Guanidin (s. Übersicht 5.34 und Kap. 5.3.9.5.). Medizinisch wichtige cyclische Harnstoffderivate sind z. B. Barbiturate (s. Übersicht 5.34) und Harnsäure (s. Übersicht 5.15).

### 5.3.12.2. Salpetersäurederivate

Das wohl bekannteste organische Salpetersäurederivat ist das oft fälschlich als "*Nitroglycerin*" bezeichnete *Glycerintrinitrat*, der dreifache Salpetersäureester des Glycerins. Ihm verwandt ist "*Nitropenta*", das korrekt als *Pentaerythrittetranitrat*, den vierfachen Salpetersäureester des Pentaerythrits, zu bezeichnen ist (106).

Da das N-Atom der $NO_2$-Gruppe an einem O-Atom des Glycerins sitzt, ist die Bezeichnung *nitro* unzulässig, die für die Bindung C-$NO_2$ vergeben wird.

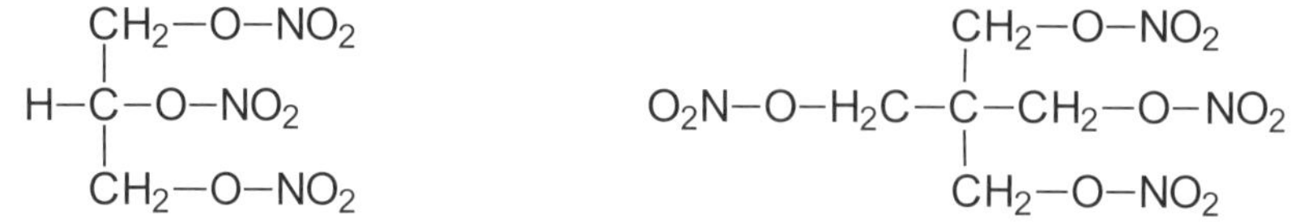

(106)

Glycerintrinitrat
"Nitroglycerin"

Pentaerythrittetranitrat
"Nitropenta"

Beide Verbindungen werden durch Veresterung (nicht durch Nitrierung!) der mehrwertigen Alkohole Glycerin bzw. Pentaerythrit (s. Abb. 5.8) unter besonderen Sicherheitsvorkehrungen hergestellt und stellen hochbrisante Explosivstoffe dar.

Dem Laien unbekannt, aber medizinisch wichtig ist, daß sehr kleine Mengen Glycerintrinitrat vasodilatatorisch wirken und somit sehr rasch den Blutdruck senken (Anwendungsgebiete: Notfallmedizin bei Angina pectoris und Herzinsuffizienz). In analoger Weise wird Pentaerythrittetranitrat pharmazeutisch als gefäßerweiterndes Mittel in *Cardiaka* eingesetzt.

*Alfred Nobel*, auf dessen Testament die Nobel-Stiftung und die Nobelpreise beruhen, war nicht der Erste, der "Nitroglycerin" herstellte. Er entwickelte aber wegen zahlreicher damit vorgekommener Unfälle eine handhabungssichere Form, das *Dynamit* (an Kieselgur adsorbiertes "Nitroglycerin", das nur nach Initialzündung detoniert), das 1867 patentiert wurde und bald der marktbeherrschende Sprengstoff war, der ihn wohlhabend machte. Es ist tragisch, daß *Nobel*, der herzleidend war, nicht zur Einnahme geringer Dosen "Nitroglycerin" als Cardiakum zu bewegen war.

## 5.3.12.3. Phosphorsäurederivate

Zahlreiche Ester der Phosphorsäure spielen eine wichtige Rolle in biochemischen Vorgängen, z. B. der Glykolyse, deren Darstellung jedoch nicht die Aufgabe dieses Buches ist. Hier sollen lediglich strukturelle Grundprinzipien dargestellt werden (Übersicht 5.39). Phosphorsäure $H_3PO_4$ kann als dreibasige Säure drei Reihen von Estern ausbilden: Monoester, Diester und Triester.

Phosphorsäuremonoester sind z. B. *Dihydroxyacetonphosphat* und *Phosphoenolpyruvat* (*PEP*). Ein Phosphorsäurediester-Strukturelement ist in Phosphatiden, wie Lecithin, α-Kephalin und Sphingomyelin enthalten (s. 6.2.3.1.).

Im physiologischen Milieu der Zelle liegen Mono- und Diester anionisch vor. Ihre negative Ladung blockiert die nichtenzymatische Hydrolyse der P-OR-Bindung durch Wasser oder Hydroxidionen, da sie wie ein Schutzschild gegenüber diesen elektronenreichen Nucleophilen wirkt. Aus diesem Grund haben verschiedene Typen von Phosphaten im Lauf der Evolution zentrale biochemische Positionen eingenommen.

Unter Wasserabspaltung (Kondensation) kann Phosphorsäure mit sich selbst unter Bildung einer Säureanhydridbindung zu *Diphosphat* (Pyrophosphat) und mit anderen, organischen Säuren zu Acylphosphaten, wie z. B. *Acetylphosphat*, kondensieren.

Diphosphat-Derivate spielen als Bestandteile der Nucleotide (s. 6.4.3.) eine wichtige Rolle im Energiestoffwechsel und sind Bausteine der Nucleinsäuren als Polynucleotide (s. 6.4.4.). Chemisch liegen in den Nucleotiden *Diphosphate* vor. So ist im *Adenosindiphosphat* (*ADP*) (s. S. 341) ein Phosphatrest sowohl mit einer alkoholischen OH-Funktion des Adenosins (s. 6.4.2.) verestert als auch mit einem zweiten kondensiert wie beim Diphosphat.

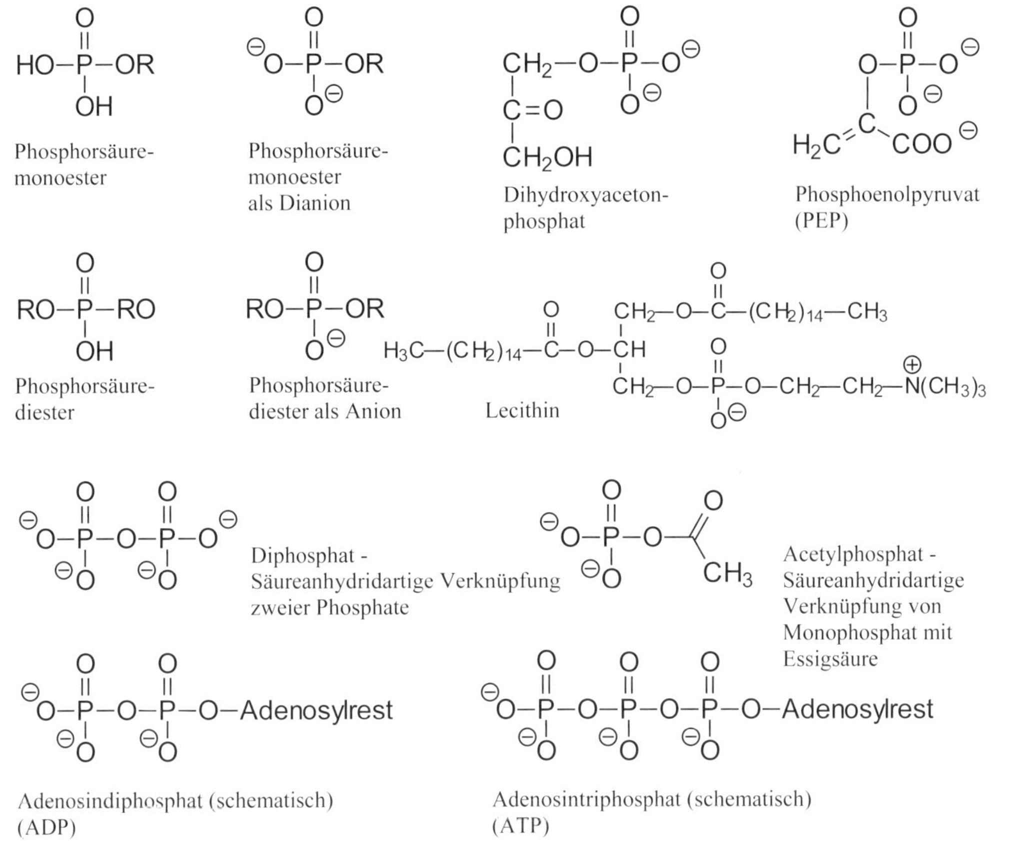


***Übersicht 5.39:*** Biochemisch wichtige organische Derivate der Phosphorsäure.

In (104) wurde die Lage des Keto-Enol-Tautomerie-Gleichgewichts von energiearmem Pyruvat und energiereichem Enolpyruvat diskutiert. Sein enzymatisch erzeugter Phosporsäuremonoester ist das ebenfalls energiereiche *Phosphoenolpyruvat* (PEP). Bei der Spaltung dieses Esters wird energiereiches Enolpyruvat frei, das sich sofort in das energiearme Pyruvat umlagert, wobei die dabei freiwerdende Energie für eine endergone Reaktion nutzbar ist. Diese Triebkraft wird genutzt, wenn aus ADP als Nucleophil und Phosphoenolpyruvat mittels des Enzyms Pyruvatkinase *Adenosintriphosphat* (*ATP*) (s. S. 341) synthetisiert wird (107).

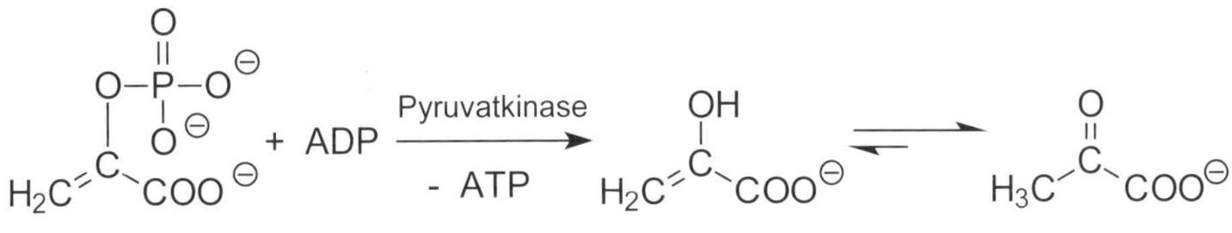


(107)

Phosphoenolpyruvat Enolpyruvat Pyruvat

Im Adenosintriphosphat sind damit zwei anhydridische Bindungen und ein Ester enthalten. Bei dieser endergonen Reaktion wird ATP als energiereiches Endprodukt erzeugt, in dem diese Energie in den P-O-P-O-P-Bindungen der Triphosphatgruppierung gespeichert ist. Diese Energie kann beim Abbau von ATP zu ADP und Phosphat durch Phosphatasen wieder freigesetzt und anderen endergonen Reaktionen zur Verfügung gestellt werden.

# 6. Ausgewählte Naturstoffe

In diesem Kapitel sollen die vier großen Klassen von Naturstoffen, die die Hauptbestandteile aller Lebewesen, darunter des Menschen bilden, näher vorgestellt werden: Kohlenhydrate, Lipide, Proteine und Nucleinsäuren. Andere essentielle Naturstoffe, wie Vitamine (s. 5.2.4.1.), oder medizinisch interessante Stoffklassen, wie Alkaloide (s. 5.2.4.2.) und Antibiotika (s. 5.2.4.3.), wurden bereits behandelt.

Bei einer Darstellung der Grundlagen der Chemie kann es nur darum gehen, Prinzipien des strukturellen Aufbaus und der Eigenschaften darzustellen und biochemisch wichtige Verbindungen zu nennen, ohne biochemische Vorgänge im Detail darzustellen.

## 6.1. Kohlenhydrate

Der Begriff *Kohlenhydrate* ist historischen Ursprungs. Man verstand darunter ursprünglich Verbindungen, die der Summenformel $C_m(H_2O)_n$ genügten, also ihrer Zusammensetzung nach als "Hydrate" des Kohlenstoffs aufgefaßt werden konnten, zumal sie durch konzentrierte Schwefelsäure tatsächlich zu einem kohleartigen schwarzen Rückstand dehydratisiert werden. Diese formale Definition einer Substanzklasse erwies sich bald als zu eng. Der eingängige Begriff Kohlenhydrate wurde dennoch beibehalten.

Basis der Kohlenhydratchemie sind die Monosaccharide (s. 6.1.1.) aus denen sich Disaccharide (s. 6.1.2.), Oligosaccharide (s. 6.1.3.) und Polysaccharide (s. 6.1.4.) aufbauen, die aus 2, 3-10 bzw. mehr als 10 Monosaccharidbausteinen bestehen. Neben ihrer bekannten Rolle als Energielieferanten und Zellbausteine erweisen sich Kohlenhydrate zunehmend auch als unersetzliche Träger biologischer Informationen im Organismus.

Kohlenhydrate werden im Zuge der *Photosynthese* (s. S. 116) durch grüne Pflanzen aus Kohlendioxid und Wasser mit Hilfe von *Chlorophyll* (s. S. 239) gebildet. Sonnenlicht dient als Energiequelle. Bei dieser *Assimilation* entsteht der Sauerstoff der Erdatmosphäre. Dieser ständig ablaufende natürliche Entstehungsprozeß eröffnet die Chance, Kohlenhydrate künftig neben der klassischen Nutzung als Nahrung (Zucker, Stärke), Fasern (Cellulose in Baumwolle) und Baustoff (Cellulose in Holz) als nachwachsenden Rohstoff zu nutzen, der landwirtschaftlich oder biotechnologisch erzeugt werden kann.

### 6.1.1. Monosaccharide

Die Bezeichnung Monosaccharide wird für *Polyhydroxyaldehyde* (*Aldosen*) und *Polyhydroxyketone* (*Ketosen*) vergeben, die aus einer linearen Kette mit 3-7 C-Atomen bestehen, die an jedem C-Atom eine Bindung zwischen C und O enthält. Neben den Hydroxygruppen ist darunter stets eine Carbonylgruppe enthalten, entweder in Form eines Aldehyds (*Aldose*) oder eines Ketons (*Ketose*). Auch eine Information über die Zahl der C-Atome der Verbindungsklasse kann man ihrem allgemeinen Namen entnehmen. So spricht man z. B. von den Gruppe der *Triosen*, *Tetrosen*, *Pentosen* oder *Hexosen*, oder spezieller z. B. von *Aldopentosen*, *Aldohexosen*, *Ketopentosen* und *Ketopentosen*.

#### 6.1.1.1. Klassifizierung: Triosen, Tetrosen, Pentosen, Hexosen

Aus diesen Konstitutionsmerkmalen ergibt sich eine Vielzahl möglicher Stereoisomere. In Übersicht 6.1 ist in offenkettiger Schreibweise eine Hälfte des Stammbaums der *Monosaccharide* dargestellt. Es handelt sich um die Reihe der D-Aldosen.

Die D-Triose

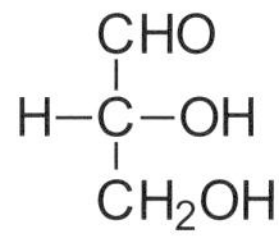

D-Glycerinaldehyd

Die zwei D-Tetrosen

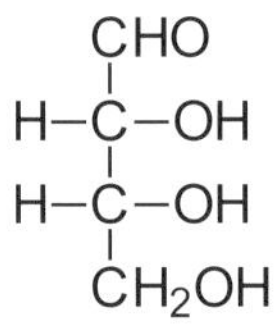

D-Erythrose

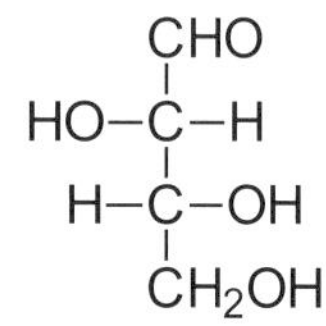

D-Threose

Die vier D-Pentosen

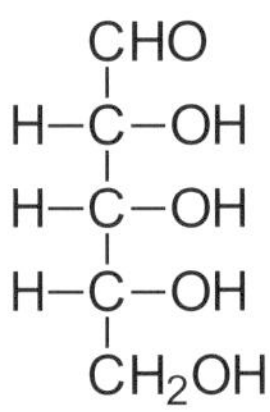

D-Ribose

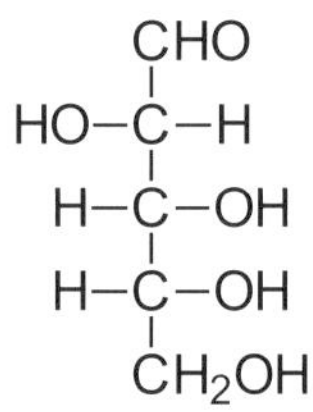

D-Arabinose

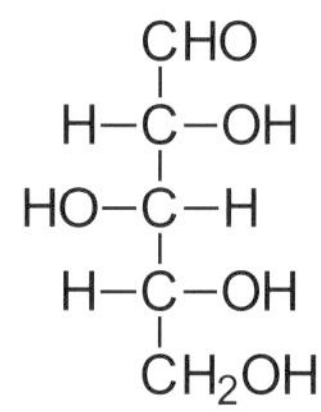

D-Xylose

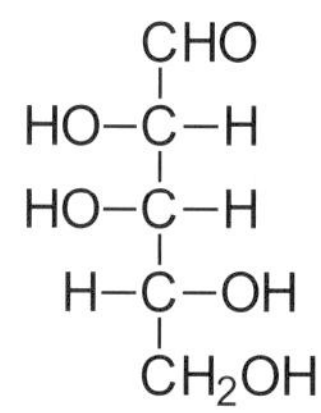

D-Lyxose

Die acht D-Hexosen

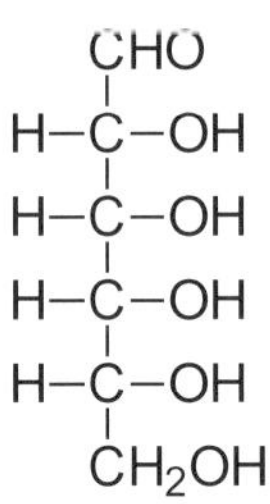

D-Allose

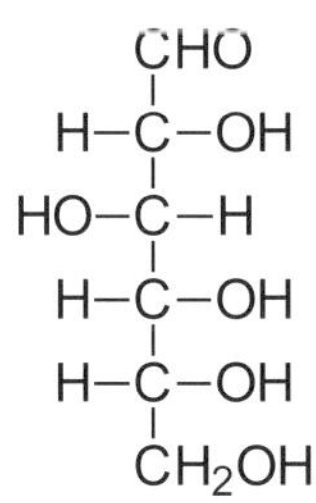

D-Glucose

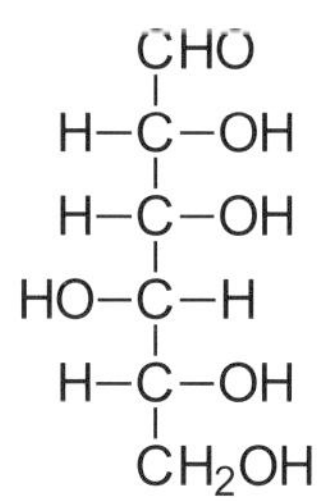

D-Gulose

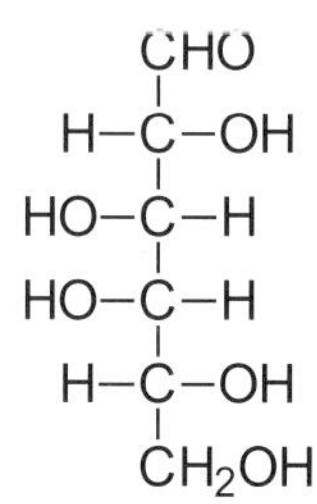

D-Galactose

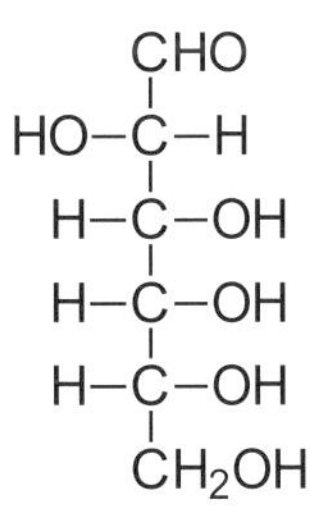

D-Altrose

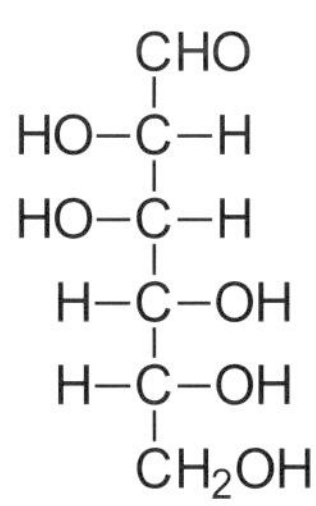

D-Mannose

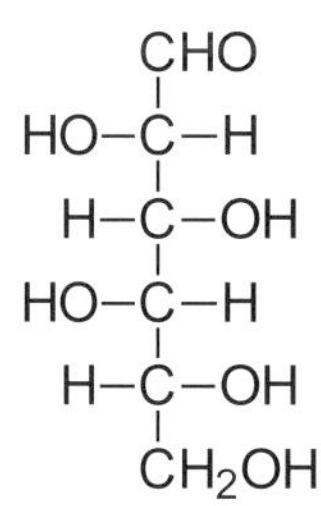

D-Idose

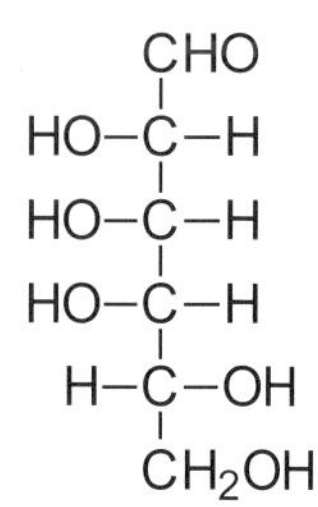

D-Talose

***Übersicht 6.1:*** Aufbau der D-Aldosen aus D-Glycerinaldehyd.

Sie führt vom D-Glycerinaldehyd als einfachster D-*Aldotriose* zu den 8 D-Aldohexosen. Zu dieser Übersicht gibt es eine zweite, spiegelbildliche Hälfte, die Reihe aller vom L-Glycerinaldehyd als einfachster L-Aldotriose ausgehenden L-Aldosen, die zu 8 L-Aldohexosen führen würde. Sie enthält zu jedem der in Übersicht 6.1 abgebildeten Zucker den optischen Antipoden, also das Enantiomere, das durch die Inversion (s. S. 175) aller Asymmetriezentren gekennzeichnet ist (s. auch Abb. 4.32).

Strukturelle und physikalische Eigenschaften sowie die D/L- und *R,S*-Nomenklatur der Enantiomeren des Glycerinaldehyds wurden detailliert in 4.3.2.1. erläutert (s. Abb. 4.25 und 4.26). Das formale Aufbauprinzip der Monosaccharide durch Einschub von CHOH-Einheiten und die Stereoisomerie der *Aldotetrosen* Erythrose und Threose ist in 4.3.2.2.1. ebenso eingehend erklärt worden (s. Abb. 4.32) wie die Regel, daß es für aliphatische Moleküle mit n konstitutionell verschiedenen asymmetrischen C-Atomen $2^n$ chirale Stereoisomere gibt (in Form von $2^{n-1}$ diastereomeren Enantiomerenpaaren; s. S. 182).

Damit ergibt sich mit n die folgende Anzahl stereoisomerer Aldosen: Aldotriosen (n =1 und $2^1 = 2$), Aldotetrosen (n = 2 und $2^2 = 4$), Aldopentosen (n = 3 und $2^3 = 8$) und Aldohexosen (n = 4 und $2^4 = 16$). Übersicht 6.1. zeigt davon alle D-Stereoisomere der D-Reihe.

Aus strukturellen Gründen sind bei weitem nicht alle der dargestellten Monosaccharide auch biochemisch wichtig, so daß die relativ wenigen Verbindungen, die von besonderer Bedeutung sind, näher vorgestellt werden sollen.

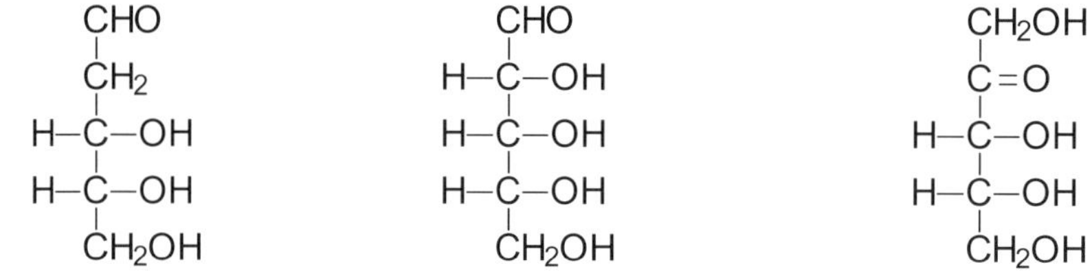


***Abb. 6.1:*** Drei für Molekularbiologie und Biochemie wichtige Pentosen.

*D-Ribose*, eine Aldopentose, ist ein wichtiger Bausteine der *Ribonucleinsäuren* (*RNA*). Fehlt das O-Atom an C-2, so handelt es sich um ein Desoxygenierungsprodukt, die *2-Desoxy-D-ribose*, die Bestandteil der *Desoxyribonucleinsäuren* (*DNA*) ist.

Die Ketopentose *D-Ribulose* ist ein Konstitutionsisomer der D-Ribose und zwar ein Tautomer (Abb. 6.1). Sie kann als α-Hydroxyketon über ein intermediäres Endiol durch die in 5.3.7.4. beschriebene Tautomerie aus D-Ribose als α-Hydroxyaldehyd gebildet werden. D-Ribulose-1,5-bisphosphat spielt eine Schlüsselrolle als $CO_2$-Akzeptor in der Photosynthese. Abb. 6.2 zeigt die vier wichtigsten Hexosen.

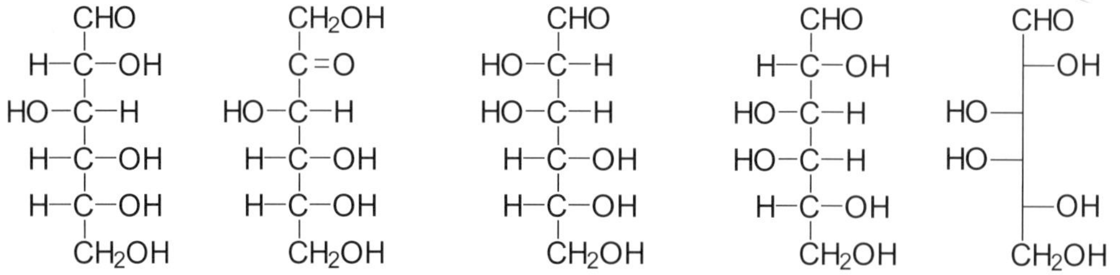


***Abb. 6.2:*** Die vier wichtigsten D-Hexosen.

Das bei weitem wichtigste Monosaccharid ist die Aldohexose *D-Glucose* (*Traubenzucker*), die durch Photosynthese jährlich im Maßstab von Milliarden Tonnen gebildet wird und die Basis für viele Polysaccharide darstellt. *D-Fructose* (*Fruchtzucker*), eine Ketohexose, ist ein Konstitutionsisomer von D-Glucose, das durch die analoge Tautomerie (s. D-Ribulose) aus D-Glucose entstehen kann. Im Kohlenhydratstoffwechsel des Organismus kann das Enzym Phosphohexose-Isomerase je nach Bedarf Glucose-6-phosphat und Fructose-6-phosphat ineinander umwandeln.

D-Fructose selbst hat nur drei asymmetrische C-Atome, also eins weniger als D-Glucose. Zu D-Fructose gibt es somit noch 7 Stereoisomere, zu D-Glucose dagegen noch 15 Stereoisomere.

*D-Mannose* und *D-Galactose*, zu der in Abb. 6.2 eine häufig verwendete Kurznotation für Monosaccharide angegeben wurde sind wie D-Glucose Aldohexosen. Sie sind biochemisch relevante Diastereomere der D-Glucose. Der Unterschied besteht in beiden Fällen nur in der entgegengesetzten Konfiguration an einem Asymmetriezentrum, bei D-Mannose ist dies an C-2, bei D-Galactose an C-4 der Fall. Im Fall von D-Glucose und D-Mannose liegen sogenannte *Epimere* (*epimere Monosaccharide*) vor.

**Monosaccharide, die sich nur in der Konfiguration am Chiralitätszentrum des C-Atoms 2 unterscheiden, werden *Epimere* genannt. Der Vorgang ihrer Umwandlung ineinander heißt *Epimerisierung*.**

Epimerisierungen sind Isomerisierungen, die biochemisch mit Enzymen aus der Gruppe der *Epimerasen* katalysiert werden.

Bisher wurden die Strukturen der Monosaccharide stets mit offenkettigen *Fischer*-Projektionsformeln dargestellt. Tatsächlich widerspiegeln diese Formeln aber nur einen Teil der Struktur der Monosaccharide, die durch das Auftreten einer weiteren Art der Tautomerie, der Oxo-Cyclo-Tautomerie geprägt ist.

### 6.1.1.2. Oxo-Cyclo-Tautomerie und Cyclohalbacetal-Strukturelement

Die Oxo-Cyclo-Tautomerie ist ein Spezialfall eines allgemeinen Reaktionsprinzips von Carbonylverbindungen, nämlich der Addition von Alkoholen an die C=O-Doppelbindung, die zu Halbacetalen bzw. Halbketalen führt (vgl. Übersicht 5.25). In einer intramolekularen Variante addiert sich bei Pentosen und Hexosen eine OH-Gruppe an die C=O-Gruppe der Aldehyd- oder Keton-Funktion, wobei ein *cyclisches Halbacetal* oder ein *cyclisches Halbketal* der Ringgröße 6 oder 5 ausgebildet wird. Es ist ein substituierter O-haltiger Heterocyclus. Im Fall des Sechsrings handelt es sich um ein Pyran, beim Fünfring um ein Furan. Die entstehenden cyclischen Formen der Monosaccharide werden danach als *Pyranosen* bzw. *Furanosen* bezeichnet.

Prinzipiell vorstellbare cyclische Halbacetale oder Halbketale anderer Ringgrößen (4 oder 7) beobachtet man nicht. Das heißt, daß es einen besonders geeignetem Abstand für die sich addierende OH-Gruppe von der >C=O-Gruppe der offenkettigen *aldehydo-Form* (*al-Form*) des Monosaccharids gibt (4 oder 3 C-Atome entfernt). Die Cyclo-Oxo-Tautomerie ist deshalb wichtig im Bereich der Pentosen und Hexosen.

In (1) ist der Vorgang der Bildung des *Cyclohalbacetals* für D-Glucose in einer Schreibweise dargestellt, die zu den historisch ersten *Tollens-Ringformeln* der Monosaccharide führt.

Um diese relativ abstrakten Formeln zu verstehen, muß man wissen, daß die Ecken des Bügels, der das O-Atom mit C-1 und C-5 verknüpft, hier keine C-Atome bedeuten (im Unterschied zu vielen anderen Formeldarstellungen dieses Buchs). C-Atome werden hier explizit durch den Buchstaben C gekennzeichnet.

Man erkennt, daß sich die 5-OH-Gruppe der Glucose an die C=O-Gruppe des Aldehyds anlagert.

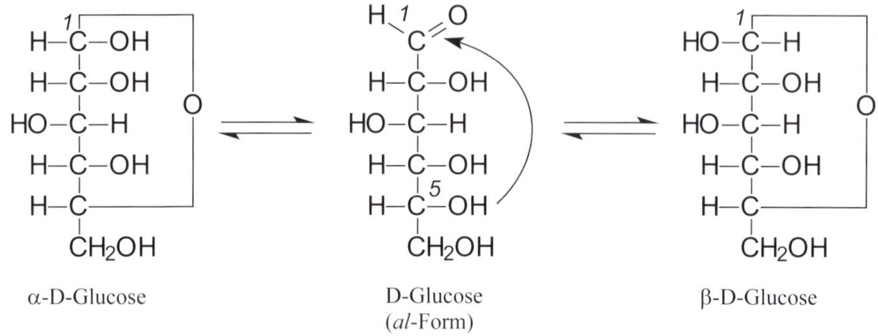


(1)

Aus offenkettiger D-Glucose entstehen so zwei (!) cyclische Konstitutionsisomere zur offenkettigen Konstitution, weil ein neues Chiralitätszentrum am C-1 der ehemaligen CHO-Gruppe ausgebildet wird, das als *anomeres C-Atom* bezeichnet wird. Es kann, wie jedes Chiralitätszentrum, zwei Konfigurationen aufweisen. Untereinander verhalten sich die beiden cyclischen Formen der D-Glucose wie Diastereomere, die im speziellen Fall *Anomere* genannt werden. Die dort befindliche OH-Gruppe wird *anomere OH-Gruppe* oder *glykosidische OH-Gruppe* genannt, die übrigen OH-Gruppen heißen *alkoholische OH-Gruppen* (s. 6.1.1.5.)

> ***Anomere* sind diastereomere Kohlenhydrate, die sich allein in der Konfiguration des aus dem ehemaligen Carbonyl-C-Atom hervorgehenden asymmetrischen C-Atoms unterscheiden.**

Diese Möglichkeit wird in der *Tollens*-Ringformel durch Angabe der neu gebildeten OH-Gruppe einmal nach rechts (α-D-Glucose) und einmal nach links (β-D-Glucose) ausgedrückt. α-D-Glucose und β-D-Glucose können beide in reiner Form isoliert werden. Sie unterscheiden sich in ihren physikalischen Eigenschaften, wie Schmelzpunkt und spezifischer Drehung: α-D-Glucose (Schmp. 146 °C, $[\alpha]_D^{20} = +113.0°$), β-D-Glucose (Schmp. 148-150 °C, $[\alpha]_D^{20} = +19.7°$).

Die Ausbildung der Cyclohalbacetalstruktur hat Konsequenzen für die Anzahl der Asymmetriezentren und Stereoisomeren, die am Beispiel der Aldohexosen (vgl. Übersicht 6.1) verdeutlicht werden sollen. Hexosen haben als cyclische Halbacetale 5 asymmetrische C-Atome. Es gibt also $2^5 = 32$ Stereoisomere. Bezogen auf die in der Übersicht gezeigte D-Reihe heißt das, daß es zu jeder Aldohexose ein (cyclisches) α- und β-Anomer gibt. Eine analoge Rechnung mit 4 Asymmetriezentren führt zu 16 Stereoisomeren für alle cyclischen Formen der Pentosen.

Die für α- und β-D-Glucose angegebenen Werte für die spezifische Drehung linear polarisierten Lichts kann man am Polarimeter nur unmittelbar nach dem Auflösen der kristallinen Verbindungen in Wasser messen. Über einen Zeitraum von mehreren Stunden ändert sich, ausgehend von jeder der beiden anomeren D-Glucosen der Drehwinkel solange, bis im Gleichgewichtszustand zwischen α- und β-D-Glucose ein Wert von +52.5° erreicht ist.

> **Die kontinuierliche Änderung des Drehwinkels bis zum Gleichgewichtswert wird *Mutarotation* genannt. Sie beruht auf der Einstellung des Gleichgewichts zwischen beiden Anomeren, die durch Oxo-Cyclo-Tautomerie möglich ist.**

Im Gleichgewichtszustand liegen 36 % α-D-Glucose neben 64 % β-D-Glucose vor. Dies zeigt, das β-D-Glucose in wäßriger Lösung das thermodynamisch stabilere Diastereomer ist. Die offenkettige Form wird intermediär durchlaufen, ihr Anteil liegt unter 0.1 %.

### 6.1.1.3. Varianten der Formeldarstellung für Pentosen und Hexosen

Um stereochemische Sachverhalte, wie die Anordnung der OH-Gruppen am Ring, erkennbar zu machen, sind zwei Darstellungen von Monosacchariden üblich, eine mittels *Haworth*-Formeln, die Konstitution und Konfiguration angeben (2), und eine andere mit dem Pyranring in Sesselschreibweise (Analogie zum Cyclohexansessel), die auch die Konformation darstellt.

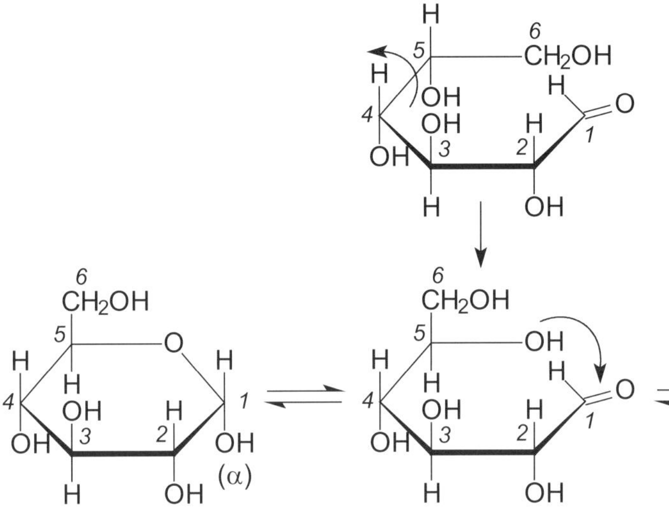

D-Glucose (*al*-Form, liegend)

(2)

α-D-Glucopyranose (Haworth-Formel) — D-Glucose (*al*-Form, nach Rotation) — β-D-Glucopyranose (Haworth-Formel)

In (2) ist dargestellt, wie eine in die Ebene gelegte offenkettige Form der D-Glucose durch partielle Drehung um die Bindung zwischen C-4 und C-5 in eine Konformation gelangt, aus der die Addition von 5-OH zu den beiden cyclischen Halbacetalen der D-Glucose erfolgen kann.

Die *Haworth*-Formeln geben die stereochemischen Verhältnisse des Moleküls insbesondere im Hinblick auf die gegenseitige Anordnung der Substituenten am Pyranring gut wieder. Man erkennt, daß in α-D-Glucose bis auf die *cis*-Anordnung in 1,2-Position alle übrigen benachbarten Substituenten *trans*-ständig angeordnet sind. In β-D-Glucose dagegen liegt eine all-*trans*-Anordnung der Substituenten vor.

Würde man sich die Mühe machen und alle weiteren cyclischen Formen der D-Hexosen aufschreiben, so ergäbe sich als Fazit, daß D-Glucose ein Maximum an gegenseitigen *trans*-Anordnungen der Substituenten aufweist. Zieht man in Betracht, daß Moleküle mit *trans*-Anordnungen wegen der geringeren sterischen Behinderung der Substituenten im allgemeinen energieärmer, d. h. stabiler sind, als solche mit *cis*-Anordnungen, so wird erkennbar, daß D-Glucose ein vergleichsweise energiearmes Monosaccharid darstellt, das im Laufe der Evolution die stärksten Triebkräfte zur Entstehung auf seiner Seite hatte. Auch in D-Mannose und D-Galactose gibt es mehrere *trans*-Anordnungen.

Der realen Struktur von Pyranosen am nächsten kommt man mit der Sesselform-Schreibweise, die insbesondere die Konformation erkennbar macht (3). Die Molekülgestalt einer Sesselform wird eingenommen, da es sich bei Pyran um ein Oxa-Cyclohexan handelt, in dem wie im Cyclohexan alle Ringatome $sp^3$-hybridisiert sind.

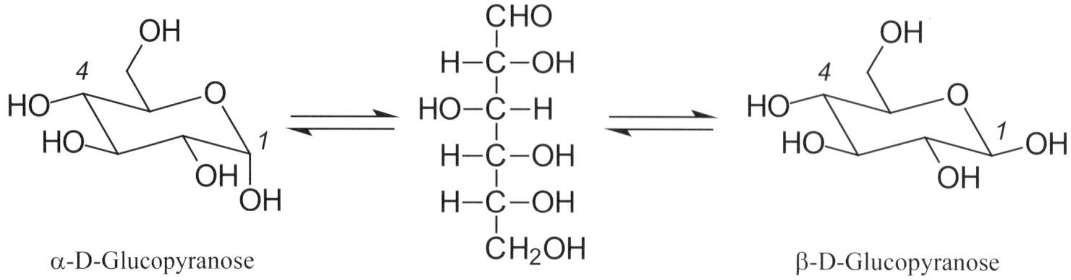

(3)

α-D-Glucopyranose D-Glucose (*al*-Form) β-D-Glucopyranose

Die Sesselkonformation der Monosaccharide eröffnet auch hier die Möglichkeit einer Sesselinversion mit zwei unterschiedlichen Konformeren, deren Energieinhalt am Beispiel der α-D-Glucose diskutiert werden soll (4).

Die links gezeichnete $^1C_4$-Konformation der α-D-Glucose besitzt vier axial angeordnete Bindungen an den C-Atomen 2-5 des Rings, d. h. bis auf die *cis*-1,2-Konfiguration stehen alle anderen benachbarten Substituenten *trans* zueinander. Man bezeichnet dies als die $^1C_4$-Konformation, wobei das **C** für **C**hair (engl. für Sessel) steht. Die hochgestellte 1 bedeutet, daß C(1) oberhalb der Ebene aus C(2), C(3), C(5) und Ring-O liegt und die tiefgestellte 4, daß sich C(4) unterhalb dieser Ebene befindet.

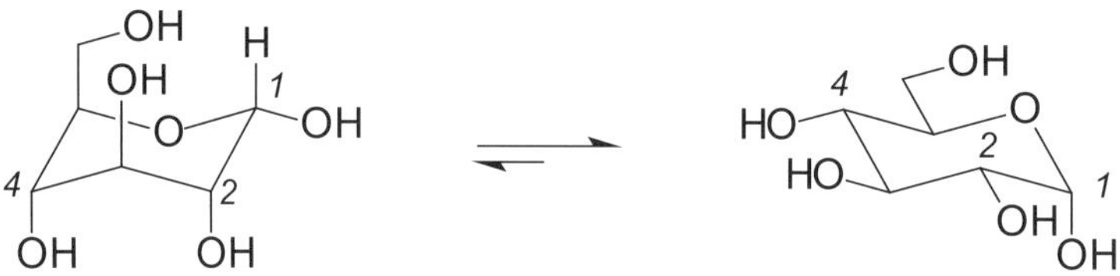

(4)

$^1C_4$-α-D-Glucose $^4C_1$-α-D-Glucose

Die $^1C_4$-Konformation ist energetisch ungünstiger, da es zwischen den Substituenten, die sich in 1,3-*a,a*-Stellung befinden, zu 1,3-diaxialen sterischen Wechselwirkungen kommt (vgl. Abb. 4.34). Dies ist in $^1C_4$-α-D-Glucose viermal der Fall, nämlich zwischen den OH-Gruppen an C(2) und C(4), zwischen C(3)-OH und $CH_2OH$, sowie zwischen C(1)-H und C(3)-OH bzw. $CH_2OH$.

Aus der Ringinversion resultiert eine $^4C_1$-Konformation. Ihr Charakteristikum ist, daß sich bis auf C(1)-OH alle Substituenten nun in äquatorialer Lage befinden. Das bedeutet zwar ebenso eine all-*trans*-Konfiguration der übrigen benachbarten Substituenten wie bei der $^1C_4$-Konformation, jedoch treten hier keine energetisch ungünstigen 1,3-diaxialen Wechselwirkungen der Substituenten auf.

Daher ist die $^4C_1$-Konformation energetisch um 13,4 kJ/mol gegenüber der $^1C_4$-Konformation bevorzugt und D-Glucose tritt sowohl als α- als auch als β-Anomer nur in der $^4C_1$-Konformation auf.

Man mag der Meinung sein, daß die alleinige Darstellung von Pyranosen in der Sesselform am geeignetsten und ausreichend wäre, da sie den höchsten Informationsgehalt zur Struktur bietet. Sicher gehört dieser Art der Darstellung die Zukunft. Gegenwärtig werden aber im Bereich der Biochemie *Haworth*- und Sesselformeln parallel verwendet, so daß es notwendig ist, mit beiden umgehen zu können, zumal *Haworth*-Formeln für Furanosen sehr zweckmäßig sind (s. unten).

In Übersicht 6.2. sind die *Haworth*- und Sesselformeln für *α-D-Glucopyranose*, *D-Mannopyranose* und *β-D-Galactopyranose* zusammengestellt. Vergleicht man dies mit den offenkettigen Formeln dieser Aldohexosen in Übersicht 6.1., so wird hier viel besser verständlich, worin der kleine, aber für die molekulare Erkennung im Stoffwechsel wichtige und ausreichende Unterschied im Bau dieser Verbindungen besteht.

Die Wellenlinie, mit der die Bindung der anomeren OH-Gruppe im Fall der D-Mannose gekennzeichnet ist, bringt zum Ausdruck, daß keine Festlegung über die Konfiguration an diesem Asymmetriezentrum getroffen wird. Dies wird bei Anomeren häufig angewendet.

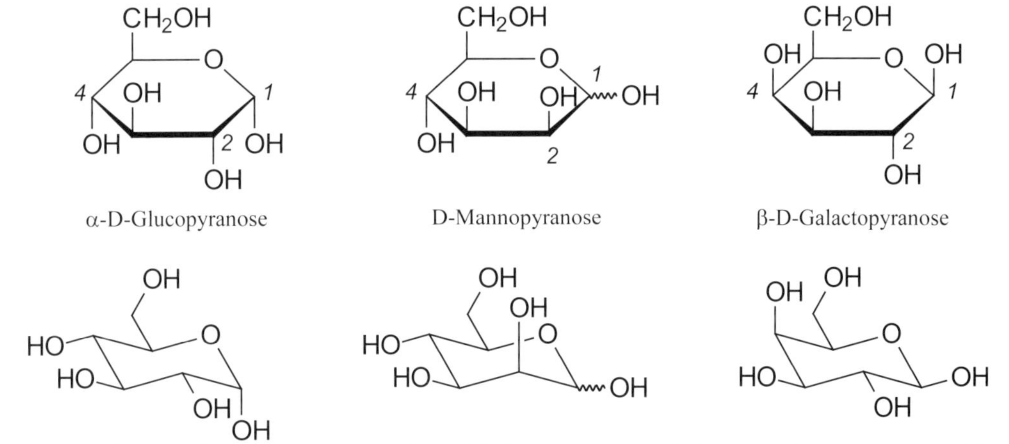


***Übersicht 6.2:** Haworth-* und Sesselformeln für drei Pyranosen.

D-Fructose als Ketohexose ist zur Bildung von *Halbketalen* befähigt. Da sich sowohl die 5-OH als auch die 6-OH-Gruppe an die C=O-Gruppe des Ketons anlagern können, entstehen in Lösung vier Halbketale in Form von 2 Anomerenpaaren, die sich zueinander wie Konstitutionsisomere (unterschiedliche Ringgröße!) verhalten (5).

In Sacchariden findet man D-Fructose als Furanosid, z. B. im Disaccharid Saccharose. Reine, kristalline D-Fructose ist strukturell *β-D-Fructopyranose*. Beim Auflösen in Wasser zeigt auch diese Substanz Mutarotation, ein Zeichen für die Existenz des Oxo-Cyclo-Tautomerie-Gleichgewichtes (5). Als wesentliches Tautomer wird β-D-Fructofuranose gebildet.

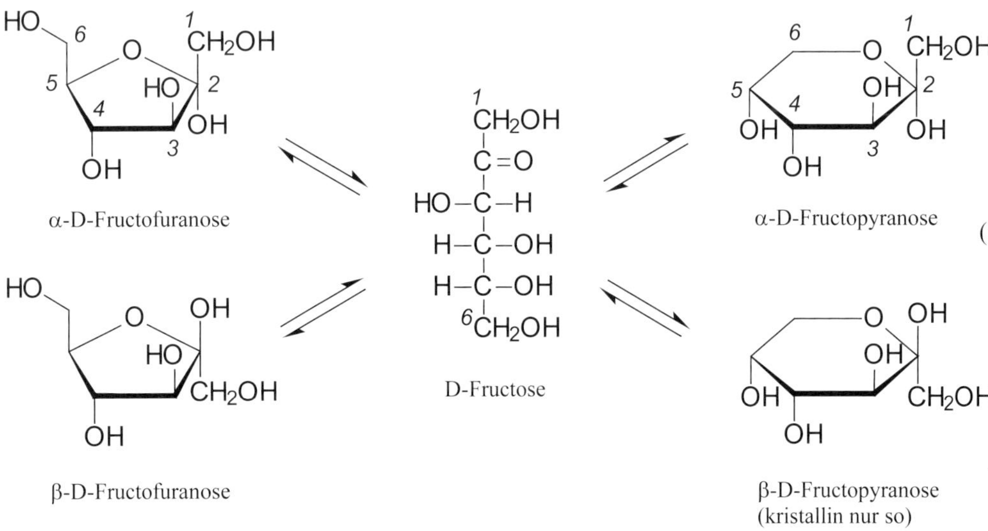


(5)

D-Fructose und D-Glucose sind die Hauptbestandteile des Honigs, der in Spuren auch Aromastoffe enthält. Honig ist natürlicher Invertzucker (s. S. 301). Der normale Blutzuckerspiegel beträgt 0.1 % an D-Glucose. Bei der Zuckerkrankheit treten erhöhte Glucosewerte im Harn auf, die durch einen Enzymteststreifen vom Patienten selbst bestimmt werden können.

### 6.1.1.4. Eigenschaften und Reaktionen von Monosacchariden

Monosaccharide sind aufgrund der OH-Gruppen extrem hydrophil, sie lösen sich daher ausgezeichnet in Wasser, aber nicht in unpolaren oder wenig polaren organischen Lösungsmitteln. Sie können an der Carbonylgruppe und an den Hydroxygruppen chemische Reaktionen eingehen, von denen Oxidationen zuerst vorgestellt werden. Die chemische Oxidation von Aldosen kann zu drei Arten von Produkten führen: Wird nur die Aldehydgruppe oxidiert, gelangt man zu *Aldonsäuren*. Ein Beispiel ist die Oxidation von D-Glucose zu *D-Gluconsäure*, die durch intramolekulare Veresterung zu *D-Gluconsäure-γ-lacton* (*D-Glucono-γ-lacton*) cyclisieren kann (6).

Die Oxidation zur D-Gluconsäure findet auch statt, wenn D-Glucose zum Nachweis der reduzierenden Wirkung mit *Fehling*scher Lösung oder *Tollens*-Reagens (s. 5.3.7.2.) behandelt wird. Auch D-Fructose als Ketose zeigt bei diesen Reaktionen reduzierende Wirkung, obwohl sie selbst keine Aldehydgruppe aufweist. Ursache der Reduktionswirkung ist der Umstand, daß sich im alkalischen Milieu der Reagenzien D-Fructose als α-Hydroxyketon leicht in (reduzierende!) D-Glucose als α-Hydroxyaldehyd umlagert (s. (3) in 5.3.7.4.))

Unter drastischeren Bedingungen erfolgt auch die Oxidation der Hydroxymethylengruppe ($-CH_2OH$) zur Carbonsäure, man gelangt in die Reihe der *Zuckersäuren*. Exemplarisch hierfür ist die Bildung von *D-Glucarsäure* aus D-Glucose (6).

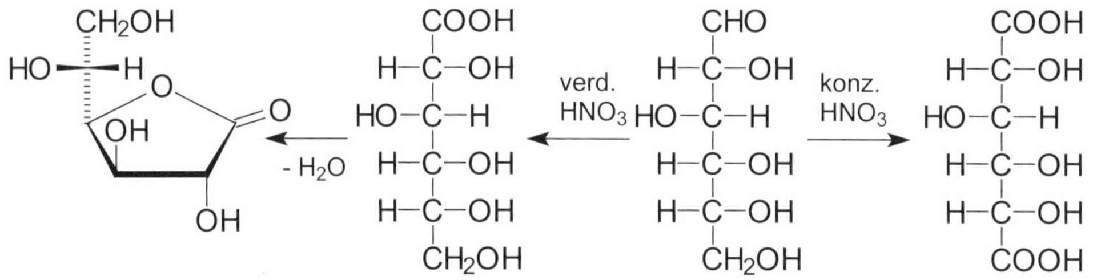


(6)

D-Gluconsäure-γ-lacton D-Gluconsäure D-Glucose D-Glucarsäure

Enzymatisch ist im Organismus die regioselektive Oxidation der $-CH_2OH$-Gruppe von D-Glucose zu *D-Glucuronsäure* möglich, bei der die Aldehydfunktion erhalten bleibt (7).

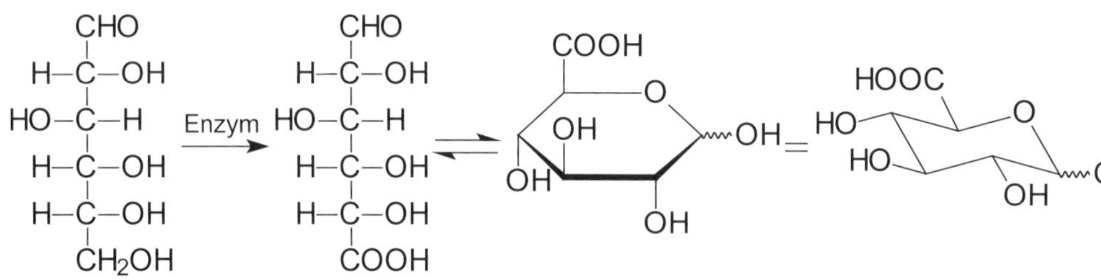


(7)

D-Glucose D-Glucuronsäure (*al*-Form) D-Glucuronsäure (*Haworth*-Formel) D-Glucuronsäure (Sesselformel)

D-Glucuronsäure spielt eine wichtige Rolle im Entgiftungsstoffwechsel der Leber. D-Glucuronsäure kann in einer aktivierten Form auf körpereigene oder körperfremde Hydroxyverbindungen übertragen werden. Die entstehenden O-Glykoside, die *Glucuronide*, sind aufgrund des Glucuronsäureteils sehr gut wasserlöslich und können mit dem Harn ausgeschieden werden.

Die in Mikroorganismen enthaltenen Enzymsysteme können weitere, chemisch sehr diffizile Oxidationen an Aldehyd- und Hydroxygruppe(n) vollbringen. So kann D-Gluconsäure durch Fermentation selektiv zu 2-Oxo-D-gluconsäure oder zu 2,5-Dioxo-D-gluconsäure oxidiert werden.

Durch katalytische Hydrierung sind Monosaccharide zu mehrwertigen Alkoholen reduzierbar. So entsteht aus D-Mannose *D-Mannitol* (*D-Mannit*) und aus D-Glucose *D-Sorbitol* (*D-Sorbit*) (vgl. Abb. 5.8), d. h., es wird jeweils nur ein Produkt gebildet (8), da die Hydrierung einer Aldehydfunktion kein neues Chiralitätszentrum schafft.

Anders ist es bei D-Fructose, da bei der nicht stereoselektiven, heterogen katalysierten Hydrierung über einem Metallkatalysator aus der Keton-Carbonylgruppe beide Konfigurationen am neuen Asymmetriezentrum an C-2 gebildet werden. Auf komplette Moleküle bezogen, bedeutet dies das Entstehen eines Gemischs aus D-Mannitol und D-Sorbitol bei der Hydrierung von D-Fructose (8).

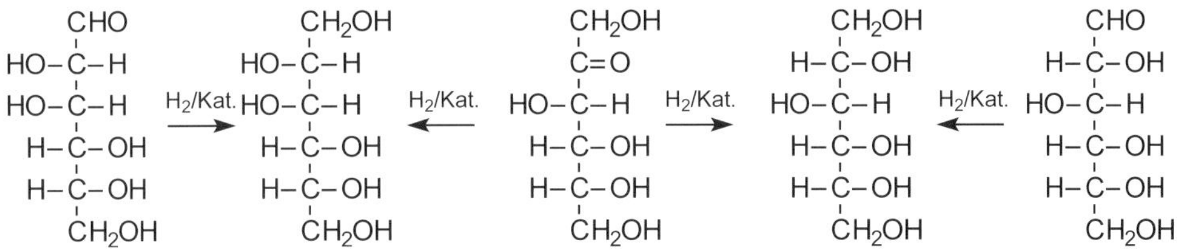

(8)

D-Mannose D-Mannitol D-Fructose D-Sorbitol D-Glucose

Aldosen und Ketosen reagieren mit Phenylhydrazin unter Bildung gut kristallisierender, gelber *Osazone*, die sich zur Charakterisierung von Monosacchariden eignen. Als Beispiel dienen D-Glucose, D-Mannose und D-Fructose, die wegen identischer Konfigurationen an C-3, C-4 und C-5 (vgl. Abb. 6.2) alle das gleiche Osazon liefern (9).

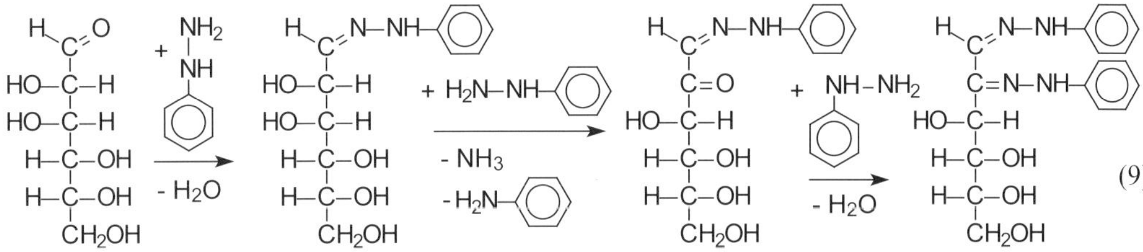

(9)

D-Mannose D-Mannose-phenylhydrazon 2-Oxo-phenylhydrazon von D-Mannose (und D-Glucose) Osazon von D-Mannose, D-Glucose, D-Fructose

Zunächst entsteht durch Kondensation mit der Carbonylgruppe ein Phenylhydrazon, in (9) das von D-Mannose. Weiteres Phenylhydrazin reagiert mit diesem in einer Redoxreaktion und oxidiert die zur C=N-Bindung benachbarte alkoholische Funktion (zur 2-ständigen C=O-Gruppe beim D-Mannose- und D-Glucose-Phenylhydrazon; zur 1-CHO-Gruppe beim D-Fructose-Phenylhydrazon). Bei dieser Oxidation wird die N-N-Bindung in $C_6H_5$-NH-$NH_2$ reduktiv zu Ammoniak und Anilin gespalten. Die neu erzeugte C=O-Gruppe kondensiert schließlich zur zweiten Phenylhydrazonstruktur des Osazons (9).

Die Tatsache, daß sich die drei erwähnten Osazone gleichen, belegt, daß ihre Konfigurationen an den Atomen C-3, C-4 und C-5 gleich sind (vgl. Abb. 6.2).

## 6.1.1.5. Glykoside und andere natürliche Monosaccharid-Derivate

An den Hydroxygruppen der Monosaccharide ist neben Redox-Reaktionen auch die Bildung von Ethern oder Estern möglich. Von allen am Ring befindlichen OH-Gruppen ist die am anomeren C-Atom befindliche *glykosidische Hydroxygruppe* die reaktivste.

> ***Glykoside* bestehen aus einem Kohlenhydratbaustein und einem Aglykon, das nicht-saccharidischer Natur ist. Es gibt O-, N-, S- und C-Glykoside, je nachdem, welches Atom beide Teile verbindet. Als *O-Glykoside* werden die Acetale und Ketale von Monosacchariden bezeichnet.**

Die Bildung von O-Glykosiden ist die cyclische Variante der in Übersicht 5.25 vorgestellten Bildung von Acetalen oder Ketalen durch Reaktion von Halbacetalen oder Halbketalen mit einem Alkohol. In (10) ist nach rechts die Reaktion von D-Glucose mit Methanol unter saurer Katalyse dargestellt, die zu einem Gemisch zweier O-Glykoside führt, dem *Methyl-α-D-glucopyranosid* und dem *Methyl-β-D-glucopyranosid.*

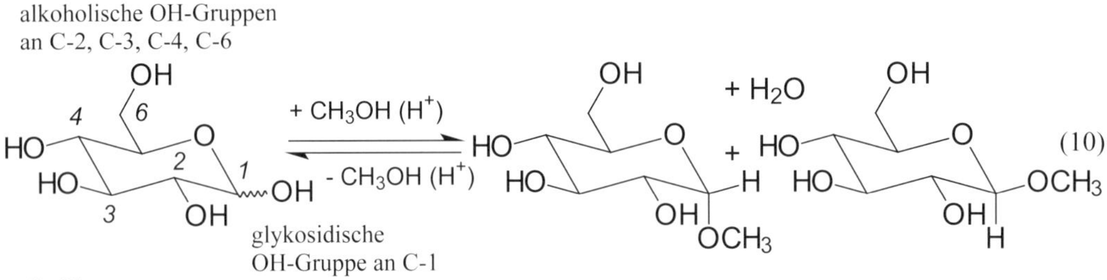


(10)

D-Glucopyranose (Anomerengemisch) Methyl-α-D-glucopyranosid Methyl-β-D-glucopyranosid

Beide sind *cyclische Acetale* der D-Glucose, in denen das ehemals an der -CHO-Gruppe der *al*-Form der Glucose in (3) befindliche H-Atom jetzt am anomeren C-Atom C-1 sitzt (hier gesondert eingezeichnet).

In (11) ist die Bildung zweier *cyclischer Ketale* durch Reaktion von D-Fructose (zu deren Tautomerie vgl. (5)) unter analogen Bedingungen dargestellt. Diese beiden O-Glykoside sind *Methyl-α-D-fructofuranosid* und *Methyl-β-D-fructofuranosid.*

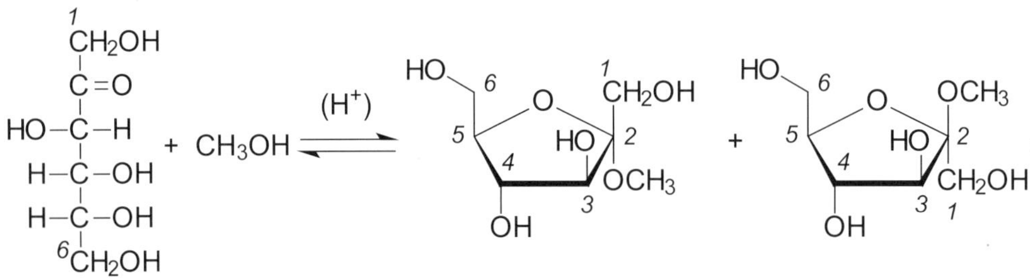


(11)

D-Fructose Methyl-α-D-fructofuranosid Methyl-β-D-fructofuranosid

Sehr viele Naturstoffe sind O-Glykoside (Abb. 6.3). Sie entstehen durch acetalartiges Verknüpfen einer alkoholischen oder phenolischen, nichtsaccharidischen Komponente, die *Aglykon* genannt wird, mit einem Saccharidbaustein, der das Strukturelement eines cyclischen Halbacetals enthält und oft, aber nicht immer, ein Monosaccharid ist. Nach dem beteiligten Saccharid benennt man das Glykosid, so heißen Glykoside der Glucose *Glucoside*, solche der Galactose *Galactoside* usw..

Glykoside können vielfältige biologische Funktionen ausüben, so als Transportformen in Entgiftungsprozessen (vgl. Glucuronide), als zelluläre Depotformen für Zucker oder für ein reaktives Aglykon (vgl. Amygdalin (80) in 5.3.7.2.), als Stabilisatoren für empfindliche Farbstoffe oder Riechstoffe, als antimikrobielle Schutzfaktoren für Pflanzen und Samen oder sind Bestandteile einiger Klassen von Antibiotika.

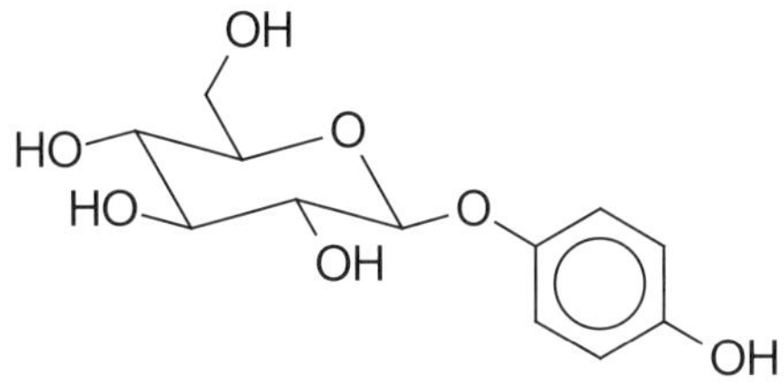


Arbutin,
4-Hydroxyphenyl-β-D-glucopyranosid

Vorkommen: in Bärentraubenblättertee, Aglykon Hydrochinon wirkt antimikrobiell (Urologie).

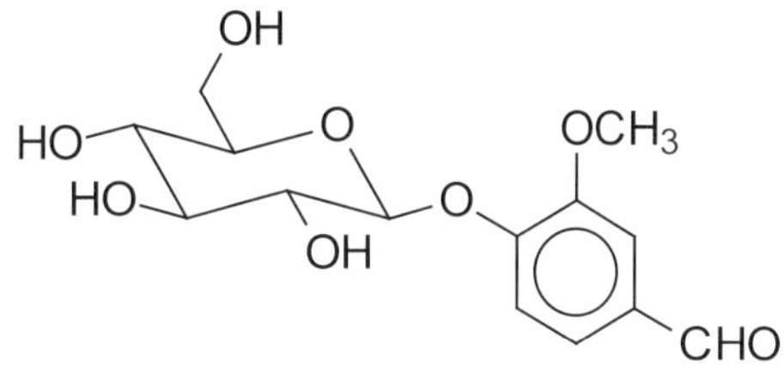


Vanillin-β-D-glucopyranosid

Vorkommen: bis 2 % in Vanilleschoten, Depotform des Vanillins.

***Abb. 6.3:*** Zwei pflanzliche O-Glykoside.

Glykoside, gut kristallisierende wasserlösliche Substanzen, zeigen das typische Verhalten der Acetale, d. h., sie lassen sich in Umkehr ihrer Bildungsreaktion (vgl. (10) und (11)) durch Säuren in Saccharid und Aglykon spalten. Gegen Alkalien sind sie beständig. Da sie keiner Oxo-Cyclo-Tautomerie unterliegen, reduzieren sie *Fehling*sche Lösung nicht und zeigen auch keine Mutarotation.

> **Zwischen anomerem C-Atom und O-Atom des Aglykons befindet sich die *glykosidische Bindung*, die keine Etherbindung darstellt, sondern als Teil eines cyclischen Acetals oder Ketals wesentlich leichter spaltbar ist.**

Die Saccharidkomponente kann über eine α- oder β-glykosidische Bindung mit dem Aglykon verbunden sein. In der Zelle existieren spezifische Enzyme, die α- und β-Glykosidasen, die in der Lage sind, selektiv ein bestimmtes in der α- oder β-Konfiguration gebundenes Saccharid vom Aglykon abzuspalten. Säuren spalten α- und β-Glykoside gleichermaßen.

Zu den O-Glykosiden gehören auch Di-, Oligo- und Polysaccharide, in denen die glykosidische OH-Gruppe eines Monosaccharids mit einer alkoholischen oder der glycosidischen OH-Gruppe eines zweiten (bzw. weiteren) Monosaccharids verknüpft ist (s. 6.1.2. - 6.1.4.). Nucleoside (s. 6.4.2.) zählen zu den N-Glykosiden.

Durch Alkylierung eines Methylglykosids gemäß (10) oder (11) mit Benzylbromid sind die vier noch freien alkoholischen OH-Gruppen in einer $S_N$-Reaktion zu Benzylethern umsetzbar. Durch Acetylierung, z. B. mit Acetylchlorid oder Benzoylchlorid, sind das Tetraacetat oder das Tetrabenzoat des Methylglykosids herstellbar. In allen drei Fällen sind dann die OH-Gruppen des Zuckers praktisch durch organische Reste geschützt. Tatsächlich werden u. a. die Benzyl-, Acetyl- und Benzoyl-Gruppe als *Schutzgruppen* in der Zuckerchemie eingesetzt, da sie sich gut einführen lassen, eine Reaktion an einer ungeschützten Position, z. B. C-1, gestatten und sich leicht wieder entfernen lassen (zu Schutzgruppenstrategien vgl. Lehrbücher der organischen Chemie).

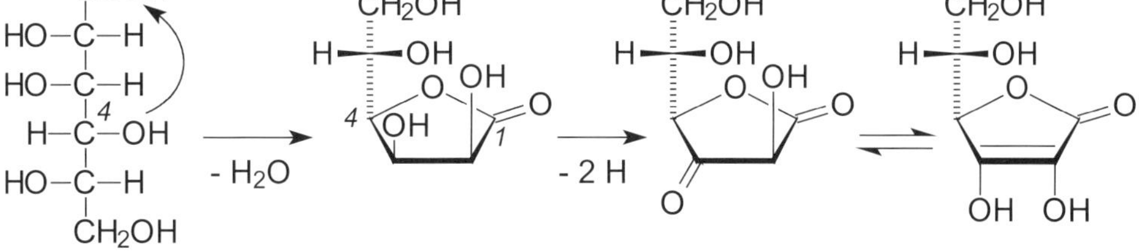


(12)

L-Gulonsäure L-Gulonsäure-γ-lacton L-Ascorbinsäure

Ein wichtiges Monosaccharid-Derivat ist das Vitamin C (L-Ascorbinsäure) in (12) (s. Übersicht 5.16). Es leitet sich von *L-Gulonsäure* ab, die zum γ-Lacton cylisiert, das an C-3-OH zu einem α–Hydroxyketon oxidiert wird. Durch Keto-Enol-Tautomerie nach (83) erfolgt die Isomerisierung zum Endiol L-Ascorbinsäure, einem Redukton (12).

Enzymatische Reaktionen führen in Organismen zu weiteren Monosaccharid-Bausteinen, von denen abschließend vier vorgestellt werden sollen (Abb. 6.4).

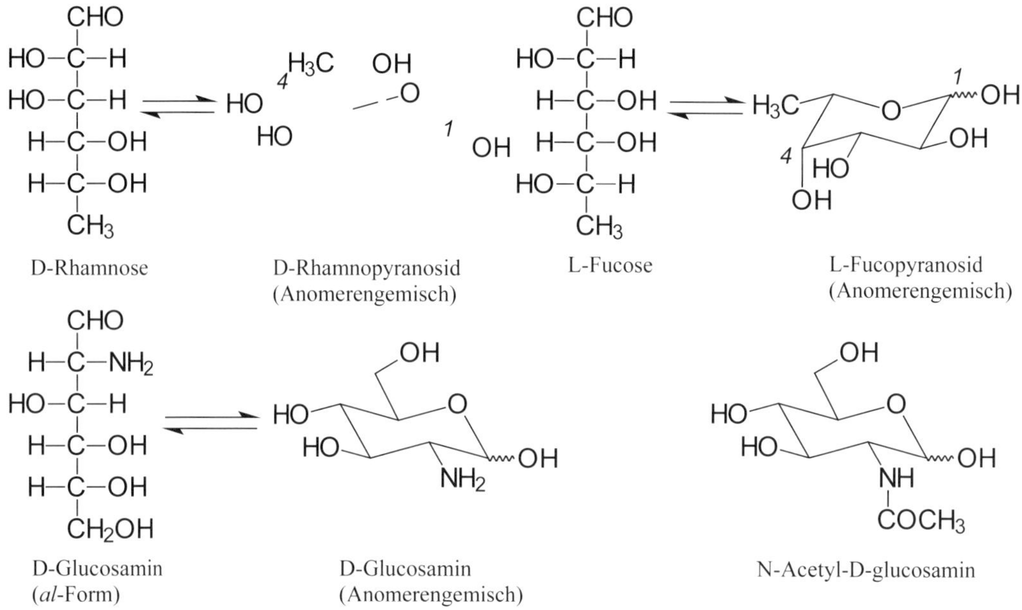


***Abb. 6.4:*** Weitere natürliche Monosaccharid-Bausteine.

*D-Rhamnose* ist eine *6-Desoxyaldohexose*, deren Chiralitätszentren die relative Konfiguration der D-Mannose aufweisen (vgl. Übersicht 6.1). *L-Fucose* ist eine weitere 6-Desoxyaldohexose. Als Cyclus liegt sie in der $^{1}C_4$-Konformation vor, die in der L-Reihe begünstigt ist (als Begründung dient - nach Konfigurationswechsel an allen Stereozentren - eine analoge Argumentation wie für die Bevorzugung der $^{4}C_1$-Konformation der D-Glucose in (4)). *D-Glucosamin* gehört zu den Aminozuckern, ein wichtiges Derivat ist *N-Acetyl-D-glucosamin* (Abb. 6.4.).

## 6.1.2. Disaccharide

*Disaccharide* entstehen durch Reaktion zweier Monosaccharide (Aldosen oder Ketosen) unter Wasserabspaltung. Es gibt zwei Varianten der Reaktion, die zu zwei verschiedenen Typen der Verknüpfung führen. An jeder Disaccharidbildung ist eine glykosidische (anomere) OH-Gruppe eines cyclischen Halbacetals beteiligt. Vom an der Reaktion beteiligten zweiten Monosaccharid kann entweder eine der alkoholischen OH-Gruppen oder auch seine anomere OH-Gruppe reagieren. Die so gebildeten Disaccharide unterscheiden sich deutlich in ihren chemischen Eigenschaften, so zeigt die eine Klasse von Disacchariden reduzierende Eigenschaften, die andere nicht.

### 6.1.2.1. Reduzierende Disaccharide: Maltose, Cellobiose, Lactose

*Reduzierende Disaccharide* entstehen, wenn die anomere OH-Gruppe des ersten Monosaccharids mit einer alkoholischen OH-Gruppe des zweiten unter Wasserabspaltung und Bildung einer acetalartigen Brücke zwischen beiden Molekülen reagiert.

In den meisten Fällen reagiert dabei entweder die sekundäre OH-Gruppe an C-4 oder die primäre OH-Gruppe an C-6. Stereochemisch ist zu beachten, daß bei der Verknüpfung die Bindung des anomeren C-Atom des ersten Monosaccharids zum O-Atom der Brücke entweder α- oder β-glykosidisch ausgebildet wird, d. h., daß entweder eine axiale oder equatoriale Bindung vom anomeren Zentrum ausgeht.

Die anomere OH-Gruppe des zweiten Monosaccharids nimmt nicht an der Verknüpfung teil. Das Cyclohalbacetal bleibt daher erhalten. Damit ist auch die Oxo-Cyclo-Tautomerie nach dem Prinzip von (1) in 6.1.1.2. weiter möglich. Disaccharide dieses Typs wirken daher reduzierend, z. B. auf *Tollens*-Reagens. Sie unterliegen der Mutarotation (s. 6.1.1.2.).

Wichtige reduzierende Disaccharide sind *Maltose* (*Malzzucker*), *Cellobiose* und *Lactose* (*Milchzucker*). *Isomaltose* ist ein Konstitutionsisomer der Maltose (Abb. 6.5).

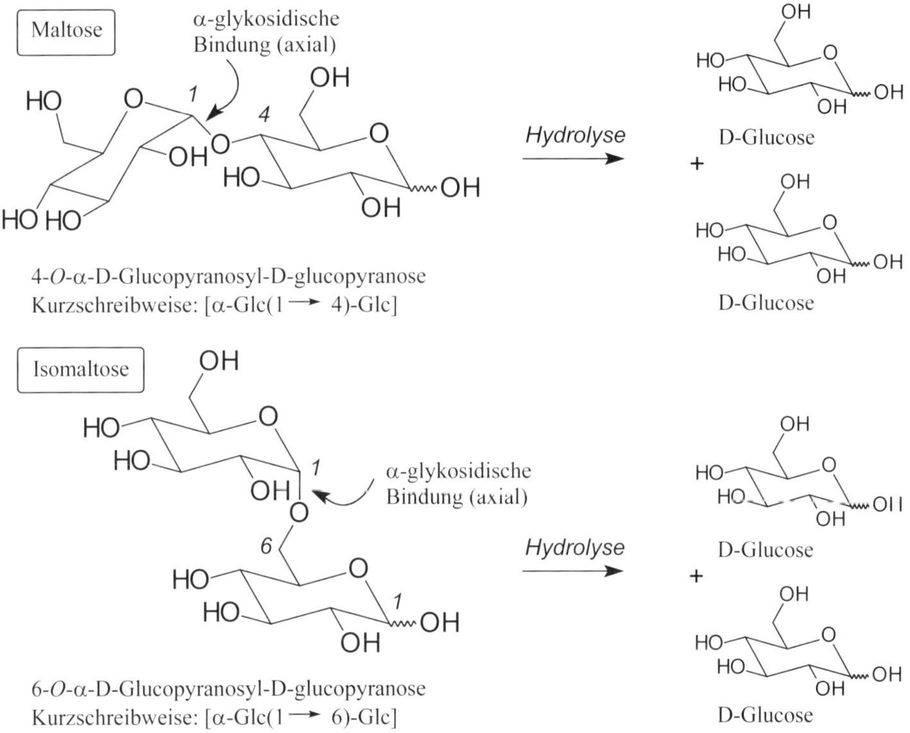


***Abb. 6.5:*** Maltose und Isomaltose – konstitutionsisomere, reduzierende Disaccharide.

Maltose entsteht durch 1,4-Verknüpfung von zwei Molekülen D-Glucose. Die Bindung vom anomeren C-Atom zum O-Atom der Brücke ist axial, also α-glykosidisch. Die anomere OH- Gruppe des zweiten Glucosebausteins bleibt erhalten. In Isomaltose liegt eine Verknüpfung zur primären OH-Gruppe an C-6 vor (Abb. 6.5).

Maltose ist in keimenden Gerstenkörnern enthalten. Sie entsteht bei der Spaltung des Polysaccharids Stärke durch das Enzym *Diastase*. Das Enzym *Maltase* kann Maltose weiter zu zwei Molekülen D-Glucose abbauen. Während die langen Ketten des Stärkebestandteils *Amylose* allein durch Verknüpfen von Maltose-Einheiten entstehen, sind im Stärkebestandteil *Amylopektin* neben der 1,4-Verkettung 1,6-Verzweigungen enthalten, denen strukturell das Isomaltose-Motiv entspricht (s. 6.1.4.).

Cellobiose wird ebenfalls zu zwei Molekülen D-Glucose hydrolysiert. Der strukturelle Unterschied zu Maltose besteht lediglich in der β-glykosidischen 1,4-Verknüpfung der Glucoseeinheiten. Cellobiose entsteht durch Abbau von Cellulose. Cellobiose ist ein Diastereomer der Maltose und Konstitutionsisomer der Isomaltose (Abb. 6.6).

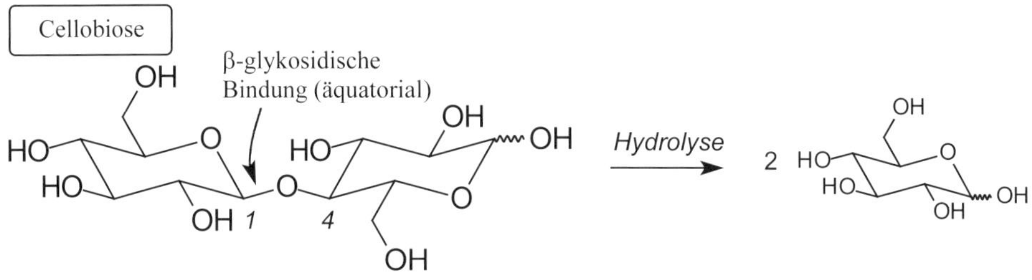


4-*O*-β-D-Glucopyranosyl-D-glucopyranose
Kurzschreibweise: [β-Glc(1 → 4)-Glc]

D-Glucose

***Abb. 6.6:*** Hydrolyse von Cellobiose, dem Abbauprodukt der Cellulose, zu D-Glucose.

Lactose entsteht aus der β-glykosidischen Verknüpfung der anomeren OH-Gruppe von D-Galactose mit der 4-OH-Gruppe von D-Glucose (Abb. 6.7).

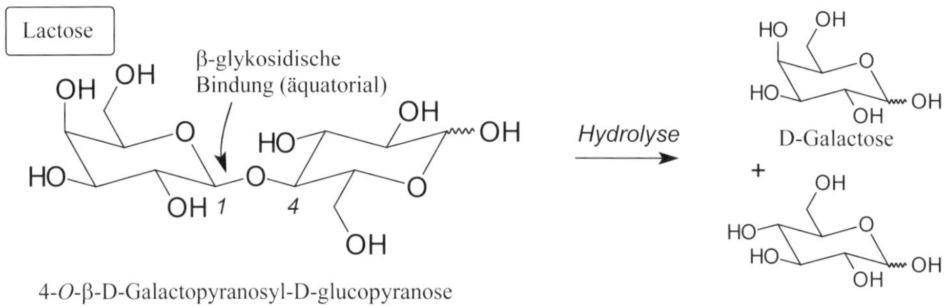


4-*O*-β-D-Galactopyranosyl-D-glucopyranose
Kurzschreibweise: [β-Gal(1 → 4)-Glc]

D-Glucose

***Abb. 6.7:*** Hydrolyse von Lactose, einem reduzierenden Disaccharid, zu D-Galactose und D-Glucose.

Lactose ist der wichtigste Zucker in Mutter- (5-7 %) und Kuhmilch (4-5 %). Lactose schmeckt nicht so süß wie Saccharose und wirkt leicht abführend. Die enzymatische Spaltung in die Monosaccharide erfolgt durch *Lactase*, über die alle Kinder, aber nicht alle Erwachsenen verfügen. Deswegen können erwachsene Europäer, die dieses Enzym im Lauf der Zeit, offenbar aufgrund einer milchreichen Ernährung, behielten, Milch gut verdauen. Vielen erwachsenen Afrikanern konnte aber durch wohlgemeinte Milchpulverlieferungen der UNO bei Hungerkatastrophen in den 50er und 60er Jahren nicht geholfen werden.

Lactose ist diastereomer zu Maltose und Cellobiose und konstitutionsisomer zu Isomaltose.

## 6.1.2.2. Nichtreduzierende Disaccharide: Saccharose, Trehalose

*Nichtreduzierende Disaccharide* entstehen, wenn die beiden anomeren OH-Gruppen zweier Monosaccharide miteinander unter Wasserabspaltung und Bildung einer acetalartigen Brücke reagieren. Dadurch gehen beide Cyclohalbacetal-Strukturen und die auf ihnen beruhende reduzierende Wirkung verloren. Beim Auflösen in Wasser tritt auch keine Mutarotation auf. In nichtreduzierenden Disacchariden sind ausschließlich alkoholische OH-Gruppen vorhanden. Im Molekül sind zwei glykosidische Bindungen zu den beiden vormaligen anomeren C-Atomen vorhanden, die prinzipiell in α- oder β-glykosidischer Form ausgebildet werden können.

Das bei weitem wichtigste nichtreduzierend wirkende Disaccharid ist *Saccharose* (*Rohrzucker*, *Rübenzucker*) (Abb. 6.8), von dem jährlich ca. 100 Mio. t produziert werden. Zuckerrohr enthält ca. 15 % Saccharose, die Zuckerrübe bis zu 20 %. Saccharose entsteht aus der Verknüpfung von α-D-Glucopyranose mit β-D-Fructofuranose (vgl. (5)).

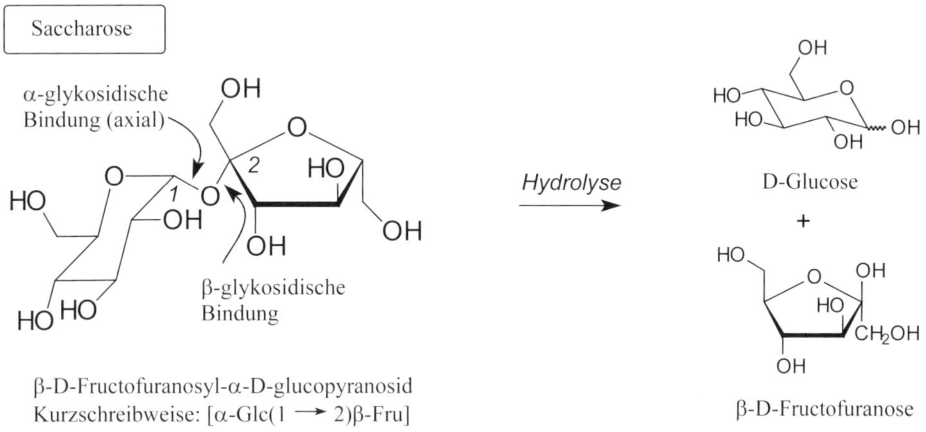


***Abb. 6.8:*** Hydrolyse von Saccharose zu D-Glucose und β-D-Fructofuranose.

In *Trehalose*, einem in Pilzen und Pflanzen vorkommendem, weiteren nichtreduzierenden Disaccharid, sind zwei α-D-Glucopyranosen acetalartig verbunden (Abb. 6.9). Trehalose ist konstitutionsisomer zu allen anderen hier vorgestellten Disacchariden.

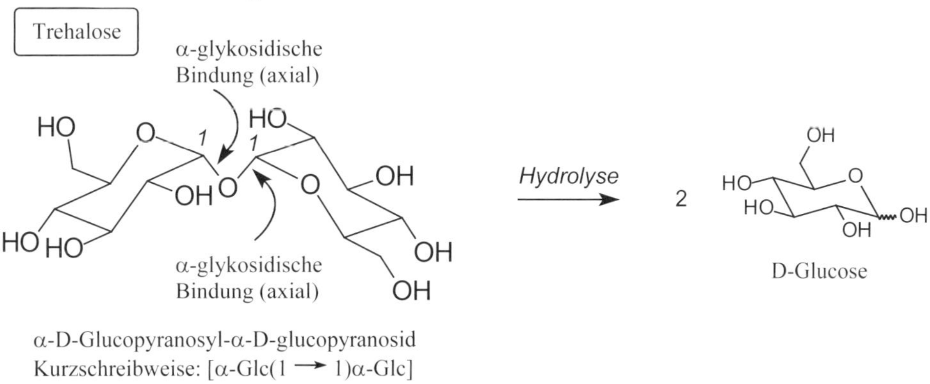


***Abb. 6.9:*** Hydrolyse von Trehalose zu D-Glucose.

Saccharose wird enzymatisch durch *Saccharase* und chemisch durch verdünnte Mineralsäuren in D-Glucose und D-Fructose gespalten. Das entstehende Gemisch heißt *Invertzucker*. Kunsthonig ist synthetischer, Bienenhonig natürlicher Invertzucker (der noch Aromastoffe enthält). Beobachtet man diesen Vorgang an einer Rohrzuckerlösung in der Küvette eines Polarimeters, dann tritt die sogenannte *Rohrzuckerinversion* auf. Sie besteht in einer Drehrichtungsänderung für linear polarisiertes Licht von (+) nach (-). Dieser physikalisch meßbare Effekt hat folgende chemische Ursache:

Die spezifischen Drehungen von Lösungen gleicher Konzentration betragen in wäßriger Lösung: Saccharose $[\alpha]_D^{20}$ = + 66.5°, D-Glucose $[\alpha]_D^{20}$ = + 52.5°, D-Fructose $[\alpha]_D^{20}$ = - 92° (!). Nach kompletter Spaltung des rechtsdrehenden Rohrzuckers liegt daher eine insgesamt linksdrehende (-) Invertzuckerlösung vor.

## 6.1.3. Oligosaccharide

*Oligosaccharide* enthalten 3-10 Monosaccharidbausteine. Sie entstehen prinzipiell durch fortlaufende Verknüpfung eines Disaccharids mit weiteren Monosacchariden.

### 6.1.3.1. Prinzipien der Verknüpfung von mehr als zwei Monosacchariden

Die Verknüpfung zu Oligosacchariden erfolgt nach den für Disaccharide geltenden Regeln, die eingangs der Kapitel 6.1.2.1. und 6.1.2.2. erläutert wurden. Daraus folgt, daß auch ein Oligosaccharid reduzierende Eigenschaften haben kann (bei vorhandener Cyclohalbacetal-Struktur) oder nicht.

### 6.1.3.2. Raffinose – ein Trisaccharid

Ein bekanntes *Trisaccharid* ist die in der Zuckerrübe vorkommende *Raffinose*. Sie stellt eine Verknüpfung von D-Galactose, D-Glucose und D-Fructose dar. Raffinose ist dabei so aufgebaut, daß die anomere OH-Gruppe eines Moleküls D-Galactose α-glykosidisch mit der 6-$CH_2OH$-Funktion des D-Glucoseteils von Saccharose verbunden ist (Abb. 6.10). Raffinose hat daher kein Strukturelement eines cyclischen Halbacetals und wirkt nicht reduzierend.

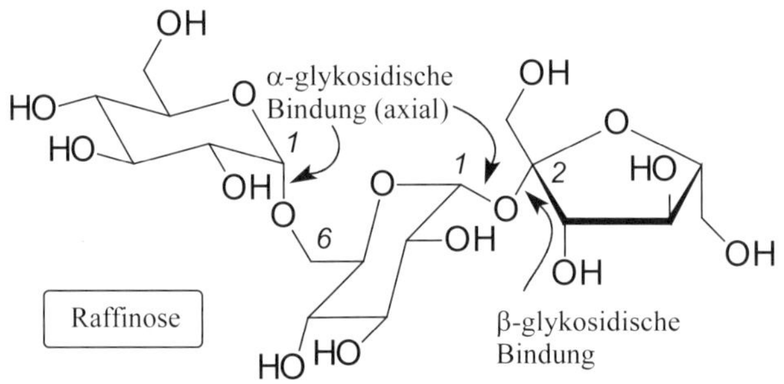


***Abb. 6.10:*** Raffinose - ein Trisaccharid.

Ein pharmazeutisch interessantes Trisaccharid-Derivat ist *Acarbose* (*Glucobay* ®). Dieses Pseudotetrasaccharid (ein Ring ist ein substituiertes Cyclohexan und keine Pyranose) wird seit 1990 als orales Medikament in der Begleittherapie von Diabetes mellitus eingesetzt (Abb. 6.11).

Acarbose ist ein aus Actinomyceten isolierter Naturstoff, der als α-Glucosidase-Inhibitor das Enzym Saccharase blockiert, so daß es nicht mehr für die Spaltung von Saccharose zur Verfügung steht. Acarbose wird biotechnologisch durch Fermentation hergestellt.

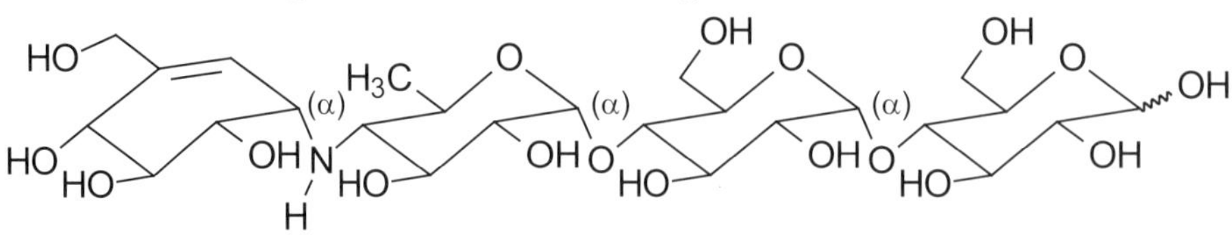

***Abb. 6.11:*** Acarbose - ein Naturstoff für die Diabetes-Therapie.

## 6.1.4. Polysaccharide

Die wichtigsten natürlichen Polysaccharide sind *Stärke*, *Glykogen* und *Cellulose*. Sie sind alle aus D-Glucose aufgebaut und haben den Charakter von Makromolekülen. Spezielle Polysaccharide mit modifizierter Struktur erlauben die Ausübung anderer Funktionen.

### 6.1.4.1. Stärke, Glykogen, Cellulose: Struktur und Eigenschaften

Die *Biopolymere* Stärke, Glykogen und Cellulose sind als hochmolekulare Polyacetale aus vorwiegend 1,4-glykosidisch verknüpften D-Glucose-Einheiten aufzufassen. Die Stereochemie dieser Verknüpfung und ggf. weitere Verzweigungen der 1,4-glykosidischen Kette entscheiden darüber, welches Polysaccharid vorliegt, welche Eigenschaften es hat und welche Funktionen im pflanzlichen oder tierischen Organismus wahrgenommen werden können (Übersicht 6.3).

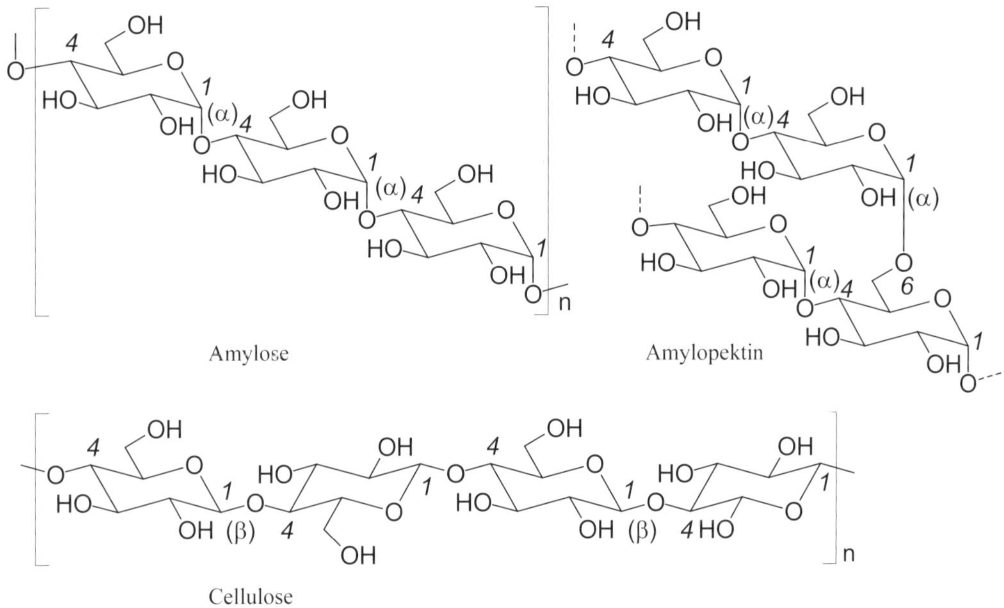


***Übersicht 6.3:** Strukturausschnitte der Polysaccharide Amylose, Amylopektin und Cellulose.*

Stärke entsteht durch *Assimilation* in den Chloroplasten grüner Pflanzen. Sie wird bei Bedarf enzymatisch zu D-Glucose abgebaut, ist so in Speicherorgane transportierbar und kann dort wieder zu Körnern von *Reservestärke* aufgebaut werden. Ein Stärkekorn besteht zu 80 % aus Amylopektin (Hülle) und zu 20 % aus Amylose (Inneres), deren Struktur und Eigenschaften sich unterscheiden. Beim enzymatischen Abbau von Stärke zu Disacchariden entstehen Maltose und Isomaltose(s. Abb. 6.5).

*Amylose* besteht aus α(1,4)-glykosidisch verknüpften unverzweigten Ketten von Glucosemolekülen. Die relative Molmasse beträgt 17.000 bis ca. 200.000, was etwa 100 - 1400 Glucoseeinheiten pro Amylosemolekül entspricht. Amylose ist eine amorphe, weiße Substanz, die sich kolloidal in Wasser löst. Sie ist deshalb von Amylopektin, das nur quillt, aber unlöslich ist, abtrennbar. Amylose bildet eine Helix, in der 6 D-Glucosemoleküle eine Windung aufbauen. Mit molekularem Iod gibt Amylose durch Einschluß des $I_2$-Moleküls in den inneren Hohlraum der Helix eine charakteristische

Blaufärbung, die *Iod-Stärke-Reaktion*, die als empfindlicher Nachweis für Amylose bzw. umgekehrt auch für Iod genutzt werden kann.

*Amylopektin* hat eine verzweigte Struktur. In der α(1,4)-glykosidisch verknüpften Hauptkette kommt es etwa aller 20-25 Moleküle zu einer α(1,6)-glykosidischen Verzweigung, so daß man sich Amylopektin büschelartig vorstellen kann. Seine relative Molmasse ist wesentlich höher als die von Amylose und liegt bei etwa 400 000. Amylopektin gibt mit Iod eine rotviolette Farbreaktion.

*Glykogen* ist das Reservekohlenhydrat des tierischen Organismus, es kann einen beträchtlichen Teil der Masse der Leber bilden (ca. 15 %) und auch in den Muskeln gespeichert werden. Es ähnelt in seinem Aufbau dem Amylopektin, ist aber noch stärker verzweigt (etwa aller 12 Glucosebausteine). Das Gesamtmolekül hat dadurch eine kugelförmige Gestalt. Seine relative Molmasse beträgt im Muskelglykogen 1.000.000, im Leberglykogen 5.000.000, letzteres entspricht etwa 30.000 verknüpften D-Glucosemolekülen. Der biologische Sinn der höheren Verzweigung des Glykogens liegt in der dadurch gegebenen Möglichkeit, bei Bedarf in kurzer Zeit große Mengen D-Glucose durch enzymatischen Abbau vom Ende der α(1,4)-glykosidisch verknüpften Kettenabschnitte her für die Energiegewinnung freizusetzen.

*Cellulose* besteht aus β(1,4)-glykosidisch verknüpften unverzweigten Ketten von Glucosemolekülen. Sie ist das häufigste Kohlenhydrat und die Gerüstsubstanz der Zellwände der Pflanzen. Cellulose kann chemisch zum Disaccharid Cellobiose abgebaut werden (s. Abb. 6.6). Ihr relative Molmasse liegt bei 200 000 bis in den Bereich von Millionen. Cellulosemoleküle lagern sich aneinander und halten durch intermolekulare Wasserstoffbrückenbindungen zusammen. So entstehen Baumwollfasern aus fast reiner Cellulose. Aus reiner Cellulose bestehen auch Watte und Filterpapier.

Holz besteht zur Hälfte aus Cellulose. Cellulose kann daraus chemisch aufgelöst und in Faserform wieder ausgefällt werden (Viskosefaser). Cellulose ist Bestandteil vieler Produkte, wie Papier, Cellophan, Celluloid, Schießbaumwolle, Celluloseacetat, Acetatseide und mikrokristalliner Cellulose (s. Lehrbücher der organischen Chemie).

Cellulose ist für den Menschen zwar unverdaulich, aber ein wichtiger Ballaststoff der Nahrung.

Keines der genannten Polysaccharide wirkt reduzierend, da die glykosidischen OH-Gruppen die Polyacetalstruktur aufbauen. Hydrolyse durch Kochen mit verdünnten Säuren führt zum Abbau zu D-Glucose.

## 6.1.4.2. Weitere natürliche Polysaccharide

*Dextrane* sind von bestimmten Bakterien erzeugte Polysaccharide aus Glucoseeinheiten, die bevorzugt 1,6-, aber auch 1,2-, 1,3- und 1,4-verknüpft sind. Dextrane dienen als Plasmaersatz bei Bluttransfusionen. In Infusionslösungen halten sie den kolloidosmotischen Druck (s. S. 73) aufrecht. Sie sind ein Ausgangsstoff für die chemische Synthese von *Sephadex*-Gelen, die man zur Stofftrennung nutzt.

*Hemicellulosen* sind Begleiter der Cellulose in Holz und Stroh. Sie bestehen aus anderen Zuckern, wie D-Xylose, D-Galactose oder D-Mannose und D-Glucuronsäure. Die Hemicellulose *Xanthan* in Stroh besteht aus β(1,4)-glykosidisch verknüpften D-Xylopyranosen.

*Inulin* ist ein Polysaccharid aus β(1,2)-glykosidisch verknüpfter D-Fructose (relative Molmasse ca. 5.000). Es findet sich in den Wurzelknollen verschiedener Pflanzen und hat bei der Nierenfunktionsprüfung Anwendung gefunden.

*Pektine* sind pflanzliche Polysaccharide, die aus D-Galacturonsäure aufgebaut sind. Die meisten an der Kette befindlichen Carboxylgruppen sind mit Methanol verestert. Pektine bilden mit wäßrigen Zuckerlösungen bei Anwesenheit von Säure *Gallerte*. Sie werden daher zum Gelieren von Marmelade eingesetzt.

*Chitin* ist polymeres, β(1,4)-glykosidisch verknüpftes N-Acetyl-D-glucosamin (s. Abb. 6.4). Es weist eine hohe Festigkeit auf und bildet die Schale von Krustentieren, wie Hummer und Langusten, oder Insekten. Auch im Steinpilz kommt Chitin vor.

## 6.2. Lipide

*Lipide* stellen eine strukturell heterogene Gruppe natürlich vorkommender Substanzen dar, zu denen neben *Fetten, Ölen* und *Wachsen* als *einfache Lipide* im weiteren Sinn auch *Phospholipide, Glykolipide, Carotinoide, Steroide und Eicosanoide* als *komplexe Lipide* zählen.

Alle Lipide zeigen ein gleiches Löslichkeitsverhalten. Lipide sind unlöslich in Wasser, aber gut löslich in vielen organischen Lösungsmitteln wie Ether, Benzol und Chloroform. Im menschlichen und tierischen Organismus dienen bestimmte Lipide als Quelle und Speicher von Stoffwechselenergie. Andere kommen als Strukturlipide von Zellmembranen vor oder spielen bei der Signalübertragung eine wichtige Rolle. Darüber hinaus bieten sie mechanischen Schutz und Wärmeisolation.

### 6.2.1. Fette und Öle

Fette und Öle werden als *Triacylglyceride* (auch *Triglyceride* oder *Neutralfette*) bezeichnet. Sie sind Speicher von Stoffwechselenergie. Bei vollständiger Oxidation von Fettsäuren im Organismus entstehen etwa 38 kJ/g, während bei Kohlenhydraten und Proteinen nur 17 kJ/g frei werden.

Triacylglyceride sind Ester des dreiwertigen Alkohols Glycerin mit unverzweigten langkettigen Monocarbonsäuren (Abb. 6.12).

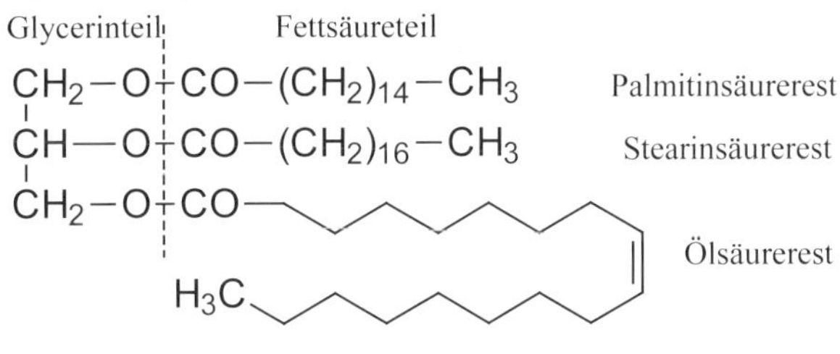


***Abb. 6.12:*** Mögliche Struktur eines tierischen Fettes.

Als dreiwertiger Alkohol kann Glycerin prinzipiell drei Reihen von Estern bilden, die Monoacyl-, Diacyl- und Triacylglyceride. Letztere sind die eigentlichen Fette oder Öle und am wichtigsten. Die in Fetten und Ölen vertretenen Monocarbonsäuren besitzen gewöhnlich eine gerade Anzahl von Kohlenstoffatomen, was mit ihrem Ab- und Aufbau im Organismus zusammenhängt (s.u.). Am häufigsten kommen Fettsäuren mit 16 und 18 Kohlenstoffatomen vor. Sie können gesättigt sein, aber auch eine, zwei oder drei Doppelbindungen enthalten. Die wichtigsten Vertreter in tierischen Fetten sind *Palmitin-*, *Stearin-* und *Ölsäure*. *Linol-* und *Linolensäure* kommen ausschließlich in pflanzlichen Fetten und Ölen vor (s. Abb. 5.28 und 5.3.8.1.). Da all diese Carbonsäuren bei physiologischem pH-Wert deprotoniert vorliegen, spricht man in der Biochemie auch von Palmit*at*, Stear*at*, Ole*at*, Linol*at* und Linolen*at*.

Der menschliche und tierische Organismus ist im Gegensatz zu Pflanzen nicht in der Lage, die mehrfach ungesättigten Fettsäuren Linolsäure und Linolensäure zu synthetisieren. Sie sind jedoch unentbehrliche Vorstufen für die Biosynthese von *Arachidonsäure* (s. Abb. 5.28), einer Vorstufe der *Eicosanoide*, die u. a. wichtige Stoffwechselprozesse regulieren. Solche mehrfach ungesättigten, *essentiellen Fettsäuren* müssen daher dem Organismus unbedingt über pflanzliche Fette und Öle mit der Nahrung zugeführt werden. Ein Mangel an *essentiellen Fettsäuren*, wie z. B. bei fettfreier Diät oder parenteraler Ernährung, führt zu Wachstumsstörungen und Hautveränderungen (Hyperkeratosen, Alopezie).

Die dem Organismus als Nahrungsstoffe zugeführten Fette werden im Blut aufgrund ihrer schlechten Wasserlöslichkeit in Form von Lipoproteinen transportiert und im Verdauungstrakt durch Lipasen enzymatisch in Fettsäuren und Glycerin gespalten. Die gebildeten Produkte gleichen denen der alkalischen Hydrolyse (s. (93) in 5.3.9.3.) Glycerin geht über eine aktivierte Phosphatverbindung in den Kohlenhydratstoffwechsel ein oder steht zur Neusynthese von endogenen Triacylglyceriden zur Verfügung.

Die Fettsäuren werden in den Mitochondrien nach dem Prinzip der sog. *β-Oxidation* unter Energiegewinn zu $C_2$-Bruchstücken in Form von aktivierter Essigsäure, dem Acetyl-Coenzym A (CoA-S-CO-$CH_3$) abgebaut. Der Angriffsort des oxidativen Abbaus ist danach die zur Carboxylgruppe β-ständige $CH_2$-Gruppe. Die um zwei C-Atome ärmere Fettsäure unterliegt erneut der β-Oxidation, so daß immer wieder Carbonsäuren mit gerader Anzahl von Kohlenstoffatomen entstehen. Acetyl-Coenzym A entsteht auch beim Abbau von Kohlenhydraten und einigen Aminosäuren und stellt somit ein zentrales Stoffwechselintermediat dar, welches Kohlenhydrat-, Fett- und Proteinstoffwechsel (s. Lehrbücher der Biochemie) verbindet.

Im *Citratcyclus* (*Citronensäurecyclus*) wird Acetyl-Coenzym A zu $CO_2$ und $H_2O$ oxidiert. Umgekehrt dienen $C_2$-Bruchstücke als Bausteine für den Aufbau von Fettsäuren im Organismus, der im Cytosol gesteuert durch einen multifunktionellen Enzymkomplex abläuft (*Lynen*-Cyclus) (s. Lehrbücher der Biochemie).

Die Eigenschaften von Lipiden hängen wesentlich von der Kettenlänge und der Anzahl der Doppelbindungen ab. Die natürlich vorkommenden Lipide sind stets Gemische zahlreicher Triglyceride. Allgemein gilt, daß Fette mit einem hohen Anteil ungesättigter Fettsäuren flüssig oder ölig sind. Mit steigendem Gehalt an ungesättigten Fettsäuren sinkt der Schmelzpunkt des Fettes, ggf. liegt bei Raumtemperatur ein Öl vor. Überwiegen dagegen die gesättigten Fettsäurereste in den Triglyceridmolekülen (Rinder- und Hammeltalg), dann besitzt das Fett *Schmelzintervalle* bei höheren Temperaturen (wegen ihrer uneinheitlichen Zusammensetzung haben Fette keinen scharfen Schmelzpunkt). Schweine- oder Gänseschmalz enthalten mehr Ölsäurebausteine und schmelzen tiefer. *Butter* enthält daneben einen Anteil *Buttersäure* im Triglycerid. Oliven, Sonnenblumenkerne oder Leinsamen enthalten auspreßbare Öle. Einen besonders hohen Gehalt an Linol- und Linolensäure hat das (namensgebende!) *Leinöl.*

Reine Fette sind geruch- und geschmacklos. Durch Einwirkung von Mikroorganismen in Gegenwart von Luftsauerstoff entstehen freie Fettsäuren sowie Aldehyde und Ketone (*Ranzigwerden* der Fette). Triglyceride mehrfach ungesättigter Fettsäuren sind der Autoxidation zugänglich. So bildet Leinöl als eines der *trocknenden Öle* in Ölfarben an der Luft in kurzer Zeit einen festen Film durch oxidative Verharzung zu Makromolekülen (vgl. Firnis, S. 223).

Der Bedarf an festen Fetten für die Ernährung übersteigt das natürliche Aufkommen. Dies führte zur Entwicklung der *Margarine*. Basis dafür ist die 1902 entwickelte *Fetthärtung*. Darunter versteht man die Hydrierung von pflanzlichen Ölen mit mehreren Doppelbindungen unter Druck (0.5 MPa) und Hitze (180 °C). Das Verfahren wird so geführt, daß selektiv nur soviel Wasserstoff addiert wird, daß pro Fettmolekül noch eine Doppelbindung erhalten bleibt. Dieser Margarinerohstoff hat ein günstiges, bei der Körpertemperatur liegendes Schmelzintervall.

Obwohl Fette und Öle wasserunlöslich sind, können sie aufgrund ihrer oberflächenaktiven Eigenschaften (s. Lecithin, S. 315) Emulsionen bilden. So besteht z. B. Milch aus in Wasser sehr fein verteilten, emulgierten Lipidpartikeln (neben anderen wasserlöslichen Inhaltsstoffen der Milch).

Durch alkalische Hydrolyse kann die Esterbindung der Fette gespalten werden (Verseifung, s. (93) in 5.3.9.3.). Dabei entstehen Glycerin und die Alkalisalze der ursprünglich gebundenen Fettsäuren, die sogenannten *Seifen* (s. Übersicht 5.29), deren Waschwirkung als micellbildende Tenside schon erklärt wurde (s. S. 277). Der Begriff Verseifung wird oft auch für andere hydrolytische Spaltungen benutzt.

### 6.2.2. Wachse

Wachse sind Ester höherer Fettsäuren mit langkettigen, unverzweigten einwertigen Alkoholen.

So besteht z. B. *Bienenwachs* (lateinisch:. *Cera flava*) hauptsächlich aus dem Palmitinsäureester des *Myricylalkohols*, (Triacontan-1-ol), der 30 C-Atome aufweist. Abb. 6.13 verdeutlicht den Anteil der Alkylketten an der Gesamtstruktur.

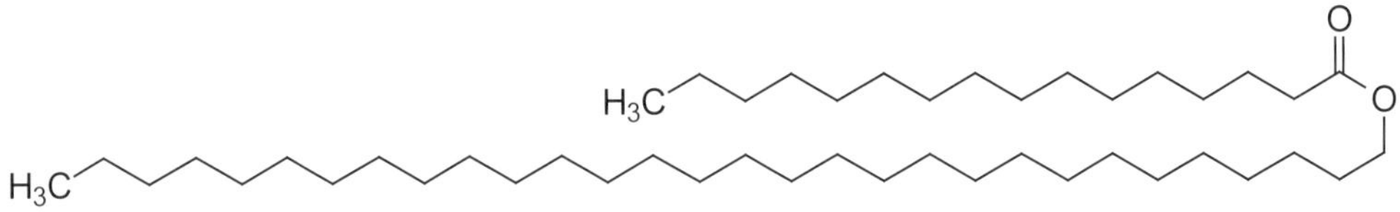


$$H_3C-(CH_2)_{14}-COO-(CH_2)_{29}-CH_3$$

***Abb. 6.13:*** Bienenwachs.

Wachse sind äußerst hydrophob und haben einen niedrigen Schmelzpunkt. Sie werden zur Herstellung von Salben genutzt. Auf Früchten und Blättern bilden sie eine Schicht, die vor Austrocknung schützt. Zu den Wachsen zählen auch *Walrat* und *Carnaubawachs*, das auf den Blättern einer Palmenart abgeschieden wird.

### 6.2.3. Komplexe Lipide

Komplexe Lipide enthalten weitere Bausteine, wie Phosphorsäure (*Phospholipide*, Phosphatide), den Alkohol Sphingosin oder Kohlenhydratbestandteile (Glykolipide). Komplexe Lipide kommen in den Zellmembranen und besonders in den Nervenzellen vor.

#### 6.2.3.1. Phospholipide

Phospholipide (Phosphatide) haben große Ähnlichkeit mit den Triglyceriden. Zwei OH-Gruppen des Glycerins sind mit langkettigen Fettsäuren, die dritte OH-Gruppe mit einem Phosphorsäurerest verestert, wie die Beispiele des α-Kephalins (griechisch *cephalos* für Kopf) und α-Lecithins (griechisch *lekithos* für Dotter) zeigen (Abb. 6.14).

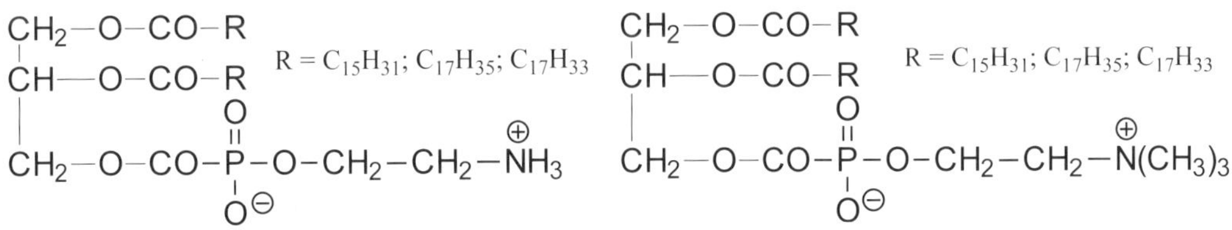


α-Kephalin α-Lecithin

***Abb. 6.14:*** Die Phospholipide α-Kephalin und α-Lecithin.

Bezogen auf die Phosphorsäure liegt ein Diester vor (vgl. 5.3.12.3.). Neben Glycerin ist eine Veresterung mit den Aminoalkoholen (s. Übersicht 5.21) Colamin (im α-Kephalin) bzw. Cholin (im α-Lecithin) erfolgt. Auch Veresterungen zu Serin oder *myo*-Inositol (s. Abb. 4.37) können erfolgen. Phospholipide sind *Zwitterionen*, da sie im Ergebnis einer inneren Protonierung ein organisches Ammoniumkation und das Anion eines Phosphorsäureesters enthalten. Ihre Eigenschaften werden gleichermaßen durch die langen unpolaren Kohlenwasserstoffreste (hydrophober Schwanz von etwa 2/3 der Molekülllänge) wie durch die polare zwitterionische Phosphorester-Gruppierung (hydrophiler Kopf) bestimmt. Sie ähneln damit Tensiden (s. S. 277) und wirken wie diese emulgierend.

Lecithin wird aus Sojabohnen, Getreide, Erdnüssen und Rapssamen durch Extraktion mit organischen Lösungsmitteln gewonnen. Aufgrund seiner ausgezeichneten emulgierenden Eigenschaft findet Lecithin breite Anwendung in der Lebensmittelherstellung (Schokolade, Mayonnaise,) und in der pharmazeutischen Industrie. Mayonnaise, eine Öl-in-Wasser-Emulsion ist erst durch Zusatz von Eigelb, das lecithinreich ist, herstellbar und bleibt als Emulsion stabil.

Lecithin ist wesentlicher Bestandteil des sog. *Surfactant* (**surf**ace **act**ive **a**g**ent**), das die Lungen auskleidet. Durch seine Oberflächenaktivität setzt Lecithin die Oberflächenspannung herab und verhindert den Kollaps der Alveolen bei der Expiration. Die Lecithinkonzentration im Fruchtwasser wird zur pränatalen Lungenreifebestimmung benutzt.

Phosphorsäurehaltig ist ebenfalls das *Sphingomyelin*, ein sogenanntes *Sphingolipid*, da es kein Derivat des Glycerins ist, sondern ein Phosphorsäurediester des Cholins und des Aminoalkohols *Sphingosin*, dessen $NH_2$-Funktion noch einen langkettigen Acylrest einer Fettsäure trägt (Abb. 6.15). Bestandteil dieses Amid-Strukturelements kann auch die spezielle ungesättigte Fettsäure *Nervonsäure*, $H_3C-(CH_2)_7-CH=CH-(CH_2)_{13}-COOH$, oder die gesättigte Fettsäure mit 24 C-Atomen *Lignocerinsäure*, $H_3C-(CH_2)_{22}-COOH$, sein.

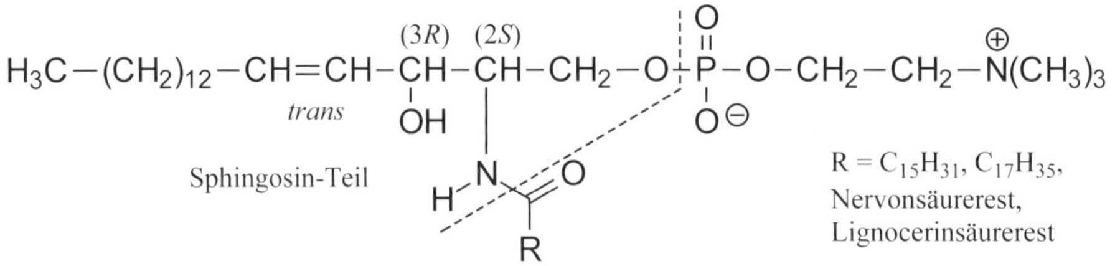


***Abb. 6.15:*** Das Phospholipid Sphingomyelin.

Gemeinsam mit Glykolipiden und Cholesterin sind Phospholipide am Aufbau von biologischen Membranen beteiligt (s. 6.2.3.3.). Außerdem spielen Phospholipide eine wichtige Rolle bei der Blutgerinnung.

## 6.2.3.2. Glykolipide

Glykolipide sind Lipide mit einem glykosidisch gebundenen Kohlenhydratanteil. In diesen im Zentralnervensystem vorkommenden *Sphingolipiden* bildet der Aminoalkohol Sphingosin (vgl. Abb. 6.15) die Grundstruktur. In den *Ceramiden* ist die primäre Aminogruppe durch Acylierung mit einem Fettsäurerest, z. B. der Stearinsäure- oder Lignocerinsäure, in ein Amid überführt. Ceramide sind hydrophob. Im Unterschied zum Sphingomyelin, in dem die primäre OH-Gruppe des Sphingosinteils durch Veresterung mit Phosphorylcholin eine hydrophile Kopfgruppe erhielt, erfolgt bei den Glykolipiden diese Hydrophilisierung durch Glykosylierung, d. h. die enzymatische Verknüpfung mit Kohlenhydratbausteinen.

So ist im *Cerebrosid* ein Monosaccharid, z. B. D-Galactose oder D-Glucose, β-glykosidisch an die $-CH_2OH$-Gruppe des Ceramids gebunden (Abb. 6.16). In *Gangliosiden* befindet sich eine verzweigte Oligosaccharidstruktur mit bis zu sieben Zuckerresten am Ceramid, die mit einer β-glykosidisch gebundenen D-Glucose-Einheit beginnt.

Glykolipide haben damit Lipideigenschaften, ohne daß, wie bei den Phospholipiden, eine Betainstruktur vorliegt.

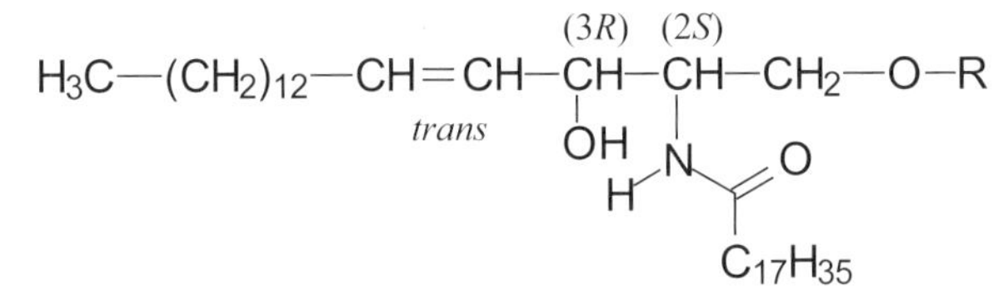

R = H: ein Ceramid (Acylrest variabel)

R = 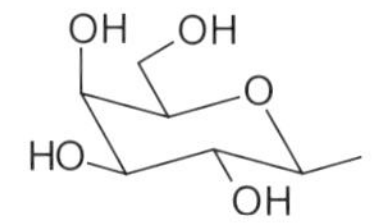

ein Cerebrosid
(D-Glucose statt D-Galactose möglich)

***Abb. 6.16:*** Ein Ceramid und ein Cerebrosid.

Glykolipide bilden wichtige Membranbestandteile vor allem im Nervengewebe und sind Bestandteile von Membranrezeptoren. Über die Art, Anzahl und Verzweigung der Saccharidbausteine können Membranfunktionen gesteuert werden. Erbliche Defekte im Sphingolipid-Stoffwechsel führen zu einer pathologischen Speicherung von Gangliosiden oder Cerebrosiden im Zentralnervensystem und bereits im Kindesalter zu gravierenden neurologischen Ausfällen (Lähmungserscheinungen, Koordinationsstörungen, Erblindung).

## 6.2.3.3. Biologische Membranen

*Biologische Membranen* sind flächige Strukturen aus Protein- und Lipidmolekülen, die durch nichtkovalente, zwischenmolekulare Wechselwirkungen (s. hydrophobe Wechselwirkung S. 38) zusammengehalten werden. Beide Bestandteile erzeugen die Eigenschaften der Membranen, die in einer Abschirmung der Zelle von der Außenwelt bei gleichzeitig möglichem Stoffaustausch und in einer Kommunikation mit anderen Zellen durch spezifisch strukturierte Rezeptoren an den Membranoberflächen bestehen.

Biologische Membranen sind hochselektive Permeabilitätsschranken. In ihnen enthaltene Ionenpumpen und -kanäle regulieren die intra- und extrazelluläre Ionenzusammensetzung. Über an der Membranoberfläche lokalisierte Signalstrukturen, wie Oberflächenantigene und Blutgruppensubstanzen, erfolgt eine Zell-Zell-Kommunikation. Auch Energieumwandlungsprozesse laufen z. T. in Membranen ab (Photosynthese, oxidative Phosphorylierung). Der Proteinanteil ist abhängig von der Funktion der Membran und liegt zwischen 40-60 %. Sehr proteinreich ist die innere Membran der Mitochondrien.

Die wesentlichen Lipide in biologischen Membranen sind Phospholipide, Glykolipide und Cholesterin. Diesen Verbindungen ist ihr *amphiphiler Charakter* gemeinsam, d. h., daß sie sowohl polare (hydrophile), als auch apolare (hydrophobe) Bauteile aufweisen. In Abhängigkeit vom Lipid-Wasser-Verhältnis und vom Lipid werden verschiedene geordnete Strukturen ausgebildet: Micellen, Lipid-Doppelschichten (Lamellen) und Vesikeln (Liposomen) (s. Lehrbücher der Biochemie).

*Micellen*, die den einfachsten Strukturtyp darstellen, bilden sich in wäßrigem Milieu durch spontane Ausrichtung der Membranlipide. Die hydrophilen Anteile haben eine starke Affinität zum Wasser und zeigen nach außen, die hydrophoben Anteile sind nach innen gerichtet. Dieser Vorgang verläuft analog zu dem einer Micellbildung aus Tensiden (s. S. 277 in 5.3.8.1.). Im Ergebnis entstehen Micellen als kugelige Strukturen. Im Inneren können auch Neutralfette eingeschlossen sein (wie z. B. beim Waschen mit Seife oder im Inneren eines Fetttröpfchens in Milch).

Die nächst höhere Struktur, die Moleküle mit amphiphilem Charakter ausbilden können, sind zweidimensionale sogenannte *Lipid-Doppelschichten* (*Lamellen*). Die Lipid-Doppelschicht ist die bevorzugte Struktur der meisten Phospho- und Glykolipide in wäßrigem Medium. Diese Lamellen sind für Ionen und polare Moleküle kaum durchlässig. Nur für Wasser besteht uneingeschränkte Durchlässigkeit in beiden Richtungen. Für den Transport von Ionen und polaren Molekülen sind spezielle, in der Membran verankerte Proteine verantwortlich, die somit einen gerichteten Transport ermöglichen.

Biologische Membranen sind unsymmetrisch, d. h., Außen- und Innenseite unterscheiden sich voneinander. So sind z. B. Zuckerreste, die u.a. für die Zellerkennung wichtig sind, nur an der Außenseite zu finden.

Unter *Fluidität* von Membranen versteht man die Eigenschaft, daß in ihnen enthaltene Lipide gewisse Freiheitsgrade haben, sie können ihre Konformation ändern, jedoch nicht die Lage von hydrophilem Kopf und hydrophobem Schwanz. Auch können sie sich in der Ebene der Membran bewegen, die quasi einer Flüssigkeit mit zweidimensionaler Ausdehnung entspricht. Wie flüssig sich eine Membran verhalten können muß, ergibt sich aus ihrer Funktion und kann strukturell reguliert werden. Dazu dient, ähnlich wie bei Fetten und Ölen, die Anzahl der in den Lipiden vorhandenen Doppelbindungen und die Kettenlänge der Fettsäurereste.

Ungesättigte Lipide sind flüssiger, also weniger viskos, als gesättigte. Um eine Erstarrung der biologischen Membran zu vermeiden, erhöht sich bei Temperaturerniedrigung die Anzahl der ungesättigten Fettsäuren.

Die komplexeste Struktur weisen *Liposomen* als sphärische *Vesikeln* auf, die entstehen, wenn eine Lipidmembran sich um einen Innenraum schließt. Diese artifizielle Struktur von Lipiden in wäßrigem Medium enthält im Innenraum eine wäßrige Komponente als Einschluß. Solche Vesikeln können durch Einwirkung von Ultraschall hergestellt werden. Liposomen verschmelzen mit der Plasmamembran vieler Zellen und können so zum Einschleusen von nichtpermeierenden Substanzen in Zellen genutzt werden.

So nutzt man Liposomen als Vehikel für Pharmaka oder Kosmetika, damit diese besser in die Haut eindringen können. Gentherapeutische Versuche, bei denen man z. B. versucht, über Liposomen die genetische Information zur Bildung eines bestimmten Molekül in bestimmte Zellen zu schleusen und die Zellen zur Synthese dieses Moleküls zu veranlassen, sind ein weiteres Anwendungsfeld.

## 6.2.4. Carotinoide

*Carotinoide* sind als Tetraterpene Abkömmlinge des Isoprens (vgl. Kap. 5.1.2.2.). Sie sind von gelber bis dunkeloranger Farbe. Das erste Carotin wurde schon 1831 von *Wackenroder* aus Karotten isoliert.

Strukturell gehören sie zu den konjugierten Polyenen. So liegen im β-Carotin die 11 vorhandenen C=C-Doppelbindungen in konjugierter Form vor. Diese Konjugation ist die strukturelle Ursache der Farbigkeit der Carotinoide. Das ausgedehnte π-Elektronensystem kann als *Chromophor* schon durch die Absorption von relativ energiearmer Strahlung aus dem Bereich des sichtbaren Lichtes in den angeregten Zustand überführt werden. Die verbleibende orange Komplementärfarbe ist dann sichtbar.

Carotinoide kommen in Pflanzen und Tieren vor (Übersicht 6.4). Neben reinen, nur aus C und H aufgebauten Polyen-Kohlenwasserstoffen kommen Derivate mit O in funktionellen Gruppen vor. Carotinoide sind als Kohlenwasserstoffe unpolar und hydrophob, d. h. sie sind fettlöslich, wie z. B. das Vitamin $A_1$. Aus dieser Fettlöslichkeit resultiert die Bezeichnung der Carotinoide als *Lipochrome*.

Vier wichtige Carotinoide sind *β-Carotin*, *Lycopin*, *Lutein* und *Zeaxanthin* (Übersicht 6.4).

Neben ihrer Bedeutung als Farbstoffe spielen Carotinoide eine Rolle bei der Photosynthese. Sie sind mit Chlorophyll am Aufbau der Chloroplasten beteiligt. Für den menschlichen Organismus ist das β-Carotin als Vorstufe des Vitamins $A_1$ (Retinol) wichtig, das in oxidierter Form als Aldehyd Retinal Bestandteil des Protein Rhodopsin ist und über eine Z/E-Isomerisierung direkt in den Sehvorgang einbezogen ist (s. Abb. 5.3.).

β-Carotin

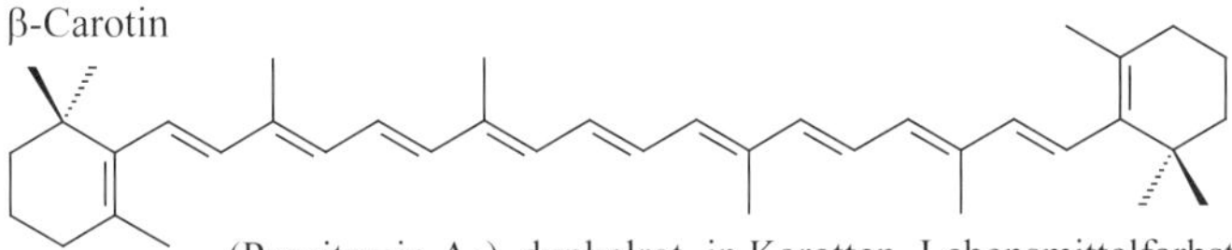

(Provitamin $A_1$), dunkelrot, in Karotten, Lebensmittelfarbstoff

Lycopin

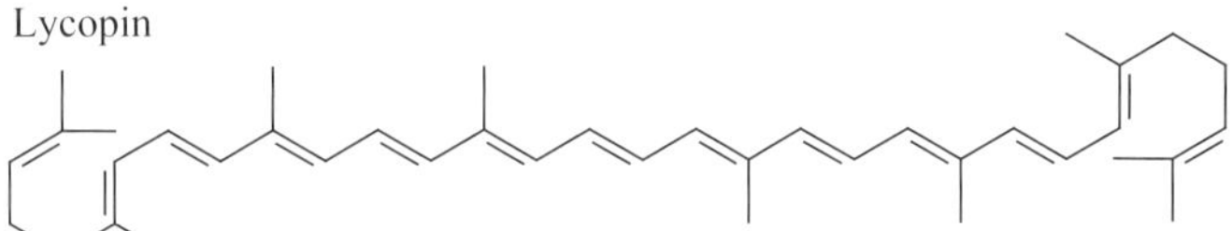

tiefrot, in Tomate und Hagebutte

Lutein

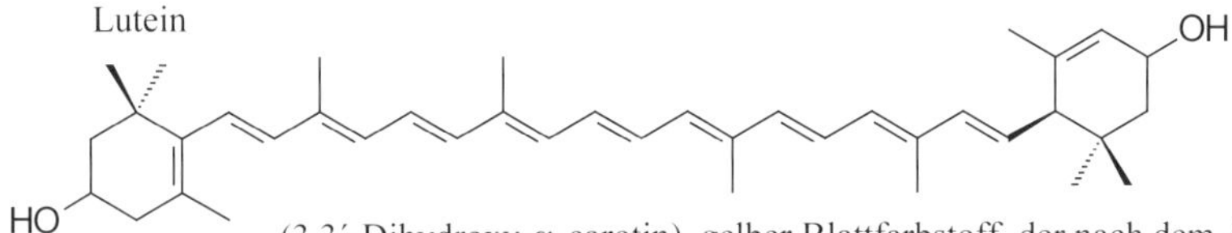


(3,3´-Dihydroxy-α-carotin), gelber Blattfarbstoff, der nach dem Abbau des Chlorophylls die herbstliche Laubfärbung verursacht; auch im Eidotter

Zeaxanthin

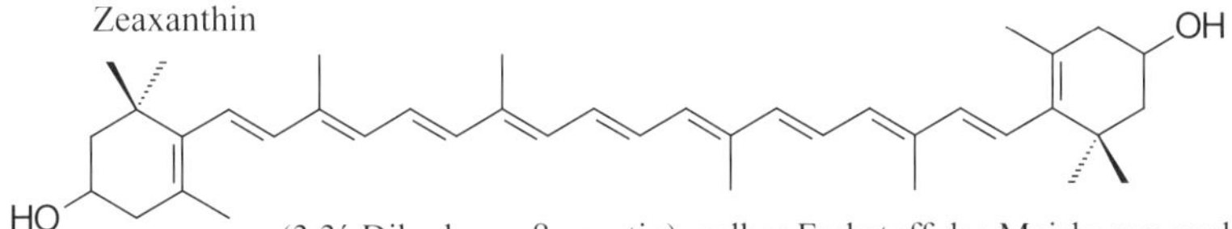


(3,3´-Dihydroxy-β-carotin), gelber Farbstoff des Maiskorns; auch im Eidotter vorkommend

***Übersicht 6.4:*** Carotinoide.

## 6.2.5. Steroide

Alle *Steroide* leiten sich vom tetracyclischen Kohlenwasserstoff *Gonan* (früher auch: Steran) ab, der die Konstitution des Perhydrocyclopenta[a]phenanthrens hat.

Die Konstitution des Gonans und zwei in Naturstoffen häufig vorkommende Konfigurationen, die sich aus einer unterschiedlichen Verknüpfung der einzelnen Ringe ergeben, wurden in 4.3.2.2.2. am Beispiel des 5α- und 5β-Androstan-Skeletts dargestellt (s. Abb. 4.39). Dort ist auch die Überführung von ebenen Keilstrichformeln für Steroide in anschaulichere perspektivische Stereoformeln und die Numerierung des Kohlenwasserstoffgerüstes zu finden (zur Steroid-Nomenklatur s. Lehrbücher der organischen Chemie).

Zu den Steroiden gehören zahlreiche Naturstoffe, wie die nachfolgend beschriebenen Sterine (auch: Sterole), Gallensäuren und Steroidhormone des Menschen, aber auch pflanzliche und tierische Giftstoffe, von denen hier nur auf Digitalisglykoside eingegangen wird. Diese Digitalis-Inhaltsstoffe und zahlreiche weitere Steroidwirkstoffe werden als Pharmaka angewendet.

Für die fünf im menschlichen Körper vorkommenden Steroidklassen lassen sich Stammkohlenwasserstoffe darstellen, die sich vom Gonan ableiten, und in konkreten Verbindungen durch Substituenten weiter variiert werden. Bei den Kohlenwasserstoff-Grundgerüsten handelt es sich um *Cholestan*, *Cholan*, *Pregnan*, *Androstan* und *Östron* (Übersicht 6.5).

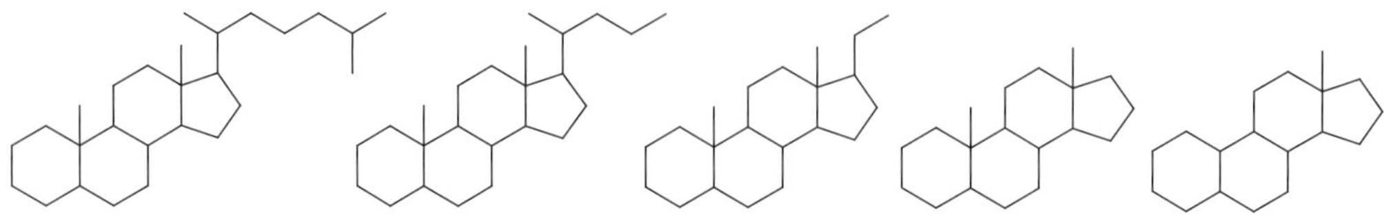

*Cholestan,* Gerüst in Sterinen

*Cholan,* Gerüst in Gallensäuren

*Pregnan,* Gerüst in Gestagenen und Corticoiden

*Androstan,* Gerüst in Androgenen

*Östran,* Gerüst in Östrogenen

***Übersicht 6.5:*** Kohlenwasserstoff-Grundgerüste von Steroiden des Menschen.

Man erkennt aus dieser Übersicht und den folgenden Darstellungen einzelner Steroide, daß schon scheinbar geringfügige Änderungen der Struktur zu einer oft gänzlich anderen biologischen Wirkung führen, ein weiteres Indiz dafür, wie wichtig die Kenntnis struktureller Aspekte für das Verständnis der biologischen Funktion organischer Verbindungen ist.

## 6.2.5.1. Cholesterin und Gallensäuren

*Cholesterin* (wegen der OH-Gruppe auch: *Cholesterol*) wird mit der Nahrung aufgenommen (z. B. im Eidotter und tierischen Fetten), aber auch selbst endogen in der Leber und im Darm aus aktivierter Essigsäure über *Mevalonsäure* (vgl. (22) in 5.1.2.2.) und verschiedene Terpenintermediate produziert. Es zählt wie Ergosterin, Stigmasterin und β-Sitosterin (vgl. Lehrbücher der Biochemie) zur Klasse der *Sterine*. Die photochemische Isomerisierung von Ergosterin (Provitamin $D_2$) zu Vitamin $D_2$ (Calciferol) wurde schon beschrieben (s. Abb. 5.4).

Im Körper des Erwachsenen befinden sich etwa 250 g Cholesterin, besonders in Gehirn und Rückenmark. Es wurde schon 1775 aus *Gallensteinen* isoliert, nach denen es den Namen erhielt, der sinngemäß: "feste Galle" bedeutet. Cholesterin ist ein hydrophober, sekundärer Alkohol, der einen Schmelzpunkt von 150 °C aufweist.

Cholesterin (Abb. 6.17) findet sich frei oder in veresterter Form in allen Organen und Körperflüssigkeiten. Cholesterin ist zusammen mit Phospholipiden und Glykolipiden Hauptbestandteil biologischer Membranen (s. 6.2.3.3.), obwohl es selbst nicht wie diese Verbindungen amphiphil ist. Es wirkt im menschlichen Organismus entgiftend.

Die in Deutschland bei etwa 70% der über 40jährigen bestehenden, ernährungsbedingt erhöhten Cholesterinwerte im Blut (Normwert 20 mg/ml) tragen zu einem erhöhten Risiko bei, an einer *Arteriosklerose* (Cholesterinablagerung an den Arterienwänden) zu erkranken.

Cholesterin ist die Grundsubstanz der *Gallensäuren Cholsäure*, *Desoxycholsäure* und *Lithocholsäure* (Abb. 6.17).

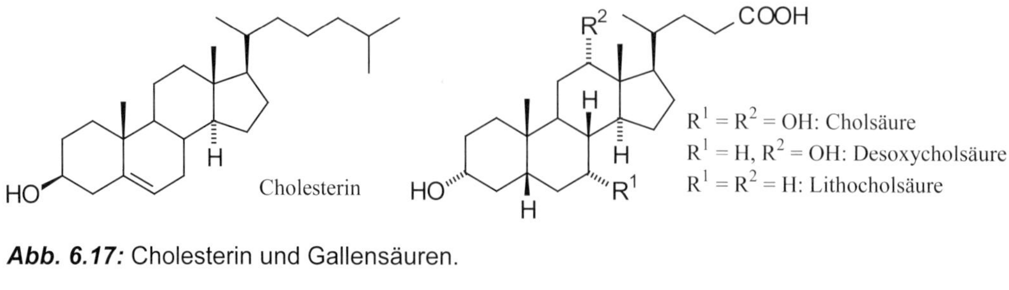


***Abb. 6.17:*** Cholesterin und Gallensäuren.

Ihre Carboxylgruppe ist peptidartig an Aminosäuren, wie z. B. Glycin oder Taurin gebunden. Die Alkalisalze dieser Verbindungen weisen im Unterschied zum Cholesterin selbst amphiphile Eigenschaften auf und können Micellen bilden. Aufgrund ihrer hohen Oberflächenaktivität emulgieren sie wasserunlösliche Neutralfette und machen sie so dem Transport im Blut, der Resorption und Verdauung zugänglich.

### 6.2.5.2. Steroidhormone

Steroidhormone werden in vier Klassen eingeteilt, in *Corticoide* (*Nebennierenrindenhormone*) und die unter dem Oberbegriff *Sexualhormone* rangierenden *Östrogene* (*Follikelhormone*), *Gestagene* (*Gelbkörperhormone*, *Schwangerschaftshormone*) sowie *Androgene* (männliche Sexualhormone).

> ***Hormone* sind körpereigene innersekretorische Signalstoffe, die bereits in sehr geringen Konzentrationen den Stoffwechsel, das Wachstum und die Fortpflanzung in charakteristischer Weise beeinflussen. Sie werden meist über die Blutbahn transportiert und dienen der Informationsübertragung zwischen verschiedenen Zellarten. Spezifische Hormonrezeptoren vermitteln ihre Wirkung.**

Glucocorticoide und Mineralocorticoide sind Hormone der Nebennierenrinde. Die wichtigsten natürlichen Glucocorticoide sind *Cortisol* (Übersicht 6.6), *Cortison* und *Corticosteron*. Sie werden bei Streß verstärkt ausgeschüttet, weshalb sie auch als *Streßhormone* bezeichnet werden.

*Glucocorticoide* haben vielfältige Funktionen im Organismus, so als Insulin-Antagonisten die Stimulation der Bildung von Kohlenhydraten aus Aminosäuren (*Gluconeogenese*, s. Lehrbücher der Biochemie), die Beeinflussung des Wasser-, Elektrolyt und Eiweißstoffwechsels, der Blutbildung, der zellvermittelten Immunität. Cortisol bewirkt verstärkte Glykogenspeicherung in der Leber. Von Glucocorticoiden geht eine antientzündliche Wirkung aus. Dies nutzt man mittels synthetischer Glucocorticoide aus, die therapeutisch zur Entzündungshemmung bei rheumatischen Erkrankungen, bei allergischen Reaktionen und auch bei Bluterkrankungen eingesetzt werden.

*Mineralocorticoide*, deren wichtigste Vertreter *Aldosteron* (Übersicht 6.6) und *Desoxycorticosteron* sind, haben, wie ihr Name ausdrückt, eine Wirkung auf den Mineralstoffwechsel. So wird die Rückresorption von Natrium in der Niere und die Ausscheidung von Kalium gefördert.

Weibliche und männliche Sexualhormone dienen der Ausbildung der Geschlechtsmerkmale sowie der Fortpflanzung. Die weiblichen Sexualhormone, die Östrogene (Follikelhormone) und Gestagene (Gelbkörperhormone, Schwangerschaftshormone) werden in den Ovarien und der Plazenta gebildet. Die männlichen Sexualhormone, die Androgene, werden in den *Leydig*-Zwischenzellen der Testes gebildet. Zu geringen Teilen entstehen Sexualhormone auch in der Nebenniere. Weibliche Sexualhormone kommen in niedriger Konzentration auch im männlichen Organismus vor, dies gilt auch umgekehrt.

Die Östrogene *Östron* (Übersicht 6.6), *Östriol* und *Östradiol* und steuern alle Vorgänge der weiblichen Reproduktion und den weiblichen Sexualzyklus. Zusätzlich haben sie auch allgemeine Wirkungen auf den Stoffwechsel und erhöhen die Blutfettkonzentration und einige Gerinnungsfaktoren.

Die Gestagene (lateinisch *gestare* für tragen) stellen eine Gruppe von natürlichen Hormonen dar, deren wichtigster Vertreter *Progesteron* (Übersicht 6.6) ist. Sie sind für die Endometriumsproliferation und den Erhalt der Schwangerschaft zuständig. Fast alle biologischen Funktionen werden nicht von Progesteron allein, sondern im Zusammenspiel mit Östrogenen ausgelöst. Deshalb ist das Verhältnis Östrogene/Gestagene von Bedeutung. Die Wirkungen werden über spezielle Rezeptoren vermittelt. Gestagene können antiöstrogene, östrogene, androgene oder antiandrogene Eigenschaften haben. Therapeutisch werden synthetisch modifizierte Gestagene bei verschiedenen gynäkologischen Störungen sowie als Hauptbestandteil der oralen *Antikonzeptiva* zur Empfängnisverhütung verwendet. Antiandrogene Gestagene (z. B. *Cyproteron*) werden zur Therapie der Akne eingesetzt.

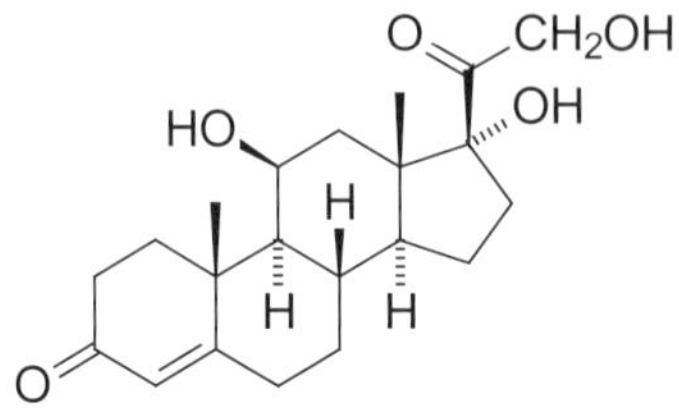

Cortisol,
ein Glucocorticoid

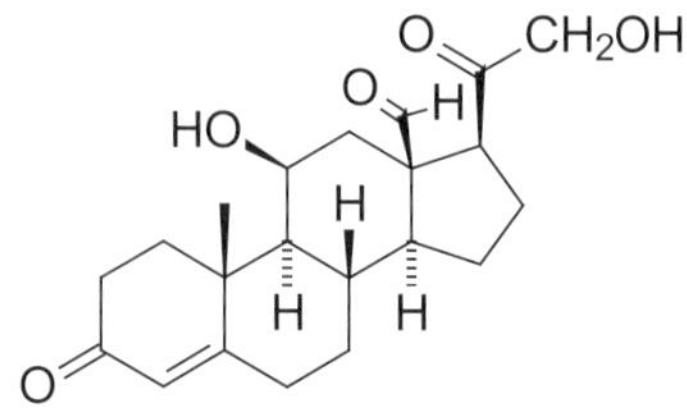

Aldosteron,
ein Mineralocorticoid

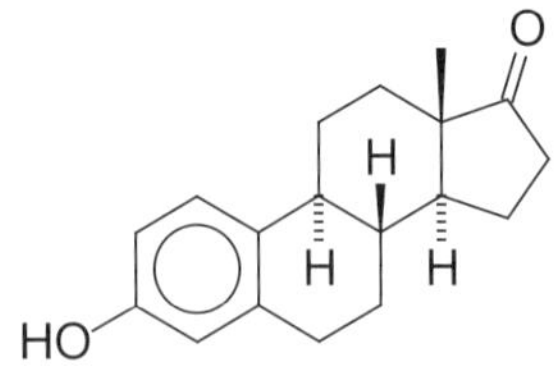

Östron,
ein Östrogen

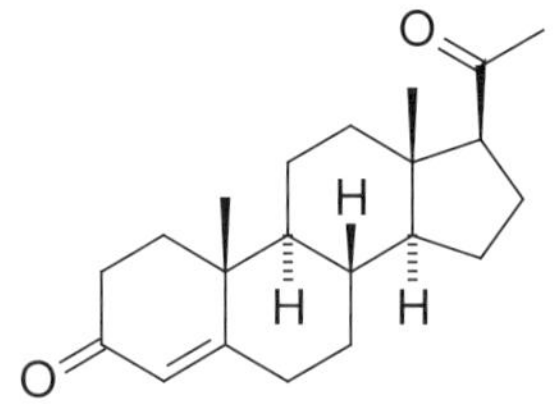

Progesteron,
ein Gestagen

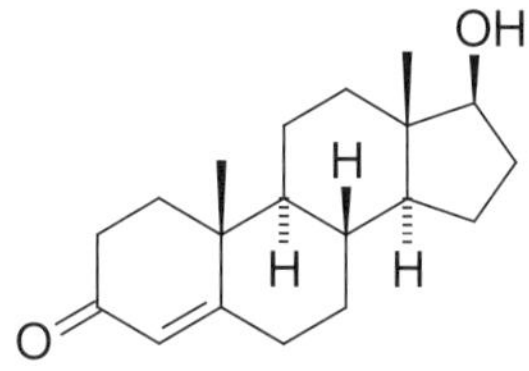

Testosteron,
ein Androgen

***Übersicht 6.6:*** Beispiele für Steroidhormone.

*Testosteron* (Übersicht 6.6) ist das stärkste natürliche Androgen. Bereits in der Embryonalperiode haben Androgene Einfluß auf die Ausbildung geschlechtsspezifischer Enzyme und die Differenzierung des Sexualzentrums und sind später für die Ausbildung der männlichen Sexualorgane und Förderung der Spermatogenese verantwortlich. Daneben haben sie anabole Wirkung auf den Nucleinsäure- und Proteinstoffwechsel und bewirken die Ausbildung des männlichen Behaarungstyps. Testosteron-Abkömmlinge zählen zu den Soziohormonen.[1]

Androgene, die neben ihren Wirkungen auf die Sexualfunktion auch den Aufbau von Skelettmuskulatur fördern, sind Bestandteile der sehr umstrittenen *Anabolika*, die zwar den Muskelaufbau fördern, aber eine Reihe unerwünschter Nebenwirkungen mit Langzeiteffekt auslösen und deshalb im Bereich des Leistungssports in Verruf kamen und verboten wurden.

## 6.2.5.3. Digitalisglykoside

*Digitalisglykoside* sind aus dem Roten Fingerhut (*Digitalis purpurea*) isolierte herzwirksame Glykoside, die auch als *Cardenolide* bezeichnet werden. So kann *Digitoxin* (Abb. 6.18) in niedrigen Dosen gegen Herzmuskelschwäche und Herzrhythmusstörungen eingesetzt werden. Die exakte Dosierung ist wichtig, denn höhere Dosen wirken als Herzgifte. Das Aglykon des Trisaccharids heißt *Digitoxigenin*.

Die Zuckerkomponente ist für das Verhalten der Glykoside im Organismus von Bedeutung (Resorption, Abklingquote). Digitalisglykoside binden sich an bestimmte Rezeptoren im Herzmuskel und fördern die Kontraktionskraft der Herzmuskulatur (positiv inotroper Effekt) durch eine Erhöhung der intrazellulären Calciumkonzentration und verbesserte "elektromechanische Ankopplung".

[1] Aus dem Tierreich bekannte *Pheromone (*lateinisch *monere* für erinnern*)* werden beim Menschen als sogenannte *Soziohormone* bezeichnet. Diese Substanzen, die nicht aus endokrinen Drüsen abgegeben werden und in sehr niedriger Konzentration zur Informationsübermittlung zwischen Individuen beitragen, vermitteln auch beim Menschen ein individuelles Duftmuster und wirken als Sexuallockstoff. Strukturell handelt es sich um Abbauprodukte des Testosterons.

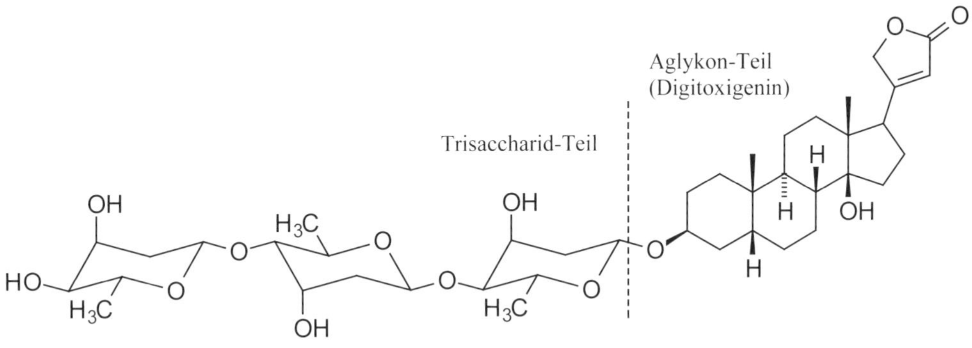


***Abb. 6.18:*** Digitoxin - ein herzaktives Cardenolid aus *Digitalis purpurea.*

Früher war Digitoxin das alleinige Mittel der Wahl zur Behandlung der Herzinsuffizienz.

## 6.2.5.4. Eicosanoide: Prostaglandine, Thromboxane, Prostacycline, Leukotriene

*Eicosanoide* (griechisch *eicosa* für 20) leiten sich von der 20 C-Atome enthaltenden Arachidonsäure (Arachidonat) ab (s. Übersicht 5.28), als deren Vorläufer in der Biosynthese die essentiellen Fettsäuren Linolsäure oder Linolensäure (vgl. 6.2.1.) benötigt werden.

Eicosanoide gehören zu den sogenannten *Mediatoren*, Signalstoffen, die nicht in speziellen Drüsen, sondern in vielen Zellen gebildet werden können. Sie verbreiten sich durch Diffusion im Gewebe, werden von speziellen Rezeptoren erkannt, die die Wirkung vermitteln und sind nur eine kurze Zeit existent, da es Mechanismen zur Desaktivierung gibt.

*Arachidonsäure* wird zur Synthese der Eicosanoide durch Phospholipasen aus Membranlipiden mobilisiert. In der Arachidonsäure-Kaskade können zwei Enzyme durch Umsetzung mit Sauerstoff Wege zu vier Klassen von Eicosanoiden eröffnen. Auf dem *Cyclooxygenase*-Weg entstehen Prostaglandine, Prostacycline und Thromboxane, während der *Lipoxygenase*-Weg zu Leukotrienen führt (Übersicht 6.7).

*Prostaglandine* (PG) sind in fast allen Organen vorkommende, hochwirksame Verbindungen, die an zahlreichen physiologischen und auch pathophysiologischen Prozessen beteiligt sind und insbesondere bei Entzündungen und anaphylaktischen Reaktionen eine Rolle spielen. Ihre Konzentrationen variieren stark (1 - 100 µg/g Gewebe) und sind am höchsten in Samenblase, Niere und Lunge. Ein wichtiges Prostaglandin ist *Prostaglandin* $F_{2\alpha}$ (Übersicht 6.7).[1]

Prostaglandine beeinflussen den Tonus der glatten Muskulatur (Uterus, Bronchialmuskulatur) und das kardiovaskuläre System (sowohl blutdrucksenkende, als auch -steigernde Effekte), senken die Magensaftproduktion und setzen andere Hormone (aus Schilddrüse, Nebenniere, Ovarien) frei. Andererseits tragen sie zur Pathophysiologie von Fieber, Entzündungen und Schmerzen bei.

Therapeutisch werden PG z. B. bei Magengeschwüren verabreicht, da sie eine Verminderung der Sekretion von saurem Magensaft und eine vermehrte Produktion von schützendem Magenschleim bewirken. PG finden auch Anwendung zur Geburtseinleitung bei Uterusatonie, zur Blutstillung und in Form eines Aerosols zur Behandlung von Asthma bronchiale.

[1] Die Erörterung der in spezieller Weise abgekürzten Nomenklatur der Eicosanoide ist nicht Gegenstand dieses Buches, in dem es um die prinzipielle Darstellung des strukturellen Motivs und seinen Zusammenhang mit anderen Stoffklassen geht. Zu Nomenklatur und Details wird auf Lehrbücher der Biochemie verwiesen.

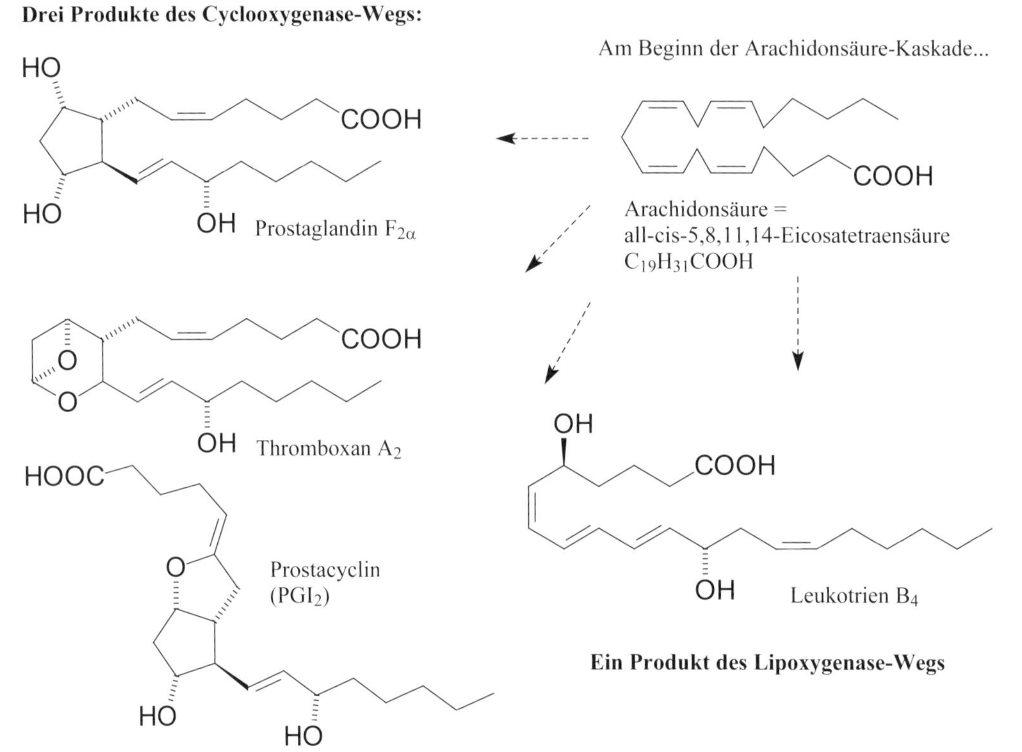


***Übersicht 6.7:*** Über die Arachidonsäure-Kaskade zugängliche Klassen von Eicosanoiden.

In der Arachidonsäure-Kaskade entstehen auch *Thromboxan* $A_2$, und *Prostacyclin* ($PGI_2$) (Übersicht 6.7), die an der Regulation des Blutdrucks und der Thrombozytenaggregation maßgeblich beteiligt sind.

$PGI_2$ entsteht im Endothel von Arterien, wirkt gefäßerweiternd und hemmt die Aggregation von Thrombozyten. Thromboxan $A_2$ wird aus den gleichen Vorläufern als Gegenspieler des Prostacyclins in den Thrombozyten gebildet. Es bewirkt demnach Gefäßkontraktionen und Aggregation der Blutplättchen. Bei Gefäßverletzungen wird durch Kontakt der Blutplättchen mit kollagenem Bindegewebe die Thromboxan $A_2$-Bildung ausgelöst und es kommt zur Bildung eines Plättchenthrombus als Initialphase der Blutgerinnung. Prostacyclin hingegen hat eine antithrombotische Wirkung.

Über eine Hemmung der Cyclooxygenase als Schlüsselenzym der Synthese von Prostaglandinen, Prostacyclinen und Thromboxanen sind therapeutische Eingriffe in den Eicosanoid-Stoffwechsel möglich.

Die große Gruppe der sog. *NSAR* (*Nichtsteroidale Antirheumatika*) sind Hemmer der Cyclooxygenase. Sie werden als schmerz- und entzündungshemmende Medikamente bei akuten und chronischen Gelenkerkrankungen eingesetzt. Zu ihnen zählt Acetylsalicylsäure (s. S. 281). Sie hemmt z. B. die Cyclooxygenase der Thrombozyten irreversibel und führt zu einer verminderten Aggregation der Thrombozyten. Diesen Effekt der Acetylsalicylsäure macht man sich zunutze bei ihrer Gabe zur Prophylaxe eines Herzinfarktes.

*Leukotriene* wie *Leukotrien $B_4$* sind acyclisch und werden von Lipoxygenasen gebildet. Sie sind Mediatoren bei allergischen Reaktionen und werden vorwiegend aus Leukozyten und Mastzellen freigesetzt. Sie vermitteln Blutdruckabfall, Bronchokonstriktion und Chemoattraktion von Entzündungszellen zum Ort des Geschehens.

# 6.3. Aminosäuren, Peptide und Proteine

Naturgemäß ist die vertiefte Vermittlung von Wissen zu Proteinen (6.3.) und Nucleinsäuren (6.4.) Gegenstand der Biochemie und Molekularbiologie. Die Darstellungen in den beiden letzten Kapiteln dieses Buches haben zum Ziel, dem Leser die vergleichsweise überschaubare Zahl der elementaren chemischen Bausteine dieser Makromoleküle vorzustellen. Aus ihren chemischen Eigenschaften lassen sich die Arten der chemischen Bindung verstehen, die zu dem charakteristischen Aufbau sowohl der Proteine als auch der Nucleinsäuren führen.

## 6.3.1. Aminosäuren

*Aminosäuren* (*Aminocarbonsäuren*) enthalten neben der Carboxylgruppe eine Aminogruppe als Substituent. Je nach der Stellung beider Gruppen zueinander werden nach einem traditionellen Nomenklatursystem α-, β-, γ-, δ- und ε-Aminosäuren (usw.) unterschieden. Nach der rationellen Nomenklatur handelt es sich dabei um 2-, 3-, 4-, 5- bzw. 6-Aminosäuren (13).

$$\underset{\varepsilon}{\overset{6}{R-CH_2}}-\underset{\delta}{\overset{5}{CH_2}}-\underset{\gamma}{\overset{4}{CH_2}}-\underset{\beta}{\overset{3}{CH_2}}-\underset{\alpha\,|\,NH_2}{\overset{2}{CH}}-\overset{1}{COOH}$$

Die Numerierung beginnt an der Carboxylgruppe, die Kennzeichnung mit griechischen Buchstaben am ersten C-Atom neben der COOH-Gruppe. (13)

Überragende Bedeutung haben die *α-Aminosäuren* als Bausteine von Peptiden und Proteinen.

### 6.3.1.1. Struktur natürlicher Aminosäuren

Im genetischen Code (s. 6.4.4.) sind die Strukturen von 20 Aminosäuren codiert, die die Hauptbestandteile aller Peptide und Proteine bilden und deshalb *proteinogene Aminosäuren*, genannt werden (Übersicht 6.8). Als 21. proteinogene Aminosäure gilt Selenocystein.[1]

In allen Fällen handelt es sich um α-Aminosäuren, die bis auf *Glycin* (*Glykokoll*) chiral sind. Von den 19 chiralen Aminosäuren sind 18 offenkettig, nur L-Prolin ist cyclisch. Das Chiralitätszentrum befindet sich am α-C-Atom. Schreibt man die offenkettigen α-Aminosäuren in der *Fischer*-Projektion auf wie in Übersicht 6.8., so liegt in allen Fällen die L-Konfiguration vor, d. h. die $NH_2$-Gruppe ist nach links gerichtet. Die Synthese weiterer, nicht genetisch codierter Aminosäuren, ist im Rahmen des Stoffwechsels möglich.

Als *essentielle Aminosäuren* werden solche bezeichnet, die dem Körper ständig in gewissen Mengen mit Nahrungsproteinen zugeführt werden müssen, da es sonst zu bedrohlichen Mangelerscheinungen kommen kann. Der Körper kann diese für ihn unentbehrlichen Aminosäuren nicht selbst synthetisieren. Es handelt sich um L-Valin, L-Leucin, L-Isoleucin, L-Lysin, L-Phenylalanin, L-Tryptophan, L-Methionin und L-Threonin. Für das Wachstum eines Kindes sind außerdem L-Cystein, L-Arginin und L-Histidin essentiell notwendig.

---

[1] Im L-Selenocystein (Sec) ist das S-Atom des Cysteins (s. Übersicht 6.8) durch ein Se-Atom ersetzt. Es wird in das aktive Zentrum gewisser Enzyme eingebaut und steigert deren Aktivität. Die Biosynthese des Selenocysteins erfolgt aus L-Serin und ist ebenso aufgeklärt wie der spezielle Mechanismus des Einbaus von L-Selenocystein in die wachsende Proteinkette (vgl. Lehrbücher der Biochemie). Die folgenden Erörterungen beziehen sich auf die 20 "klassischen"Aminosäuren. Mit dem Wissen um das allgemeine Vorliegen der L-Konfiguration in proteinogenen Aminosäuren ist es üblich, in Texten der Einfachheit halber die Vorsilbe L- wegzulassen.

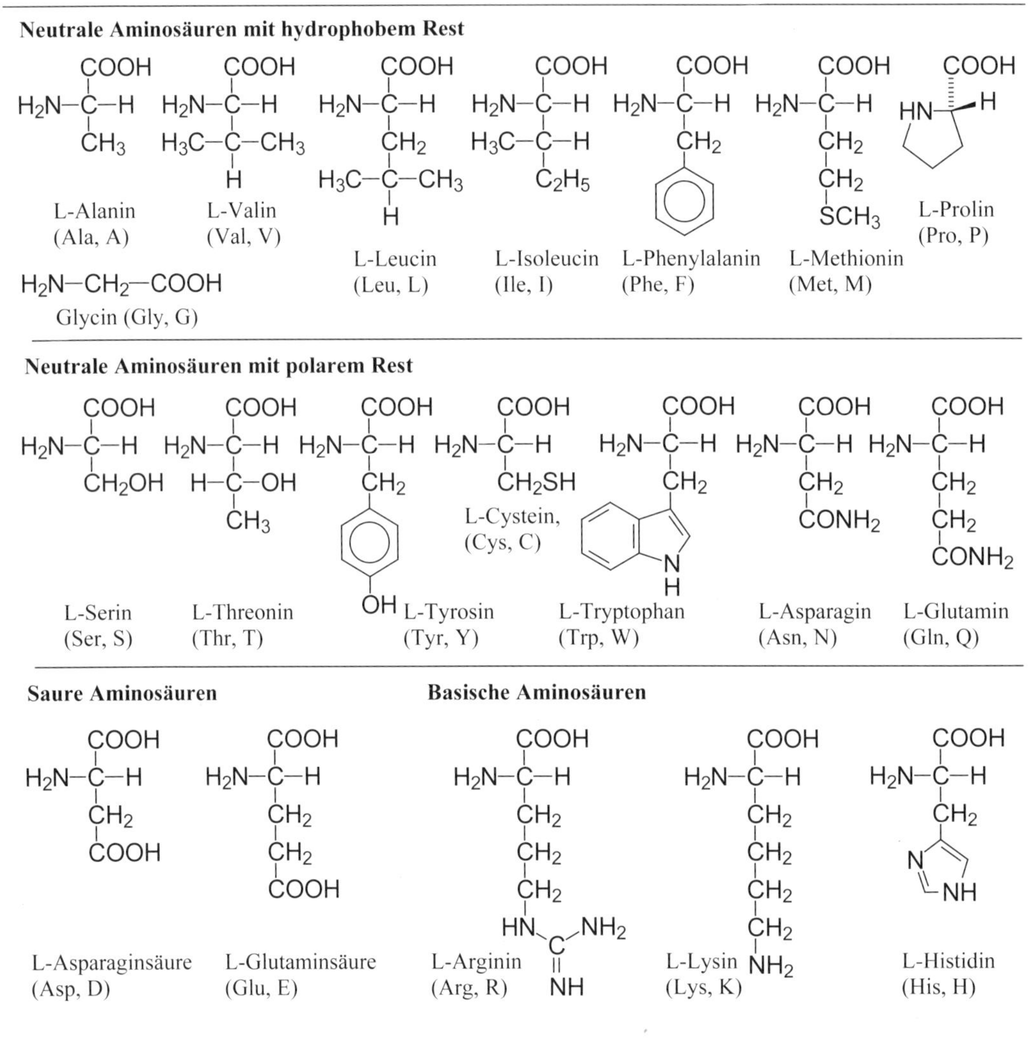


***Übersicht 6.8:*** Proteinogene Aminosäuren, ihre Abkürzungen und ihr Ein-Buchstaben-Code.[1]

[1] Mit Abkürzungen durch drei bzw. einen Buchstaben als Symbol werden Peptidketten-Sequenzen geschrieben.

## 6.3.1.2. Eigenschaften von Aminosäuren

Es ist üblich, die chiralen Aminosäuren in Gruppen einzuteilen, da die in der Struktur R-CH($NH_2$)-COOH enthaltenen Reste R von unterschiedlicher Art sind und die Eigenschaften der aus den Aminosäuren aufgebauten Peptide und Proteine wesentlich beeinflussen. Es gibt verschiedene Arten der Einteilung, die am formalen Bauprinzip orientiert sind, z. B. daran, ob Aromaten, Heterocyclen oder S-Atome enthalten sind. Im Hinblick auf die Proteinstruktur ist auch eine Untergliederung chemisch sinnvoll, die sich an den Hydrophobie/Hydrophilie-Eigenschaften und an den Säure-Base-Eigenschaften der Aminosäuren orientiert (Übersicht 6.8).

Zur Gruppe der *neutralen α-Aminosäuren* mit hydrophobem Rest zählen Glycin, *L-Alanin*, *L-Valin*, *L-Leucin*, *L-Isoleucin*, *L-Phenylalanin*, *L-Methionin* und *L-Prolin*. Sie enthalten unsubstituierte Kohlenwasserstoffreste oder Thioether, wie das Methionin. Diese Aminosäuren finden sich in Proteinen in Abschnitten, die sich durch hydrophobe Wechselwirkung (s. S. 38), eine Form der schwachen intramolekularen Bindungsform, zusammenlagern.

Die Gruppe der neutralen α-Aminosäuren mit polaren Substituenten im Rest R umfaßt *L-Serin*, *L-Threonin* und *L-Tyrosin*, die OH-Gruppen enthalten, *L-Cystein* mit einer -SH-Gruppe, *L-Tryptophan* mit einer sekundären Amineinheit im Indolrest sowie *L-Asparagin* und *L-Glutamin* mit einer Carbonsäureamid-Funktion. Als gemeinsame Eigenschaft resultiert die Fähigkeit, Wasserstoffbrückenbindungen eingehen zu können, die eine wesentliche Rolle für die weiter unten beschriebene Ausbildung der Tertiärstruktur spielt.

Zu den *sauren α-Aminosäuren* zählen solche mit einer zweiten Carboxylgruppe. Diese liegt in *L-Asparaginsäure* und *L-Glutaminsäure* vor. In Abhängigkeit vom pH-Wert können diese beiden Aminosäuren auch als Bestandteile einer Peptidkette an der zweiten, freien COOH-Gruppe deprotoniert werden und als Anion eine negative Ladung tragen.

Auch das Gegenstück, *basische α-Aminosäuren*, mit einer zweiten, basischen funktionellen Gruppe existiert. Dazu zählen *L-Arginin* (stark basischer Guanidino-Rest), *L-Lysin* (zweite $NH_2$-Gruppe) und *L-Histidin* (Imidazolyl-Rest), die Peptidketten mit protonierbaren, basischen Gruppen ausrüsten, die eine positive Ladung tragen können.

In den Peptidketten werden Aminosäuren und damit ihre Eigenschaften kombiniert. Die in 20 Aminosäuren variierten Eigenschaften reichen aus, um die Vielzahl der unterschiedlichen Leistungen zu ermöglichen, die durch Proteine im Körper erbracht werden.

Alle Aminosäuren weisen gemeinsame chemische Eigenschaften auf. Sie sind farblos und kristallin. Bis auf sehr hydrophobe Aminosäuren, wie L-Tyrosin und L-Tryptophan, und die sauren Aminosäuren L-Asparaginsäure und L-Glutaminsäure (Löslichkeit weniger als 10 g in 1 l $H_2O$ bei 20 °C), ist ihre Löslichkeit in Wasser gut bis sehr gut, z. B. Glycin: 225 g/l $H_2O$; Prolin: 1550 g/l $H_2O$ (!). Aminosäuren vereinen die saure Carboxylgruppe und die basische Aminogruppe in einem Molekül. In wäßrigen Lösungen und im festen Zustand liegen sie als *Zwitterionen* vor, da die COOH-Gruppe die $NH_2$-Gruppe intramolekular protoniert (14).

$$R{-}CH(NH_2){-}COOH \rightleftharpoons R{-}CH(NH_3^{\oplus}){-}COO^{\ominus} \quad \text{Zwitterion} \qquad (14)$$

Im Ergebnis der intramolekularen Neutralisation entstehen *innere Salze*, die für organische Verbindungen hohe Schmelz- bzw. Zersetzungspunkte aufweisen. Wegen der Struktur als Zwitterion ist eine Aminosäure auch in unpolaren und wenig polaren organischen Lösungsmitteln unlöslich.

## 6.3.1.3. Reaktionen von Aminosäuren

Säure-Base-Reaktionen der Aminosäuren sind von ihren zwitterionischen Eigenschaften nicht betroffen. Aminosäuren vermögen mit Säuren (15) und mit Basen (16) Salze zu bilden und zählen daher zu den Ampholyten.

$$R{-}CH(NH_3^{\oplus}){-}COO^{\ominus} + HCl \rightleftharpoons R{-}CH(NH_3^{\oplus}){-}COOH \;\; Cl^{\ominus} \quad \text{Aminosäure-hydrochlorid} \qquad (15)$$

$$R{-}CH(NH_3^{\oplus}){-}COO^{\ominus} + NaOH \rightleftharpoons R{-}CH(NH_2){-}COO^{\ominus}\,Na^{\oplus} + H_2O \quad \text{Natriumsalz der Aminosäure} \qquad (16)$$

Die protonierte Aminosäure kann gemäß Gleichung (17) als Säure reagieren. Ebenso vermag das Zwitterion nach (18) als Säure reagieren.

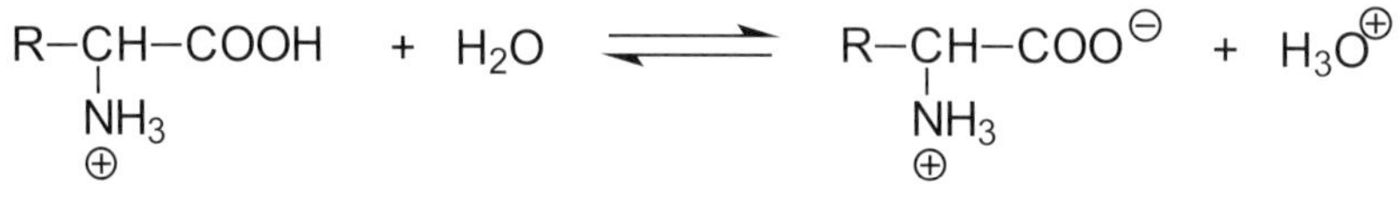
(17)

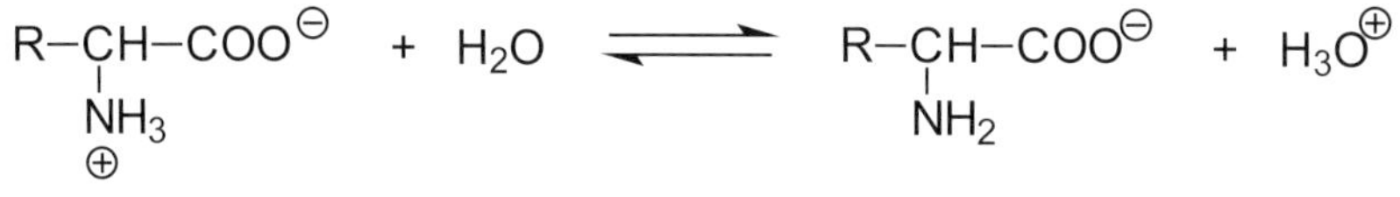
(18)

Wendet man in beiden Fällen das Massenwirkungsgesetz an, so ergeben sich zwei Aciditätskonstanten, die Konstante $K_{S1}$ der Carboxylgruppe der protonierten Aminosäure aus (17) und die Konstante $K_{S2}$ der $-NH_3^+$-Gruppe des Zwitterions aus (18). Daraus können die $pK_S$-Werte $pK_{S1}$ und $pK_{S2}$ berechnet werden. Für neutrale Aminosäuren aus den beiden ersten Gruppen der obigen Einstufung (ohne zusätzliche saure oder basische Gruppen) liegen die $pK_{S1}$-Werte um 2, die $pK_{S2}$-Werte um 10.

Für jede Aminosäure existiert ein pH-Wert, bei dem ausschließlich das Zwitterion vorliegt und keine anionische oder kationische Form. Dieser pH-Wert wird als *isoelektrischer Punkt (IP)* bezeichnet. Er entspricht der Hälfte der Summe von $pK_{S_1}$ und $pK_{S_2}$:

$$\textbf{pH-Wert am IP} = 0{,}5\ (pK_{S_1} + pK_{S_2})$$

In einem elektrischen Feld erfolgt bei diesem pH-Wert keine Wanderung zu einer der beiden Elektroden, da sich die Ladungen im Zwitterion kompensieren. Jede Aminosäure hat ihren individuellen IP als pH-Neutralwert, der von ihrer Struktur abhängt.

Für neutrale Aminosäuren aus den beiden ersten Gruppen der obigen Einstufung (ohne zusätzliche saure oder basische Gruppen) liegen die IP zwischen 5.02 (L-Cystein) und 6.30 (L-Prolin). Saure Aminosäuren haben IP von 2.77 (L-Asparaginsäure) und 3.22 (L-Glutaminsäure). So liegt L-Asparaginsäure am IP als Zwitterion mit protonierter zweiter Gruppe -COOH vor. Der IP basischer Aminosäuren liegt im alkalischen Bereich bei pH 7.47 (L-Histidin), 9.59 (L-Lysin) und 11.15 (L-Arginin). So liegt L-Lysin bei seinem IP als Zwitterion mit unprotonierter zweiter Gruppe $-NH_2$ vor.

Bei allen anderen pH-Werten als dem IP wandern Aminosäureionen im elektrischen Feld (19).

| basisches Milieu<br>pH > IP | neutrales Milieu<br>pH = IP | saures Milieu<br>pH < IP | (19) |
|---|---|---|---|

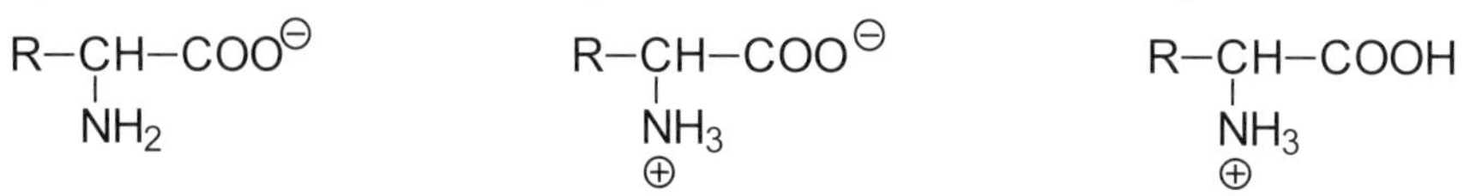

| Wanderung zur Anode (+) | Zwitterion, keine Wanderung im elektrischen Feld | Wanderung zur Kathode (-) |
|---|---|---|

Diese Tatsache und der Umstand, daß die IP-Werte der Aminosäuren von ihrer Struktur abhängen und individuell verschieden sind, ermöglichen die analytische Trennung von Aminosäuregemischen durch *Elektrophorese* (s. unten).

α-Aminosäuren können qualitativ durch die *Ninhydrin-Reaktion* nachgewiesen werden (20). Ninhydrin, das Hydrat des 1,2,3-Indantrions (s. Übersicht 5.25) reagiert dabei mit Aminosäuren in einer Folgereaktion zu einem blauvioletten Farbstoff.

Aus der Bruttoreaktionsgleichung (20) wird offenbar, daß beim Nachweis aller Aminosäuren ein identischer Farbstoff gebildet wird. In ihm stammt nur das N-Atom aus der Aminosäure, die decarboxyliert und desaminiert wird.

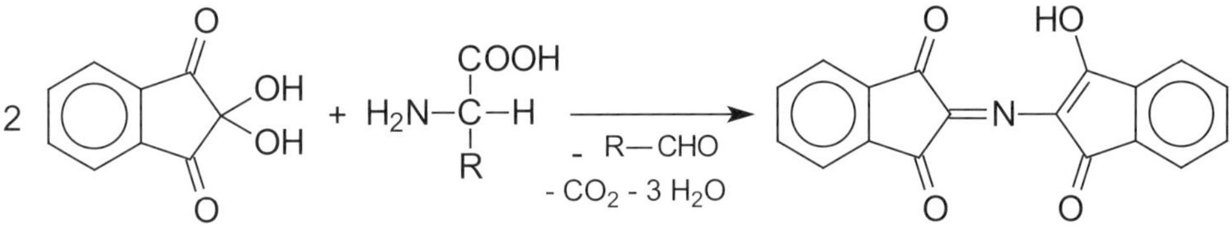

Ninhydrin — blauvioletter Farbstoff (20)

Aminosäuren bilden mit zahlreichen Schwermetall- und Übergangsmetallionen Chelat-Komplexe.

Dies ist biochemisch wichtig, da so Spurenelemente, wie $Cu^{2+}$, $Mn^{2+}$ oder $Zn^{2+}$, durch Proteinbestandteile koordinativ gebunden werden können. Aminosäuren sind zweizähnige Liganden. Das N-Atom der $NH_2$-Gruppe und ein O-Atom des Carboxylats sind die Donatorgruppen der Bindungselektronenpaare.

Aminosäuren können bei geeignetem pH-Wert sowohl an der $NH_2$- als auch an der COOH-Gruppe umgesetzt werden.

So kann eine an der Aminogruppe protonierte Aminosäure (s. rechte Formel in (19)) mit Alkoholen zu Aminosäureester-Salzen umgesetzt werden, aus denen mit einer Base die Aminosäureester freigesetzt werden können, die keine zwitterionische Struktur mehr aufweisen. In der deprotonierten Form einer Aminosäure (s. linke Formel in (19) kann z. B. eine Acylierung der $NH_2$-Gruppe mit Säurechloriden erfolgen. Durch Alkylierung derselben Form entstehen am N-Atom alkylierte Zwitterionen, sogenannte Betaine, deren Namen auf *Betain* ($^{-}OOC\text{-}CH_2\text{-}N(CH_3)_3^{+}$) zurückgeht, einen Naturstoff aus der Zuckerrübe (*Beta vulgaris*).

Durch Reaktion mit Formaldehyd, HCHO, werden die Aminogruppen blockiert. Darauf beruht die konservierende Wirkung von Formalin (s. 5.3.7.2.) für biologische Präparate.

Biochemisch wichtig ist die Bildung *biogener Amine* (Übersicht 6.9).

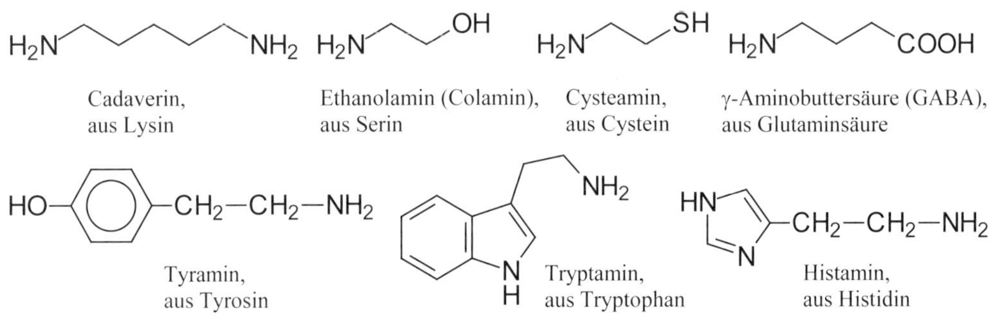

Cadaverin, aus Lysin

Ethanolamin (Colamin), aus Serin

Cysteamin, aus Cystein

γ-Aminobuttersäure (GABA), aus Glutaminsäure

Tyramin, aus Tyrosin

Tryptamin, aus Tryptophan

Histamin, aus Histidin

***Übersicht 6.9:*** Biogene Amine.

Zu den biogenen Aminen zählen z. B. *Cadaverin*, *Colamin* (*Ethanolamin*), *Cysteamin*, *γ-Aminobuttersäure* (*Neurotransmitter, GABA*), *Tyramin*, *Tryptamin* und *Histamin*. Manche von ihnen und einige Derivate, wie *Serotonin* (5-Hydroxytryptamin) und *Melatonin* N-Acetyl-5-methoxytryptamin), zeigen eine hohe biologische Aktivität (s. dazu Lehrbücher der Biochemie).

Biogene Amine entstehen durch enzymatische Decarboxylierung bestimmter Aminosäuren gemäß Gleichung (21).

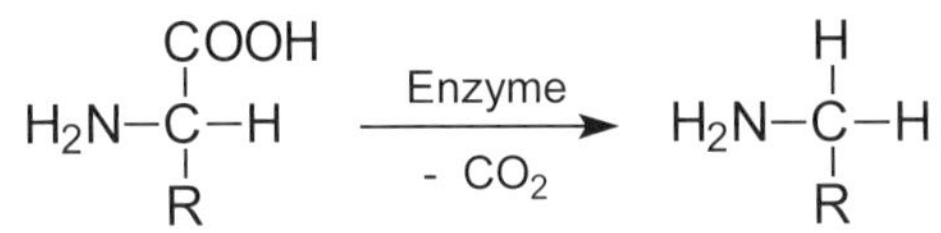


biogenes (primäres) Amin (21)

Bestimmte Aminosäuren werden industriell produziert. So wurden z. B. 1991 für den Einsatz als Geschmacksverstärker ca. 400.000 t Glutaminsäure durch Fermentation erzeugt. Ebenfalls biotechnologisch wurden ca. 160.000 t Lysin für die Aufwertung von Futtermitteln produziert. Für den selben Zweck wurden ca. 200.000 t racemisches DL-Methionin synthetisch hergestellt.

## 6.3.2. Peptide

Peptide und Proteine spielen in allen biologischen Prozessen eine entscheidende Rolle. Die Bezeichnung "Proteine" (griechisch: *proteios* für der Erste) wurde 1836 von *J. J. Berzelius* aufgrund ihrer außerordentlichen Bedeutung geprägt. Peptide und Proteine haben vielfältigste Funktionen im pflanzlichen, tierischen und menschlichen Organismus. Sie sind Bestandteil jeder Zelle, bilden Struktur- und Stützproteine und spielen eine aktive Rolle bei Transportvorgängen. Sie stellen Hormone, Enzyme (Peptid- und Proteoenzyme), Transmitter, Serumproteine, Puffersysteme, Gerinnungsfaktoren, Immunglobuline, Komplementfaktoren und Blutgruppenantigene dar. Nicht zuletzt sind Proteine Reserven für die Energiegewinnung.

### 6.3.2.1. Peptidbindung und Dipeptid

Struktureinheiten für die Peptide und Proteine sind die 21 proteinogenen L-Aminosäuren (s. Übersicht 6.8). Formal lassen sich zwei Aminosäuren unter Abspaltung von Wasser zu Dipeptiden verbinden (22).

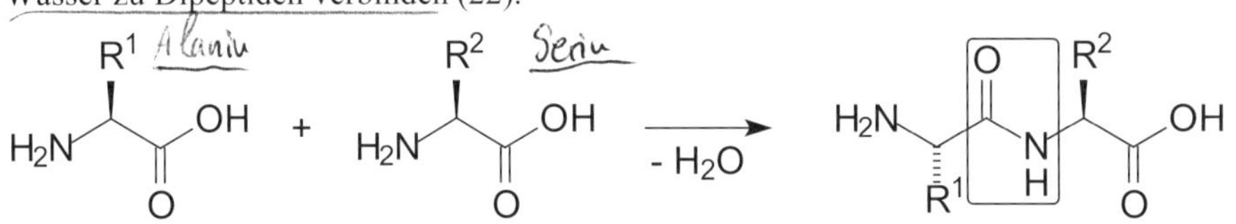


(22)

$R^1 = CH_3$: Ala

$R^2 = CH_2OH$: Ser

Dipeptid als Kurzform: H-Ala-Ser-OH
für: Alanyl-serin

Dabei reagiert die Carboxylgruppe der einen mit der Aminogruppe der anderen Aminosäure unter Bildung einer *Peptidbindung*, die in (22) eingerahmt hervorgehoben ist.

Die Verbindung zweier Aminosäuren ergibt ein *Dipeptid*, das seiner Struktur nach in die Stoffklasse der substituierten Carbonsäureamide R-CO-NH-R´ gehört. Peptide haben ein Ende mit einer freien Aminogruppe (*N-Terminus*) und ein Ende mit einer freien Carboxylgruppe (*C-Terminus*). Es ist üblich, sie stets so aufzuschreiben, daß die $\alpha$-$NH_2$-Gruppe der *N-terminalen Aminosäure* nach links und die freie $\alpha$-COOH-Gruppe der *C-terminalen Aminosäure* nach rechts steht.

Da Peptidformeln sehr umfangreich sein können, wenn sie als klassische Strukturformeln geschrieben werden, verwendet man oft die in Übersicht 6.8 aufgeführten Abkürzungen und schließt die Kurzformen links mit H und rechts mit OH ab (22).
Die Peptidbindung ist eine gegenüber der Hydrolyse durch reines Wasser sehr stabile Bindung. Durch Delokalisation von $\pi$-Elektronen liegt eine Mesomeriestabilisierung vor (23).

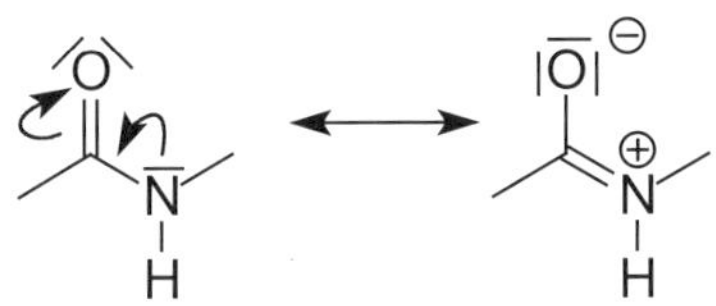


(23)

Die Mischung der mesomeren Grenzstrukturen widerspiegelt die tatsächlichen Eigenschaften der Peptidbindung: (*1*) Das N-Atom der Säureamidstruktur ist nicht basisch und lagert kein Proton an. Peptide reagieren daher an der Peptidbindung neutral. (*2*) Die C-N-Bindung hat partiellen Doppelbindungscharakter. Dadurch ist die freie Drehbarkeit um diese Bindung eingeschränkt. Somit existiert auch für Peptide hinsichtlich der in (23) geschriebenen C=N-Bindung prinzipiell eine *cis-trans*-Isomerie, wie am Beispiel des Dipeptids gezeigt wird (24).

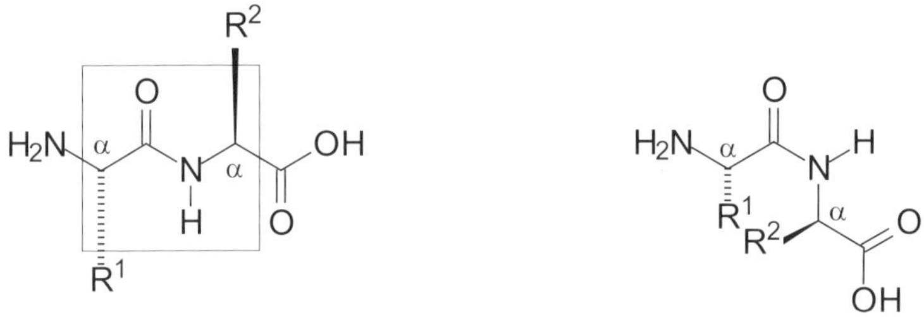


(24)

*trans*-Konfiguration beider organischer Reste an Carbonyl-C-Atom und Amid-N-Atom in Bezug auf die Bindung zwischen beiden; die 6 eingerahmten Atome liegen in einer Ebene; energetisch begünstigte Konfiguration

*cis*-Konfiguration der organischen Reste in Bezug auf die Bindung zwischen C und N im Amid; sterische Behinderung der Reste $R^1$ und $R^2$ an den α-C-Atomen; Energetisch ungünstige Konfiguration

Allerdings sind die natürlichen Peptidbindungen gewöhnlich alle *trans*-konfiguriert. Der C-N-Abstand in einer Peptidbindung ist deutlich kürzer als in einer normalen C-N-Einfachbindung. (*3*) Für 6 Atome besteht *Koplanarität*, d. h. sie liegen in einer Ebene. Es handelt sich um die Atome der Peptidbindung -CO-NH- selbst und die beiden mit ihnen verbundenen α-C-Atome.

Zu den Merkmalen der einzelnen Peptidbindung zählen neben der festgelegten Konfiguration und der eingeschränkten konformativen Beweglichkeit auch die Fähigkeit, als H-Donator (-N-H) und H-Akzeptor (>C=O) für Wasserstoffbrückenbindungen wirken zu können.

Aus diesen Merkmalen der einzelnen Peptidbindungen ergeben sich die komplexen Eigenschaften von Oligo- und Polypeptiden und Proteinen. Die spezielle Struktur der Peptidbindung ist letztlich dafür verantwortlich, daß die Struktur eines Proteins durch bloße Angabe der Reihenfolge der miteinander verknüpften Aminosäuren nicht ausreichend zu beschreiben ist.

Zwei Aminosäuren in Form ihrer Zwitterionen reagieren nicht miteinander. Die chemische Peptidsynthese kann dennoch, und zwar in mehreren Stufen erfolgen, wofür spezielle Methoden entwickelt wurden (s. auch Lehrbücher der organischen Chemie).

Hier soll am Beispiel einer Dipeptidsynthese das allgemeine Prinzip erläutert werden, das aus der Abfolge (*1*) Schützen, (*2*) Aktivieren, (*3*) Verknüpfen und (*4*) Entschützen besteht (25).

(*1*) Die erste Aminosäure muß an der $NH_2$-Gruppe, die zweite Aminosäure an der COOH-Gruppe geschützt werden, um Reaktionen dieser Gruppen auszuschließen. Dafür wird jeweils eine für die $NH_2$- bzw. COOH-Funktion geeignete *Schutzgruppe* angebracht. Beide Schutzgruppen müssen so beschaffen sein, daß sie sich nach der Synthese der Peptidbindung durch eine chemische Reaktion wieder abspalten lassen, die aber die Peptidbindung selbst nicht zerstört. Schutzgruppen für die Aminofunktion entstehen z. B. durch Umsetzung mit den in Übersicht 5.32 aufgeführten Chlorameisensäureestern.

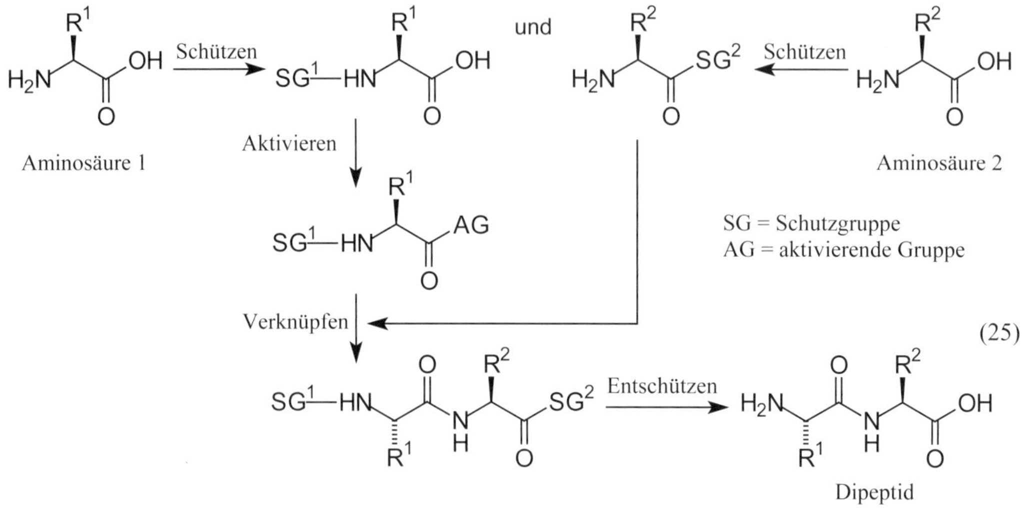


(25)

(*2*) Die Carboxylgruppe der ersten Aminosäure muß für die Reaktion aktiviert werden, da sie selbst zu reaktionsträge ist. Sie kann nach verschiedenen Methoden in ein wesentlich reaktiveres Carbonsäure-Derivat überführt werden.

(*3*) Nun erfolgt die Reaktion mit der freien Aminogruppe der am Carboxylende geschützten zweiten Aminosäure unter Bildung der Peptidbindung.

(*4*) Beide Schutzgruppen werden unter Freisetzen des Peptids wieder abgespalten.

Die Peptidsynthese ist in flüssiger Phase ebenso möglich, wie als *Festphasen-Synthese*. Dazu werden Aminosäuren über das Carboxylende kovalent an eine Polymer gebunden, und an die $NH_2$-Gruppe fortlaufend weitere Aminosäuren ankondensiert. Dieses Verfahren ist automatisierbar und liefert Polypetide, aber nicht Proteine.[1]

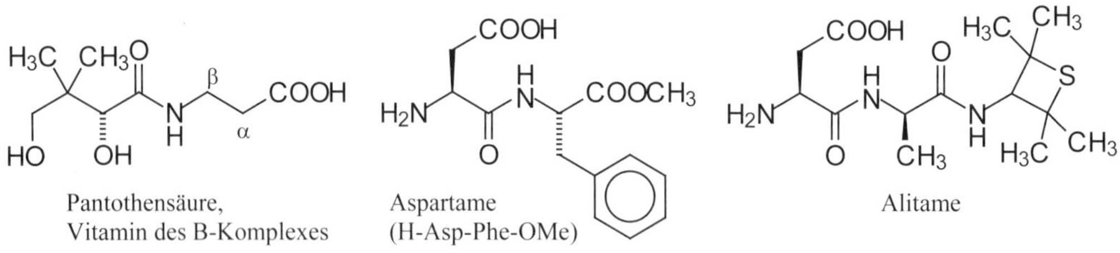


***Abb. 6.19:*** Ein peptidartiges Vitamin und zwei Süßstoffe auf Dipeptidbasis.

Nach der Art eines Peptids ist das Vitamin D(+)-*Pantothensäure* aufgebaut (Abb. 6.19). Es entsteht aus 2,4-Dihydroxy-3,3-dimethylbuttersäure durch Verknüpfen mit der β-Aminosäure β-Alanin (Isomer des α-Alanins). Pantothensäure kommt in vielen pflanzlichen und tierischen Produkten vor und ist Strukturbestandteil des Coenzyms A. Der Tagesbedarf an Pantothensäure ist mit 7 mg vergleichsweise hoch.

Ein als Süßstoff zugelassenes modifiziertes Dipeptid ist *Aspartame* ®, das den Methylester des Dipeptids H-Asp-Phe darstellt. Seine Süßkraft beträgt das 200fache der von Saccharose (Rohrzucker). Auch der Süßstoff *Alitame* ® (2000fache Süßkraft) basiert auf einem Dipeptid aus Asp und Ala.

---

[1] Für die Entwicklung einer Methode zur chemischen Synthese an einer festen Matrix erhielt *R. B. Merrifield* 1984 den Nobelpreis für Chemie. Die verwendeten polymeren Träger werden oft *Merrifield*-Harze genannt.

### 6.3.2.2. Oligo- und Polypeptide

Peptide aus 3-10 Aminosäurebausteinen heißen *Oligopeptide*. Wird die Kondensationsreaktion fortgesetzt, gelangt man in den Bereich der *Polypeptide* mit bis zu 100 Aminosäurebausteinen. Bei über 100 Aminosäuren spricht man von *Proteinen*.

Ein wichtiges Tripetid ist *Glutathion* (H-Glu-Cys-Gly-OH), das im Blut als reduktiver Schutz für Enzyme der Erythrozyten dient. Zahlreiche Oligo- und Polypeptide haben Hormonfunktionen. Dazu zählen die *Hypophysenhormone Oxytocin* (ein wehenauslösendes Nonapeptid) und *Vasopressin* (ein cyclisches Decapeptid) und die *Hypothalamushormone Somatostatin* (ein Tetradecapeptid) und *Thyroliberin* (ein Tripeptid). Die Schilddrüse synthetisiert aus 32 Aminosäuren *Calcitonin*, das den Calcium- und Phosphatstoffwechsel der Knochen reguliert. Aus der Bauchspeicheldrüse stammen die beiden den Blutzuckerspiegel regulierenden *Peptidhormone Insulin* (51 Aminosäuren, blutzuckersenkend) (Abb. 6.20) und *Glucagon* (29 Aminosäuren, blutzuckererhöhend).

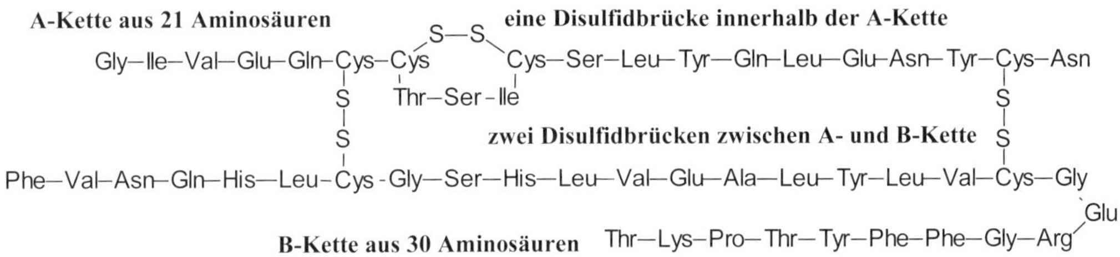


***Abb. 6.20:*** Aminosäure-Sequenz des Peptidhormons Insulin.

Insulin war das erste Polypeptid, dessen Struktur aufgeklärt wurde (*F. Sanger*, 1953). Das Insulinmolekül besteht aus einer 21 Aminosäuren langen A-Kette, welche über zwei Disulfidbrücken mit der 30 Aminosäuren langen B-Kette verbunden ist. Eine dritte Disulfidbrücke liegt in der A-Kette selbst. Insulin wird zunehmend biotechnologisch mit Hilfe von Bakterien erzeugt, denen die genetische Information zur Insulinsynthese übertragen wurde. Zunächst wurde Insulin semisynthetisch aus Schweineinsulin erzeugt, das dem Humaninsulin bis auf die endständige Aminosäure Ala (anstelle von Thr) am Ende der B-Kette gleicht. Diesen Aminosäureaustausch kann man chemisch durch Transpeptidierung vornehmen.[1]

Oligo- und Polypeptide können noch zahlreiche andere Wirkungen ausüben. So sind Penicilline (s. Abb. 5.5) letztlich Peptid-Antibiotika, da sie aus Valin und Cystein aufgebaut werden. Antibiotisch wirkt auch *Gramicidin S*, ein Cyclodecapeptid mit zwei Aminosäuren in D-Konfiguration. Die Gifte des Knollenblätterpilzes, Phalloidin und Amanitin, sind Cyclopeptide aus 7 bzw. 8 Aminosäuren. Auch Bienen- und Schlangengift enthalten Polypeptide. Für ausführliche Darstellungen dieser Themen wird auf Lehrbücher der Biochemie und Pharmazie verwiesen.

### 6.3.2.3. Primärstruktur von Peptidketten: Isomerie, Entstehung, Spaltung

Als *Primärstruktur* oder *Sequenz* eines Peptids wird die Reihenfolge der kovalent verknüpften Aminosäuren bezeichnet. Sie ist durch den genetischen Code (s. 6.4.4.) festgelegt und bestimmt weitgehend die physikalischen, chemischen und biochemischen Eigenschaften der Peptide und Proteine.

---

[1] Beim *Diabetes mellitus* wird kein oder zu wenig Insulin gebildet, was zu einer Hyperglycämie führt. Bei der Insulin-Substitutionstherapie muß beachtet werden, daß Insulin als Eiweißkörper im Verdauungstrakt abgebaut wird. Es muß daher parenteral, meist subcutan verabreicht werden.

Auch bei der enzymatisch katalysierten Biosynthese an den Ribosomen wächst die Peptidkette am Carboxylende durch Anfügen neuer Aminosäuren (Details in Lehrbüchern der Biochemie).

Für die Verknüpfung einer bestimmten Anzahl von Aminosäuren gibt es verschiedene Möglichkeiten, z. B. können Ala und Ser, wie in (22) als Alanyl-serin, H-Ala-Ser-OH, aber auch konstitutionsisomer als H-Ser-Ala-OH (Seryl-alanin) verknüpft werden. Diese Möglichkeiten der Isomerie erweitern sich mit jeder hinzukommenden Aminosäure, schon bei Tripeptiden gibt es 6 Konstitutionsisomere, die aus der Permutation der Aminosäuren resultieren.

Für einen "molekularen Baukasten" mit 20 verschiedenen Elementen (proteinogene Aminosäuren) führt das schon bei einem Polypeptid aus 100 Aminosäuren zu $20^{100}$ Permutationen, einer nicht zu realisierenden Anzahl. Deshalb besteht das Peptid- und Proteinmaterial der Lebewesen nur aus einem winzigen Bruchteil der theoretisch möglichen Varianten.

Veränderungen in der Primärstruktur eines Proteinmoleküls können zu wesentlichen Veränderungen seiner Funktion führen. Bereits der Austausch einer einzigen Aminosäure kann dramatische Folgen haben. So bewirkt z. B. der Austausch von Glutamin und Valin an Position 6 der β-Kette des menschlichen Hämoglobins die Bildung des sogenannten *Sichelzellhämoglobins* (HbS), welches zu einer verminderten Stabilität der Erythrozyten und zur Anämie führt.

Die Ermittlung der Sequenz einer Peptidkette ist keine leichte Aufgabe. Peptidketten können enzymatisch und durch starke Säuren oder Basen hydrolysiert werden. Während viele Enzyme zur spezifischen Spaltung bei bestimmten Aminosäuren in der Lage sind, ergibt die chemische Hydrolyse ein Aminosäuregemisch, dessen prozentuale Zusammensetzung man zwar bestimmen kann, ohne jedoch damit eine Information über die Sequenz zu erhalten.

Nach der von *Edman* 1950 entwickelten *Phenylthiohydantoin-Methode* (*Edman-Abbau*) kann man Peptidketten vom N-terminalen Ende her schrittweise um eine Aminosäure abbauen, und feststellen, um welche es sich jeweils handelt. Das Prinzip wird in (26) am Beispiel eines Peptids erklärt, dessen N-terminales Ende in H-Ala-Ser besteht.

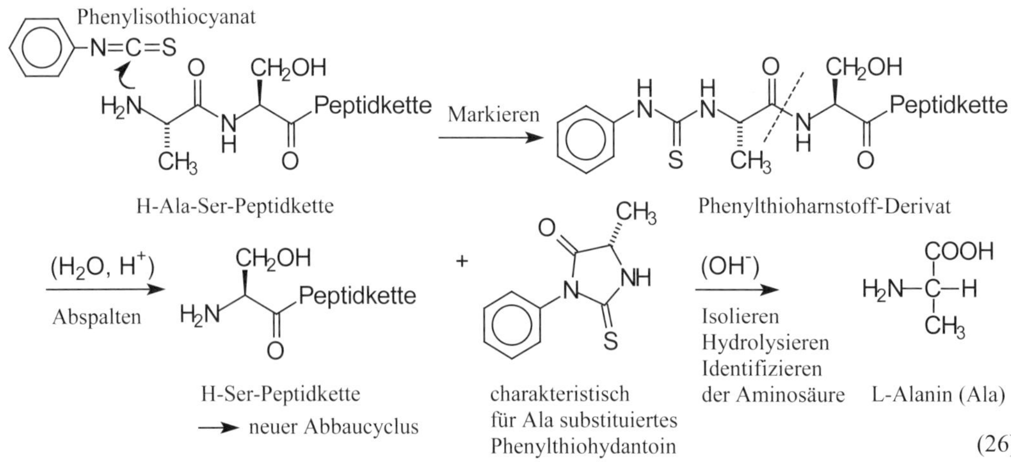


(26)

An die elektronenarme, reaktive C=N-Doppelbindung in *Phenylisothiocyanat* addiert sich die endständige, nucleophile Aminogruppe der Peptidkette. Das gebildete Phenylthioharnstoff-Derivat wird hydrolytisch an der endständigen Peptidbindung gespalten. Spaltprodukte sind die um eine Aminosäure verkürzte Peptidkette und ein Heterocylus aus der Klasse der Phenylthiohydantoine, der in 5-Position die Methylgruppe des L-Alanins trägt. Aus diesem Heterocyclus kann L-Alanin freigesetzt und identifiziert werden. Mit der verkürzten Peptidkette kann ein neuer Abbaucyclus begonnen werden. Die Reaktionsfolge wurde automatisiert.

Auf diese Weise wurden sehr viele Peptidsequenzen aufgeklärt. Allerdings ist eine gewisse Menge an reinem Peptid oder Protein als Ausgangsstoff erforderlich, was oft nicht trivial ist.

Für die Ermittlung der Sequenz bietet sich eine molekularbiologische Alternative an. Kennt man die Basensequenz eines DNA-Abschnitts, der die Informationen für die Synthese eines Proteins codiert, so liefert diese nach der Übersetzung in Aminosäuren mittels des genetischen Codes die Sequenz des Proteins, ohne daß man das Protein selbst sequenzieren muß.

## 6.3.3. Proteine

Von Proteinen spricht man, wenn mehr als 100 Aminosäuren durch Polykondensation verbunden sind. Das Aufbauprinzip der Proteine ermöglicht eine Vielzahl von Makromolekülen (s. 6.3.2.3.). Die natürlich vorkommenden Polypeptide und Proteine haben zwischen 50-2000 Aminosäurereste. Da die relativen Molmassen der Aminosäuren zwischen 75 bis über 200 Dalton[1] betragen, haben Proteine relative Molekülmassen von ca.10.000 bis zu mehreren 100.000 Dalton.

Die Proteinsynthese in vivo ist ein sehr komplexer Vorgang (Details s. Lehrbücher der Biochemie). Die Synthese spezifischer Proteine erfolgt anhand der in der DNA im genetischen Code gespeicherten Information (s. 6.4.4). Ihr vorgeschaltet ist die *Transkription* der DNA, bei der eine Kopie der entsprechenden DNA in Form einer spezifischen mRNA im Zellkern entsteht. Bei der *Translation* wird die Information der mRNA mit Hilfe der *Ribosomen* und der *Transfer-RNA*, die die jeweilige Aminosäure in aktivierter Form trägt, in die im genetischen Code gespeicherte Aminosäuresequenz übersetzt. Das ribosomale Enzym Peptidyltransferase schließt danach unter Energieverbrauch die Peptidbindungen zwischen den Aminosäuren.

### 6.3.3.1. Sekundär-, Tertiär- und Quartärstruktur von Polypeptiden und Proteinen als Ergebnis strukturstabilisierender Effekte auf die Peptidkette

Der teilweise Doppelbindungscharakter der Peptidbindung und die dadurch bedingte Einschränkung der freien Drehbarkeit ist die Grundlage für die Ausbildung geordneter dreidimensionaler Strukturen von Proteinmolekülen. Diese räumliche Anordnung spiegelt sich in der Sekundär-, Tertiär- und Quartärstruktur wider und beruht auf nichtkovalenten Wechselwirkungen (Wasserstoffbrückenbindungen, *van-der-Waals*-Wechselwirkungen, elektrostatische, hydrophobe Wechselwirkungen). Beabsichtigt ist, hier nur einen Überblick zu geben. Details finden sich in Lehrbüchern der Biochemie.

Die *Sekundärstruktur* beschreibt die Raumstruktur der Peptidketten, ohne die Seitenketten (d. h. die Lage der Substituenten R an den α-C-Atomen) zu berücksichtigen. Sie wird durch die intramolekularen Wasserstoffbrückenbindungen, die sich zwischen den NH- und CO-Gruppen der Peptidbindungen bilden, aufgebaut und stabilisiert. Die N-H-Gruppe wirkt in einer Wasserstoffbrückenbindung als H-Donator, die Carbonylgruppe als H-Akzeptor. Man unterscheidet drei Grundtypen: *parallele* sowie *antiparallele Faltblattstruktur* und *α-Helix*.

Auch in DNA wirkt eine intermolekulare (!) Wasserstoffbrückenbindung strukturbildend (s. 6.4.4.).

In einer α-Helix ist die Peptidkette schraubenförmig angeordnet. Eine Windung (Ganghöhe 0.54 nm) geht über etwa 3,6 Aminosäurereste. Die wichtige Struktur der α-Helix findet man beispielsweise in den Haarproteinen und in der *Proteinfaser Wolle* (*α-Keratine*). Treten Wasserstoffbrücken zwischen verschiedenen Abschnitten von sich gegenüberliegenden Teilen der Peptidkette auf, entsteht die β-

[1] Das Dalton (Da) ist eine in der Biochemie übliche Angabe für relative Molekülmassen, die nach *John Dalton*, dem Begründer der modernen Atomtheorie, benannt ist. 1 Da entspricht einem Zwölftel der Masse eines C-Atoms des Isotops $^{12}C$, d. h. der relativen Masse 1,0000.

Faltblattstruktur. Diese liegt z. B. in der Hornsubstanz und in den Haaren vor (*β-Keratine*). Das *Seiden-Fibroin* der *Proteinfaser Seide* hat ebenfalls eine Faltblattstruktur.

Ob eine α-Helix oder ein Faltblatt aufgebaut wird, hängt von der Sequenz, also von der Primärstruktur ab. Je nach dem Rest R am α-C-Atom der Aminosäure eignen sich diese verschieden gut für die eine oder andere Variante. L-Prolin ist ungeeignet zum Helixaufbau, es wirkt "helixbrechend".

Die *Tertiärstruktur* gibt die tatsächliche räumliche Anordnung aller Atome, inclusive der in den Seitenketten enthaltenen, an.[1] Sie ist aus *Domänen* aufgebaut.

Bei Domänen handelt es sich um Teile der Peptidkette, die sich unabhängig von anderen Bereichen in bestimmten Faltblatt- und/oder Helix-Anordnungen organisieren. So besteht das Protein *Myoglobin* aus einer Domäne, die von 8 helikalen Bereichen gebildet wird. Andere Proteine bestehen aus mehreren Domänen.

Die Tertiärstruktur resultiert aus verschiedenen Bindungskräften, die zwischen entfernt voneinander liegenden Aminosäurebausteinen der Sequenz wirksam werden. Als einzige kovalente Bindung zählt dazu die Disulfidbrücke, die sich zwischen den SH-Gruppen zweier Cystein-Moleküle aufbaut.[2] Auch nichtkovalente Bindungen tragen zur Ausbildung der Tertiärstruktur bei. Dazu gehören Wasserstoffbrückenbindungen zwischen bestimmten Gruppen der Seitenketten, hydrophobe Wechselwirkungen durch Zusammenlagern der hydrophoben Reste bestimmter Aminosäuren und Ionenbeziehungen zwischen den geladenen Resten saurer und basischer Aminosäuren (vgl. Übersicht 6.8).

Eine *Quartärstruktur* entsteht im Fall von Proteinen, die aus mehreren in ihrer Tertiärstruktur definierten Untereinheiten bestehen, durch Zusammenlagern dieser Untereinheiten. So besteht Hämoglobin aus 4 Untereinheiten.

Für die biologische Aktivität sind intakte Sekundär-, Tertiär- und Quartärstrukturen Voraussetzung. Durch *Denaturierung* können diese Strukturen zerstört werden, was z. B. zum Aktivitätsverlust eines Enzyms führt. Denaturierend wirken viele Einflüsse, wie Hitze, Säuren, Basen, organische Lösungsmittel, konzentrierte Harnstofflösung und Tenside. Deshalb zeigen Proteine nur innerhalb eines relativ begrenzten, individuell verschiedenen pH- und Temperaturintervalls ihre Wirksamkeit. Beim Denaturieren bleibt die Primärstruktur noch erhalten, die Peptidkette faltet sich dann in einem zufällig entstehenden Knäuel, das unlöslich in Wasser ist und ausfällt.

## 6.3.3.2. Klassifizierung von Proteinen

Die Proteine lassen sich in *einfache Proteine*, die ausschließlich aus Aminosäuren bestehen und *komplexe Proteine* (früher auch *Proteide* genannt) unterteilen, die neben den Aminosäuren noch Nichtproteinanteile enthalten.

Die Einteilung einfacher Proteine richtet sich nach ihrer Löslichkeit in Wasser oder wäßrigen Salzlösungen. Ausschlaggebend dafür ist die Struktur der Proteinmoleküle.

*Fibrilläre Proteine* (*Skleroproteine*) sind in Wasser unlöslich. Sie bilden das Gerüst der tierischen Organismen. Zu ihnen zählen Keratine (Haar und Horn), *Kollagen* (Gerüstprotein der Haut und des Bindegewebes) sowie die Seiden-Fibroine.

Die Mehrzahl der Proteine, darunter die *Enzyme*, sind annähernd kugelförmige *globuläre Proteine*. Sie sind in Wasser und/oder wäßrigen Salzlösungen löslich. Zu ihnen gehören die *Albumine* (löslich in salzfreiem Wasser), die *Globuline* (unlöslich in salzfreiem Wasser, löslich in Salzlösungen bestimmter

---

[1] Wenn es gelingt, ein reines Protein zu kristallisieren, kann man mittels Röntgenkristallstrukturanalyse Daten über die Lage jedes Atoms des Proteins im Raum erhalten. Dieses aktuelle Forschungsgebiet eröffnet faszinierende Einblicke in die molekulare Arbeitsweise von Enzymen als Biokatalysatoren.

[2] Die drei Disulfidbrücken des Insulins (s. Abb. 6.20) sind somit eine wichtige Basis seiner Tertiärstruktur.

Konzentration) und die *Protamine* (basischer Charakter infolge ihres hohen Arginingehaltes). Auch die *Prolamine* und *Glutenine*[1] aus Getreidekörnern sind einfache Proteine.

Bei den zusammengesetzten Proteinen unterscheidet man je nach der chemischen Natur der Nichtproteinkomponente in *Glykoproteine (Mucoproteine)*, *Lipoproteine*, *Nucleoproteine*, *Metalloproteine*, *Chromoproteine* und *Phosphoproteine* (Tab. 6.1).

| **Bezeichnung** | **Nichtproteinkomponente** | **Beispiel** |
|---|---|---|
| Glyko- bzw. Mucoproteine | Kohlenhydrat | Mucoproteine in der Magenschleimhaut und im Knorpel; Zellmembranbestandteile; Blutgruppenantigene |
| Lipoproteine | Lipid | β-Lipoprotein im Serum |
| Nucleoproteine | Nucleinsäuren | Zellkernbestandteile |
| Metalloproteine | Metallionen bzw. -komplexe | Hämoglobin, Cytochrome |
| Chromoproteine | Farbstoffe | Sehpurpur (Rhodopsin) im Auge |
| Phosphoproteine | Phosphorsäure | *Casein* der Milch |

***Tab. 6.1:*** Zusammengesetzte Proteine.

## 6.3.3.3. Chemische Eigenschaften von Proteinen

Die chemischen Eigenschaften der Proteine werden im wesentlichen durch deren makromolekulare Struktur, durch die in dieser enthaltene Vielzahl funktioneller Gruppen sowie die stabilisierenden Peptidbindungen (s. 6.3.2.1.) verursacht.

Proteinlösungen weisen Ampholyteigenschaften auf und sind zugleich Polyelektrolyte, da sowohl saure als auch basische Gruppen vorhanden sind (s. Übersicht 6.8).

Aufgrund ihres Säure-Base-Verhaltens stellen Proteine wichtige Puffersysteme im Organismus dar. Weiterhin vermögen Proteine über freie Carboxylatgruppen in ionische Wechselwirkungen zu zahlreichen Metallionen wie $Ca^{2+}$ oder $Mg^{2+}$ zu treten.

Über komplexbildende Ankergruppen ($-NH_2$, -CO-, $COO^-$-, -SH, $-SCH_3$) können Proteine, bevorzugt mit Übergangsmetallionen, koordinative Bindungen bilden. Dies kann einerseits zur Fixierung von Spurenelementen, andererseits aber auch zur Denaturierung durch Schwermetallsalze führen (Ursache der Toxizität von $Pb^{++}$ und $Hg^{++}$). Freie SH-Gruppen (Cystein) und Disulfidbrücken (*Cystin*) ermöglichen reversible Redoxreaktionen der Proteine.

Die Wechselwirkungen von Proteinen mit Elektrolytlösungen sind konzentrationsabhängig. Die Zugabe geringer Mengen eines Elektrolyts bewirkt allgemein eine bessere Wasserlöslichkeit. Dieser sogenannte *Einsalzeffekt* ist auf eine Verminderung der Zahl entgegengesetzt geladener Gruppen und damit der elektrostatischen Wechselwirkung zwischen Proteinmolekülen sowie eine Erhöhung der Solvatation zurückzuführen. Der Zusatz von Elektrolytlösungen höherer Konzentration setzt dagegen die Löslichkeit der Proteine stark herab, da unter diesen Bedingungen Ionen um den Besitz der Hydrathülle konkurrieren und dadurch der Solvatationsgrad herabgesetzt wird (*Aussalzeffekt*). Auch die fällende Wirkung von organischen Lösungsmitteln beruht auf dem Abbau der Hydrathülle.

[1] Etwa jeder Tausendste leidet unter einer Unverträglichkeit gegenüber dem für das Backen wichtigen *Klebereiweiß* (*Gluten*), das in Weizen, Roggen, Gerste und Hafer vorkommt. Die dadurch hervorgerufene *Zöliakie*, die in einer Degeneration der Darmzotten besteht, behindert die Aufnahme wichtiger Nährstoffe durch den Darm. Abhilfe ist nur durch eine Diät möglich, die glutenhaltige Lebensmittel vermeidet.

Die enge Beziehung zwischen Ladungs- und Solvatationseffekten wird am isoelektrischen Punkt (IP) deutlich. Am IP kompensieren sich die positiven und negativen Ladungen in einem Proteinmolekül. Schon die Zugabe geringer Mengen von Alkohol genügt zur Proteinfällung.

### 6.3.3.4. Auftrennung und qualitative Analyse von Proteinen

Die Trennung verschiedener Proteine wird mit dem Ziel verfolgt, präparative Mengen eines Proteins für biochemische Forschungen oder bioorganische Synthesen zu gewinnen, oder in der klinischen Chemie quantitative analytische Aussagen, z. B. über Proteine im Blut, zu erhalten.

Proteine bieten aufgrund struktureller Unterschiede zahlreiche Ansatzpunkte zur Trennung, wie Unterschiede in Ladung, Molekülgröße und Molekülmasse. Daran setzen elektrophoretische und chromatographische Trennmethoden und die Ultrazentrifugation an.

Bei der *Elektrophorese* werden Proteine nach der Ladung getrennt. Dazu läßt man ein Proteingemisch auf einem Trägermaterial im elektrischen Gleichstromfeld wandern. Über die Zeit hinweg erfolgt eine Auftrennung der Proteine in Zonen, da sie sich in der Ladungsmenge, der Größe und der Molmasse unterscheiden. Die Zonen können auf verschiedene Weise sichtbar gemacht werden. Es existieren verschiedene Varianten der Elektrophorese, wie isoelektrische Fokussierung und Polyacrylamid-Gel-Elektrophorese.

Unter den chromatographischen Methoden sind zwei für die Proteintrennung besonders geeignet. Bei der *Ausschlußchromatographie* (*Gelfiltration*) läßt man die Proteinlösung durch ein Gel aus Polysacchariden oder Polyacrylamid laufen, das eine molekulare Siebwirkung auf Proteinmoleküle ausübt. Bei der *Affinitätschromatographie* werden selektiv gewisse Proteine durch spezifische Liganden festgehalten, die ihrerseits kovalent an einen polymeren Träger gebunden sind. Nach dem spezifischen Bindungsvorgang können die Proteine wieder vom Liganden abgespalten werden.

Bei der *Ultrazentrifugation* sedimentieren Proteine in einer molmassenabhängigen Schichtung im in der Ultrazentrifuge erzeugten künstlichen Schwerefeld, das bis zum $0{,}5 \cdot 10^6$fachen des normalen Gravitationsfeldes betragen kann (Einzelheiten zu allen Methoden s. Lehrbücher der Biochemie).

### 6.3.3.5. Serumproteine

Blutserum erhält man nach Abtrennung der korpuskulären Bestandteile des Blutes sowie nach Entfernung des Fibrinogens. Es enthält 7-8% Proteine, davon sind 60-80% Albumin und 20-40% Globuline. Diese können mittels elektrophoretischer Auftrennung weiter differenziert werden. Dazu läßt man z. B. die Proteine des menschlichen Serums in einem Puffersystem, in dem die meisten Proteine unterschiedlich stark negativ ionisiert sind (z. B. pH 8.6), wandern, wodurch eine Auftrennung gelingt. Aus dem Verteilungsmuster der Proteinfraktionen lassen sich Rückschlüsse auf bestimmte Erkrankungen ziehen, die mit einer veränderten Serumproteinkonzentration einhergehen (z. B. akute oder chronische Entzündungen, Bluterkrankungen, Tumoren).

### 6.3.3.6. Bedeutung von Glykoproteinen für immunologische Vorgänge

Viele Serumproteine sind Glykoproteine, darunter auch die *Immunglobuline* oder *Antikörper*. Sie werden nach Kontakt des menschlichen und höherentwickelten tierischen Organismus mit Antigenen (körperfremde Strukturen, in der Regel Makromoleküle wie Proteine und Glykoproteine) von B-Lymphozyten gebildet und sind die Grundlage der spezifischen Immunabwehr gegen Krankheitserreger (Bakterien, Viren, Parasiten).

Immunglobuline haben eine gemeinsame Grundstruktur. Sie bestehen aus jeweils paarweise identischen Polypeptidketten (mit einem Kohlenhydratanteil von bis zu 10%), den sog. leichten oder L-Ketten (L von light; Molmasse je 25.000) und den schweren oder H-Ketten (H von heavy; Molmasse je 50.000), die über Disulfidbrücken kovalent miteinander verbunden sind. Die Einteilung der Immunglobuline erfolgt nach den biologischen und physikochemischen Eigenschaften der schweren Ketten in 5 Gruppen: IgG, IgM, IgA, IgD und IgE. Jede Kette ist aus einer variablen (V)-Region und konstanten (C)-Regionen (Domänen) zusammengesetzt. In der V-Region wird das Antigen gebunden; die C-Region vermittelt die Funktionen der Antikörper. Die Bindung zwischen Antigen und Antikörper erfolgt durch Wasserstoffbrückenbindung, elektrostatische, *van der Waals*sche und hydrophobe Wechselwirkungen und führt über verschiedene Mechanismen (Präzipitation, Agglutination, Lyse von Zellen und Mikroorganismen, Aktivierung des Komplementsystems, Stimulation von Phagozyten) zur Eliminierung des Antigens.

Antigen-Antikörper-Reaktionen können aber auch unerwünschte Effekte haben. So sind sie verantwortlich für Blutgruppenunverträglichkeitsreaktionen (Transfusionszwischenfälle, *M. hemolyticus neonatorum*), Transplantatabstoßungen und für allergische Reaktionen. Bei den sog. Autoimmunerkrankungen bildet der Organismus fälschlicherweise Antikörper gegen körpereigene Strukturen. Antigen-Antikörper-Reaktionen bilden auch die Basis für zahlreiche labordiagnostische Nachweismethoden.

*Lektine*[1] stellen eine weitere, strukturell heterogene Gruppe von Glykoproteinen dar, deren Gemeinsamkeit in ihrer Fähigkeit besteht, spezifisch Zucker zu binden. Viele Lektine verursachen eine Agglutination (Verklumpung) von Blutzellen durch Brückenbildung zwischen den Oberflächenzuckern der Zellen (*Phytohämagglutinine*). Außerdem sind sie in der Lage, Lymphozyten zu stimulieren. Ursprünglich nur aus dem Pflanzenreich bekannt[2]; sind inzwischen auch menschliche Lektine gefunden worden. Sie helfen z. B. der Leber, Glykoproteine des Serums nach einer bestimmten Lebensdauer zu erkennen und führen sie dem Abbau zu. Sie sind damit Teil eines natürlichen Reinigungsprogramms des Körpers. Lektine finden Anwendung bei der Isolierung von Glykoproteinen, bei der Stimulation und Differenzierung von Blutzellen sowie zur Zellseparation bei Knochenmarktransplantationen.

## 6.4. Nucleinsäuren

*Nucleinsäuren* sind der Speicher der *genetischen Information*. Sie kommen in den Zellkernen, den Ribosomen und im Zellplasma vor. Chemisch handelt es sich um Biopolymere vom Typ der *Polynucleotide*. Man unterscheidet zwischen *Desoxyribonucleinsäuren* (*DNA*) und *Ribonucleinsäuren* (*RNA*)[3] je nachdem ob die Pentosen 2-Desoxyribose (in DNA) oder Ribose (in RNA) (s. Abb. 6.1) Strukturbestandteile sind. Ihr Aufbau aus den heterocyclischen Basen, Kohlenhydraten und Phosphorsäure soll in hierarchischer Weise kurz erläutert werden.

---

[1] Lektin von lat. *legere* für auswählen. Historische Bezeichnung aufgrund der Fähigkeit, bestimmte Blutgruppen nach ihrer Zuckerspezifität auswählen zu können. Die Verwendung von Lektinen zur Blutgruppendifferenzierung stellte ihre erste klinische Anwendung dar. Heute werden zur Blutgruppenbestimmung überwiegend spezifische Antikörper genutzt.

[2] Einige Lektine sind hochtoxisch für den Menschen. So gehört das Im Ricinussamen enthaltene *Ricin* zu den stärksten Giften überhaupt. Es hemmt die Proteinbiosynthese am Ribosom. Schon ein ng (Nanogramm) davon ist für den Menschen tödlich. Im Ricinusöl ist jedoch kein Ricin enthalten! Lektine sind auch an der toxischen Wirkung anderer Hülsenfrüchte (Bohnen, Linsen) beteiligt, wenn diese in rohem Zustand gegessen werden. Durch Kochen werden diese Proteine zerstört und die Nahrungsmittel genießbar.

[3] Dieses Buch folgt der Empfehlung der internationalen Nomenklaturkommission, die aus dem Englischen stammenden Abkürzungen DNA (für deoxyribonucleic acid) und RNA (für ribonucleic acid) auch im Deutschen zu verwenden. Auf die Verwendung der synonymen deutschen Abkürzungen DNS und RNS wird daher verzichtet, um Verwirrung zu vermeiden.

## 6.4.1. Nucleobasen

Sieht man von seltenen Fällen ab, so sind es 6 basische Heterocyclen, die als *Nucleobasen* (*Nucleinbasen*) fungieren. Dabei handelt es sich um die drei Derivate des Purins *Adenin* (Ade)[1], *Guanin* (Gua) und *Hypoxanthin* (Hyp) (s. Übersicht 5.15) und um die drei Abkömmlinge des Pyrimidins *Uracil* (Ura), *Cytosin* (Cyt) und *Thymin* (Thy) (s. S. 211 und Abb. 4.44). Bis auf Adenin handelt es sich um Lactame, für die die Möglichkeit der Lactam-Lactim-Tautomerie besteht (vgl. (36) in 4.4.2.4.1.). In DNA liegen diese Heterocyclen als Lactam-Tautomere vor, in denen die Carbonyl-O-Atome als H-Akzeptoren in den Wasserstoffbrückenbindungen fungieren, die die beiden Polynucleotidstränge zusammenhalten (s. 6.4.4. und S. 342).

## 6.4.2. Nucleoside

Nucleoside sind *N-Glykoside*, die aus den Nucleobasen und den Pentosen 2-Desoxy-D-ribose (in DNA) oder D-Ribose (in RNA) bestehen (Übersicht 6.10).

**Nucleoside von Nucleinbasen des Purin-Typs:**

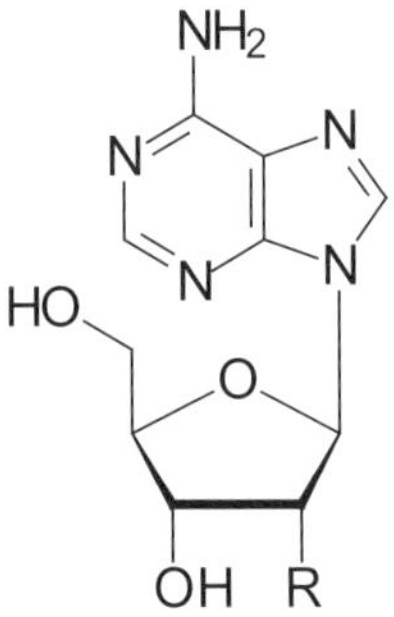


R = OH: Adenosin (A);
R = H: Desoxyadenosin (dA)
(abgeleitet vom Adenin)

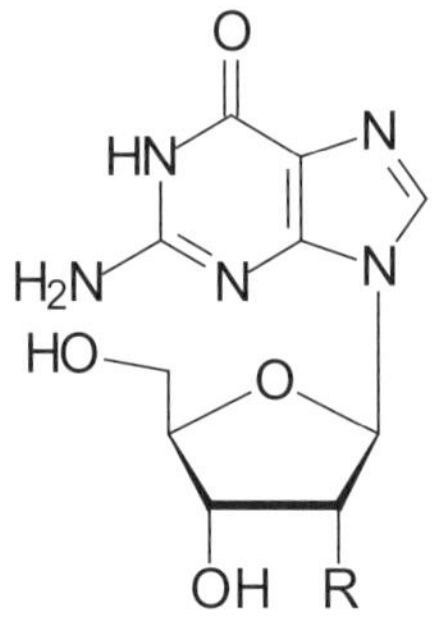


R = OH: Guanosin (G);
R = H: Desoxyguanosin (dG)
(abgeleitet vom Guanin)

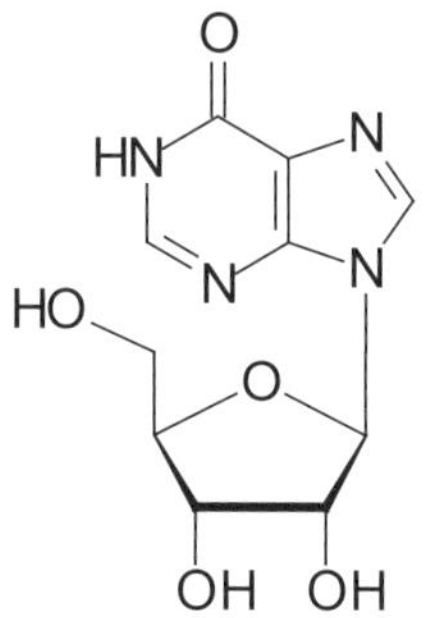


Inosin (I);
(abgeleitet vom Hypoxanthin)

**Nucleoside von Nucleinbasen des Pyrimidin-Typs:**

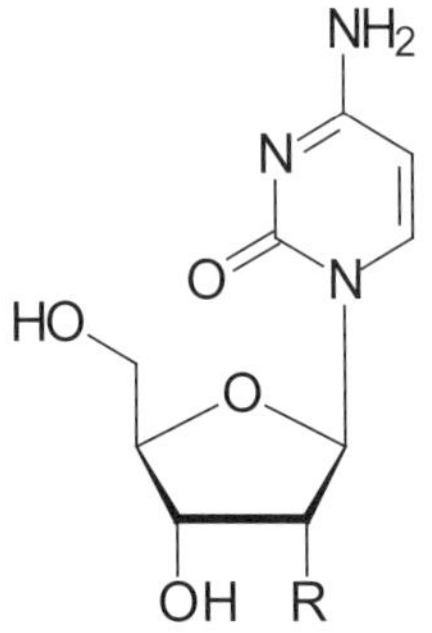


R = OH: Cytidin (C);
R = H: Desoxycytidin (dC)
(abgeleitet vom Cytosin)

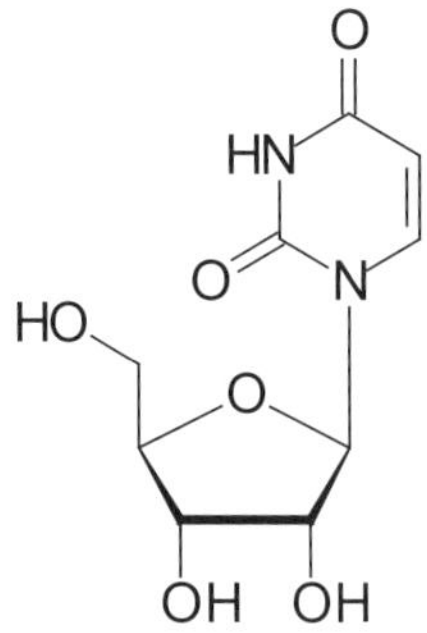


Uridin (U)
(abgeleitet vom Uracil)

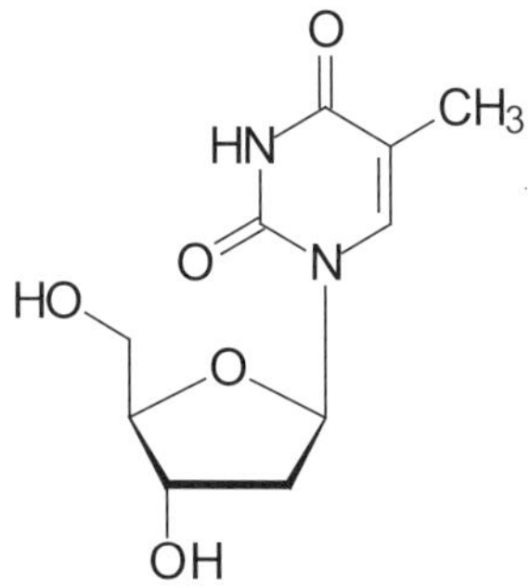


Thymidin (T)
(abgeleitet vom Thymin)

***Übersicht 6.10:*** Wichtige Nucleoside.

[1] Die Trivialnamen der Nucleobasen können durch einen Dreibuchstabencode abgekürzt werden.

Von einer Nucleobase können sich so zwei Nucleoside ableiten, ein *Desoxyribonucleosid* und ein *Ribonucleosid*. Aus der Sicht der Kohlenhydratchemie handelt es sich um β-N-Ribofuranoside bzw. β-N-Desoxyribofuranoside. Der strukturelle Unterschied zwischen ihnen besteht nur im Fehlen eines O-Atoms im jeweiligen Desoxyribonucleosid. Er genügt jedoch, um eine andere Struktur und andere biologische Funktion des letztlich daraus aufgebauten Polynucleotids zu gewährleisten (s. 6.4.4.).

Uracil und Hypoxanthin kommen nur als Ribonucleoside vor, Thymin nur als Desoxyribonucleosid, die drei anderen Nucleobasen in Form beider N-Glykoside.

Man erkennt, daß in Übersicht 6.10 die auf Purinbasen aufbauenden Nucleoside durch die Endung -osin, und die aus Pyrimidinbasen aufgebauten Nucleoside durch die Endung -idin charakterisiert sind. Es existieren Kurzbezeichnungen, die hinter dem Namen des Nucleosids in Klammern aufgeführt sind. Sie werden in der Biochemie benutzt, um Polynucleotidsequenzen mit der jeweiligen Nucleinbase in Kurzform aufzuschreiben zu können.

## 6.4.3. Nucleotide

In *Nucleotiden* ist die primäre OH-Gruppe des Zuckerteils eines Nucleosids mit Phosphorsäure verestert. Nucleotide sind die monomeren Bausteine der Polynucleotide. Um in der Nomenklatur Zucker und Heterocyclus unterscheiden zu können, erhalten die C-Atome des Zuckers eine Strich-Kennzeichnung von 1′ bis 5′. Als Beispiel eines in DNA und RNA vorkommenden Nucleotidbausteins dient *Adenosin-5′-phosphat* (Abb. 6.21). Alle anderen Nucleoside können durch Veresterung mit Phosphorsäure analoge Nucleotide bilden.

Nucleotide treten auch als Stoffwechselzwischenprodukte auf. So ist Adenosin-5′-phosphat als *Adenosinmonophosphat* (*AMP*) oder *Adenylsäure* bekannt. Eine wichtige Rolle im Energiestoffwechsel spielen *Adenosindiphosphat* (*ADP*) und *Adenosintriphosphat* (*ATP*) (Abb. 6.21). Auf die Triebkraft der Bildung von ATP als Energiespeicher aus ADP und Phosphoenolpyruvat wurde schon in 5.3.12.3. (vgl. Reaktion (107)) eingegangen.

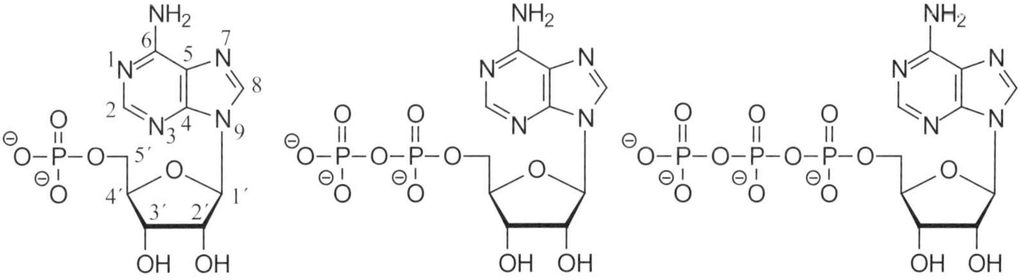

Adenosinmonophosphat (AMP) Adenosindiphosphat (ADP) Adenosintriphosphat (ATP)

***Abb. 6.21:*** Vom Nucleosid Adenosin abgeleitete Nucleotide.

## 6.4.4. Nucleinsäuren als Polynucleotide: Basis des genetischen Codes

In der DNA ist die genetische Information gespeichert. In Abb. 6.22 ist ein struktureller Ausschnitt aus einem DNA-Makromolekül dargestellt. Über Diester der Phosphorsäure mit Pentosen sind Nucleotide in *Nucleinsäuren* zu Polynucleotidsequenzen verknüpft.

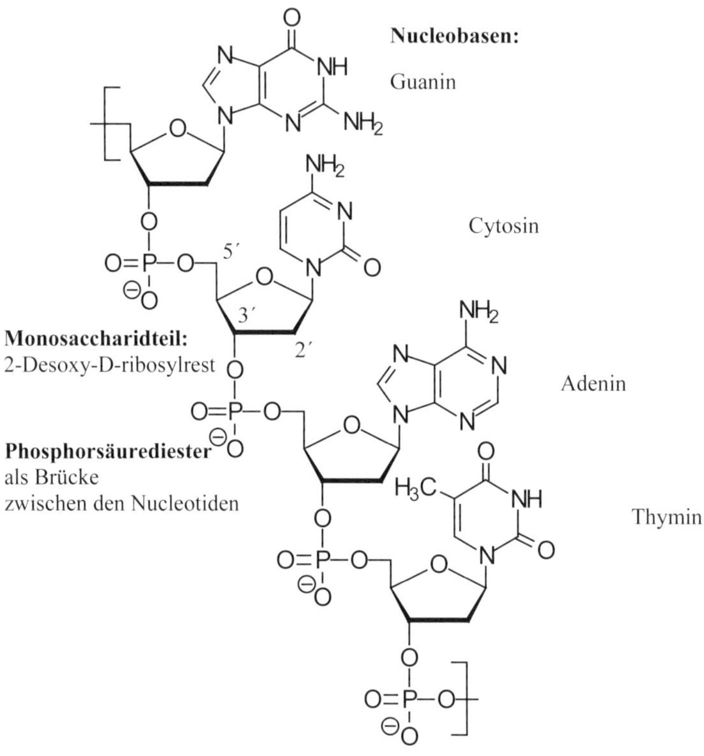


***Abb. 6.22:*** Strukturausschnitt aus einem DNA-Einzelstrang.

Die beiden veresterten OH-Gruppen befinden sich an den Atomen C-5´und C-3´ der Zucker. Bausteine der DNA sind dabei die vier Nucleotide *Desoxyadenosinmonophosphat*, *Desoxythymidinmonophosphat*, *Desoxyguanosinmonophosphat* und *Desoxycytidinmonophosphat*, die durch Phosphorylierung der mit A, T, G und C codierten Nucleoside (s. Übersicht 6.11) entstehen. RNA-Bausteine sind die sich von A, G, C ableitenden Nucleotide sowie *Uridinmonophosphat* (U) anstelle von T und (selten) *Hypoxanthinmonophosphat* (I).

DNA kommt überwiegend in den Zellkernen vor. Die verschiedenen Arten der RNA haben eine andere Funktion, die in der Biosynthese von Proteinen nach den in den Erbanlagen festgelegten Informationen besteht.

Wie Proteine besitzen Nucleinsäuren eine Primär- und Sekundärstruktur. Die Primärstruktur wird durch die Sequenz der Nucleotide festgelegt. Darin liegt die eigentliche Information. Die Sekundärstruktur der DNA als *Doppelhelix* wurde 1952 erkannt[1]. Sie beruht auf Wasserstoffbrückenbindungen, die zwischen zwei sich paarenden Polynucleotid-Einzelsträngen ausgebildet werden. Während die Nucleotidsequenz im Einzelstrang prinzipiell hochvariabel ist, ist der Paarungspartner im gegenüberliegenden Strang streng festgelegt. Basenpaarung erfolgt stets nur zwischen Adenin- und Thymin-Resten sowie zwischen Guanin- und Cytosin-Resten, den sogenannten *komplementären Basenpaaren*. Es paaren sich also jeweils eine Purin- und eine Pyrimidinbase (Abb. 6.23).

[1] Für die Entdeckung der molekularen Struktur der Nucleinsäuren und ihre Bedeutung für die Informationsübertragung in Lebewesen erhielten *F. H. C. Crick*, *J. D. Watson* und *M. H. F. Wilkins* 1962 den Nobelpreis für Medizin (!) verliehen.

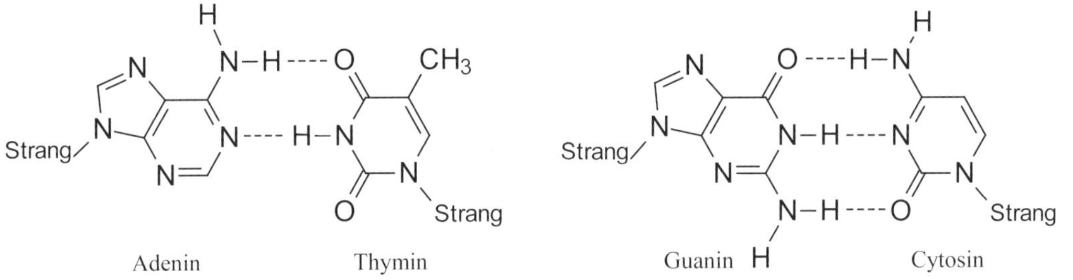


***Abb. 6.23:*** Prinzip der Basenpaarung zwischen A-T und G-C.

Die gepaarten Polynucleotidstränge winden sich in Form einer Doppelhelix von 2 nm Durchmessser umeinander. Eine Windung der Doppelhelix wird durch 10 Basenpaare aufgebaut und hat eine Höhe von 3,4 nm. Die Basen sind nach innen und senkrecht zur Achse der Helix ausgerichtet. Die hydrophilen Phosphorsäurediester-Gruppen weisen nach außen zum wäßrigen Milieu der Zelle.

Die meisten Arten der RNA sind dagegen einsträngig.

Es sei daran erinnert, daß neben der Chiralitätsinformation in den asymmetrischen C-Atomen der Zuckerreste auch die Helizität eine Form der Chiralität darstellt (s. 4.3.2.1.).

Auch für Makromoleküle wie DNA und RNA kann man prinzipiell Bereiche ihrer relativen Molekülmassen angeben. Sie liegen zwischen $10^6$ bis zu $10^{11}$. Diese Angabe ist sehr unanschaulich. Eine andere Größenangabe ist etwas aussagekräftiger. Sie besteht in der Angabe der Vielfachen von je 1.000 Basenpaaren (bei Doppelsträngen) bzw. von je 1.000 Basen (bei Einzelsträngen). 1.000 Basen gelten als 1 kb (1 *Kilobase*). So betrachtet, haben genetische Informationen einen Umfang von $5 \cdot 10^4$ kb bei Bakteriophagen und bis $3 \cdot 10^9$ kb im menschlichen Genom, dessen Entschlüsselung derzeit durch das *human genom project* betrieben wird. Könnte man die DNS einer menschlichen Zelle linear anordnen, so ergäbe sich, trotz der Kleinheit der molekularen Dimensionen (10 Basenpaare auf 3,4 nm Strecke), ein etwa 2 m langer molekularer Faden.

Wie bekannt, ist bei der Zellteilung die Trennung der beiden in der DNA verbundenen Nucleinsäurestränge und ihre Verdopplung (*Replikation*) erforderlich. Es ist aus chemischer Sicht bemerkenswert, daß sich in der Evolution gerade die Bindungsstärke der Wasserstoffbrückenbindung (und nicht die viel festerer kovalenter Bindungen!) als optimal für beide Ansprüche erwiesen hat: (1) ausreichend fester Zusammenhalt in der Doppelhelix als Speicherform der Information und (2) Möglichkeit des relativ leichten, reißverschlußartigen Öffnens der Doppelhelix bei der Replikation unter physiologischen Bedingungen.

Das Prinzip des durch die Molekularbiologie entschlüsselten *genetischen Codes* besteht aus chemischer Sicht darin, daß in der Abfolge von drei aufeinanderfolgenden Basen, einem sogenannten *Triplett* oder *Codon*, die Information für die Synthese einer der 20 proteinogenen Aminosäuren liegt. Außerdem existieren Codons für den Start und Stop des Ablesens der genetischen Information.

Für Abbildungen zur DNA-Doppelhelix, zu RNA-Strukturtypen und ausführliche Darstellungen zu Nucleinsäuren wird auf Lehrbücher der Biochemie und Molekularbiologie verwiesen.

*Beginnend mit dem Atombau wurde in diesem Buch versucht, über allgemeine Prinzipien von chemischen Strukturen und Reaktionen einen Bogen bis hin zu Biopolymeren als Trägern der Lebensfunktionen zu schlagen. Ziel war es, Verständnis dafür zu wecken, daß es molekular erklärbare chemische Strukturen sind, auf denen die komplexen biochemische Prozesse beruhen, die wir in ihrer Summe makroskopisch als biologische Funktionen erleben.*

*Aus der interdisziplinären Zusammenarbeit von Medizin, Biochemie, Chemie, Pharmazie, Molekularbiologie und weiterer Disziplinen sind wesentliche Fortschritte bei der Erforschung der chemischen Funktion des Lebens, von Krankheitsursachen und neue Ansätze zu ihrer Behandlung zu erwarten.*

# Stichwortverzeichnis

## A

## B

## F



## G

## H

## L



## M

## N

## S

## T



## U